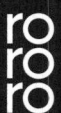

Zu diesem Buch

Jede Geburt und jede Familie sind einzigartig. Und so gibt es auch viele verschiedene Wege, die zum Ziel führen. Dieses Buch verbindet den lebensklugen Rat einer erfahrenen Mutter mit dem Wissen von Hebammen. Und es beantwortet die Fragen werdender Eltern so, dass sie ihren eigenen Weg finden können: Die beste Geburtsvorbereitung ■ Die Gefühle des Partners ■ Gesundheit in der Schwangerschaft ■ Klinik- oder Hausgeburt ■ Geburtsmethoden ■ Nützliche Hilfen bei der Geburt ■ Rückbildung und sanfte Massagen ■ Körperliche Umstellungen im Wochenbett ■ Richtig stillen ■ Wenn das Baby schreit ■ Einschlafprobleme ■ Babypflege ■ Entwicklung des Babys ■ Mütter haben Rechte ■ Und viele weitere Themen.

Der Bestseller von Regina Hilsberg, jetzt vollständig überarbeitet, aktualisiert und mit noch mehr Informationen! Empfohlen vom Bund Deutscher Hebammen (BDH).

Die Autoren

Regina Hilsberg, Lehrerin, studierte Architektur, Anglistik, Kunsterziehung, ist verheiratet und hat vier Kinder. Veröffentlichungen u. a.: «Körpergefühl» (rororo 17922), «Mehr Zeit für die Familie» (rororo 60611) – alle in der Reihe «Mit Kindern leben». **Margarita Klein**, Dipl. Päd., Hebamme, systemische Familientherapeutin, zwei Töchter. Beratungspraxis für Frauen und Familien in Krisen, bundesweite Fortbildungen. Veröffentlichungen u. a.: «Das tut mir gut nach der Geburt» (rororo 60421), «Ich bin schwanger: ganz entspannt. Mit Audio-CD» (rororo 60980). **Ralf Ruhl**, Germanist, Publizist, Körpertherapeut; zwei Kinder. Leiter des Fb. Männerbildung beim Verein Niedersächsischer Bildungsinitiativen (VNB), Redakteur bei «paps. Zeitschrift für Väter». Beiträge in Fach- und Publikumszeitschriften und Büchern.

Regina Hilsberg

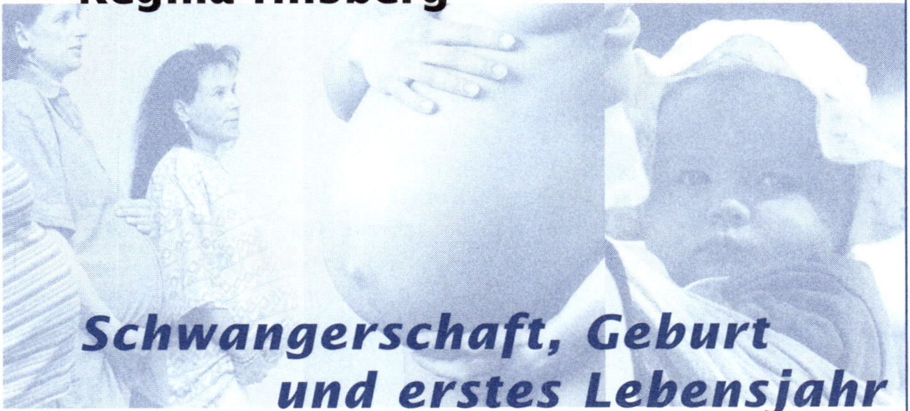

Schwangerschaft, Geburt und erstes Lebensjahr

Ein Begleiter für werdende Eltern

Mitarbeit: Margarita Klein
Mit Beiträgen von
Margarita Klein und Ralf Ruhl

Rowohlt Taschenbuch Verlag

rororo Mit Kindern leben
Herausgegeben von Bernhard Schön und Bernd Gottwald

Herausgeber dieses Buches
Bernhard Schön und Horst Speichert

Redaktion Bernhard Schön
Illustrationen Julia Beltz, Wiesbaden
Fotos Heidi Klinner-Krautwald, Lütjenburg,
außer S. 193 und 224 (Jürgen Junker-Rösch),
S. 119 und 368 (Horst Lichte).

Vollständig überarbeitete
und erweiterte Neuausgabe November 2000

6. Auflage 2008

Originalausgabe
Veröffentlicht im Rowohlt
Taschenbuch Verlag,
Reinbek bei Hamburg, Dezember 1988
Copyright © 1988/2000 by Rowohlt Taschenbuch
Verlag GmbH, Reinbek bei Hamburg
Alle Rechte vorbehalten
Umschlaggestaltung Henning Dencks (Foto: Mauritius)
Satz Minion und Lucida Sans PostScript, QuarkXPress 4.1
Gesamtherstellung CPI – Clausen & Bosse, Leck
Printed in Germany
ISBN 978 3 499 60829 2

Inhalt

Die Geburt

Das erste Lebensjahr

Liebe Leserinnen und Leser,

Sie erleben gerade eine bewegte und bewegende Zeit: Schwangerschaft, Geburt und das erste Lebensjahr mit Ihrem Kind.

Das vorliegende Buch kann Sie dabei begleiten, kann Ihnen viele Fragen beantworten, stellt vielleicht sogar Fragen, auf die Sie noch gar nicht gekommen sind. Es kann Ihnen Antworten und Anregungen geben, die Ihnen helfen, Ihren eigenen Weg zu finden und zu gehen. Jede Schwangere, jeder werdende Vater, jede Geburt und jede Familie sind einzigartig und so gibt es auch viele verschiedene Wege, die zum Ziel führen.

Dieses Buch verbindet den lebensklugen Rat einer erfahrenen Mutter mit dem Wissen von Hebammen. Von alters her sind es die Hebammen, die Müttern beistehen, die sie durch Schwangerschaft, Geburt und Wochenbett begleiten, die als «weise Frauen» Rat und Hilfe bei körperlichen Beschwerden und bei seelischen Nöten wissen. Das ist bis heute so!

Darüber hinaus beherrschen Hebammen heute auch das hoch spezialisierte Wissen der modernen Geburtsmedizin.

Jede Frau in Deutschland hat das Recht auf Hebammenhilfe, vom Beginn der Schwangerschaft an, während der Geburt und im Wochenbett, bis zum Ende der Stillzeit.

Nutzen Sie dieses Angebot, nehmen Sie frühzeitig in der Schwangerschaft Kontakt zu einer Hebamme auf und profitieren Sie von ihrem Wissen und Können.

Für die vor Ihnen liegende reiche Zeit, die viele Überraschungen und Chancen für Sie bereit hält, wünsche Ihnen alles Gute, dass Sie Ihre eigene Kraft erleben als tragende Erfahrung für viele Jahre.

Ihre Magdalene Weiß
Präsidentin des Bundes Deutscher Hebammen

*D*ie erste Fassung des Buches, das Sie hier in der Hand halten, habe ich während meiner vierten Schwangerschaft geschrieben. Jetzt ist meine jüngste Tochter zwölf Jahre alt, aus dem Baby ist ein großes Mädchen geworden.

In diesen Jahren hat das Buch weit über 100 000 Leserinnen und Leser gefunden. Viele haben mir geschrieben, Rat gesucht, kritische Fragen gestellt – oder sich einfach für die Begleitung durch das Buch bedankt. Nun bekam ich die Gelegenheit, das Buch gründlich zu überarbeiten und zu aktualisieren, und da stellte sich die Frage, was denn am Kinderkriegen eigentlich anders geworden ist. Kann sich etwas, was seit Jahrtausenden die Menschheit erhält, wirklich in zwölf Jahren entscheidend ändern?

Natürlich nicht – oder doch ein wenig? Die Bedingungen, unter denen Frauen bei uns Mütter werden können, haben sich tatsächlich gewandelt. Die medizinische Begleitung der Schwangerschaft ist noch differenzierter, komplizierter, aber in vielem auch «sanfter» geworden. Fast jede Schwangere hat heute die Möglichkeit, wirklich gute Geburtskliniken oder Geburtshäuser zu finden, in denen sich das Personal große Mühe gibt, Kind und Mutter einen guten Start in das gemeinsame Leben zu ermöglichen. Erweitert haben sich auch die Methoden der vorgeburtlichen Diagnostik, und das in einem Umfang, der schon fast aus dem Blick geraten lässt, dass das Leben noch immer Geheimnisse birgt.

Aber das hat sich nicht geändert: Ein Kind ist immer noch ein großes Wunder. Seit Jahrmillionen bringen Menschenmütter ihre Kinder auf die gleiche Weise zur Welt. Sie erleben einen sich rundenden Bauch, empfinden schöne, angstvolle, überwältigende Gefühle, erleben, wie ihr Körper unter großen Anstrengungen ihr Kind zur Welt bringt, müssen verwundert hinnehmen, wie sich ihr Lebensgefühl vollständig verwandelt, staunen über die Einzigartigkeit ihres Kindes, beobachten voll Spannung, wie sich ihr Kind der Welt öffnet und sie in sich aufnimmt. Das ist ganz gewiss gleich geblieben.

Alle Teile dieses Buches, in denen es um dieses Miteinanderleben von Eltern und Kind geht, hätte ich niemals besser schreiben können als damals, als ich in meinem Kopf formulierte, was sich in meinem Bauch abspielte. Ich schrieb ganz buchstäblich «aus dem Bauch heraus». Daran lässt sich nichts aktualisieren. Aber die Bereiche, in denen es um medizinische Erkenntnisse oder um die Bedingungen geht, unter denen man bei uns Kinder zur Welt bringen kann, sind nun auf den neuesten Stand gebracht, nicht nur von mir, sondern mit Hilfe von Margarita Klein, einer engagierten Hebamme und Familientherapeutin, und von Ralf Ruhl, der als Vater über seine Erfahrungen schreibt.

Dieses Buch ist ein Buch über den «Normalfall» – der ist schon spannend genug. Sollten bei Ihnen Ausnahmefälle eintreten – schwere Schwangerschaftskomplikationen, Frühgeburt, ein krankes Kind oder schwierige Stillprobleme –, werden Sie weitergehenden Rat von Fachleuten brauchen. Ich hoffe aber, dass Sie mit Hilfe dieses Buches so viel Selbstbewusstsein als junge Eltern entwickeln, um dann auch gezielt und entschieden um Hilfe nachsuchen zu können.

Benutzen Sie das Buch als Nachschlagewerk, wenn Sie etwas wissen wollen, und als Lesebuch, wenn Sie sich in Ihre neue Rolle hineinfühlen wollen – dann wird es seinen Zweck erfüllen.

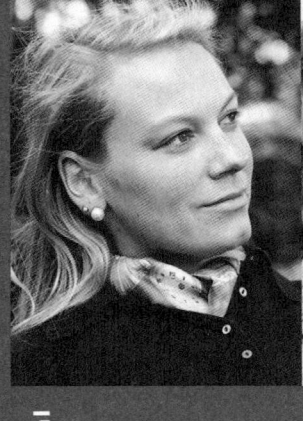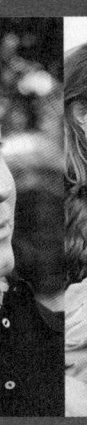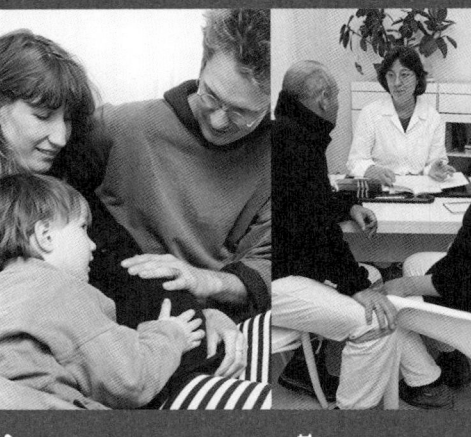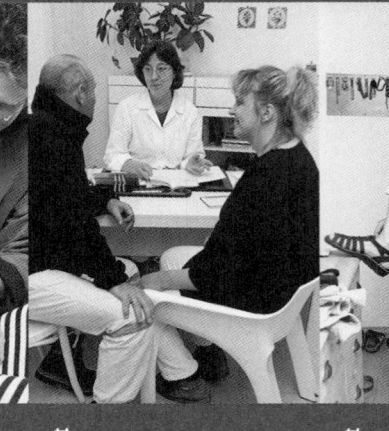

Schwanger – ein neues Lebensgefühl

Was passiert in der Schwangerschaft?

Gesundheit in der Schwangerschaft

Alltag in der Schwangerschaft

Die Schwangerschaft

Vorbereitung auf das Baby

Geburt, Geburtsort und Wochenbett

Die letzten Tage der Schwangerschaft

Schwanger – ein neues Lebensgefühl

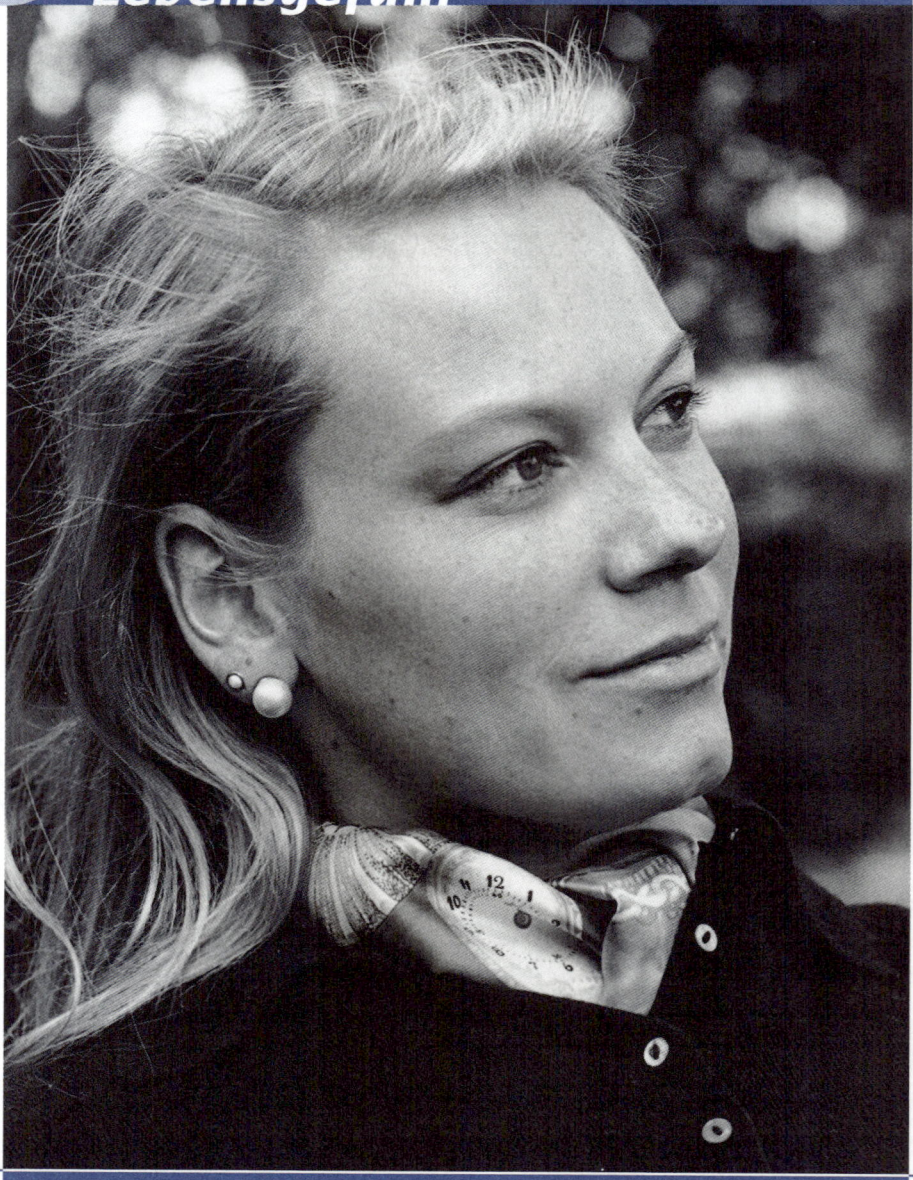

W«Wie fühlt sich das eigentlich an, schwanger zu sein?» So fragte neugierig eine Bekannte, ganz zu Anfang meiner ersten Schwangerschaft. Ja, wie fühlte es sich eigentlich an?

Wir saßen in einem etwas verrauchten Kellerlokal. Ich spürte noch gar nicht viel, mir war noch nicht einmal besonders schlecht. Ich wusste nur in meinem Kopf, dass in meinem Bauch ein Kind wuchs. Da kam mir ganz spontan die Antwort: «Ich fühle mich nicht mehr als Sackgasse!»

Das war für mich entscheidend. Mir war, als wäre das Leben in mich hineingeflutet, bis es sich nun einen Durchbruch geschaffen hatte, um durch mich hindurchzufließen.

Das klingt erhebend, aber so ganz ungebrochen großartig fand ich das gar nicht. Dieser winzige Wurm in meinem Bauch, der mich mit ziemlicher Sicherheit überleben würde, hatte auch etwas durchaus Beunruhigendes an sich.

Dabei wollte ich das Kind. Es war ein bewusst geplantes Wunschkind, und ich schämte mich auch regelrecht dieser distanzierenden Gefühle, aber ich konnte sie mir nicht wegschämen.

Da fühlte ich etwas in mir wachsen, das mich glücklich machen, aber an meinem sonstigen Leben nicht viel ändern würde – dachte ich. Ich saß vor meinem Schreibtisch, tippte meine Examensarbeit, betastete zwischendurch meinen Bauch, malte mir aus, wie das Kind morgens in unserem Bett herumhüpfen würde, und sah mich gleichzeitig weiter interessehalber in Seminaren sitzen. (Gleich vorab: Es wurde nichts daraus!)

Aber ich spürte auch ganz genau, dass ich nie wieder unabhängig sein würde. Beziehungen zwischen Eltern und Kindern sind nicht auflösbar, und in diese Unauflösbarkeit hatte ich mich begeben. Nicht nur ich, auch mein Mann. Aber bei mir wurde es körperlich, nicht nur seelisch unausweichlich, und das brachte mich zum Grübeln.

Meine Mutter, die auch vier Kinder geboren hat, nannte diesen Zustand die «Brett-vorm-Kopf-Zeit». Dieses Nach-innen-Lauschen ist typisch für die Frühschwangerschaft. Bei jeder Schwangerschaft konnte ich mir in den ersten Wochen kaum vorstellen, jemals wieder offenes und freies Interesse für die Außenwelt aufzubringen, obwohl ich genau wusste, dass sich spätestens im vierten Monat der Schleier wieder lüftet. Wahrscheinlich ist es wichtig, sich gerade in der ersten Zeit so intensiv nach innen zu wenden, weil man ja überhaupt noch nichts merkt, von so unangenehmen Begleiterscheinungen wie Übelkeit abgesehen. Der Bauch ist nicht dick, man nimmt nicht zu, man spürt kein Babystrampeln, keiner trägt einem die Einkaufstasche oder bietet einen Sitzplatz an – und das soll «schwanger» sein? Also setzt sich die Schwangerschaft zuerst im Kopf fest, und der ist dann eben nicht mehr frei für anderes.

Und in dem Zustand fragen wir uns natürlich auch, wie um alles in der Welt nun auch noch ein Kind zu «schaffen» sein soll, denn wir haben ja auch so schon viel zu tun. Aber es gibt einen starken Helfer: Die Lebensenergie, die Ihr Kind mit auf die Welt bringen wird. Sicher kostet jedes Kind Kraft. Aber sollten die Eltern das alles sozusagen «aus eigener Tasche» bezahlen, wäre man nach dem ersten Kind schon bankrott.

Das ist man eben nicht. Jedes Kind bringt auch Kraft mit. Ich habe in Erwartung des zweiten Kindes gebangt, ob ich überhaupt imstande wäre, einen Teil meiner Energie von dem ersten abzuziehen – eine Angst, die viele Zweitgebärende kennen. Natürlich war ich dazu imstande. Ich musste wohl meine Zeit aufteilen, nicht aber meine Zuneigung. Sie reichte auch noch für das dritte und für das vierte Kind, sie haben es keineswegs schlechter gehabt als das erste.

Ein Kind ins Leben zu begleiten ist eine Gemeinschaftsarbeit von Ihnen und dem Kind. Sie brauchen es nicht zu schieben, es läuft von ganz allein! Gehen Sie mit, tanken Sie Kraft bei dem Kind und lassen Sie das Kind bei Ihnen Erfahrung tanken!

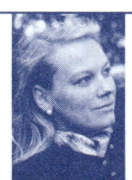

Die Gefühle des Partners *(Ralf Ruhl)*

Stolz und Freude sind oft die erste Reaktion von Männern auf die Nachricht, dass sie bald Vater werden. «Wow! Ich war das! Ich habe meine Freundin schwanger gemacht! Da wächst mein Kind im Bauch! Ich bin mit geschwellter Brust herumgelaufen und habe es erst einmal allen Freunden und Verwandten erzählt. Alle sollten es wissen», beschreibt Jörg, ein Physiotherapeut, seine erste Reaktion auf die Schwangerschaft. Seine Freude teilte sich auch seiner Freundin mit. «Wir hatten eine sehr schöne Zeit miteinander. Unsere Freunde meinten, wir sähen richtig frisch verliebt aus.» Jörg barst regelrecht vor Energie. Er begann ein Buch über Körperarbeit zu schreiben und machte Pläne für eine eigene Praxis. «In den ersten Monaten der Schwangerschaft lief einfach alles ganz phantastisch, wie von selbst. Ich hatte eine absolute Hochphase und dachte, ich kann alles schaffen.» Als seine Partnerin eine Grippe bekam und er sich um sie kümmern musste, wurde ihm klar, dass er seine Energie in Zukunft mehr in die Familie würde stecken müssen. «Ich will mich doch um mein Kind kümmern und meine Freundin nicht den ganzen Tag allein lassen mit dem Kleinen. Bis eine Praxis läuft, das dauert ein paar Jahre. Und bis dahin ist es mit einer 40-Stunden-Woche nicht getan.»

Auch Dietmar, der Besitzer eines Angelgeschäftes, fühlte sich voller Energie, nachdem er die Nachricht erhalten hatte. «Wir haben uns sexuell noch einmal ziemlich ausgetobt. Am liebsten hätte ich gleich noch drei Kinder gemacht, so potent fühlte ich mich.» Das kam auch seinem Geschäft zugute, er expandierte und stellte neue Leute ein. «Das war natürlich viel Arbeit, aber es war im Endeffekt gut für die Familie. Die Leute waren eingearbeitet, der Laden lief, und ich musste mich zum Ende der Schwangerschaft und in der ersten Zeit nach der Geburt nicht dauernd ums Geschäft kümmern.»

Generativität und Kreativität

Viele Männer setzen den Energieschub, der durch die Schwangerschaft bei ihnen ausgelöst wird, in handwerkliche Tätigkeiten um. Das klingt nach der traditionellen Männerrolle, nach der ein Mann für die Familie ein Heim schaffen, nötigenfalls eine neue Wohnung suchen, den Umzug organisieren, das Kinderzimmer einrichten, eine Wickelkommode schreinern muss. Rolle hin oder her: Eine Familie braucht eine Bleibe, ein Kind einen sicheren Ort, um aufwachsen zu können. Natürlich kann auch eine Frau diese Arbeiten erledigen. Aber weder, wenn die ersten drei Monate von Brechreiz begleitet sind, noch in der glücklichen Versunkenheit der mittleren Phase, erst recht nicht in den beschwerlichen letzten Wochen wird sie von sich aus danach drängen. Also übernimmt meist der Mann diese Aufgabe.

Für Walter, 28, Tischler, war es seine persönliche Art, sich mit der Schwangerschaft auseinander zu setzen, sich auf das Kind vorzubereiten. «Wenn ich das Holz ausgesucht habe, Maß genommen und die Säge angesetzt habe, hatte ich schon vor Augen, dass bald mein Kind in dem Bettchen liegt. Irgendetwas wollte ich eben auch tun, nicht nur zuschauen, wie der Bauch wächst.»

Holger fragte, «zunächst aus finanziellen Gründen», bei Verwandten und Bekannten, aber auch in Boutiquen und Second-Hand-Läden nach Babykleidung. «So kam ich mit Vätern und Müttern ins Gespräch, konnte Fragen stellen und ein bisschen mitbekommen vom Leben mit Kind. Aber ganz wichtig war mir, die Klamotten zu waschen und aufzuhängen. Da wurde mir richtig warm ums Herz. So kleine Hemdchen, da soll der reinpassen? Da fand ich ihn auf einmal ganz niedlich, obwohl er noch gar nicht da war.»

Dieser Energieschub, der Zusammenhang zwischen Generativität und Kreativität, wird in der Psychoanalyse auch als Ausdruck des verdrängten und abgewehrten Gebärneides gesehen. Er gilt als Versuch, der Fähigkeit der Frau, Kinder zu gebären, ein gleichwertiges Äquivalent entgegenzusetzen. Nur ganz wenige Männer bekennen sich zu einem Gebärneid, die meisten weisen ihn als spinnertes Ansinnen oder therapeutische Unterstellung zurück. So auch Jörg, der im Geburtsvorbereitungskurs von seinem Wunsch berichtete, wie seine Partnerin Leben in sich wachsen zu spüren. «Wenn ich an ihr liege, den Bauch streichele, spüre, wie das Kleine sich bewegt, und sie erzählt, wie sich das anfühlt, dann frage ich mich, wie das wohl wäre, wenn so etwas in mir wächst. Aber Neid? Nein, so würde ich das nicht nennen.»

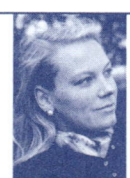

Couvade

Als Couvade bezeichnet man das so genannte Männerkindbett. Die Couvade gibt es in verschiedenen Naturvölkern, in denen der Vater die Geburt mit Ritualen, Bädern und Ernährungsregeln begleitet. Dabei bleibt der Vater nach der Geburt über Tage oder Wochen im Bett – während die Frau aufsteht und die alltäglichen Arbeiten verrichtet. Die Couvade wird immer wieder als Ausdruck des Gebärneides und des Versuchs der Männer, sich die Gebärfähigkeit der Frau anzueignen, interpretiert. Aggressiven Impulsen des Vaters gegen das Kind soll vorgebeugt und ein Besitzanspruch des Vaters dokumentiert werden. Wie auch immer man dieses Phänomen sieht, in jedem Fall bedeutet es eine besondere Beziehung des Vaters zu seinem Kind.

Von einem ähnlichen Phänomen berichtet Ernesto, 52, Bandoneon-Spieler aus Bogotá:

«Einen Tag vor der Geburt meiner Tochter bekam ich starke Schmerzen, ein Ziehen im Bauch, immer wieder. Ich musste mich übergeben, dabei hatte ich nichts Falsches gegessen. Ich war ganz bleich, als wir in der Klinik ankamen. Meiner Frau ging es gut, sie hatte kaum Schmerzen während der Wehen, obwohl der Muttermund schon weit offen war. Ich wollte ihr helfen, konnte sie aber nicht halten, weil ich so sehr mit den Schmerzen in meinem Bauch beschäftigt war. Die Geburt ging schnell und glatt, nur die Presswehen taten meiner Frau weh. Kurz danach wollte sie schon wieder aufstehen und herumlaufen, während ich mich ziemlich erschlagen fühlte und ausruhen musste.»

Ernesto hat die Schmerzen der Frau übernommen, sodass sie die Geburt relativ leicht überstand, ein psycho-physisches Übertragungsphänomen. Wer es als Ausdruck des Neides auffasst, übersieht, dass es ein psychisches Zusammenspiel des Paares gegeben hat und dass für die Frau die Geburt leichter war. Hier waren die Rollen nicht so klar verteilt, wie es in Westeuropa üblich ist. Ist es also nicht eher ein Akt unbewusster Solidarität mit der Frau, wenn Männer körperliche Anzeichen der Schwangerschaft fühlen und gesundheitliche Beschwernisse empfinden?

Von körperlichen Veränderungen während der Schwangerschaft berichten Männer immer wieder. Vor allem, dass sie an Gewicht zunehmen und so auch ihr Bauch sich vergrößert, wird immer wieder schmunzelnd zur Kenntnis gegeben. In manchen Geburtsvorbereitungskursen vergleichen nicht nur die Frauen, sondern auch die Männer ihre Bäuche und bemerken durchaus anerkennend den gestiegenen Umfang. Dietmar: «Ich habe mindestens fünf Kilo zugelegt – und bin noch immer nicht davon runter.» Aber auch Zahnschmerzen, Appetitlosigkeit, Übelkeit, Erbrechen, Rückenschmerzen und sogar Scheinschwangerschaften wurden bei Männern beobachtet. Die Ursachen sind psychischer Natur, sie sind eine Reaktion auf die Schwangerschaft der Frau.

Eine Schwangerschaft rührt an tiefe seelische Schichten. Hier geht es nicht um bewusste Erinnerungen aus der Kindheit, sondern um fundamentale Erlebnisse des Säuglings oder des Ungeborenen. Auch Männer identifizieren sich während der Schwangerschaft unbewusst mit dem Ungeborenen und erleben eigene früheste Empfindungen wieder. Die eigene Befindlichkeit während der Schwangerschaft ist nach ihrer These davon beeinflusst, wie man sich zu Beginn seines Lebens gefühlt hat. Auch hier können Ursachen für psychogene körperliche Veränderungen während der Schwangerschaft liegen.

Es gibt also keinen Grund für Männer, sich für Schwangerschaftsstreifen oder den Verlust eines Zahnes zu schämen – und für Frauen gibt es keinen Grund, sich über ein Paar Pfunde mehr bei ihrem Partner lustig zu machen. Es gehört einfach zum Vater-Werden dazu.

Anregung: Ängste vor dem Verlust der Freiheit formulieren

Die häufigsten von Männern während der Schwangerschaft geäußerten Befürchtungen haben mit der Unsicherheit zu tun, dass sie nicht wissen, was auf sie zukommt, mit der Angst, dass Freiheit und Spontaneität nun der Vergangenheit angehören, dass sie dazu verdammt sind, die Ernährerrolle zu übernehmen.

Falls auch Sie solche Ängste verspüren und sich darüber klar werden möchten, wie Ihr Leben mit Kind wohl aussehen wird, hier zwei Anregungen zum Nachdenken:

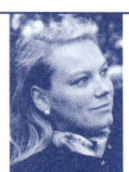

Kreis 1

Tragen Sie in Kreis 1 ein, wie viel Zeit Sie am Tag verbringen mit Arbeit, Fahrten, Schlafen, Haushaltstätigkeiten, Körperpflege, Essen, Sport, politischer und ehrenamtlicher Arbeit, Hobbys, Weiterbildung, Fernsehen, Freizeit und kulturelle Aktivitäten, Freunden, Beziehung zur Partnerin, Sex, Sonstigem ...

Reflexion: *Welche Aktivitäten sind Ihnen am wichtigsten? Welche können oder wollen Sie auf keinen Fall einschränken? Welche würden Sie gerne ausdehnen? Auf was können Sie verzichten oder es reduzieren? Versuchen Sie nun, in Kreis 2 noch zusätzlich Füttern, Wickeln, Körperpflege des Babys, insbesondere Baden, Spaziergänge mit dem Kind, Trösten, Spielen, Babygruppe, Arztbesuche, Sonstiges ... unterzubringen.*

Reflexion: *Wo müssen Sie jetzt Abstriche machen oder zeitweilig Zuge-*
ständnisse leisten? Wie schwer wird Ihnen das fallen? Wie viel Zeit kön-
nen Sie demnach mit dem Baby verbringen? Was können Sie in dieser
Zeit tun? Wofür wünschen Sie sich mehr Zeit? Wer ist in der Zeit, die Sie
nicht mit ihm verbringen, für das Kind zuständig? Was soll in dieser Zeit
nach Ihrem Wunsch erledigt werden?

Nutzen Sie diese Reflexion als Vorbereitung auf ein Gespräch mit Ihrer Partnerin. Damit zeigen Sie ihr, dass Sie sich Gedanken über die
Zeit mit Kind machen, eigene Vorstellungen haben und nicht von ihr
stillschweigend erwarten, dass sie alles regelt. Auch Frauen haben
Angst vor Überforderung durch das Kind. Nutzen Sie die Zeit der Vorbereitung aktiv und gemeinsam. So stehen Sie als Vater weder als
Familienflüchtling noch ausschließlich als Adressat weiblicher Forderungen nach Entlastung da.

Gregor, 30, Verlagskaufmann, bekam zunächst einen Riesenschreck,
als er sich klar machte, wie deutlich seine Zeit nach der Geburt von Arbeit und Familie bestimmt sein würde. «Kaum noch Zeit für mich –

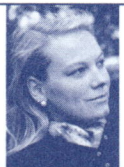

damit habe ich erst einmal ziemlich gehadert. Aber dann habe ich mir genauer angeschaut, wie ich im Alltag meine Zeit verbringe und was mir wirklich wichtig ist. Abendliche Kneipengänge oder nach der Arbeit mit den Kollegen noch schnell auf ein Bier – das waren etliche Stunden die Woche, die oft bloß im Gelaber endeten. Da sind mir meine Beziehung und das Kleine schon wichtiger. Auf das tägliche Jogging will ich allerdings nicht verzichten.»

Im Gespräch mit seiner Partnerin war er überrascht, wie bereit sie war, ihm Zeiten für sich zuzugestehen und Arbeitszeiten im Haushalt realistisch aufzuteilen. «Nur verlässlich sollte das sein. Und natürlich will sie auch einmal einen Abend für sich.» Dann wäre er für das Baby zuständig. «Na klar», grinst er. Und ist selbst überrascht, wie er sich darauf freut. «Das war für meine Partnerin sehr wichtig, noch einmal klar zu sehen, dass ich mich auf das Kind freue.»

Schwanger sein ohne Partner

Vielleicht hat Ihnen das letzte Kapitel nichts gesagt, weil Sie zu den Müttern gehören, die sich vom Vater ihres Kindes getrennt haben? Vielleicht werden Sie jedes Mal ärgerlich oder traurig, wenn in diesem Buch vom «Partner» die Rede ist?

Wenn es so ist, stehen Sie damit nicht allein. Es gibt immer mehr Frauen, die ihre Kinder ohne Partner zur Welt bringen, so wie sich auch zunehmend mehr Paare mit größeren Kindern trennen.

Wie auch immer es dazu gekommen sein mag, dass Sie Schwangerschaft, Geburt und die Kleinkindzeit Ihres Kindes allein bewältigen müssen, Sie werden Probleme lösen müssen, die bei einem Elternpaar in dieser Form nicht auftreten. Damit ist nicht gesagt, dass Paare nicht große Schwierigkeiten haben und Alleinerziehende nicht wunderbare Zeiten erleben können – aber anders ist es allemal.

Im Wesentlichen gibt es zwei Gruppen von Alleinerziehenden: die freiwilligen und die unfreiwilligen. Und sicher werden die unfreiwilligen mehr Schwierigkeiten haben als die, die sich frei dazu entschieden haben, ohne Partner ein Kind aufzuziehen. Denn bei ihnen kommt zu den praktischen Problemen, die zwangsläufig auftreten, wenn man mit einem Kind – egal welchen Alters – ohne andere Erwachsene zusammenlebt, die Trauer über das Zerbrechen von Lebensträumen. So hatten sie es sich nicht vorgestellt. Und noch ganz anders erleben das Mütter oder Väter, deren Partner(in) gestorben ist. Sie müssen nicht Bitterkeit einem Menschen gegenüber verarbeiten, sie werden eher mit dem Schicksal hadern.

Auf diese sicher grundlegenden Unterschiede kann ich hier schwer eingehen. Überhaupt fällt mir das Thema nicht leicht. Alles andere, was mit Schwangerschaft, Geburt und erstem Lebensjahr zusammenhängt, kann ich vor dem Hintergrund eigener Erfahrung darstellen, auch wenn nicht jede Einzelheit bei mir zutraf. Hier musste ich Betroffene befragen. Und dabei fiel mir auf, dass die Probleme einer allein erziehenden Mutter gar nicht so sehr andere sind als die eines Elternpaares, sie verändern sich nur dadurch, dass die Frau keinen mitverantwortlichen Erwachsenen als ständigen Ansprechpartner hat. Viele Probleme werden dadurch schwieriger, manche aber auch einfacher. Und dass sich auch Elternpaare manches ganz anders vorgestellt haben, das ist eine allgemeine Erfahrung!

Die Wohnung

Fast allen jungen Familien stellt sich vor der Geburt des ersten Kindes das Wohnungsproblem. Bekommen Sie Ihr Kind allein, kann sich das verschärfen. Entweder zieht Ihr Partner aus, und Sie bleiben in einer vermutlich zu teuren Wohnung allein, oder Sie ziehen aus und müssen eine Wohnung suchen. Gar nicht selten geschieht es auch, dass eine Frau Hals über Kopf aus einer gescheiterten Beziehung heraus bei Freunden oder Verwandten unterkriecht und von dort aus hochschwanger oder mit Säugling auf Wohnungssuche geht. In einer Situation, in der sich eine Frau eigentlich in einem behüteten Raum geborgen wissen möchte, völlig ungeschützt «auf Wohnungsjagd» gehen zu müssen, kann sehr belastend sein.

Das Geld

Dazu kommt, dass die meisten Alleinerziehenden – vor allem die unfreiwilligen – knapp bei Kasse sind. Es gibt natürlich Frauen, vor allem, wenn sie schon etwas älter sind, die einen sicheren und gut bezahlten

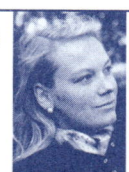

Arbeitsplatz haben. Sie können nach dem Mutterschutz ihre Arbeit wieder aufnehmen und eine Tagesmutter bezahlen. Jüngere Frauen sitzen aber meist noch nicht so fest im Sattel. Schon die ersten Schritte auf der beruflichen Laufbahn werden durch das Kind extrem erschwert, wenn nicht ganz unmöglich gemacht. Vielfach sind sie auf Sozialhilfe angewiesen, und das bedeutet nicht nur, finanziell bescheiden leben zu müssen, sondern ist von dem kränkenden Gefühl begleitet, zur Bittstellerin geworden zu sein, auch dann, wenn die Mutter völlig davon überzeugt ist, mit der Betreuung ihres Kindes ein sinnvolle Arbeit zu leisten. Dass unsere Gesellschaft mit ihren Müttern nicht gerade großzügig umgeht, wissen wir alle, aber die allein erziehenden trifft es meist besonders hart. Oft wandern noch dazu juristische Klagen zwischen Vater und Jugendamt hin und her, Stressfaktoren, die die ohnehin anstrengende Zeit mit einem Säugling noch zusätzlich belasten.

Die Alltagsorganisation

Dazu kommt, dass viele praktische Verrichtungen des täglichen Lebens von Schwierigkeiten begleitet sind, über die jemand, der mit einem (oder mehreren) Erwachsenen zusammenlebt, gar nicht nachdenkt. Da viele Alleinerziehende gerade in dieser Zeit umziehen oder ihre Wohnung umräumen, müssen sie für jeden Schrank, den sie von der Stelle rücken wollen, Hilfe herbeiholen. Ist das Kind geboren, gibt es keinen Einkauf, keinen Behördengang, keinen Arztbesuch, den sie ohne Kind erledigen können, oder sie müssen umständlich Hilfe organisieren. Das trifft allerdings auch dann zu, wenn der Partner zwar im Prinzip da, aber aus beruflichen Gründen häufig abwesend ist. Dies ist eines der Probleme, die sich nicht auf Alleinerziehende beschränken, sondern sich lediglich verschärfen.

Die Verantwortlichkeit

Ziehen Sie Ihr Kind ohne Partner auf, werden Sie allerdings ein spezielles Problem haben: Da ist niemand, mit dem Sie bei auftretenden Problemen die Verantwortung teilen können. Kommen Sie mit dem Kinderarzt nicht zurecht oder macht der Vermieter Ärger, weil das Kind nachts schreit, haben Sie keine Rückendeckung. Sie können auch nicht einfach einem heimkommenden Vater das Kind in die Hand drücken, wenn Sie völlig erschöpft sind.

Aber: Für Alleinerziehende entfallen auch die Reibereien, die zwangsläufig auftreten, wenn sich zwei Erwachsene auf eine Linie gegenüber dem Kind einigen müssen. Die Rechnung, dass ein Paar doppelt so viel Kraft hat wie ein allein erziehender Elternteil, geht aus diesem Grund nicht unbedingt auf. Zumal ja auch viele Paare gerade in der Zeit mit einem jungen Säugling erhebliche Probleme miteinander zu bewältigen haben. Falls Sie also Ihr Kind alleine bekommen und ab und zu stöhnen: Lassen Sie sich nichts vormachen – Stress haben die anderen auch!

Die Eltern-Kind-Rolle

Tiefer liegt das Problem, dass eine Mutter in vielen Fällen gleichzeitig mit der Freude über das Kind die Schmerzen der Trennung verarbeiten muss. Ein Kind lebensfroh in diese Welt einzuführen, wenn im Herzen die Trauer nagt – das ist schwer. Aber ich denke, auch hier hilft das Kind mit seiner Lebensfreude und Neugier mit, den Blick nach vorn zu wenden.

Die große Kunst eines allein erziehenden Elternteils wird allerdings sein, das Kind in seiner Rolle als Kind zu belassen und es nicht mit partnerschaftlichen Ansprüchen zu konfrontieren, die eigentlich ein Erwachsener befriedigen müsste. Die Beziehung zu einem Kind kann die Beziehung zu einem Erwachsenen nicht ersetzen. Vielfältige und bereichernde Kontakte außerhalb der Mutter-Kind-Beziehung zu suchen ist darum ein großer Dienst, den eine allein erziehende Mutter ihrem Kind erweisen kann – so paradox das klingt!

Schuldgefühle

Und wie soll man mit den Schuldgefühlen umgehen, die sich häufig dem Kind gegenüber einstellen, weil die Mutter ihm durch ihre Entscheidung den Vater verweigert? Hat sie sich im Streit getrennt und möchte eigentlich selbst mit dem Mann nichts mehr zu tun haben, bleibt ihr dennoch die Aufgabe, ihrem Kind eine wie auch immer geartete Beziehung zu seinem Vater möglich zu machen, denn wenn es älter ist, wird es unweigerlich nach ihm fragen.

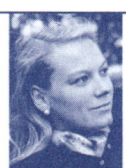

Geteilte Freude

So wie eine Alleinerziehende für alle Probleme allein zuständig ist, so kann sie aber auch die Freuden im Zusammenleben mit dem Kind mit niemandem teilen. Platzt sie vor Glück und Stolz über die Fortschritte ihres Winzlings, muss sie zum Telefonhörer greifen und der besten Freundin davon erzählen, oder sie muss das Kind zur Oma schleppen, damit diese die ersten Schritte bewundert. Mir selber ist erst im Gespräch mit Alleinerziehenden aufgefallen, dass diese gemeinsame Freude die unbezahlbare Entschädigung ist für die Einschränkungen, die man um eines Kindes willen auf sich nimmt.

Eigentlich ist es eine uralte Erfahrung: Geteiltes Leid ist halbes Leid – und geteilte Freude ist doppelte Freude. Damit ist eigentlich klar gesagt, worum Sie sich bemühen sollten, wenn Sie Ihr Kind allein bekommen: um erwachsene Ansprechpartner, mit denen Sie Leid halbieren und Freude verdoppeln können! Wenn Ihnen das gelingt, werden Sie Ihrem Kind zu einem guten Start ins Leben verhelfen können.

Dazu ein paar praktische Ratschläge:

■ Nehmen Sie unbedingt Kontakt zu Beratungsstellen und Selbsthilfegruppen auf. Sie finden dort Verständnis für Ihre Probleme und Kontakte zu anderen Frauen, die in der gleichen Situation leben.

■ Wenn es Ihnen irgendwie möglich ist, suchen Sie eine Wohnung in *räumlicher* Nähe zu Menschen, denen Ihr Kind am Herzen liegt. Oft sind das die Großeltern, auch wenn sie anfangs vielleicht die Hände über dem Kopf zusammengeschlagen haben. Vielleicht sind es auch Geschwister von Ihnen, die schon selber Familie haben, oder gute Freunde. Die räumliche Nähe ist wichtig. Sie werden es brauchen, Ihr Kind auch im Arm von Menschen zu sehen, die es lieb haben – das geht nun mal nicht über Telefon und Internet!

■ Versuchen Sie, mit dem Vater des Kindes zu einem Verhältnis zu kommen, in dem Ihnen beiden seine Bedeutung als die zweite Wurzel Ihres Kindes klar ist. Das ist natürlich leichter gesagt als getan. Sie wollen ihn vielleicht nie mehr sehen – aber Ihr Kind wird mit Sicherheit nach ihm fragen, wenn es größer ist. Und es wird für ein Kind nicht schön sein, wenn es seinen Erzeuger als Unmensch dargestellt bekommt. Haben Sie sich schon um die Geburt herum von Ihrem Partner getrennt, haben Sie noch die Chance, an Ihrer Beziehung einiges abzuarbeiten und zu verdauen, bis das Kind wirklich danach fragt. Haben Sie dann einen Punkt erreicht, an dem Sie Ihrem Kind gelassen sagen können, dass Sie sich damals geliebt haben, auch wenn das heute nicht mehr so sei, dann kann sich auch Ihr Kind als ein Kind der Liebe fühlen.

■ Es gibt Paare, die sich nicht in erster Linie deshalb trennen, weil sie miteinander nicht mehr zurechtkommen, sondern weil sie es nicht schaffen, einen gemeinsamen Lebensrahmen aufzubauen. Der eine hat vielleicht Freunde, die der andere unerträglich findet, oder einer liebt das Stadtleben, der andere sitzt aber auf dem Land fest. Oder der eine Partner ist noch eng in seine Ursprungsfamilie eingebunden und schafft es nicht, seinen inneren Ort ganz in seine neue eigene Familie zu verlegen. Solange noch kein Kind da war, ließen sich solche Probleme irgendwie umschiffen, die Freude aneinander war groß genug, um die äußeren Umstände zu überstrahlen. Aber ein Kind fordert lebenspraktische Entscheidungen, man kann sich nicht mehr um bisher beiseite gedrängte Widrigkeiten herummogeln.

Liegt bei Ihnen hier das Problem, haben Sie die Chance, durch Ehrlichkeit sich selbst und dem Partner gegenüber einen Rest der Beziehung zu retten, der zumindest dem Kind den Vater, wenn auch nicht Ihnen den Liebespartner erhält. Denn der Grund der Trennung liegt ja nicht in erster Linie in der Person, sondern in seinen Lebensumständen. Die sind allerdings wichtig genug, sodass es wirklich eine richtige Entscheidung sein kann, sich zu trennen. Vergangene Generationen wussten, wie entscheidend gemeinsame Lebensvorstellungen sind, wenn sie beim Einfädeln einer Ehe mehr auf die Herkunft des Paares als auf die Liebe bauten.

■ Wenn Sie einen neuen Partner suchen, machen Sie sich selber klar, was Sie wollen: einen Kuschelbär für sich selber oder gleichzeitig bereits einen Familienpartner. Beides ist legitim. Den Kuschelbär werden Sie eher finden, wenn Sie es schaffen, Ihr Kind so häufig von anderen betreuen zu lassen, dass Sie wirkliche Freiräume für sich haben. Suchen Sie einen Familienpartner, seien Sie sich klar darüber, dass Ihr Kind und dieser Mann eine Beziehung zueinander entwickeln werden,

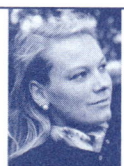

die Ihnen für die Stabilität dieser Beziehung eine neue Verantwortung auferlegt.

Ein Wort aus der altmodischen Ecke …

Nun ist es natürlich völlig unmöglich, die Hunderte von Spielarten, in denen sich Alleinerziehen abspielt, auf ein paar Seiten darzustellen.

Ich erlaube mir aber dennoch ein paar Anmerkungen – aus der Erfahrung des Zusammenbleibens heraus. Sicher kommen diese Gedanken etwas unzeitgemäß daher. Denn unsere Gesellschaft mit ihrer Tendenz zur Vereinzelung setzt dem Trend zur «unvollständigen Familie» recht wenig Widerstand entgegen. Wir träumen zwar vom «warmen Nest» Familie, vergessen aber nur zu leicht, dass das warme Nest gebaut werden muss – kaufen kann man es leider nicht.

Es gibt einen Satz, der schrecklich banal klingt, aber bei näherem Hinschauen ganz schön klug ist: «Das Geheimnis einer langen Ehe ist, sich nicht scheiden zu lassen.» Im Klartext: Schwierigkeiten lassen sich überwinden. Wer nicht vor ihnen davonläuft, trägt den Lohn langjähriger Gemeinsamkeit davon. Wenn Sie von Gemeinsamkeit träumen, im Augenblick aber glauben, sie nicht verwirklichen zu können, dann machen Sie sich klar, dass die Zeiten des Kinderkriegens, so schön sie sind, für jede Beziehung Belastungen mit sich bringen. Auch Paare, die zusammenbleiben, haben oft schwere Zeiten durchzumachen.

Wahrscheinlich empfinden Sie solche Reden als unerträgliche Moralpredigt, wenn Sie gerade einer unerträglichen Beziehung entronnen sind. Aber ich erlaube mir an dieser Stelle einmal das, was gerne als «Weisheit des Alters» bezeichnet wird. Ich erlaube mir, darauf hinzuweisen, dass die Zeit wirklich Wunden heilt. Dass Dinge, die sich im Augenblick scheinbar unüberwindlich vor uns auftürmen, im Rückblick auf die Größe einen Maulwurfshügels zusammenfallen können. Ich könnte Ihnen eine sehr bewegte Ehegeschichte erzählen – aber ich kann Ihnen auch sagen, dass die Momente gelassener Nähe und erfüllter Zweisamkeit nach vielen Stürmen immer häufiger werden.

Ich will nicht sagen, dass eine Trennung immer die schlechtere Lösung ist. Gewiss nicht. Aber ich denke schon, dass sie nicht immer die bessere ist.

Gefühle der Geschwister

Wenn das zweite (oder dritte oder …) Kind sich angesagt hat, dann sind nicht nur Mutter und Vater schwanger, da ist es auch das ältere Geschwisterkind.

Wir haben unseren Kindern schon sehr früh gesagt, dass sie noch ein Geschwisterchen bekommen – aus purer Mitteilungslust. Am blumengeschmückten Kaffeetisch verkündeten wir die Neuigkeit. Danach war «Ida, Peter und Minimum», ein entzückendes Buch übers Kinderkriegen, eine Weile «Bestseller» bei uns. Unser Ungeborenes hieß natürlich auch «Minimum» wie in diesem Buch und wurde im Bewusstsein der Kinder eine Selbstverständlichkeit. Dass ich keinen Alkohol mehr trank, dass ich mit den Kindern weniger herumtobte, dass sie nicht mehr zwischen mich und Lenkrad gequetscht in die Garage lenken durften – das war alles wegen «Minimum».

Dafür, wie man Geschwister in die Schwangerschaft einbeziehen kann oder soll, gibt es kein Patentrezept. Es ist sicher häufig eher die Lust der Eltern, ihr Geheimnis mit den älteren Kindern zu teilen, als dass es tatsächlich notwendig wäre, ihnen schon sehr früh von dem erwarteten Geschwisterchen zu erzählen. Kinder haben ein anderes Zeitempfinden, neun Monate sind für sie eine unbegreiflich lange Zeit. Und dass da im Bauch der Mutter ein Baby wächst, kann sich ein Kleinkind schon gar nicht vorstellen, zumindest solange der Bauch noch nicht deutlich dick ist. Als ich dem knapp dreijährigen Jan ganz zu Beginn meiner zweiten Schwangerschaft verkündete: «In meinem Bauch wächst ein Baby!», rief er begeistert: «Mal gucken!», und riss mir die Bettdecke herunter. Er sah – nichts. Die Enttäuschung war groß.

Bei meiner letzten Schwangerschaft waren Jan und Lena als Grundschulkinder so weit, dass sie sich eine Vorstellung vom Ablauf eines Jahres machen konnten. Nach Weihnachten kam Fasching, dann kam Lenas Geburtstag, dann Claras, dann kam Ostern, dann wurden die Bäume grün, und dann, dann erst sollte das Baby kommen!

Dummerweise können sich gerade Kleinkinder unter drei Jahren, die am stärksten von der Ankunft eines Geschwisterchens betroffen sind, am wenigsten auf ein zukünftiges Ereignis einstellen. Sie bringen

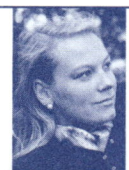

es ja kaum fertig, sich auf ihren eigenen Geburtstag zu freuen, der ist schließlich erst morgen …

Viele Worte sind da unangebracht. Bereiten Sie das ältere Kind lieber ganz *praktisch* auf die neue Situation vor, indem Sie bestimmte Dinge oder Personen dem Kind vertraut machen, von denen Sie annehmen, dass sie nach der Geburt von Nutzen sein können.

Das können Sie tun:

■ Ist Ihr Kind alt genug, versuchen Sie, es einige Zeit vor der Geburt des Geschwisterchens in den Kindergarten zu schicken, damit es sich eingewöhnen kann und nicht «Baby» und «Weggeschickt-Werden» in einen Zusammenhang bringt.

■ Schläft Ihr älteres Kind noch in Ihrem Zimmer, quartieren Sie es rechtzeitig in sein Kinderzimmer um, bevor es davon weiß, dass das Baby zunächst bei Ihnen schlafen wird. Oder richten Sie ein Familienbett ein, in dem Kinder und Eltern schlafen. Auch das hat sich in vielen Fällen bewährt.

■ Lassen Sie schon vor der Geburt des Babys das ältere Kind ab und zu von anderen Personen betreuen. Das ist auch wichtig, wenn Sie zum Zeitpunkt der Geburt das Kind ein paar Tage woanders unterbringen wollen. Eine Betreuung durch andere wird dann am besten funktionieren, wenn sich Kind und Helfer schon gut kennen. Gerade Kleinigkeiten wie Einschlafrituale (s. S. 347 f.) oder Lieblingsessen können über Erfolg oder Misserfolg einer solchen Betreuung entscheiden.

Auch wenn es Ihnen widerstrebt – verraten Sie dem Kind den Grund solcher Arrangements nicht. Es ist weder Ihnen noch dem Kind damit gedient. Kinder akzeptieren in diesem Alter noch fast alles, weil Mama es schön findet oder weil der Babysitter so nett ist. Nach dem tieferen Sinn fragen sie noch nicht. Wenn Ihr Kind über neue Kontakte lernt, Ihnen mehr Freiraum zu gewähren und selber neue Erfahrungen zu machen, ist es fast schon ein Nebenprodukt, dass das in ein paar Monaten auch dem Baby zugute kommt.

Ist das Baby dann wirklich da, wird sowieso alles noch einmal anders. Darüber lesen Sie ab S. 270.

Kinderwunsch – Wunschkinder

Menschen haben Kinder, sonst wäre die Menschheit längst ausgestorben. Sie und ich – wir stehen mit unseren Kindern in einer jahrmillionenalten Tradition von Menschenmüttern und -vätern. Und dennoch unterscheidet uns etwas ganz grundsätzlich von fast allen Eltern vor unserer Zeit: Wir tragen Verantwortung dafür, ob wir Kinder bekommen oder nicht.

Sicher haben Menschen schon immer versucht, auf ihren Kindersegen Einfluss zu nehmen. Wer kein Kind bekam, sich aber sehnlichst eines wünschte, opferte Göttern oder Heiligen, unternahm Wallfahrten, schluckte Pülverchen oder suchte weise Frauen auf. Andererseits war durchaus nicht jedes Kind willkommen, auch zur Verhinderung von Nachwuchs wurde allerhand unternommen, wobei der heimliche Würgegriff nicht einmal selten vorkam – wer auch immer ihn ausgeführt haben mag. Aber: Kinder kamen einfach. Die Verantwortung der Eltern lag allenfalls darin, Geschlechtsverkehr vor der Eheschließung (oder gar die Ehe selber) zu vermeiden. Aber schaut man sich die Geburtsstatistiken vergangener Jahrhunderte an, gab es fast noch mehr uneheliche Kinder als heute. Die Rede von der Keuschheit war die eine, das wirkliche Leben aber eine andere Sache.

Seit den 60er-Jahren des 20. Jahrhunderts hat sich das geändert, zumindest in den Industriegesellschaften. Durch die massenhafte Verbreitung sicherer Verhütungsmittel bestimmen *wir*, ob und wann wir schwanger werden wollen. Und sollte sich doch ein ungeplantes Baby angekündigt haben, können wir sogar entscheiden, ob wir es austragen wollen oder nicht. Die medizinischen Methoden und die rechtliche Lage erlauben es jeder Frau, sich auch noch nach Eintritt einer Schwangerschaft gegen das Kind zu entscheiden, ohne sich der Gefahr gesellschaftlicher Ächtungen auszusetzen.

Die Entscheidungsgewalt, die uns hier zugestanden (oder zugemutet?) wird, geht aber noch viel weiter. Der Fortschritt in der vorgeburtlichen Diagnostik erlaubt es mittlerweile, schon während der Schwangerschaft Krankheiten festzustellen. Sie stellen – werden sie diagnostiziert – die Eltern vor die Verantwortung, zu entscheiden, ob dieses Kind leben darf oder nicht.

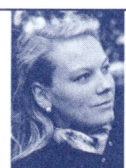

So hilfreich das ist, es bringt auch Probleme mit sich. Ich will hier keinesfalls die Vorteile bewusster Familienplanung bestreiten – sie ist ein gesellschaftlicher und ein individueller Segen. Aber ich denke, dass das Gefühlsleben der Menschen ursprünglich nicht auf diese Entscheidungsbefugnis eingerichtet ist. Bisher hatten Menschen die Wahl, zu ihrem Kind zu sagen «Du bist mir willkommen!» oder «Du kommst mir gar nicht recht!». Wir müssen sagen: «Ich habe entschieden, dass du kommst!». Nur das. Nichts anderes. Denn käme es uns nicht recht, hätten wir ihm ja die Tür vor der Nase zuschlagen können.

Natürlich gibt es immer wieder Frauen, die es nicht schaffen, einem ungelegen kommenden Kind «die Tür vor der Nase zuzuschlagen», sie öffnen sich der Unberechenbarkeit des Lebens. Aber die Möglichkeit, dass sie sich auch anders hätten entscheiden können, kann ihr Leben mit dem Kind wie ein Schatten verfolgen, zu einem unseligen «Hätte ich nicht ..., dann!» werden.

Und selbst wenn ein Kind gewünscht und geplant ist, kann ein Schatten lauern. Wie um einen geladenen Gast, dem man alle Bequemlichkeit bieten will, dienern die Eltern um das Kind herum. Denn hätte man es nicht herbeigebeten, wäre es ja nicht den Unbilden des Lebens ausgesetzt. Und so versucht man, dem Kind jedes Ungemach nach Kräften fern zu halten.

Zur sicheren Familienplanung sind in den letzten Jahren nun noch die Möglichkeiten genetischer Puzzlespiele und das Klonen von Menschen gekommen. Das Gefühl, nicht nur für einen liebevollen Start ins Leben, sondern gar noch für eine körperlich optimale Ausstattung verantwortlich zu sein, gewinnt (scheinbar) immer mehr an Berechtigung.

Doch aller Wissenschaft zum Trotz möchte ich Sie zu einem ermutigen: Staunen Sie! Staunen Sie über das Wunder der Schwangerschaft und über Ihr Kind, das sein ganz eigenes Wesen mit auf die Welt bringen wird.

Kinder haben seit eh und je ihren eigenen Lebenswillen und ihr eigenes Lebensrecht. Sie sind nicht die Objekte unserer Familienplanung. Sie haben es nur etwas schwerer als früher, für ihr Kommen eine geöffnete Tür zu finden, denn wir Erwachsenen haben der Natur den

Schlüssel für diese Tür aus der Hand genommen. Aber Sie und Ihr Kind sind nichts anderes als Weggefährten auf der Straße des Lebens – Sie brauchen nicht die Verantwortung dafür zu übernehmen, warum das Kind diesen Weg überhaupt gehen muss.

Familienarbeit – ein selbst geschaffener Arbeitsplatz

Die Entscheidung, ein Kind zu bekommen, ist buchstäblich eine Lebensentscheidung, das wissen die meisten jungen Eltern. Mit der Geburt eines Kindes verändert sich viel, und es ist schwer möglich, sich diese Veränderungen vorab wirklich klarzumachen. Sie gehören zu den Dingen, die man einfach erfahren muss, sie lassen sich kaum theoretisch vermitteln.

Dennoch möchte ich Ihnen hier ein paar Eigenheiten des Arbeitsplatzes Familie schildern. Vielleicht erinnern Sie sich daran, wenn Sie eines Tages am Abend völlig erschöpft feststellen, Sie hätten mal wieder «nichts» getan. Diesem Gefühl erliegt man besonders leicht, wenn man nie darüber nachgedacht hat, dass unsere Vorstellung von Arbeit stark durch die berufliche Arbeitswelt geprägt ist. Unter diesen Bedingungen gilt als «Arbeit» Folgendes: Sie ist von Freizeit getrennte Tätigkeit, sie findet zu bestimmten Zeiten statt, sie wird bezahlt, sie ist auf abgegrenzte Bereiche beschränkt, sie findet außerhalb des Hauses statt, sie wird von Kollegen begutachtet, für seine Arbeit fühlt man sich kompetent, man wird bei seiner Arbeit erst dann voll eingesetzt, wenn man sie beherrscht.

Diese charakteristischen Merkmale fehlen in der Familienarbeit fast vollständig:

Arbeit und Freizeit gehen ineinander über, es gibt kein völliges Abschalten, Familienarbeit findet rund um die Uhr statt, sie wird nicht von einem Arbeitgeber oder Kunden bezahlt, sie umfasst keine klar abgegrenzten Bereiche, vom Windelwechseln bis zur intellektuellen Förderung des Kleinkindes muss vieles nebeneinander bewältigt werden. Familienarbeit findet in den eigenen vier Wänden statt. Das Zuhause

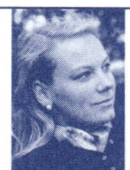

ist nicht mehr der Ort, wo Arbeitsatmosphäre abgeschüttelt werden kann. Man arbeitet ohne Kollegen, Eltern sind oft ohne Austausch, in der Regel für diese Arbeit nicht ausgebildet (ein Säuglingspflegekurs vermittelt höchstens ein paar Techniken), und sie sind von Anfang an für ihre Arbeit voll verantwortlich, selbst wenn sie keine Ahnung haben.

Und außerdem: Man tut es für sein eigenes Kind – von «Entfremdung» keine Spur. Das soll noch Arbeit sein? Es ist eigentlich kein Wunder, wenn unter solchen Bedingungen das entsteht, wofür in den 70er Jahren der Begriff «Baby-Schock» geprägt wurde. Damals bekam die erste Generation junger Menschen Kinder, die durchweg auf einen Berufsalltag hin erzogen war, wie ich ihn oben beschrieben habe.

Wenn Sie sich demnächst mit Ihrem Baby in einer Situation finden, in der Sie sich trotz aller Freude über Ihr Kind am Rande der Erschöpfung fühlen und Ihr Selbstverständnis völlig aus der Bahn geworfen ist, dann machen Sie sich Folgendes klar:

Solange Sie Ihr Kind selbst betreuen, sind Sie aus der gewohnten Arbeitsstruktur unserer Gesellschaft ausgestiegen. Sie arbeiten weder entfremdet noch für Geld, Sie bekommen keine Terminstruktur von außen gesetzt, an der Sie sich orientieren können, und der gewohnte Maßstab von «Gute Arbeit gleich gutes Geld» fällt ebenfalls weg.

Dennoch arbeiten Sie, und zwar hart und produktiv. Sie können sich durchaus mit Menschen vorindustrieller Zeiten vergleichen, die bedürfnis- und personenorientiert gearbeitet haben. Dass sich unsere Gesellschaft mit der Einordnung von Familienarbeit so schwer tut, ist eigentlich nur ein Zeichen dafür, dass sie sich nicht mit marktwirtschaftlichen Begriffen fassen und bewerten lässt.

Es gibt heute viele Möglichkeiten, dieses Problem zu lösen. Zum einen können Sie natürlich möglichst rasch wieder in den Beruf einsteigen. Trotz aller Mängel haben sich die Möglichkeiten der außerfamiliären Kinderbetreuung in den letzten Jahren so erweitert, dass Sie bei entsprechendem Einsatz akzeptable Wege finden können, selbst bald wieder erwerbstätig zu werden. Sie können Ihr Kind (oder Ihre Kinder) natürlich auch selbst betreuen.

Allerdings müssen Frauen heute davon ausgehen, dass sie einen erheblichen Teil ihres Lebens ohne Kleinkinder leben werden. Das ist anders als noch vor hundert Jahren, als Frauen bis zu den Wechseljahren Kinder bekamen und dann, wenn sie die vielen Geburten überhaupt überlebt hatten, körperlich erschöpft waren. Darum sollten Sie, auch wenn Sie anfangs bei Ihrem Kind bleiben wollen, andere Perspektiven nicht aus den Augen verlieren.

Aber wie immer Sie sich auch entscheiden oder entscheiden müssen – seien Sie sich klar darüber, dass Ihr Kind Maßstäbe in Ihr Leben einbringen wird, mit denen zu messen Sie nicht gelernt haben. Der sichtbare Erfolg Ihrer Arbeit wird wahrscheinlich zunächst nichts anderes sein als das Lächeln Ihres Kindes in einer ansonsten chaotischen Wohnung, und an manchen Tagen nicht einmal das. Kein Lob vom Chef, kein aufgefülltes Konto am Monatsersten, keine entspannte Kaffeepause um neun Uhr dreißig, kein blank gewischter Fußboden, nur – nur? – das Lächeln eines Kindes.

Auch die Beziehung zum Partner kann stark in Mitleidenschaft gezogen werden, wenn eine Frau (oder ein Mann, der die Hausmannsrolle übernommen hat) von dem Gefühl nicht loskommt, gar nicht richtig zu arbeiten. Die Partnerschaft gerät aus dem Gleichgewicht, wenn sich nicht beide Partner darin einig sind, dass die Kinderbetreuung ein gleichwertiger Beitrag zum gemeinsamen Leben ist. Dass Vater und Mutter beide halbtags arbeiten und sich die Kinderpflege gleichmäßig aufteilen, ist in den wenigsten Fällen zu verwirklichen.

Sich auf ein Kind vorbereiten heißt eben nicht nur, Bettchen und Windeln zu besorgen. Wenn Sie sich auf die Umwälzungen in Ihrem Selbstgefühl schon vorab ein wenig einstellen, werden Sie vielleicht von den neuen Anforderungen nicht ganz so überrascht, die das Leben mit Ihrem Kind an Sie stellen wird.

Der Bauch als Kommunikationspartner

Das empfinde ich in einer Schwangerschaft als den größten Genuss: Abends im Bett auf dem Rücken zu liegen, die Hände auf dem nackten Bauch, und das Kind zu spüren.

Fünf Minuten für das Baby und mich. Da ist ein Teil meines eigenen Körpers gar nicht mein Körper, ist jemand anderes, ein Du mit

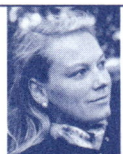

einem eigenem Willen, nur umspült und gehalten von meiner Körperlichkeit. Da hat sich etwas aus mir herausgelöst, hat sich mit etwas Fremdem verbunden, hält sich nur noch ein bisschen an mir fest, um sich dann kräftig von mir abzustoßen und mich wieder mit mir allein zu lassen.

Ich kann dem Gefühl, mir benutzt vorzukommen, eigentlich nur entgehen, wenn ich mich diesem Etwas zuwende, indem ich mich entschließe, den Besuch willkommen zu heißen.

Die fünf Minuten Bauchstreicheln am Abend sind ein solcher Willkommensgruß.

Ich empfinde eine Schwangerschaft ungefähr so, als wenn sich ein Gast anmeldet. Zuerst weiß man nur, dass er kommt, aber dann endlich, nach vielen, vielen Wochen, klopft er zaghaft an die Wände seiner Behausung und teilt mit: «Nun bin ich da!»

Natürlich war er vorher auch schon da, aber eine Kommunikation zwischen ihm und mir, die gab es nur indirekt. Aber jetzt, jetzt habe ich endlich etwas von dem Besuch. Er teilt mir mit: «Mir geht es gut, du hast gut für mich gesorgt. Mein Zimmerchen gefällt mir, spür nur, wie ich darin herumtoben kann!»

Ein Echo, eine Bestätigung. Der Anfang einer Beziehung. Dabei habe ich wenige Möglichkeiten, dem Gast etwas gezielt mitzuteilen. Mein ganzes Dasein erzählt ihm vom Leben, von Wärme, Bewegung, Geräuschen, von Ruhe und auch von Stress. Aber das ist ein Mitnehmen, keine Zuwendung.

Ob das Ungeborene tatsächlich aktive Zuwendung braucht? Da gibt es in Amerika eine Babyuniversität, in der werdende Mütter ihren ungeborenen Kindern unter Anleitung per Flüstertüte zärtliche Worte oder intellektuelle Anreize zuraunen. Wenn sie denn Spaß daran haben … Ich denke, funktionierende Lebensbedingungen teilen dem Baby schon mit, dass es willkommen ist, und eine Mutter, die ein normal bewegtes Leben führt und nicht im Bett liegen muss, wird das Kind auch mit genügenden Entwicklungsanreizen wie Bewegungen und Geräuschen versorgen – ohne Flüstertüte.

Aber ich selbst brauche das: mich meinem Gast zuwenden zu können, nicht nur meinen Körper, sondern auch meinen Geist hin und wieder auf das Ungeborene zu konzentrieren.

Rituale um die Schwangerschaft

In allen Kulturen wurden und werden Schwangerschaft, Geburt und Kindbett von Ritualen begleitet. Ein Beispiel ist bei Sheila Kitzinger nachzulesen (Kitzinger 1980, S. 90):

«In Sumatra zum Beispiel führen die werdende Mutter und der Vater des Kindes rituelle Handlungen aus, um die Schwangerschaft bekannt zu geben. Diese Rituale beginnen im fünften Monat und dienen dazu, eine engere Verbindung zwischen den beiden Familien herzustellen. Die Mutter der Frau bringt der Mutter des Mannes einen Reiskuchen und macht ihm oder seiner Mutter ein Geldgeschenk. Im nächsten Monat bringt sie ihr Reis, Gewürze, Seife, Talkumpuder und einen neuen Sarong. Sie wird von einer auf islamisches Brauchtum spezialisierten Person begleitet, die einen Fruchtsalat zubereitet und Räucherstäbchen abbrennt, um damit die Seelen der Vorfahren und anderer Geister zur Mahlzeit einzuladen.»

Mit solcherlei Berichten ließen sich ganze Bücher füllen. Wir hören uns das überlegen lächelnd an, wohl wissend, dass an Mahlzeiten schließlich keine Geister teilnehmen – und rufen den Pastor an, um die Taufe vorzubereiten.

Rituale sind die Rahmen sozialer Ereignisse, sie entlasten durch die Vorgabe von Handlungsabläufen und verbinden, indem sie den Einzelnen in eine vorgeschriebene Tätigkeit einbeziehen. Sie dienen dazu, Menschen aufeinander «einzuschwingen». Das geschieht entweder zur Herstellung eines gemeinsamen Lebensgefühls oder zur Konzentration auf eine gemeinsame Sache, wenn Menschen sich zusammenfinden, von denen jeder zuvor mit etwas anderem beschäftigt war. So gibt es vor Sitzungen gewisse Begrüßungsrituale, vor dem Kaffeeklatsch wird erst mal Kaffee und Kuchen verteilt, im Gottesdienst wird zuerst ein Lied gesungen, in der Disco wird durch anheizende Floskeln des DJ eine Stimmung der Gemeinsamkeit hergestellt, unsere Tischsitten spiegeln unsere Einstellung zu Individualität (wir essen nicht aus einem Topf), zu Körperlichkeit (wir essen nicht mit den Fingern), zur sozialen Rangordnung (der Gast bekommt zuerst). Ist es daher zu

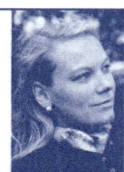

verwundern, wenn auch das Werden eines neuen Menschen, eines neuen Mitglieds der Gemeinschaft, von Ritualen begleitet wird – ja, begleitet werden muss? Wie anders sollen sich denn die Mitmenschen auf dieses neue Menschlein «einschwingen»?

Wir sind allerdings so dicht an unseren eigenen Ritualen dran, dass wir sie kaum als solche wahrnehmen, sie kommen uns natürlich und selbstverständlich vor.

Bei uns ist die Taufe eigentlich das letzte Ritual, das deutlich als solches zu erkennen ist. Die meisten unserer Riten erscheinen uns als medizinische und praktische Notwendigkeiten. Warum zum Beispiel fühlt sich eine Frau bei uns erst dann richtig «schwanger», wenn ein Gynäkologe die Schwangerschaft bestätigt hat? Warum gilt nur diejenige Schwangere als verantwortungsvoll, die alle vier Wochen zum Arzt geht, und nicht etwa die, die stattdessen jeden Sonntag in der Kirche für ihr Ungeborenes betet? Einen positiven Effekt könnte das durchaus auch haben. Warum überhaupt ist die Geburt bei der Medizin angesiedelt und nicht beispielsweise beim Sport oder der Religion? Warum wird bereits für Babys ein eigenes Zimmer eingerichtet? Warum gelten Kinderwagen und Kinderbett als absolutes Muss in der Kinderausstattung, nicht aber das Tragetuch?

Auch bei uns gab es viele Rituale, die für richtig und wichtig gehalten wurden und die sich doch als unsinnig herausgestellt haben. Neugeborene an den Füßen hochzuheben und auf den Po zu klatschen, ihnen unter allen Umständen Schleim aus Mund und Rachen abzusaugen, sie 24 Stunden lang entfernt von der Mutter im Säuglingszimmer zu beobachten, zu behaupten, im Bett der Mutter würden sie erdrückt oder sie würden sich dort Infektionen einfangen – all das waren Gepflogenheiten, die in einer Gesellschaft durchaus einen Sinn ergaben, in der das «Zähne-Zusammenbeißen» ein moralischer Wert war. Inzwischen ist das «Gefühle-Ausleben» im Kurs gestiegen und «Zähne-Zusammenbeißen» drastisch gefallen – und schon nehmen wir auch die Wünsche der Babys nach sanfter Nähe und Wärme ernster.

Nun soll das nicht heißen, dass jeder Umgang mit dem Baby beliebig sei, weil es sich ja in den meisten Fällen um anscheinend relativierbare Rituale handelt, von denen man nie wissen kann, ob sie sich aus einem anderen Blickwinkel vielleicht absurd ausnehmen. Absurd sind sie in keinem Fall, weil sie den Eltern und dem Kind den Weg bereiten, sich in ihrer sozialen Gruppe in ihre neue Rolle zu finden. Unser Problem ist eher, dass wir viel zu wenig brauchbare Rituale haben. Wir müssen im Dickicht der Elternschaft so viele Wege neu bahnen, so viele Zuständigkeiten neu aushandeln, so viele Maßstäbe neu definieren, dass man an dieser Aufgabe schier verzweifeln könnte. Ein Beispiel: die Anwesenheit des Vaters bei der Geburt. Lange Zeit hatten Männer bei einer Geburt nichts zu suchen. Zum Geburtsritus gehörte dazu, dass sich die Tür hinter der Hebamme schloss und der Vater nervös davor hin und her lief. Dann drehte sich die Sache um. Alle fortschrittlichen Geburtshelfer waren überzeugt, dass die Anwesenheit des Vaters segensreich wirken würde. Er lernte Atemmuster, um mit seiner Frau die Wehen zu veratmen, nabelte das Baby ab und hielt das große Ereignis auf Video fest. Und nun erreichen uns die ersten Berichte von Untersuchungen aus England, dass der Vater im Kreißsaal überfordert und die besten Helferinnen bei einer Geburt Frauen seien, die selber schon geboren hätten. Was ist richtig? Es hilft alles nichts – werdende Eltern müssen selber denken und selber entscheiden.

Aber nach wie vor berührt dieses eigenartige Wunder, wie da ein neuer Mensch entsteht, nicht nur die Mutter, sondern auch die Menschen um sie herum. Die Männer, weil sie es in der Form nie erleben werden, die Mütter der Mütter, weil sie sich an ihre eigene Schwangerschaft erinnert fühlen, Freundinnen und Kolleginnen aus Neugierde, Mitleid oder Neid, Kinder aus Verwunderung und Staunen. Sie sollten als Mutter Gewohnheiten – «Rituale» – neu entwickeln (oder zulassen), um dem Miterleben Ihrer Umwelt Raum zu geben. Ein Bauchstreichelstündchen für den Vater, den regelmäßigen Anruf bei der werdenden Oma, das Abendküsschen auf den Bauchnabel vom großen Bruder, ein bisschen Dankbarkeit für den Strampler von der Arbeitskollegin, auch wenn Sie ihn vielleicht nicht brauchen. Wenn Sie dabei bedenken, dass solche gesellschaftlichen «Verbindlichkeiten» eben immer auch «Verbindungen» schaffen sollten, Einbindungen von anderen in Ihre Mutterschaft, dann werden Sie auch Wege finden, diese anderen an Ihrem «wundersamen» Zustand teilhaben zu lassen – und selber dadurch die Unterstützung zu finden, die Sie brauchen.

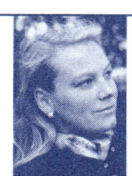

*W*as passiert in der Schwangerschaft?

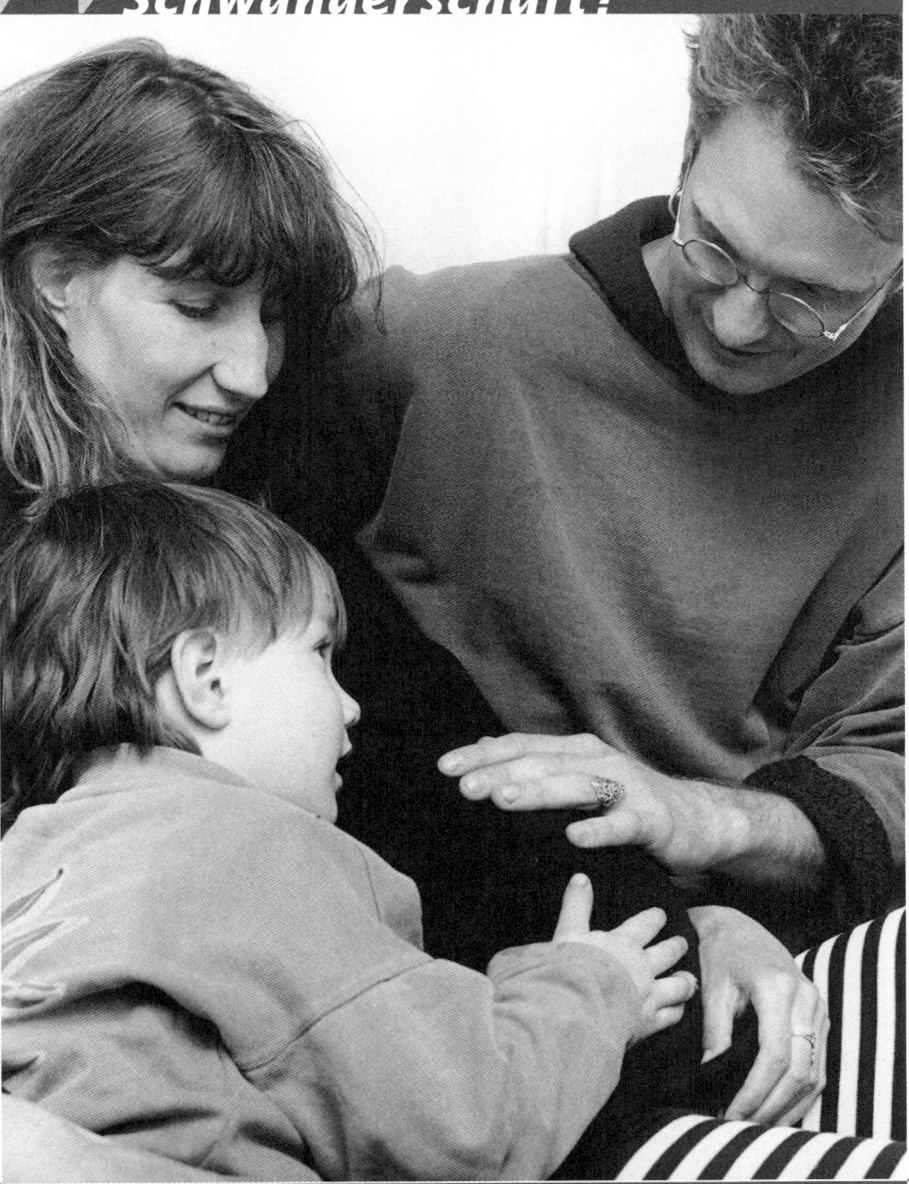

Eigentlich wissen wir ja, wie es funktioniert. Heute lernen wir schon in der Schule, wie ein Baby im Bauch der Mutter wächst. Aber wenn es dann mit uns geschieht, wird es noch einmal ganz spannend, sich diesen unglaublichen Ablauf vor Augen zu führen.

Das Wissen, dass jegliches Leben aus winzigen Zellen hervorgeht, die sich teilen und im fertigen Ganzen dann bestimmte Funktionen übernehmen, gehört heutzutage zur Allgemeinbildung. Kaum vorstellbar, dass noch vor dreihundert Jahren sich die Wissenschaftler darüber stritten, ob nun im Ei der Mutter oder im Samen des Vaters – ein winziges Menschlein vorgebildet saß! Die Erfindung des Mikroskops hatte die Entdeckung von Ei- und Samenzellen möglich gemacht, aber die tatsächlichen Wachstumsvorgänge blieben noch lange im Dunkeln.

Und heute? Zwei Tage nach Ausbleiben der Regel gehen wir zur Apotheke, kaufen uns ein beschichtetes Stäbchen, verschwinden kurz auf der Toilette – und wissen nach einer Minute, ob wir schwanger sind oder nicht. Dann begeben wir uns auf das Kontrolllaufband programmierter Vorsorgeuntersuchungen, und sogar das letzte Geheimnis, ob's ein Junge oder ein Mädchen wird, wird in den meisten Fällen schon per Ultraschall gelüftet.

Ich denke, dass dieses viele Wissen und diese Messbarkeit unseres Zustandes sich auch auf unser Bewusstsein auswirkt. Stellen Sie sich vor, die Unsicherheit darüber, ob man nun schwanger ist oder nicht, hält nicht nur ein paar Tage, sondern viele Wochen lang an!

Sicher hat auch schon damals manche Frau sehr früh mit Bestimmtheit gewusst, dass sie schwanger ist. Aber sie hat ihr Wissen aus der subjektiven Wahrnehmung ihres Körpers abgeleitet, nicht an technischen Messgeräten abgelesen.

In unserer Zeit, in der alles machbar erscheint, bekommt auch die Schwangerschaft den Charakter einer Unternehmung, die man selbst in Gang gesetzt hat und bei der man von Anfang an darauf achtet, dass sie auch einen ordnungsgemäßen Verlauf nimmt.

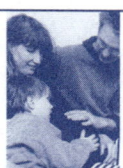

Natürlich wäre es unverantwortlich, auf die Möglichkeiten der modernen Medizin zu verzichten, die schon Tausenden von Müttern und Kindern Leben und Gesundheit gerettet hat. Fragwürdig werden all das Wissen und die Technik aber in dem Augenblick, in dem sie durch Vorspiegelung totaler Kontrolle der Frau den Zugang zu einem ganzheitlichen Erleben ihrer Schwangerschaft versperren. Kein Ultraschall und keine Chromosomenuntersuchung können mir verraten, was für ein Mensch das sein wird, der da in mir heranwächst. Dieses Kind mit seinen Eigenarten wird mich genauso überraschen, wie Mütter vergangener Zeiten von ihren Kindern überrascht worden sind. Das möchte ich mir auch nicht nehmen lassen. Ich möchte mich nicht als Reagenzglas mit Nährlösung betrachten, in dem genauestens kontrolliert und protokolliert ein Baby im Planquadrat herumschwimmt. Ein Baby ist keine Ware, die man sich aus dem Katalog bestellt und die vor Lieferung noch ein paar Kontrollen durchlaufen muss. Ein Kind ist ein lebendiges Wagnis – und das bleibt es, allem Wissen um sein pränatales Dasein zum Trotz.

Aber Wissen braucht nicht nur Macht vorzugaukeln. Wissen lässt auch staunen. Und staunen muss ich immer wieder, wenn ich lese oder höre, was sich da im Bauch einer werdenden Mutter abspielt.

Von der Eizelle zum Fötus

Ein Kind kommt dadurch zustande, dass die Eizelle der Frau mit einer Samenzelle des Mannes verschmilzt – das ist allgemein bekannt. Trotzdem macht sich wohl kaum jemand klar, wie unvorstellbar winzig diese Zellen sind. Schauen Sie sich den Punkt am Ende dieses Satzes an und versuchen Sie, sich 2500 Spermien (Samenzellen) darauf vorzustellen. Ich kann das nicht. Nun nehmen Sie noch eine einzelne Spermazelle, packen Sie einen Satz von 23 Chromosomen hinein und auf jedes Chromosom noch Tausende von Erbinformationen!

Das menschliche Ei ist, verglichen mit der Samenzelle, gigantisch. Wenn Sie gute Augen haben, könnten Sie dieses nadelspitzengroße Riesending vielleicht sogar ohne Mikroskop erkennen ... Dabei sind diese Keimzellen unvollständige Zellen. Sie enthalten, im Gegensatz zu

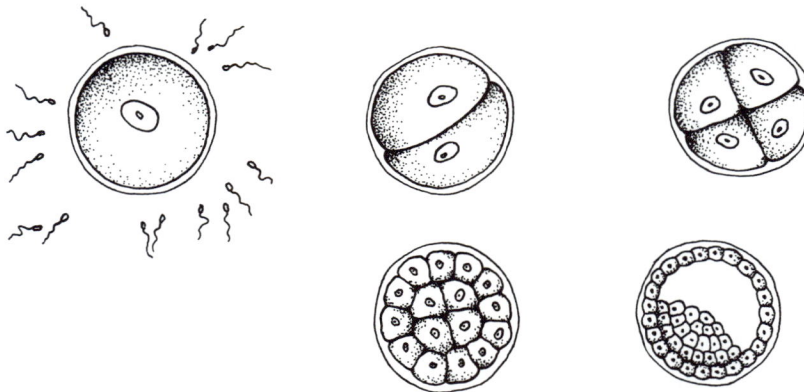

Spermien treffen auf das Ei ... Die Zellteilung beginnt, Entwicklung bis zum Morulastadium und zur Blastozyste

den normalen Körperzellen, nur die halbe Erbinformation. Normalerweise besitzt eine menschliche Zelle 23 Chromosomenpaare, also 46 Chromosomen. Wird aber eine Eizelle oder eine Samenzelle reif zur Befruchtung, stößt sie den halben Chromosomensatz ab und wartet auf eine Ergänzung. Die allermeisten dieser ergänzungsbedürftigen Zellen gehen zugrunde. Aus den 250000 Eizellen einer erwachsenen Frau werden die paar Kinder, die sie im Laufe ihres Lebens zur Welt bringen kann. Ein Mann gar «verschleudert» bis zu 500 Millionen Spermazellen bei einem einzigen Samenerguss. All das – unvorstellbar winzig und in unvorstellbarer Menge vorhanden.

Erstaunlich ist auch der zeitliche Ablauf der Befruchtung. Das weibliche Ei ist nur wenige Stunden befruchtungsfähig, die Samenfäden sind es etwa drei Tage lang. Am wahrscheinlichsten ist also eine Befruchtung, wenn der Samen des Mannes sozusagen schon auf den Eisprung wartet. Obwohl in der Regel der Eisprung in der Mitte zwischen zwei Menstruationen stattfindet, scheint der Zeitplan der Befruchtung aber doch ganz eigenen Gesetzen zu folgen und sich oft genug jeder Berechenbarkeit zu entziehen. Davon können Paare, die sich lange vergeblich ein Kind wünschen, ein Lied singen und solche, die an absolut «sicheren» Tagen auf einmal doch ein empfangsbereites Ei erwischten.

Bei alledem kann man vielleicht die Vorstellung mancher Philoso-

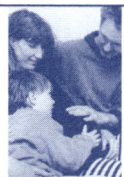

phien verstehen, die glauben, ein Kind komme, wann es selber wolle, und suche sich seine Eltern aus …

Die ersten Zellteilungen macht die befruchtete Eizelle schon durch, während sie noch durch den Eileiter treibt. Nach drei oder vier Tagen kommt dieses Zellhäufchen, die «Morula», in der Gebärmutter an, sucht dort noch einmal drei Tage lang nach einem festen Platz und nistet sich erst dann in der Schleimhaut ein. Zu diesem Zeitpunkt ist aus dem Zellhaufen bereits eine Blase aus etwa 150 differenzierten Zellen entstanden, die Blastozyste. Aus einem Teil dieser Zellen wird der Mutterkuchen (Plazenta), der andere Teil differenziert sich bereits jetzt in drei Schichten. Die äußere wird zu Haut, Nervensystem und Gehirn, die mittlere zu Skelett, Muskeln und inneren Organen, die innere zu Lungen und Verdauungstrakt.

Nun geht alles sehr schnell. Innerhalb eines Monats wächst das Ei zu einem um das Zehntausendfache größeren Embryo heran. Schon in der *siebten Woche* ist er zu einem winzigen Menschlein geworden. Sogar die Linien der Handflächen und der Fingerkuppen bilden sich jetzt bereits aus. Gegen Ende des dritten Monats kann das Baby schon mit den Beinen stoßen, die Füße drehen, die Zehen beugen und spreizen, eine Faust machen, den Daumen bewegen, das Handgelenk beugen, den Kopf drehen, schielen, die Stirn runzeln, den Mund öffnen und die Lippen fest zusammenpressen. Es kann die Lippen noch nicht zum Saugen spitzen, aber es kann schon schlucken und tut es oft. Das Baby bewegt sich auch schon lebhaft, aber es ist noch so winzig, und seine Muskeln sind so schwach, dass die Mutter nichts davon merkt.

Während das Baby nun schon fast alles hat, was es braucht, und eigentlich nur noch wachsen muss und die Funktionen seiner Körperteile vervollständigen und einüben, plagt sich die Mutter meist noch mit «Umstellungsproblemen» herum. Vor allem die morgendliche Übelkeit, die Lust auf Saures, die Geruchsempfindlichkeit und auch die ständige Müdigkeit sind durchaus noch nicht vorbei. (S. a. S. 98 ff.)

Das ist auch nicht zu verwundern. Obwohl man von außen noch nichts sieht, spielt sich im Bauch der Mutter ein ungeheuer kraftvoller Prozess ab. Mit derselben Zielstrebigkeit, mit der dieses winzige Zell-

16. Woche

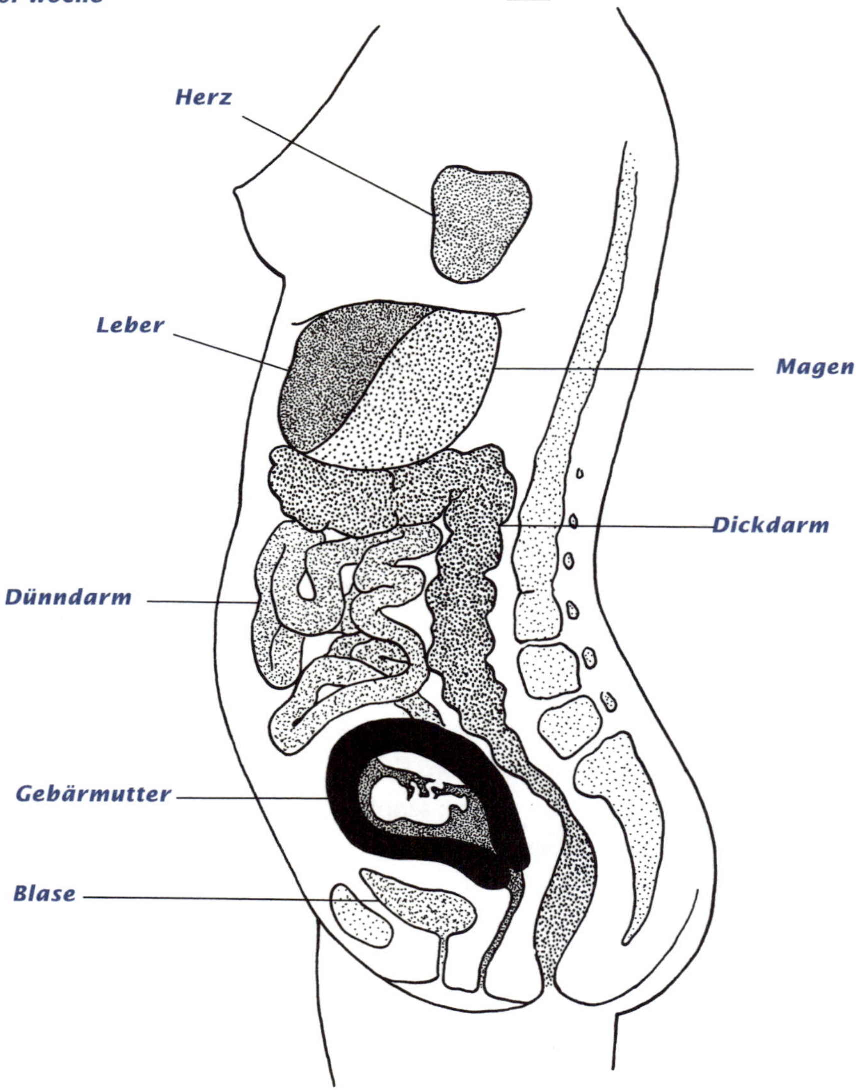

Herz

Leber

Magen

Dickdarm

Dünndarm

Gebärmutter

Blase

So verändert sich Ihr Inneres, wenn Kind und Gebärmutter wachsen

48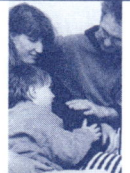

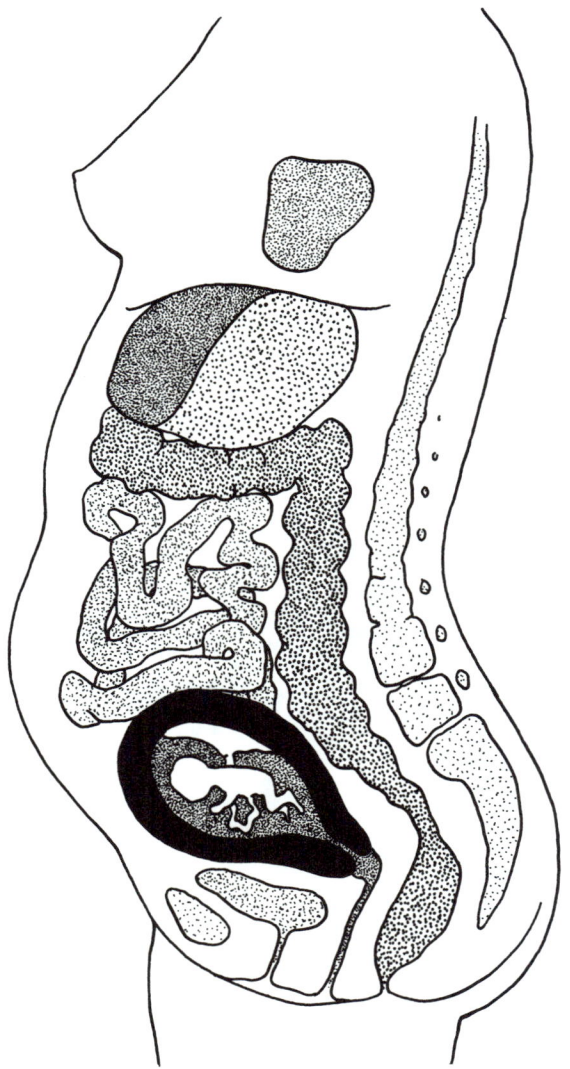

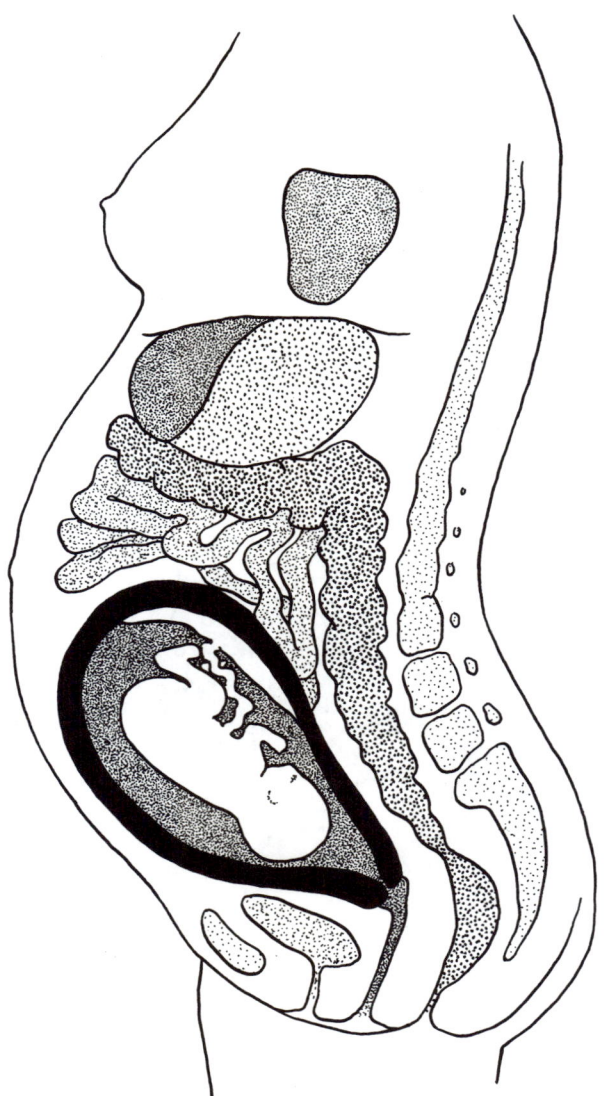

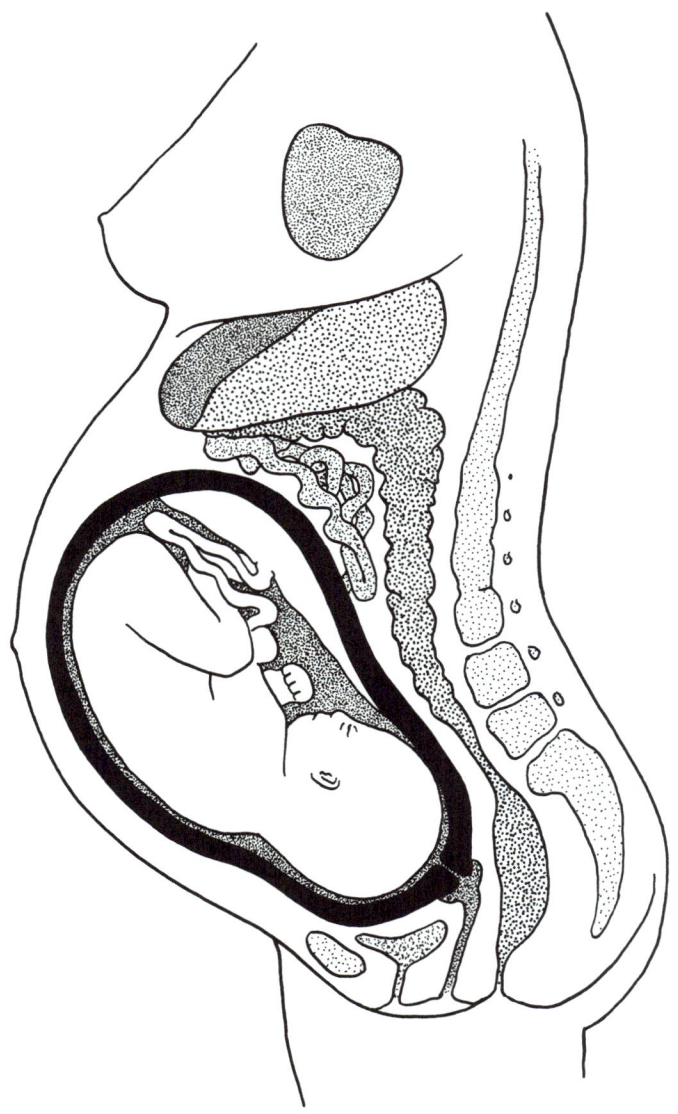

häufchen Organ um Organ und Glied um Glied ausbildet, sorgt es auch dafür, dass der Körper der Mutter ihm die notwendigen Lebensbedingungen bereitstellt. Die Plazenta bzw. schon die Zellen, die einmal die Plazenta bilden werden, senden Hormone aus, die im Körper der Mutter wie «Arbeitsanweisungen» funktionieren. Das «Humane Choriongonadotropin» veranlasst die Eierstöcke, Progesteron zu produzieren. Dieses wiederum sorgt dafür, dass die Gebärmutterschleimhaut nicht abgestoßen wird. Es dämpft auch die Bewegung der Gebärmutter und ihrer Umgebung, damit sich der Sitz des winzigen Embryos nicht lockert. Das führt in der Frühschwangerschaft häufig zu Verstopfung, vielleicht auch zur Übelkeit. Gegen Ende der Schwangerschaft sinkt durch den Alterungsprozess der Plazenta der Progesteronspiegel so weit ab, dass die Muskulatur des Uterus ihre Arbeit aufnehmen und das Kind durch die Geburtswege nach außen schieben kann.

Den Anstoß zum Wachsen erhält die Gebärmutter durch ein weiteres Hormon, das Östrogen. Auch dieses wird von der Plazenta produziert und bewirkt eine verstärkte Durchblutung und Auflockerung des Genitalbereiches.

Der Körper der Frau braucht für das Wachstum des Kindes Flüssigkeitsreserven, sowohl für die vermehrte Blutbildung als auch für Produktion und ständigen Austausch von Fruchtwasser. Daher wirken viele Schwangere deutlich runder, auch schon ohne Bauch.

Im vierten Monat ist dann das Versorgungssystem für das Baby vollständig entwickelt. Der Körper der Mutter hat sich im Allgemeinen auf die Veränderungen eingestellt, bei den meisten Schwangeren hören die Beschwerden jetzt auf. Die Plazenta ist nun voll funktionsfähig und übernimmt zahlreiche Aufgaben, die die Organe des Kindes noch nicht erfüllen können. Sie nimmt Nahrungsmittel aus dem Blutkreislauf der Mutter auf und führt Stoffwechselschlacken aus dem kindlichen Kreislauf dem Blutkreislauf der Mutter zu. Dabei vermischt sich kindliches und mütterliches Blut niemals. Die Blutgefäße liegen aber so eng beieinander, dass durch die dünnen Membranen zwischen ihnen außer Nahrung und Sauerstoff noch viele andere sehr unterschiedliche Stoffe ausgetauscht werden können. «Große» Teilchen,

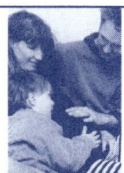

wie z. B. Bakterien, lässt die so genannte Plazentarschranke nicht durch, kleinere aber, z. B. Viren oder bestimmte Medikamente, teilen sich dem Baby mit.

Das Kind ist mit der Plazenta durch die Nabelschnur verbunden. Sie wird in der Regel um die 60 cm lang und enthält zwei Arterien, die verbrauchtes Blut zur Plazenta transportieren, und eine Vene, in der mit Sauerstoff und Nahrung angereichertes Blut zum Kind zurückfließt. Man beachte: Hier arbeitet das System anders herum als beim körperlich «autarken» Menschen, bei dem die Arterien sauerstoffreiches und die Venen verbrauchtes Blut führen.

Die Nabelschnur ist so prall gefüllt, dass sie möglichen Verknotungen großen Widerstand entgegensetzt. Darum ist trotz Turnübungen des Kindes in den allermeisten Fällen die Nabelschnur auch bei der Geburt noch völlig glatt.

Im vierten, fünften und sechsten Monat vervollkommnet sich die Gestalt des Kindes. Es wachsen Haare und Fingernägel, die Augenlider öffnen sich und bekommen Wimpern, die Brustwarzen bilden sich aus. Das Baby fängt jetzt schon an zu saugen. Viele lutschen schon jetzt am Daumen. Es wäre auch fast zu erstaunlich, wenn ein Kind diesen komplizierten Ablauf von Kiefer-, Lippen- und Wangenbewegung ohne jegliche Übung unmittelbar nach der Geburt so perfekt beherrschte, wie das normalerweise der Fall ist. Dasselbe gilt für die Atembewegungen. Seit es Ultraschall gibt, hat man beobachtet, dass das Baby im Mutterleib bereits häufig Atembewegungen macht. Auch Schluckauf ist ein solches Training der Atemmuskulatur!

In diesem zweiten Drittel der Schwangerschaft nimmt das Kind so zu, dass es gegen Ende des sechsten Monats etwas mehr als 500 g wiegt und etwa 25 cm groß ist. Es hat noch ziemlich viel Platz in der Gebärmutter und schlägt manchmal regelrecht Purzelbäume. Die Mutter kann das ab der Mitte des fünften Monats gut spüren.

Der Bauch der Mutter beginnt mit dem vierten Monat kräftig zu wachsen. Nach 24 Wochen hat der Gebärmutterfundus den Nabel der Mutter erreicht. Ihre inneren Organe werden langsam verschoben und eingeengt. Der Magen fühlt sich schneller «voll» an und neigt zu Sodbrennen, die Lunge fasst nicht mehr so viel Luft und die Blase nicht

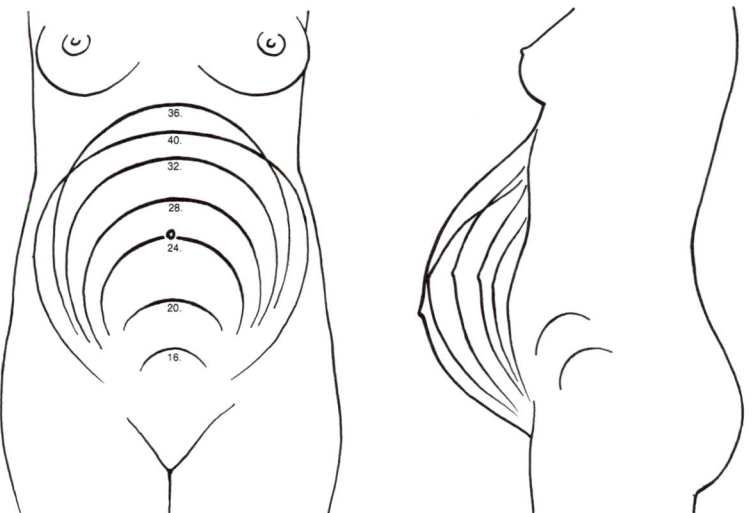

Der Bauch einer Schwangeren in der 16., 20., 24., 28., 32., 36. und 40. Woche

mehr so viel Flüssigkeit. Das Blutvolumen vermehrt sich etwa um die Hälfte, entsprechend mehr hat das Herz zu arbeiten.

Bedeutete die Schwangerschaft in ihrem ersten Drittel vor allem eine hormonelle Umstellung, so wird sie jetzt zu einer mechanischen Leistung. Alle Organe haben einfach mehr zu arbeiten, die Muskeln und das Skelett mehr zu tragen.

Im letzten Schwangerschaftsdrittel wird das noch deutlicher. Im siebten Monat ist das Kind soweit ausgebildet, dass ein Frühgeborenes mit entsprechender Hilfe bereits überleben kann. Ihm fehlen aber noch bestimmte Immunstoffe, die die Plazenta in den letzten Monaten verstärkt produziert, und auch solche, die noch von der Mutter auf das Kind übergehen. Außerdem entwickelt es ein Fettpolster, das ihm nach der Geburt bei der Regulierung seiner Körpertemperatur hilft.

Eine besonders wichtige Entwicklung dieser letzten Monate ist die Lungenreifung. Bei einem reifen Neugeborenen haben die Lungenbläschen einen Stoff gebildet, der sie daran hindert, einmal entfaltet, wieder in sich zusammenzufallen. Dieser Stoff ist bei Frühgeborenen

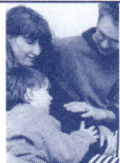

nicht ausreichend vorhanden, darum haben sie oft Atemschwierigkeiten. Heutzutage wird dieser Stoff aus Schweinelungen gewonnen (Surfactant), und man lässt ihn Frühgeborene inhalieren, mit gutem Erfolg. So gelingt es, immer früher geborene Babys am Leben zu erhalten.

Am Ende der Schwangerschaft sind beide, Mutter und Kind, an den Grenzen ihrer Leistungsfähigkeit angelangt. Die Plazenta kann das Kind nicht mehr ernähren, das Kind kann sich vor lauter Enge kaum noch regen, und die Mutter ist vom Kreislauf, Stoffwechsel und vom Gewicht her auch nicht weiter zu belasten. Die enge Verklammerung beginnt sich zu lösen. Die Gebärmutter stellt sich auf ihre Austreibungsfunktion um, die Geburt kommt in Gang – damit öffnen sich alle Kraftreserven, die in Frau und Kind schlummern.

*G*esundheit
in der Schwangerschaft

Eine gesunde Schwangerschaft, ein gesundes Baby – das ist der größte Wunsch jeder Frau, die ein Kind erwartet. Bei uns geht man davon aus, dass gute Ernährung und gute ärztliche Betreuung die richtigen Mittel sind, dieses Ziel zu erreichen. Darum soll es auf den nächsten Seiten gehen.

Als Erstes sollten Sie überlegen, ob Sie für Ihre Vorsorgeuntersuchungen zu Arzt/Ärztin oder zu einer Hebamme gehen wollen. Es ist inzwischen anerkannt und üblich, dass niedergelassene Hebammen Vorsorgeuntersuchungen durchführen. Gehören Sie nicht zu den Schwangeren, die aufgrund gesundheitlicher Komplikationen auf ausgefeilte medizinische Technik angewiesen sind, spricht vieles für diese Art der Betreuung. Hebammen mit eigener Praxis führen häufig auch Geburtsvorbereitungskurse, Schwangerschaftsgymnastik und Rückbildungskurse durch, und viele arbeiten als Beleghebammen in Kliniken, betreuen ambulante Geburten und auch Hausgeburten. Im Idealfall hätten Sie alles zugleich: Vorsorge, Kontakte zu anderen jungen Eltern, einfühlsame Gespräche auch bei Ihnen zu Hause, Unterstützung bei der Geburt und Hilfe beim Stillen und der Säuglingspflege. Sogar beim Abstillen, und sei es erst nach vielen Monaten, übernimmt die Krankenkasse noch einmal die Kosten für die Betreuung durch eine Hebamme!

Bei Ihrer persönlichen Wahl gilt wie überall: Was für die eine Schwangere optimal erscheint, mag eine andere vielleicht sogar abschrecken. Die eine fühlt sich nur bei einer Frau gut aufgehoben, die andere bei einem Mann. Die eine braucht einen väterlichen Typ, die andere einen partnerschaftlichen, die eine fühlt sich sicher, wenn sie präzise medizinische Auskünfte bekommt, die andere möchte vor allem emotionale Unterstützung. Was Sie persönlich brauchen, wissen nur Sie allein.

Neben solchen persönlichen Vorlieben gibt es allerdings schon ein paar Kriterien, die Sie bedenken sollten:

- Nimmt Arzt, Ärztin oder Hebamme sich Zeit für Sie?
- Werden Fragen verständlich beantwortet?
- Begründet er / sie Ihnen die Auswahl der verschriebenen Medikamente, falls Sie überhaupt welche brauchen?
- Können Sie Einwände oder Bedenken vortragen, und finden Sie damit Gehör?
- Wird Ihnen das Gefühl vermittelt, eine gesunde Frau zu sein, oder fühlen Sie sich verwirrt und «schlecht» danach – auch wenn gar nichts Bemerkenswertes vorliegt?
- Werden Termine in der Praxis in der Regel eingehalten, oder müssen Sie immer wieder mit langen Wartezeiten rechnen?
- Haben Sie kurze oder weite Wege zur Betreuung?
- Ist die Betreuerin in Notfällen auch außerhalb der Sprechstundenzeiten erreichbar?
- Gibt es gute Beziehungen der Betreuerin zu der Klinik, in der Sie entbinden wollen? Vielleicht können der Arzt oder die Hebamme bei Ihrer Geburt dabei sein? Oder die Hebamme kann Sie zu Hause oder ambulant bei der Geburt betreuen?

Haben Sie sich einmal entschieden, merken aber, dass Sie doch nicht zurechtkommen, scheuen Sie sich nicht, Arzt / Ärztin oder Hebamme zu wechseln. Sonst kann es dazu kommen, dass Sie aus Verärgerung die Vorsorge nicht richtig wahrnehmen, oder Sie vergessen, wichtige Fragen zu stellen, weil Sie sich von einer scheinbar übermächtigen «Autorität» an die Wand gedrückt fühlen.

Vermutlich werden Sie das erste Mal zur Vorsorge gehen, wenn Ihre Periode etwa 14 Tage ausgeblieben ist. Dann lässt sich bereits durch Tasten die Schwangerschaft feststellen. Durch Hormonnachweis im Urin geht das schon früher, einige Tage nach der fälligen Regel. Vielleicht haben Sie auch, bevor Sie zu einer medizinischen Untersuchung gegangen sind, schon zu Hause einen Hormontest durchgeführt.

Die *erste* reguläre *Vorsorgeuntersuchung*, die dann auch im Mutterpass eingetragen wird, findet um die achte Woche herum statt. Bis zum siebten Monat wird dann alle vier Wochen, danach bis zur Geburt alle zwei Wochen die Entwicklung der Schwangerschaft überprüft.

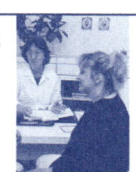

So verstehen Sie den Mutterpass

Wenn Sie das erste Mal einen Mutterpass in die Hand bekommen, wird Ihnen vielleicht ein bisschen schwindelig. Das Ganze sieht eher nach einem TÜV-Formular aus als nach einem Begleiter für die Schwangerschaft, der etwas mehr Sicherheit vermitteln soll. Da wird munter angekreuzt und eingetragen, und einen Großteil der Begriffe kann man als Laie überhaupt nicht verstehen.

In der folgenden Tabelle finden Sie Erklärungen für die medizinischen Fachausdrücke. Begriffe, die sich von selbst erklären, sind hier ausgelassen. Zu den mit * gekennzeichneten Stichwörtern finden Sie im Anschluss an die Tabelle noch weitere Erläuterungen.

Begriff	Erklärung	Nutzen
Seite 2 serologische Blutuntersuchung	Blutgruppenfeststellung	wichtig bei Blutübertragungen
Rhesusfaktor*	Bei manchen Menschen im Blut vorhanden, bei anderen nicht. Die dadurch entstehenden Komplikationen sind auf S. 67 näher erläutert	Schon in der Schwangerschaft und bei der Geburt werden sofort Maßnahmen ergriffen, die die Komplikationen vermeiden.
Antikörper-Suchtest*	In sehr seltenen Fällen bildet die Mutter Antikörper, die sich gegen den kindlichen Organismus wenden können.	Einleitung entsprechender Maßnahmen
Röteln-HAH-Test*	Abklärung, ob Mutter gegen Röteln immunisiert ist. (Näheres auf S. 69)	

Begriff	Erklärung	Nutzen
HIV-Test	Test auf eine AIDS-Erkrankung der Mutter (wird nicht routinemäßig durchgeführt, aber empfohlen)	

Seite 3

Begriff	Erklärung	Nutzen
Chlamydia-Trachomatis-Antigene	Chlamydien im Geburtskanal können beim Neugeborenen Augen- und Lungeninfektionen hervorrufen.	rechtzeitige Behandlung
LSR (Lues-Such-Reaktion)	Untersuchung auf Syphilis	rechtzeitige Behandlung
HBs-Antigen	Untersuchung auf Hepatitis (Leberentzündung)	direkte Behandlung nicht möglich, u. U. sofortige Impfung des Neugeborenen, eingehende Beratung der Mutter

Seite 4

Begriff	Erklärung	Nutzen
Spontangeburt	Geburt durch die Scheide ohne Einsatz von Zange oder Saugglocke	
Sectio	Kaiserschnittentbindung	
vag. Operation	Geburt mit Zange oder Saugglocke	
Abort	Fehlgeburt	
Abruptio	Schwangerschaftsabbruch	

60

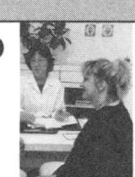

Begriff	Erklärung	Nutzen
EU	Extrauterine Schwanger-schaft (Schwangerschaft außerhalb der Gebärmutter)	
Seite 5 Gravida	Anzahl der Schwanger-schaften	
Para	Anzahl der Geburten	
Hypertonie	Bluthochdruck	muss behandelt werden
ZNS	Zentralnervensystem	
Thromboseneigung	Neigung zu Blutgerinn-seln	
Rhesus-Inkompatibilität*	Rhesus-Unverträglichkeit	Gabe von Anti-Rhesus-Globulinen an die Mutter, evtl. Blutaustausch beim Neugeborenen
Diabetes mellitus	Zuckerkrankheit	muss während der Schwangerschaft beson-ders sorgfältig einge-stellt werden
Adipositas	Fettsucht	
Komplikationen post par-tum	Komplikationen, die nach einer vorangegan-genen Geburt aufgetre-ten sind	
Terminbestimmung*	Berechnung des Geburts-termins	

Begriff	Erklärung	Nutzen
Seite 6		
Abusus	Missbrauch von Medikamenten, illegalen Drogen, Alkohol und Nikotin	
Placenta praevia	Die Plazenta liegt über dem Muttermund	Kaiserschnittentbindung ist unumgänglich
Hydramnion	Vermehrte Fruchtwassermenge	
Oligohydramnie	Zu wenig Fruchtwasser	
Plazenta-Insuffizienz	Mangelhafte Funktionsfähigkeit der Plazenta, wirkt sich in mangelhaftem Wachstum des Kindes aus	kann Schnittentbindung notwendig machen
Isthmozervikale Insuffizienz	Muttermundschwäche	zur Vermeidung einer Frühgeburt Bettruhe oder künstlicher Verschluss des Muttermundes (s. S. 76)
Anämie	Blutarmut	Behandlung mit Tabletten
Indirekter Coombstest positiv*	Suchtest nach Antikörpern gegen das Blut des Kindes war positiv	
Hypotonie	Zu niedriger Blutdruck	
Gestationsdiabetes	Zuckerkrankheit, die nur während der Schwangerschaft auftritt	Beobachtung, u. U. Behandlung

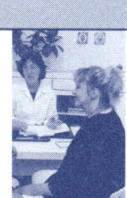

Begriff	Erklärung	Nutzen
Einstellungsanomalie	Ungünstige Stellung des kindlichen Kopfes im Becken	Geburtserschwernis, erfordert u. U. Zangen- oder Saugglocken- entbindung

Seiten 7 und 8

Begriff	Erklärung	Nutzen
Gravidogramm	Aufzeichnung des Schwangerschaftsver- laufs	
Anti-D-Prophylaxe*	Impfung von rhesus- negativen Müttern gegen die Bildung von Antikör- pern gegen Rhesus-posi- tives Blut des Kindes	nur notwendig bei rhesus-negativen Müttern
SSW ggf. Korrektur	Schwangerschaftswoche	Unregelmäßigkeiten der Periode führen hin und wieder zu falschen Terminberechnungen, die über Ultraschall- aufnahmen korrigiert werden können
Fundusstand/Symph.- Fundusabstand	Fundus: obere Wölbung der Gebärmutter Symphyse: Schambein- fuge Die Größe der Gebärmut- ter wird in Fingerbreiten- abstand des Fundus von Symphyse, Nabel oder Rippenbogen angegeben	Kontrolle des Gebär- mutterwachstums
Ödeme	Wasseransammlungen im Gewebe (s. S. 100), Stärke wird mit Anzahl von Punkten angegeben	können auf Präklampsie hinweisen (s. S. 71)

Begriff	Erklärung	Nutzen
Varikosis	Krampfadern	bei starken Beschwerden Behandlung (s. S. 100)
RR syst./diast.	Blutdruckmessung (nach Riva-Rocci) systolisch: während der Pumpbewegung des Herzens diastolisch: in der Pause zwischen den Pumpbewegungen	vor allem zu hoher Blutdruck (ab 140/90) muss behandelt werden; niedriger Blutdruck nur bei Beschwerden (s. a. S. 69f.)
Hb (Ery)	Eisengehalt in den roten Blutkörperchen, wichtig für die Sauerstoffversorgung	bei zu niedrigem Eisengehalt (unter 10,5 g-%) Behandlung mit Tabletten
Sediment, ggf. bakteriolog. Bef. Eiweiß/Zucker/(Nitrit)/(Blut)	Harnuntersuchung	Eiweiß im Urin kann auf Präeklampsie (s. S. 71) hinweisen, Zucker auf Schwangerschaftsdiabetes, Nitrit/Blut auf Harnwegsinfektionen
Vaginale Untersuchung	Tastuntersuchungen durch die Scheide	geben gegen Ende der Schwangerschaft Hinweise auf Zustand des Muttermundes
Seite 9 Genetische Beratung	Beratung über Risiken von Erbkrankheiten	
Amniozentese	Fruchtwasseruntersuchung	Früherkennung von genetischen Schäden durch Untersuchung von Zellen aus dem Fruchtwasser (s. S. 93)

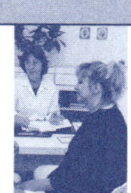

Begriff	Erklärung	Nutzen
Cardiotokographische Befunde	Befunde von Untersuchungen mit dem Herzton-Wehenschreiber	geben Hinweis auf den Zustand des Babys
Seiten 10 und 11 Screening	Ultraschalluntersuchung	
Intrauteriner Sitz	Bestätigung, dass der Embryo innerhalb der Gebärmutter eingenistet ist	
dorsochunales Ödem	Hautfalte im Nacken des Kindes, kann auf eine Behinderung hinweisen	Einleitung weiterer Untersuchungen
FS	Fruchtsack	
SSL	Scheitel-Steiß-Länge	
BPD	Biparietaler Kopfdurchmesser, Durchmesser an der breitesten Stelle des Kopfes knapp oberhalb der Ohren	
FOD/KU	Frontookzipitaler Kopfdurchmesser (von Stirn zu Hinterkopf)/Kopfumfang	
ATD	Abdominotransversaler Durchmesser (Brustkorb)	
APD/AU	anterior posterior Durchmesser/Abdominalumfang (Bauchumfang)	

Begriff	Erklärung	Nutzen
Biometrie	Maße des Fötus	Bei der 1. US-Untersuchung misst der Arzt das, was er sehen kann, das ist in der Regel nur eines der angegebenen möglichen Maße. Ist der Fötus größer geworden, lassen sich vier Maße angeben.
Plazentalok./-struktur	Sitz und Struktur der Plazenta	Bei ungünstigem Sitz der Plazenta kann Schnittentbindung notwendig werden, die Struktur der Plazenta kann vor allem bei Raucherinnen Ablagerungen aufweisen.
Seite 14 Normkurven für den fetalen Wachstumsverlauf	Hier werden die im US gemessenen Werte eingetragen, sie liegen in der Regel innerhalb der vorgezeichneten Linien	bei Abweichungen Klärung der Ursachen
Seite 15 des Mutterpasses Abschlussuntersuchung/ Epikrise	Untersuchung von Mutter und Kind 6–8 Wochen nach der Entbindung	
stat. Aufenthalt ante partum	Klinikaufenthalt vor der Geburt	
Geburtsmodus sp/S/ vag. Op	normale (spontane) Geburt/Schnittentbindung/ vaginale Operation (Zange/Saugglocke)	

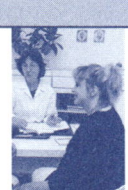

Begriff	Erklärung	Nutzen
Kindslage SL / BEL / QL	Kind wurde geboren in Schädellage / Becken-endlage / Querlage	
Apgar-Zahl 5' / 10'	Gleich nach der Geburt wird der Zustand des Babys auf einer Skala von 0–10 beurteilt, und zwar nach 5 und nach 10 Minuten.	Eine Apgar-Zahl von 6 abwärts erfordert ärztliche Behandlung
PH-Wert (Nabelarterie)	Säuregehalt im Blut des Babys	verweist auf evtl. zu niedrigen Sauerstoffgehalt des Blutes, dann wird Kind beatmet
direkter Coombstest*	Untersuchung auf Antikörper im Blut des Kindes, die auf Blutgruppenunverträglichkeit zwischen Mutter und Kind zurückgehen	unterstützende Maßnahmen bis hin zum Blutaustausch

Rhesusfaktor, Rhesus-Inkompatibilität, Anti-D-Prophylaxe, indirekter Coombstest, direkter Coombstest

All diese Begriffe beziehen sich darauf, ob im Blut der Mutter Antikörper zu finden sind, die dem Blut des Kindes gefährlich werden können. Dabei geht es vor allem um den «Rhesusfaktor». Dies ist ein Bestandteil im Blut der meisten Menschen (85 %). Fehlt der Mutter dieser Faktor, ist sie also «rhesus-negativ», ihr Kind aber vom Vater her «rhesus-positiv», kann die Mutter gegen das Blut des Kindes Antikörper entwickeln. Auf die erste Schwangerschaft hat das noch keinen Einfluss, sofern die Mutter nicht schon einmal eine rhesus-positive Bluttransfusion bekommen hat. Erst bei einer folgenden Schwangerschaft können die Antikörper über die Plazenta in das Blut des Kindes gelangen und die rhesus-positiven Blutkörperchen des Kindes zerstören. Dann kann im Mutterleib gegen Ende der Schwangerschaft ein

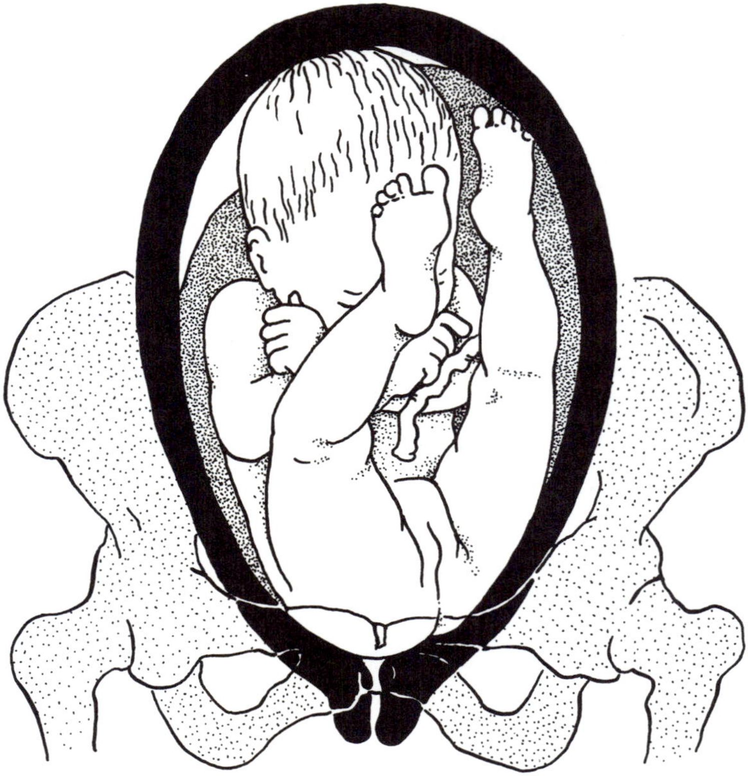

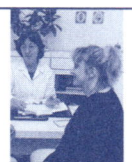

Beckenendlage (s. auch S. 207)

Blutaustausch vorgenommen oder das Kind vorzeitig durch Kaiserschnitt entbunden werden. Bei frühzeitiger Erkennung kann durch die Gabe von Anti-Rhesus-Globulinen an die rhesus-negative Mutter während der Schwangerschaft und unmittelbar nach der Geburt eines rhesus-positiven Kindes die Bildung von Antikörpern verhindert und so eine folgende Schwangerschaft gefahrlos ermöglicht werden.

Antikörper-Suchtest
Beim Antikörper-Suchtest wird nach weiteren irregulären Antikörpern gesucht, die eine Mutter unter Umständen gegen ihr Kind bilden kann. Normalerweise würde der menschliche Körper gegen jede Art

von fremdem Organismus in sich Antikörper bilden. Dieser Prozess wird bei einer Schwangerschaft in der Regel von einem Steuerungsmechanismus unterbunden, der in seltenen Fällen nicht funktioniert.

Röteln-HAH-Test

Dieser prüft, ob die Mutter gegen eine Rötelninfektion geschützt ist, sei es durch eine überstandene Krankheit selbst oder durch eine Impfung. Hat sie keine Antikörper gegen Röteln und infiziert sich mit Rötel-Viren, so können diese bis zum Kind vordringen und gerade in den ersten Schwangerschaftsmonaten schwere Schäden verursachen. Bei nicht ausreichender Immunität kann man bei bestehender Schwangerschaft nicht mehr impfen, sondern versucht durch eine Injektion von Gammaglobulin, einem unspezifischen Immunstoff, das Kind zu schützen, falls eine Infektion zu befürchten ist. Möglichst bald nach der Geburt sollte dann eine Impfung nachgeholt werden.

Terminbestimmung

Zur Terminbestimmung wird die Zykluslänge und die durchschnittliche Dauer der Blutung angegeben: (___ / ___). Nach dem ersten Tag der letzten Periode errechnet sich der Geburtstermin, und zwar indem man sieben Tage zum Datum der letzten Regel hinzuzählt und dann entweder drei Monate zurück oder neun Monate nach vorn rechnet. Das gilt für einen Zyklus von 28 Tagen. Ist der Zyklus kürzer oder länger, verschiebt sich das Datum um einige Tage. Ist Ihnen der Konzeptionstermin, also der Tag der Empfängnis, bekannt, zählen Sie von diesem sieben Tage zurück und dann neun Monate vor oder drei Monate zurück.

Allerdings: Verlassen können Sie sich auf dieses Datum nicht. Jeder Geburtstermin 14 Tage vor oder 14 Tage nach diesem Datum bewegt sich im Bereich des Normalen!

RR syst./diast.

Im ersten Drittel der Schwangerschaft neigen viele Frauen zu niedrigem Blutdruck. Ausgelöst wird das durch das Gelbkörperhormon (Progesteron), das die gesamte glatte Muskulatur dämpft, zu der nicht nur die Gebärmutter, sondern auch Darm und Blutgefäße gehören.

Die Erschlaffung der Blutgefäße setzt den Druck des Blutes herab, dieselbe Menge Blut wird durch erweiterte Schläuche gepumpt. Dadurch dauert es auch länger, bis das Blut seinen Kreislauf vollendet hat und neuen Sauerstoff in den Lungen aufnimmt. Die Folge ist die bereits beschriebene Müdigkeit in der Frühschwangerschaft.

Im zweiten und dritten Drittel der Schwangerschaft bildet die Mutter mehr Blut, um das wachsende Kind versorgen zu können. Jetzt erhöht sich der Blutdruck meist wieder. Bleibt er auch jetzt noch zu niedrig oder steigt er zu stark an, ist die Versorgung des Kindes gefährdet. Bei zu hohem Blutdruck sind die Gefäße in der Gebärmutterwand verengt und nehmen nicht genug frisches Blut auf, bei zu niedrigem ist der Blutfluss zu langsam.

Zu Ihrer Orientierung: Die erste Zahl sollte bei normalem Blutdruck zwischen 120 und 140 liegen, die zweite zwischen 70 und 85. Abweichungen nach oben sind immer bedenklich, nach unten hängt das von einer Einschätzung des Gesamtzustandes der Schwangeren ab. Fühlt sie sich wohl, kann ein niedriger Blutdruck in Ordnung sein. Hoher Blutdruck, vor allem in Verbindung mit Wasser im Gewebe und Eiweiß im Urin, ist deshalb alarmierend, weil er ein Anzeichen für eine beginnende Gestose sein kann (s. S. 71 ff.). Für sich genommen ist er aber vielleicht nur die Aufforderung Ihres Körpers, sich mehr Ruhe zu gönnen …

Zum Schluss noch ein Hinweis, der Sie vor unnötiger Angst bewahren kann: Generell heißt in der Abkürzungssprache der Mediziner «o.B.» «ohne Befund», d. h. ohne krankhaften Befund. Für Laien ist oft schwer begreiflich, dass Mediziner, sind sie auf der Suche nach einer Krankheit, den Befund «negativ» nennen, wenn sie die Krankheit nicht gefunden haben, und «positiv», wenn der arme Patient tatsächlich krank ist. Die Alltagssprache verwendet den Begriff eben auch für Gefühle, und die liegen in solchen Fällen meist umgekehrt. «Kindsbewegungen o.B.» heißt also nicht, dass das Kind sich nicht bewegt, sondern dass es ganz normal munter ist. Das Zeichen O bedeutet ebenfalls, dass nichts Beunruhigendes gefunden wurde.

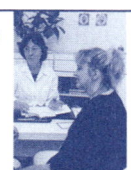

Risiken und Fehlentwicklungen

Bei der Erläuterung der Begriffe im Mutterpass fehlen ein paar Hinweise auf mögliche Schwierigkeiten, die in einer Schwangerschaft auftreten können. Anders als die normalen Schwangerschaftsbeschwerden (lesen Sie dazu das Kapitel «Unangenehme Umstände» ab S. 98) müssen diese Komplikationen sehr ernst genommen werden.

Störungen, die die Mutter gefährden

Die EPH-Gestose

Diese Abkürzung setzt sich zusammen aus den Symptomen, mit denen sich diese Komplikation ankündigt: E für «Edema» (Ödeme), P für Protein (Eiweiß) im Urin und H für Hypertonie, also Bluthochdruck. Man nennt sie auch «Präeklampsie», weil die Symptome unbehandelt zu lebensgefährlichen Krämpfen, der «Eklampsie», führen können. Ihre ersten Anzeichen sind extreme Gewichtszunahme und hoher Blutdruck, im Urin lässt sich Eiweiß nachweisen. Ödeme müssen nicht in jedem Fall sichtbar sein.

Das Kind wird bei einer bestehenden Präeklampsie zunehmend schlechter versorgt. Man wird in jedem Fall versuchen, den Stoffwechsel der Mutter wieder ins Gleichgewicht zu bringen. Ist die Schwangerschaft schon weit fortgeschritten, ist es meist sinnvoll, die Geburt einzuleiten.

Nach wie vor ist nicht vollständig geklärt, wodurch eine EPH-Gestose ausgelöst wird. Es scheint sich vor allem um eine Entgleisung des Flüssigkeits- und Eiweißhaushaltes im mütterlichen Organismus zu handeln. Während einer Schwangerschaft ändert sich sowohl die Menge als auch die Zusammensetzung des mütterlichen Blutes – es zirkulieren etwa eineinhalb Liter Blut mehr, das zudem dünnflüssiger ist als im Normalzustand. Dadurch werden die winzigen Gefäße innerhalb der Plazenta gut durchblutet, und der Nahrungsaustausch kann ungehindert stattfinden. Diese Anpassung an die Bedürfnisse der Schwangerschaft werden durch einen Eiweißstoff (Albumin) und den Salzgehalt des Blutes gesteuert.

Entgleist der Flüssigkeitshaushalt, wird also das Blut zu dickflüssig oder ist es in der Menge nicht mehr ausreichend, versucht der Körper – sozusagen als logische Antwort – den Blutdruck zu erhöhen, d. h. die Gefäße eng zu stellen, um die geringe Blutmenge nicht noch irgendwo versickern zu lassen. Das wiederum bedeutet eine mangelhafte Versorgung der Plazenta. Außerdem wird Wasser außerhalb der Blutgefäße eingelagert anstatt das Blutvolumen zu erhöhen, weil im Blut selbst die Wasser bindenden Stoffe, nämlich Salz und Eiweiß, in zu geringer Menge vorhanden sind.

Auch wenn das Patentrezept zur sicheren Vermeidung einer EPH-Gestose noch nicht gefunden ist, kann eine Schwangere dem dennoch schon in den ersten Schwangerschaftsmonaten vorbeugen. Wer zu sehr darauf achtet, nicht zu viel zuzunehmen, kann u. U. seine Versorgung mit Eiweiß, Vitaminen und Mineralien, insbesondere Natrium (Kochsalz) gefährden. Besonders Frauen, die in den ersten Schwangerschaftsmonaten viel erbrochen haben, haben vielleicht in den folgenden Monaten ihre Reserven nicht richtig aufgefüllt. Seien Sie also nicht zu sparsam mit dem Essen. Bedenken Sie, dass in einer Schwangerschaft bestimmte lebenswichtige Stoffe rascher verbraucht werden und bei einseitiger Ernährung vielleicht die Kalorienzahl stimmt, nicht aber die Nahrungszusammensetzung. (Ausführlicher zur Ernährung S. 105 ff.)

Vermutlich ist Mangelernährung aber nicht der einzige Grund, der zur EPH-Gestose führt. Auch Stress jeder Art weist einen gewissen statistischen Zusammenhang mit dieser Fehlentwicklung auf. Es gibt auch Beobachtungen, nach denen eine Präeklampsie eine Immunreaktion auf den Samen des Mannes sein kann, denn sie kommt statistisch häufiger bei sehr jungen Frauen, nach einem Partnerwechsel oder bei künstlicher Befruchtung mit dem Samen eines fremden Mannes vor. Der Körper der Frau hatte in solchen Fällen noch nicht genug Zeit, sich auf diese körperfremden Zellen einzustellen und kann mit Entgleisungen reagieren.

Aber all das heißt doch nur: Seien Sie gut zu sich. Gönnen Sie sich Ruhe und gutes Essen. Salzen Sie Ihr Essen genau so, wie es Ihnen schmeckt – das kann ruhig etwas salziger sein als bisher!

Nun ist das, was ich Ihnen hier dargestellt habe, gewiss keine erschöpfende medizinische Erklärung. Solange selbst Ärzte noch im

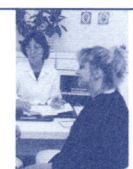

Dunkeln tappen, werde ich es auch nicht besser wissen. Die Erkenntnisse über diese Schwangerschaftskomplikation werden sicher weiter fortschreiten. Sollten Sie davon betroffen sein – allein schon, wenn Ihr Arzt auf die überholte Idee kommt, Ihnen wegen etwas zu hohem Blutdruck salzarme Kost zu empfehlen –, sollten Sie sich sofort an die «Arbeitsgemeinschaft Gestose-Frauen e.V.» wenden (Adresse im Anhang, S. 470). Dort werden Sie den neuesten Wissensstand erfahren, ebenso wie die derzeit Erfolg versprechendsten Behandlungsmöglichkeiten.

HELLP-Syndrom

Das HELLP-Syndrom ist eine schwere Verlaufsform der Gestose, bei der die Leber in Mitleidenschaft gezogen ist. (*Hämolyse, Elevated Liver Enzymes, Low Platelet Counts*). Das «Warum» dieser Erkrankung ist weitgehend unklar, das «Was tun» aber absolut klar: Die Schwangerschaft muss unverzüglich beendet werden.

Ein HELLP-Syndrom äußert sich in allgemeinem Krankheitsgefühl, Übelkeit, Sehstörungen und vor allem heftigen Oberbauchschmerzen, die nicht wie Wehen kommen und gehen, sondern über längere Zeit anhalten. Zudem ist die Leber äußerst druckempfindlich. Meist – aber nicht immer! – gehen dem Symptome einer Präeklampsie voraus. Erkennbar ist ein HELLP-Syndrom im Blutbild durch Erhöhung bestimmter Leber-Transaminasen, an einer Abnahme der Thrombozytenzahl, Veränderungen der Erythrozyten und einer gesteigerten Blutgerinnungsneigung.

Da ein HELLP-Syndrom – wenn überhaupt! – in der Regel in der Spätschwangerschaft auftritt, ist eine rasche Entbindung – meist ein Kaiserschnitt – für Mutter und Kind lebensrettend.

Störungen, die die Entwicklung des Kindes gefährden können

Allgemeine Infektionen

Wie jede andere Person kann sich auch eine Schwangere allerlei Infektionen einfangen.

Bei einer normalen **Erkältungskrankheit** ist das nicht weiter schlimm. Ein Schnupfen oder Husten ist zwar unangenehm, schadet dem Baby aber nicht. Bei Fieber sollten Sie allerdings einen Arzt aufsuchen, um sicherzugehen, dass sich nichts Ernsteres anbahnt.

Anders ist es bei **Kinderkrankheiten**. Vor einer Ansteckung mit Masern, Windpocken, Kinderlähmung und Mumps sollten Sie sich hüten, wenn Sie weder dagegen geimpft sind noch die Krankheiten durchgemacht haben.

Ganz besonders gilt das für **Röteln**, darauf habe ich im Kapitel «Mutterpass» (S. 69) hingewiesen.

Eine ebenfalls normalerweise harmlose, in der Schwangerschaft aber gefährliche Infektion ist die **Toxoplasmose**. Etwa 70 Prozent der erwachsenen Bevölkerung haben die Krankheit unerkannt durchgemacht und sind damit immun. Eine erstmalige Infektion in der Schwangerschaft kann aber zu Entwicklungsstörungen am Gehirn und an den Augen, aber auch an anderen Organen des Embryos führen.

Der Erreger findet sich in rohem Fleisch und im Kot akut kranker Katzen. Halten Sie sich also vom Katzenklo fern und essen Sie kein rohes Fleisch. Sie können aber auch untersuchen lassen, ob Sie bereits eine Toxoplasmose durchgemacht haben, das kann Ihnen eine Menge Verunsicherung ersparen.

Ebenfalls gefährlich ist eine **Listeriose-Infektion**. Vor Jahren ging die Nachricht von listerienverseuchtem Rohmilchkäse durch die Presse. Unter den Todesopfern waren etliche Säuglinge, die sich offensichtlich schon im Mutterleib infiziert hatten.

Eine weitere Infektionskrankheit, die dem Ungeborenen schaden kann, ist die **Zytomegalie**. Ähnlich wie die Toxoplasmose kann sie völlig symptomfrei oder aber mit schwerem Krankheitsbild auftreten. Tritt sie während der Schwangerschaft erstmalig auf, kann man sie eindeutig diagnostizieren und behandeln. Im ersten Schwangerschaftsdrittel ist allerdings auch bei Behandlung mit einer schweren Schädigung des Kindes zu rechnen, und man wird über einen Schwangerschaftsabbruch nachdenken.

Es ist wohl gut, über derlei Gefahren Bescheid zu wissen, aber Sie brauchen darum nicht in Panik zu verfallen. Wenn Sie Ihren Rötelschutz abgeklärt haben, sich von kranken Tieren fern halten und auf den Genuss von rohem Fleisch verzichten, kann eigentlich nicht viel passieren.

74

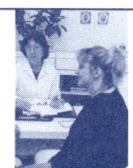

Bei Kontakt mit Kinderkrankheiten, die Sie als Kind nicht durchgemacht haben, spritzt Ihnen der Arzt Immunglobuline, die den Ausbruch der Krankheit verhindern können.

Nun gibt es ja auch Infektionen, gegen die man keine Immunität entwickeln kann, wie **Harnwegsinfektionen** oder eine Lungenentzündung. Gerade Harnwegsinfektionen sind in der Schwangerschaft gar nicht selten. Leichtere Formen können mit pflanzlichen Präparaten und Tees behandelt werden. Bekommt man sie so nicht in den Griff, können auch in der Schwangerschaft *Antibiotika* verschrieben werden. Penizillin hat sich als unschädlich für das Kind während der ganzen Schwangerschaft erwiesen, während z. B. Tetrazykline beim Kind eine Gelbfärbung der Zähne bewirken, auch noch, wenn es sie nach der Geburt über die Milch aufnimmt.

Störungen, die zu Fehlgeburten führen können
Blutungen

Blutungen wahrend der Schwangerschaft können ganz harmlose, aber auch sehr schwerwiegende Gründe haben.

Eine leichte Blutung in der 12. Woche meiner dritten Schwangerschaft versetzte meine Umgebung in helle Aufregung, ließ mich aber seltsamerweise ziemlich kalt. Ich steckte in einer schwierigen Situation mit unserem Ältesten und wollte mit alledem nichts mehr zu tun haben.

Medizinisch gesehen hatte sich wohl Folgendes abgespielt: Die Plazenta hatte sich relativ nahe am Muttermund entwickelt. Ende des dritten Monats fängt die Gebärmutter an zu wachsen und zieht die Plazenta langsam hoch. Dabei können dicht am Muttermund ein paar Gefäße einreißen und etwas bluten.

Ich glaube allerdings, dass auch meine emotional beklemmende Situation etwas mit der Blutung zu tun hatte. Zumindest hatte sie den Effekt, dass ich mich mitsamt meinem Baby dem Stress entziehen durfte, und das war genau das, was wir beide brauchten.

Blutungen in der Frühschwangerschaft, die echte Fehlgeburten sind, hat manche Frau schon gehabt, ohne sie als solche zu erkennen. Man geht davon aus, dass etwa 30, vielleicht sogar 50 Prozent aller Schwangerschaften bereits in den allerersten Wochen abgehen, weil die Frucht nicht lebensfähig ist. Die Frau registriert dann lediglich eine vielleicht etwas verspätete, stärkere und manchmal auch schmerzhaftere Blutung als sonst.

In den ersten drei Monaten hält der Körper eine Schwangerschaft nur, wenn der Embryo nicht geschädigt ist. Es gibt wohl auch Ausnahmen, wie z. B. eine Rötelinfektion, die nicht in jedem Falle zu einer Fehlgeburt führt. Kommt es doch dazu, ist das für die betroffene Frau sicherlich schmerzlich, aber sie muss davon ausgehen, dass das Kind von seiner Anlage her nicht lebensfähig war.

Sollten Sie selber in den ersten Monaten Blutungen haben, lassen Sie die medizinische Ursache abklären, denken Sie ein bisschen über Ihre Situation nach und legen Sie sich ein paar Tage ins Bett. War es ein Warnschuss der Natur, wird die Blutung aufhören. Ist es eine Weigerung des Kindes oder Ihres Körpers, diese Schwangerschaft fortzusetzen, beugen Sie sich dieser Autorität – es wird ein Sinn darin liegen, auch wenn es schmerzt.

Muttermundschwäche

Ist das Gewebe um den Muttermund zu schwach, kann es passieren, dass er sich bei zunehmendem Gewicht des Kindes vorzeitig öffnet. Das muss noch nicht in jedem Fall schlimm sein. Eine Bekannte von mir hat drei Kinder voll ausgetragen, während ihr Muttermund über Monate ein paar Zentimeter klaffte. Sie hat allerdings sehr darauf geachtet, nichts Schweres zu heben und sich auch sonst nicht zu überanstrengen. In Fällen, in denen wirklich eine Fehlgeburt wegen «Isthmozervikaler Insuffizienz» (s. S. 62) droht, kann heute der Gebärmutterhals mit einem Kunststoffbändchen oder einem festsitzenden Pessar umschlossen werden, das kurz vor der Geburt wieder entfernt wird. Bei dieser *Cerclage* können sich als unangenehme Nebenwirkungen Narben am Gebärmutterhals bilden, die bei der Geburt behindern, das muss aber nicht unbedingt eintreten.

Vorzeitige Wehen

Setzen bei einer Schwangeren schon weit vor dem errechneten Geburtstermin Wehen ein, wird man versuchen, sie wieder zum Abklingen zu bringen.

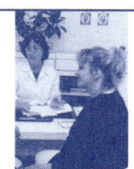

Die erste Maßnahme ist Bettruhe und Abstellen von Stress jeder Art. Sollten bei Ihnen vorzeitige Wehen auftreten, verschaffen Sie sich sofort eine Hilfe im Haushalt (mit ärztlicher Bescheinigung auf Krankenkassenkosten!) und reduzieren Sie alles, was für Sie belastend ist.

Dazu bekommen Sie Magnesiumpräparate verschrieben. Magnesiummangel ist hierzulande recht häufig und die Ursache für hohe Krampfbereitschaft der gesamten Muskulatur. Hilft auch das noch nicht, können Sie Wehen hemmende Mittel einnehmen, oder Sie bekommen sie per Tropfinfusion in der Klinik. Diese Medikamente haben Nebenwirkungen, es können Herzrasen, Unruhe und Beklemmungen auftreten.

Wirkt auch das nicht, ist es offenbar notwendig, dass das Kind vorzeitig geboren wird. Wahrscheinlich wird es unzureichend versorgt, und es würde größeren Schaden nehmen, wenn es mit Gewalt im Mutterleib gehalten würde, als wenn man ihm die Möglichkeiten der Frühgeborenenversorgung zukommen lässt. Kommt es zu einer unaufhaltsamen Geburt, noch bevor das Kind außerhalb des Mutterleibes lebensfähig ist, hätte es wahrscheinlich auch im Mutterleib nicht überlebt – das muss man leider annehmen.

Vorzeitiger Fruchtwasserverlust

Verliert eine Frau Fruchtwasser, lange bevor das als Geburtsbeginn gedeutet werden kann, wird man ebenfalls bemüht sein, dafür zu sorgen, dass sich das «Leck» in der Fruchtblase wieder schließt. Auch in diesem Fall ist Bettruhe wichtig. Zudem wird kontrolliert, ob sich eine Infektion über die Öffnung der Fruchthöhle ausbreitet. In vielen Fällen schließt sich ein kleines Loch in der Fruchtblase aber wieder, und die Frau kann dann auch wieder aufstehen.

Infektionen als Ursache von Fehl- und Frühgeburten

Fehlgeburten können auch dadurch ausgelöst werden, dass Gebärmutter und Scheide durch Infektionen verschiedenster Art in ihrer Funktionstüchtigkeit beeinträchtigt sind. Die Frau muss das gar nicht unbedingt bemerken, denn viele dieser Erreger (Hefepilze, Chlamydien, Trichomonaden, Streptokokken, Colibakterien) begleiten uns unser Leben lang und treiben mal mehr, mal weniger ihr (Un-)Wesen auf unseren Schleimhäuten. Im Normalzustand ist das gut verkraftbar. Müssen aber Gebärmutter, Muttermund und Scheide besondere Arbeit leisten, kann es schon dazu kommen, dass die Reizung und Schwellung im Verlauf einer eigentlich harmlosen Infektion diesen «Apparat» so beeinträchtigt, dass er nicht mehr funktioniert. Man nimmt an, dass ein vorzeitiger Blasensprung häufig auf solche versteckten Infektionen zurückgeht.

Achten Sie also auf eine besonders gute Hygiene. Bemerken Sie ungewöhnlichen Ausfluss oder Jucken und Brennen, lassen Sie Ihr Scheidensekret untersuchen. Solche Infektionen können gut behandelt werden.

Äußere Einflüsse, die die Entwicklung des Kindes schädigen können

Medikamente

Spätestens seit der Contergan-Katastrophe in den 1960er Jahren wird die Einnahme von Medikamenten während der Schwangerschaft mit großer Skepsis betrachtet. Dieses damals als harmlos erachtete Beruhigungsmittel bewirkte bei Ungeborenen, dass sie mit verstümmelten Gliedmaßen zur Welt kamen. Seitdem ist man mit Medikamenten während einer Schwangerschaft äußerst vorsichtig geworden. Im Allgemeinen werden Schwangeren nur solche Mittel verschrieben, bei denen ausreichend gesichert ist, dass sie keine fruchtschädigenden Wirkungen haben. Liegen keine Beweise für die Unschädlichkeit vor, wird generell von der Einnahme abgeraten, auch wenn es sich um ein vergleichsweise harmloses Mittel handelt.

Eine Schwangere sollte ihre Krankheiten und somit auch die Medikamente unter drei Kategorien einordnen:

■ banale Erkrankungen wie Erkältungen, Magenverstimmungen oder Schlaflosigkeit, die man notfalls auch ohne Medikamente oder mit einfachen Hausmitteln überstehen kann;

■ ernsthafte Infektionen oder Störungen wie ein Harnwegsinfekt oder hoher Blutdruck, die die Schwangerschaft gefährden und die behandelt werden müssen;

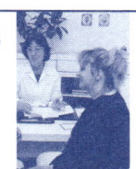

- chronische Erkrankungen, die eine Frau zwingen, ständig Medikamente einzunehmen, wie Schilddrüsenstörungen oder Diabetes.

Tipps

Bei leichten Erkrankungen: Versuchen Sie auf alle Fälle, einen sich ankündigenden Infekt nicht zu verschleppen. Lassen Sie sich lieber einen Tag zu früh krankschreiben, legen Sie sich lieber einen Tag zu früh ins Bett. Behandeln Sie einen Schnupfen lieber mit Rotlicht oder Kamille-Dampfbad als mit Nasentropfen, legen Sie sich bei Kopfschmerzen hin und halten Sie sie eben eine Weile aus, anstatt mit Tabletten sofort Ihre «Funktionstüchtigkeit» wieder herzustellen. Unser Körper wird normalerweise mit solchen Störungen auch allein fertig. Medikamente nehmen wir hauptsächlich deshalb, weil es uns zu lästig ist, ihm für die Ausheilung günstige Bedingungen zu schaffen.

Bei ernsthaften Infektionen ist die Einnahme von Medikamenten meist nicht zu umgehen. Es gibt aber für diese Fälle mittlerweile Medikamente, deren Unschädlichkeit während der Schwangerschaft erwiesen ist. Bekommen Sie ein Antibiotikum verschrieben, lesen Sie sehr genau den Beipackzettel. Ich wünsche Ihnen zwar, dass Sie eine Ärztin / einen Arzt haben, die sorgfältig mit Medikamenten umgehen, aber Sie sollten sich lieber immer selbst von der Unbedenklichkeit der Verschreibung überzeugen.

Vielleicht suchen Sie sich eine gute Ärztin oder einen Arzt in der Nähe, die sich mit Naturheilkunde auskennen, auch wenn sie nicht Gynäkologin oder Kinderärztin sind. Alternativen zu Antibiotika sollten nämlich unter erfahrener Anleitung angewandt werden. Im Übrigen: Vorsicht beim Einsatz von Antibiotika ist sicher angebracht, eine Verteufelung und generelle Ablehnung kann aber lebensgefährlich werden!

Und bedenken Sie: Eine Medikamentenschädigung in den ersten Wochen führt wahrscheinlich immer zu einem Abgang der Frucht. Erst in den darauf folgenden drei Monaten, etwa bis zur 14. Woche, kann es zu Fehlbildungen an den sich entwickelnden Organen und Gliedmaßen kommen. In der zweiten Hälfte der Schwangerschaft bilden sich innere Feinheiten aus. Störungen dieser Entwicklungen sind dann nicht mehr so offenkundig, aber wohl auch nicht mehr so schwerwiegend. Haben Sie also gut den vierten Monat erreicht, brauchen Sie sich über die Tablette, die Sie genommen haben, als Sie noch nichts von Ihrer Schwangerschaft wussten, keine Gedanken mehr zu machen.

Müssen Sie wegen chronischer Krankheiten Medikamente nehmen, klären Sie mit Ihrer Ärztin, welches Präparat und welche Dosierung für Sie und das Baby vertretbar sind.

Genussmittel

Als ich mit Lena schwanger war, achtete der dreijährige Jan sehr aufmerksam darauf, dass ich ja keinen «Leute-Kaffee» trank, im Gegensatz zu «Kinderkaffee». Damals hat es mir nicht viel ausgemacht. Heute könnte ich auf meine zwei Tassen Kaffee am Tag schlechter verzichten, vielleicht, weil die Nischen im Alltag, in denen ich mir etwas Gutes tun kann, immer enger geworden sind und manchmal eben nur noch aus diesem Schluck Kaffee bestehen.

Es ist eine medizinisch unbestrittene Tatsache, dass Genussmittel mit ihren Auswirkungen auf den Kreislauf und den Stoffwechsel Mutter und Kind beeinträchtigen können, Alkohol und Nikotin können sogar schwere Schäden hervorrufen.

Koffein regt bekanntlich den Kreislauf an, bis zum unangenehmen Herzklopfen, und wirkt auch auf die Bewegungen der glatten Muskulatur. Mir ist es schon passiert, dass mir eine Tasse starken Kaffees auf nüchternen Magen ein paar Stunden schmerzhafte Verkrampfung der Gebärmutter eingetragen hat. Seitdem bin ich vorsichtig geworden. Probieren Sie aus, wie viel Sie vertragen, sowohl vom Kreislauf her als auch von der Aktivität Ihrer Gebärmuttermuskulatur. Und wenn Sie ganz auf Kaffee verzichten können, umso besser!

Dasselbe gilt für **schwarzen Tee**, der aber in der Regel weniger stark wirkt und im Allgemeinen besser vertragen wird. Tee kann allerdings Verstopfung bewirken und die Aufnahme von Eisen aus der Nahrung behindern.

Kakao und **Schokolade** können bei ohnehin verlangsamter Verdauung zusätzlich stopfend wirken, und der hohe Zucker- und Fettgehalt ist auch eher bedenklich.

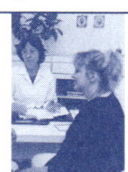

Am **Alkohol** scheiden sich die Geister. Es gibt Mediziner, die generell von jedem Schluck Alkohol abraten, bei anderen ist ein Glas Wein oder Bier am Tag erlaubt. Klar ist: Alkoholmissbrauch führt zu Schädigungen am Gehirn des Kindes, zu Verformungen des Gesichts, außerdem zu Früh- und Mangelgeburten.

Wenn Sie bei Familienfeiern oder Besuch von Freunden ein Gläschen Sekt mittrinken wollen, wird das sicher keine schlimmen Folgen haben. Gehen Sie dann aber doch besser zum Apfelsaft oder einem rubinrot schimmernden Kirschsaft im Weinglas über – das ist auch edel und festlich! Und auf Hochprozentiges verzichten Sie am besten ganz.

Folgenschwer für das Baby ist sicherlich eine rauchende Mutter. Durch die Wirkung des **Nikotins** verengen sich die Blutgefäße, die Plazenta wird nicht genügend durchblutet, das Kind leidet an Nährstoff- und Sauerstoffmangel. Bei einer starken Raucherin ist das ein Dauerzustand! Das Kind kommt häufig untergewichtig oder zu früh auf die Welt. Missbildungen kommen bei Raucherinnen allerdings nicht gehäuft vor, dennoch ist die Säuglingssterblichkeit höher als bei Nichtraucherinnen, vor allem auch, weil das Kind später mit der Atemluft in der Wohnung dem Rauch ausgesetzt ist.

Eigentlich gibt es nur eines, wenn Sie rauchen: Aufhören. Auch wenn Sie meinen, dieses Stückchen Freiraum für sich zu brauchen. Bedenken Sie, dass Ihnen ein gesundes Kind letztlich mehr Freiräume lassen wird als ein untergewichtiges und anfälliges. Bitten Sie auch Ihren Partner, das Rauchen einzustellen, denn auch das Passivrauchen ist schädlich für Mutter und Kind. Sind Sie selbst Nichtraucherin, leben aber mit starken Rauchern zusammen, so dringen Sie darauf, dass in Ihrer Gegenwart nicht geraucht wird.

Wenn das Kind zu früh geboren wird

Kommt ein Kind zwar zu früh, aber in einem lebensfähigen Zustand zur Welt, so spricht man statt von einer Fehlgeburt von einer Frühgeburt. Ab welcher Grenze ein zu früh geborenes Kind Lebenschancen hat, lässt sich nicht genau angeben. Lange galten die 28. Schwangerschaftswoche und ein Gewicht von 1000 g als unterste Grenze, inzwischen gelingt es, auch noch früher geborene und noch leichtere Babys (ab 500 g) am Leben zu erhalten. Dabei ist weniger das Geburtsgewicht ausschlaggebend als der Reifegrad der Organe.

Frühgeburten können durch alle oben bereits genannten Komplikationen ausgelöst werden. In der zweiten Schwangerschaftshälfte kommt ein weiterer Auslöser dazu: die *Plazentainsuffizienz*. Dabei wird das Kind nicht mehr ausreichend versorgt, weil die Plazenta anlagebedingt nicht richtig funktioniert oder sie durch Nikotineinwirkung oder chronischen hohen Blutdruck nicht genügend Nährstoffe erhält. Gegen eine anlagebedingte Plazentainsuffizienz kann man nichts machen. Sie zeigt sich in unzureichendem Wachstum des Kindes, manchmal wird sogar die Mutter nicht richtig «dick». In einem solchen Fall wird man versuchen, den Zeitpunkt abzupassen, an dem abzusehen ist, dass das Kind außerhalb des Mutterleibes besser versorgt würde, und die Geburt einleiten oder es per Kaiserschnitt entbinden.

Über den Umgang mit einem Frühgeborenen finden Sie ab S. 236 weitere Informationen.

Übertragung

Normalerweise setzt am Ende der Schwangerschaft durch das Zusammenspiel verschiedener Faktoren die Geburt rechtzeitig ein (s. a. «Die Geburt», ab S. 187). Die Plazenta altert und produziert nicht mehr genügend Hormone, die die Schwangerschaft aufrechterhalten. Das Kind seinerseits bildet Stoffe, die die Gebärmutter anregen, sich vom schützenden zum austreibenden Hohlmuskel umzuwandeln. Zudem bewirkt der wachsende Druck des Kindes auf den Muttermund bei der Mutter vermehrte Bildung des Wehen auslösenden Hormons Oxytozin.

Dieser Regelkreis kann gestört sein. Dann altert zwar die Plazenta und kann das Kind nicht mehr ausreichend versorgen, aber die Geburt kommt trotzdem nicht in Gang. Für das Kind kann das gefährlich werden.

Dass es wirklich stirbt, ist allerdings sehr selten. Es kommt aber schon vor, dass Kinder geboren werden, die ein wenig übertragen sind. Man erkennt das daran, dass die «Käseschmiere» fehlt oder nur noch spärlich vorhanden ist. Diese Fettschicht schützt die Babyhaut vor

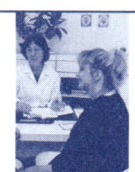

dem Aufweichen durch das Fruchtwasser. Verbleibt das Kind zu lange in der Gebärmutter, hat die Haut das Fett bereits vor der Geburt absorbiert, was sonst eigentlich erst nach der Geburt passiert. Außerdem ragen die Fingernägel etwas über die Fingerkuppen. Das Kind kann auch schon richtig abgemagert sein und Schwierigkeiten mit der Atmung und Temperaturregulierung haben.

Mit der Größe des Kindes hat das nichts zu tun. Eine funktionierende Plazenta kann mühelos ein vier Kilo schweres Kind in den letzten Tagen der Schwangerschaft ernähren, während eine überalterte schon ein Drei-Kilo-Kind «hungern» lässt.

Nun ist nicht jede verspätete Geburt schon eine Übertragung. Wie überall gibt es auch hier individuelle Schwankungen der Geburtsreife beim Kind und der Alterung der Plazenta, und außerdem gibt es auch schlichte Ungenauigkeiten bei der Bestimmung des Geburtstermins.

Man überprüft darum sorgfältig mit dem Herzton-Wehen-Schreiber (CTG), wie es dem Kind geht. Sind die Herztöne normal, auch unter künstlich herbeigeführten Wehen, wird auf die Geburtseinleitung verzichtet. Es lässt sich außerdem aus dem Östrogenspiegel im Urin ablesen, ob die Plazenta noch ausreichend funktioniert. Werden die Ergebnisse alarmierend, wird je nach dem Zustand des Kindes die Geburt mit dem Wehentropf eingeleitet oder auch ein Kaiserschnitt gemacht.

Wenn Sie aber am Ende der Schwangerschaft nicht nur noch im Schaukelstuhl sitzen, werden Sie allein schon durch Bewegung dazu beitragen, dass das Kind von selbst und rechtzeitig kommt. Geben Sie ihm reichlich Gelegenheit, mit dem Kopf auf die Öffnung zu drücken, zu der es schließlich hinaus soll, dann wird es sich schon auf den Weg machen.

Pränatale Diagnostik

Sie haben es schon beim Durchblättern des Mutterpasses bemerkt: Der Bauch einer Schwangeren ist heutzutage nahezu durchsichtig geworden. Mit dem Ultraschall kann der Arzt buchstäblich hineinschauen, und es gibt inzwischen noch viele andere Methoden, der geheimnisvollen Entwicklung auf die Spur zu kommen, die sich während einer Schwangerschaft im Körper einer Frau abspielt.

Schon immer wissen die Menschen, dass es Schädigungen bei Neugeborenen gibt, die sich bereits im Mutterleib entwickelten, aber erst mit der Geburt sichtbar werden. Das bange Warten abzukürzen, schon früh zu wissen, ob das Ungeborene gesund sein wird – das ist die Triebfeder hinter dem, was als «Pränatale Diagnostik» bezeichnet wird.

Was ich Ihnen hier darstellen werde, ist sehr knapp zusammengefasst der derzeitige Stand der Medizin. Aber es kann sehr gut sein, dass in dem Augenblick, in dem Sie dieses Kapitel lesen, bereits weitere Erkenntnisse und Methoden hinzugekommen sind.

Ist es nicht eine großartige Verheißung, dass der Mensch auch auf diesem Gebiet wie auf vielen anderen die möglichen Probleme «in den Griff» bekommt und Müttern die Angst nehmen kann, ein krankes Kind zur Welt zu bringen? Gedacht als segensreicher Fortschritt schafft Pränatale Diagnostik aber menschliche Probleme, die sich nicht mehr mit einem Reagenzglas und einem Ultraschallgerät lösen lassen.

Eine Herausforderung an das Selbstverständnis der Schwangeren

Es ist heutzutage fast die Regel, dass Frauen von ihrem Arzt oder ihrer Ärztin auf die Möglichkeiten der Pränatalen Diagnostik hingewiesen werden mit dem Unterton: «Sie wollen doch alles dafür tun, dass Sie ein gesundes Kind bekommen!» Natürlich wollen Sie das und fühlen sich in der Pflicht, sich diesen Untersuchungen zu unterziehen.

Verantwortungsvolle Ärztinnen weisen aber auf eine ganz wesentliche Besonderheit Pränataler Diagnostik hin: Normalerweise wird nach den Ursachen von Symptomen geforscht, um dann die Beschwerden lindern oder abstellen zu können. Wird dagegen bei einem Fötus eine Krankheit diagnostiziert, ist in den wenigsten Fällen eine Behandlung möglich. Meist bedeutet die Diagnose nicht die Frage nach möglichen Therapien, sondern die Aufforderung, über Leben oder Tod des Fötus zu entscheiden.

So hart das klingt – so ist es.

Das heißt nun nicht von vornherein, Pränatale Diagnostik rund-

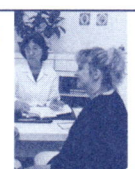

heraus abzulehnen. Aber wenn wir schwanger sind und mit diesen Möglichkeiten konfrontiert werden, müssen wir uns über ihre Konsequenzen im Klaren sein.

Zu wissen, dass ein Kind «nicht richtig» sein wird, dass es sein ganzes Leben lang auf Hilfe angewiesen und vielleicht nicht einmal geistig zu einem wirklichen Partner heranwachsen wird, ist eine Prognose, die Eltern in tiefe Verzweiflung stürzen kann.

Aber es geht ja nicht nur um schwere Behinderungen. Oft genug werden auch Abweichungen vom Normalen diagnostiziert, die gar keine schwere Behinderung, sondern eher eine (vielleicht lebenslange) Belastung bedeuten. Eltern sollen dann plötzlich vorab entscheiden, mit welchem Grad der Beeinträchtigung beim Kind sie noch umgehen können. Ist ein Klumpfuß zumutbar? Ein Herzfehler? Ein offener Rücken? Ein Wasserkopf? Eine Wachstumsstörung?

Wir leben in einer Zeit und in einer Gesellschaft, die sich auf allen Gebieten bemüht, «einwandfreie Produkte» herzustellen und den Bedrohungen, die in das menschliche Leben einbrechen können, soweit irgend möglich Riegel vorzuschieben. Dazu gehört auch die Pränatale Diagnostik. Wenn wir die Voraussetzungen und Konsequenzen dieser Erkenntnisse aber gründlich durchdenken, stoßen wir auf eine Menge Fragen, die nicht so geradlinig zu lösen sind wie das technische Problem des Abzählens von Chromosomen.

■ Was ist, wenn durch die Entnahme kindlicher Zellen eine Fehlgeburt ausgelöst und gleichzeitig festgestellt wurde, das Ungeborene sei völlig gesund?

■ Welche Eltern haben größere Probleme – solche mit einem gutmütigen Down-Syndrom-Kind oder solche mit einem hyperaktiven oder schwer allergiegeplagten oder drogenabhängigen?

■ Wenn wir meinen, es sei für ein behindertes Kind besser, nicht zu leben – was ist dann mit dem Nachbarn, der seit seinem Schlaganfall im Rollstuhl sitzt und kaum noch sprechen kann?

■ Wenn wir meinen, ein Kind mit Down-Syndrom würde uns überfordern – was ist mit dem Kind, das durch einen Geburtsschaden schwer spastisch gelähmt ist?

Natürlich kann man argumentieren, das Leid des einen sei nicht unbedingt Rechtfertigung dafür, dass ein anderer auch leiden müsse. Ohne den lebenden Behinderten ihr Lebensrecht abzusprechen, müsse man nicht sehenden Auges noch mehr Behinderung in Kauf nehmen.

Das hat eine gewisse Logik – solange man die Gefühle einer Schwangeren und auch die ihres Partners außer Acht lässt. Denn für werdende Eltern lebt ihr Kind bereits. Es wohnt winzig, aber wirklich im Bauch der Mutter, und in den Gefühlen und Gedanken des jungen Elternpaares ist es so lebendig anwesend, als sei es schon da.

Der Check, ob das Kind auch genetisch in Ordnung ist, hat demnach eine schwerwiegende Auswirkung: Wir müssen den Prozess, in dem wir unser wachsendes Kind als «Lebensgefährten» annehmen, für Wochen und Monate sozusagen «einfrieren». Aber geht das überhaupt? Allein der körperliche Fortgang der Schwangerschaft wirkt so kraftvoll auf eine Frau ein, dass sie es nur unter größter Anstrengung schaffen kann, dieses Kind in sich so lange zu ignorieren, bis die Labors seine genetische Unbedenklichkeit bescheinigt haben.

Die anfängliche Vorstellung, bei einer unerwünschten Diagnose sich der Leibesfrucht wie eines Geschwürs entledigen zu können, erweist sich nur allzu oft als Illusion. Viele Diagnoseverfahren brauchen Wochen oder gar Monate, und dann ist der Abbruch der Schwangerschaft kein chirurgischer Eingriff mehr wie im ersten Vierteljahr, in dem er noch einer Ausschabung gleichkommt, sondern der schmerzliche Abschied von einer bereits geliebten Person, so unbekannt sie auch noch sein mag. Er wird nicht wie eine Operation unter Vollnarkose ausgeführt, sondern die Frau muss sich einer eingeleiteten Fehlgeburt unterziehen. Jede andere Methode stellt ein ungleich größeres medizinisches Risiko für die Frau dar. Das wissen die meisten Menschen nicht, die leichtfertig einer Frau empfehlen mögen, sie könne ein krankes Kind ja auch «wegmachen» lassen.

Aber auch die Ärzte stehen vor im Grunde nicht lösbaren ethischen Problemen. Ironischerweise hat genau die Medizin, die uns die Kriterien liefert, nach denen wir schon vor der Geburt nicht intakte von intakten Kindern aussortieren können, die Grenze der Lebensfähigkeit eines ausgestoßenen Fötus weit nach vorn verschoben. Es ist inzwischen möglich, Frühgeburten am Leben zu erhalten, die nach der

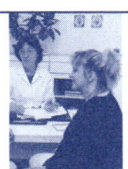

24. Schwangerschaftswoche geboren werden. So ist vorstellbar, dass in einer Klinik um das Leben eines Frühchens gekämpft wird, das in der 24. Woche aufgrund einer nicht diagnostizierten Schädigung zu früh geboren wurde, während nebenan ein gleich alter Fötus mit der gleichen Schädigung abgetrieben wird, weil diese durch eine vorgeburtliche Untersuchung festgestellt wurde. Zugegeben, ein konstruierter Fall – aber kein unmöglicher.

Kann man damit überhaupt noch vernünftig umgehen?

Natürlich kann man einfach auf die Wahrscheinlichkeit bauen, dass schon alles gut gehen wird – denn meistens tut es das ja auch. Aber was ist, wenn es doch nicht gut geht? Leider hält unsere Gesellschaft für diesen Fall wenig Trost, aber reichlich Schuldgefühle bereit. In einem Wertesystem, in dem jeder seines Glückes Schmied ist, kann Misserfolg ja nur auf Versagen zurückzuführen sein. Und so wird einer Frau, die Pränatale Diagnostik ablehnt und ein behindertes Kind zur Welt bringt, die Verantwortung für diese Last zugeschoben, weil «es ja nicht hätte sein müssen» – und treibt sie es ab, weil sie seine Behinderung hat diagnostizieren lassen, wird sie sich mit Schuldgefühlen plagen, weil sie ihr Kind nicht hat leben lassen.

Im Auftrag eines gesamtgesellschaftlichen Sicherheitsbedürfnisses haben bei uns Mediziner versucht, so weit wie möglich die Angst zu eliminieren, die jede Schwangerschaft mit sich bringt. Dabei wurde viel erreicht. Es war noch nie so ungefährlich, Kinder zu bekommen, wie heute bei uns. Das dürfen wir nicht vergessen.

Doch so leicht kommen wir nicht davon. Wir wollten den Tod besiegen, wir haben ihn tatsächlich in einigen Bereichen in enge Grenzen verwiesen – aber damit ist uns auch ein Teil der Macht über Leben und Tod zugefallen. Diese Entscheidungsbefugnis wird nun mehr oder weniger ungefragt den werdenden Eltern, vor allem den Müttern, aufgebürdet. Nur – auf diese Entscheidungsbefugnis ist unser Gefühlsleben nicht eingerichtet. Üben wir sie dennoch aus, überfällt uns das, was jeden überfällt, wenn er sich etwas anmaßt, was ihm nicht zusteht: Schuldgefühle.

Das habe ich mir nicht ausgedacht. Ich bin selber zu meinem großen Glück davon verschont geblieben, mich mit problematischen

Schwangerschaften und schwer kranken oder behinderten Kindern auseinander setzen zu müssen. Aber ich weiß von Mitarbeiterinnen von Beratungsstellen, mit wie viel Angst, Unsicherheiten und Überforderungsgefühlen diese medizinischen Techniken Schwangerschaften überschatten können, obwohl sie doch eigentlich dazu dienen sollten, Sicherheit zu schaffen. Viele betroffene Frauen berichten auch von quälenden Schuldgefühlen, nachdem sie eine Entscheidung getroffen haben. Erstaunlicherweise – oder auch nicht? – sind sie bei Frauen, die ein voraussichtlich behindertes Kind abgetrieben haben, weitaus häufiger als bei Müttern, die ein behindertes Kind haben leben lassen. Ob man ein Kind lieben kann, scheint nicht davon abzuhängen, ob das Kind perfekt ist oder nicht, sondern eher davon, ob man als Mutter und Vater in der Lage ist, sich dem Lebenswillen dieses Menschen zu öffnen, wie beeinträchtigt er auch sein mag.

Nun will ich damit nicht sagen, dass es keine guten Gründe für pränatale Untersuchungen und notfalls einen Schwangerschaftsabbruch geben kann. Menschen sind sehr verschieden. Wer ganz sicher von sich weiß, mit Behinderung nicht umgehen und einem kranken Kind keinen guten Raum im Leben bieten zu können, tut vielleicht wirklich gut daran, sich wieder von ihm zu verabschieden. Ich kenne eine Familie, die an der Behinderung zweier ihrer Kinder auf dramatische Weise zerbrochen ist. Viele wachsen und reifen in der Begegnung mit Behinderung – aber eben doch nicht alle.

Wenn Sie sich entscheiden müssen

Wir standen bei unserem vierten Kind selber vor der Entscheidung, Pränataler Diagnostik zuzustimmen oder nicht. Ich war älter als 35 und somit bereits eine «Risikoschwangere». Der Arzt drängte uns zur genetischen Untersuchung – aber wir wollten sie nicht. Es kostete regelrecht Kraft, dieses Nicht-Wissen-Wollen zu verteidigen. Aber uns war klar: Wissen zu wollen, ob das Kind gesund geboren wird, stammt aus der Sorge um *unser* Wohl und Wehe – nicht um das des Kindes. Das Kind will leben, auf jeden Fall, so lange, wie es das Schicksal bestimmt – von einer Schädigung wären in erster Linie *wir* betroffen. Wir haben dem Kind die Tür geöffnet – sollten wir sie ihm wieder verschließen, weil es vielleicht nicht perfekt ist?

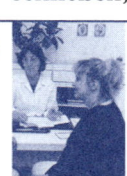

Vielleicht stehen Sie gar nicht vor der Frage, ob Sie sich der Pränatalen Diagnostik unterziehen sollen oder nicht. Sind Sie jung und gesund und kommen in Ihrer Familie keine Erbkrankheiten vor, wird wahrscheinlich auch Ihr Arzt keinen Anlass für solche Untersuchungen sehen. Eine Garantie für ein gesundes Kind ist das nicht, ebenso wenig wie ein beruhigender Befund vorgeburtlicher Untersuchungen jedes Risiko ausschließt. Es kann ja immerhin auch unter der Geburt noch Unvorhergesehenes passieren – dafür gibt es keine Voruntersuchung.

Sind Sie allerdings schon in dem «kritischen» Alter – was heutzutage keineswegs ungewöhnlich ist –, werden Sie sich damit auseinander setzen müssen, dass Ihr Arzt oder Ihre Ärztin Sie zur genetischen Beratung schicken will. Und dann werden Sie nicht nur von dieser Seite beeinflusst – auch ihr Partner wird das mit Ihnen besprechen wollen.

Da wird viel von Verantwortung die Rede sein. Dann sollten Sie genau unterscheiden, wem gegenüber diese Verantwortung eingefordert wird.

Verantwortung gegenüber dem Kind wird durch Pränatale Diagnostik dann eingelöst, wenn es sich darum handelt, bei einer voraussehbaren Komplikation zur Entbindung in eine optimal ausgestattete Klinik zu gehen, um das Kind sofort behandeln zu können. Läuft die Diagnose dagegen auf Fortsetzung oder Abbruch der Schwangerschaft hinaus, dann geht es um Verantwortung Ihnen selbst und Ihrem Partner gegenüber und um Verantwortung gegenüber vielleicht schon vorhandenen Geschwistern. Und es wird gewiss auch jemand die Rede darauf bringen, dass man durch einen Schwangerschaftsabbruch der Gesellschaft die immensen Betreuungskosten eines Behinderten spart. Immerhin erhalten Eltern behinderter Kinder bei uns viele staatliche Hilfen, in den USA kann ein krank geborenes Kind tatsächlich den wirtschaftlichen Ruin der Eltern bedeuten.

Die Frage, ob man dem Kind einen Gefallen tut, wenn man ihm das Leben nicht zumutet – diese Frage wird ehrlicherweise niemand beantworten können. Leben will leben – egal, in welcher Form. Ein Mensch empfindet Glück und Leid, Freude an Sonne und Wind, an gutem Essen, an körperlicher Berührung, an Kontakt mit anderen

Menschen, er trauert um Verlorenes – um nie Gehabtes trauert er nur, wenn er sich ein lebendiges Bild davon machen kann. Ein Behinderter wird sich dieses Nie-Gehabte nur dann wirklich lebendig vorstellen können, wenn er geistig voll entwickelt ist. Er leidet also mehr, je geringer seine Behinderung ist – aber wird man ein geringgradig behindertes Kind deshalb abtreiben wollen?

Solche Gedanken zu Ende zu denken hat etwas beinahe Ungehöriges an sich. Gehört sich das, eine Schwangere mit solchen unerfreulichen Überlegungen zu belästigen? Eigentlich nicht. Nur: Mit dieser Einschätzung wird man der Situation nicht gerecht. Pränatale Diagnostik gehört heute zur Realität von Schwangeren in unserer Gesellschaft, und so bleibt uns auch die Auseinandersetzung mit ihren dunklen Seiten nicht erspart. Wer dem ausweicht, kann sich schnell in der Situation finden, sich, ohne viel nachzudenken, allen möglichen Untersuchungen zu unterziehen und dann, nach einem auffälligen Ergebnis, mit voller Wucht von der Problematik getroffen zu werden.

Ich möchte Sie also ermutigen, sich mit diesen schwierigen Fragen zu beschäftigen und auch die möglichen negativen Ergebnisse mit zu bedenken. Dann werden Sie eine Entscheidung treffen können, die für Sie persönlich die richtige ist und die Sie auch tragen können. Dabei wird Ihnen auch helfen, Ihr Kind in Gedanken nicht als ein «Etwas» zu betrachten, das Sie sich «bestellt» haben und vor dem «Kauf» noch einmal rundum begutachten. Am Anfang der Schwangerschaft mag das so noch denkbar sein. Haben Sie aber nach Monaten alle Prozeduren der genetischen Untersuchung hinter sich, werden Sie sich von einer *Person* verabschieden müssen.

Wenn Sie letztendlich zu der Überzeugung gekommen sind, dass Sie einem behinderten oder kranken Menschen nicht gerecht werden können, dann machen Sie die Untersuchung. Dann werden Sie im Fall des Falles innerlich auch dem Kind glaubhaft machen können, dass es bei Ihnen nicht gut aufgehoben wäre.

Glauben Sie aber, diesen Abschied nicht ertragen zu können, dann verzichten Sie auf die Untersuchung. Vertrauen Sie darauf, dass neues Leben auch neue Kraft mitbringt – auch wenn es nicht vollkommen ist.

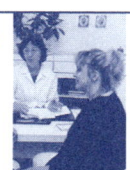

Die Möglichkeiten der Pränatalen Diagnostik
Verfahren ohne Eingriff in die Gebärmutter
(Nicht-invasive Verfahren)

1. Blutuntersuchung der Schwangeren auf Alpha-Fetoproteine

Im Blut der Mutter finden sich während einer Schwangerschaft Eiweißstoffe, die von ihrem Kind produziert und über seinen Urin ins Fruchtwasser abgegeben werden. Über die Plazenta gelangen sie in bestimmter Konzentration in den Kreislauf der Mutter.

Der Test wird in der 16. – 18. Schwangerschaftswoche durchgeführt, die Ergebnisse liegen nach einer Woche vor.

AFP-Wert erniedrigt: Verdacht auf Diabetes der Schwangeren, Verdacht auf Down-Syndrom

AFP-Wert erhöht: Verdacht auf offenen Rücken (Spina bifida)

Bei auffälligen Befunden werden weitere Untersuchungen veranlasst (Fruchtwasseruntersuchung, Ultraschall), da der AFP-Wert nur eine Wahrscheinlichkeit angibt, keine wirkliche Diagnose.

2. Triple-Test

Beim «Triple-Test» werden drei Faktoren im Blut der Mutter miteinander ins Verhältnis gesetzt, um eine noch genauere Eingrenzung der *Wahrscheinlichkeit* für ein Down-Syndrom zu erreichen. Dabei werden neben dem AFP die Konzentrationen von zwei schwangerschaftsspezifischen Hormonen untersucht (Beta-HCG und Oestriol). Die Konzentration dieser Hormone verändert sich im Lauf der Schwangerschaft, man kann darum zwischen der 16. und 18. Woche an Abweichungen erkennen, ob die Wahrscheinlichkeit gewisser Störungen erhöht ist.

Der Triple-Test ist *keine Diagnose*, sondern sagt nur etwas über Wahrscheinlichkeiten aus! Bei auffälligen Befunden kann nur über weitere Untersuchungen Klarheit geschaffen werden, die dann einen Eingriff in die Gebärmutter erfordern. Darüber hinaus ist diese Prognose sehr ungenau, in den meisten Fällen erweisen sich die Hinweise auf Schädigungen als falsch.

3. Ultraschall

Den Ultraschall lernt inzwischen jede Schwangere irgendwann kennen. Oft wird der Ultraschall schon zur Bestätigung der Schwangerschaft eingesetzt. Sie wird kaum noch wie die anderen Methoden daraufhin befragt, ob ihre Ergebnisse im Sinne einer ethischen Einschätzung der Schwangerschaft überhaupt wünschenswert sind. Ultraschall wird eben gemacht, und dank der fortschreitenden Technik sind die Bilder mittlerweile so perfekt, dass nicht nur Mediziner, sondern sogar die ungeübten Eltern ihr Kind schon früh in Augenschein nehmen können. Messbare Risiken scheint es nicht zu geben, also wird das «Babyfernsehen» immer wieder eingeschaltet.

Mit dem Ultraschall wird der Geburtstermin bestimmt, das Wachstum des Fötus kontrolliert, seine Herzschlagfrequenz, der Sitz der Plazenta geortet, die Lage des Kindes festgestellt, und oft genug verrät der Ultraschall gegen Ende der Schwangerschaft auch das Geschlecht des Kindes. Eingriffe in die Gebärmutter werden unter Ultraschallkontrolle vorgenommen, und mit einer besonderen Technik, dem «Doppler»-Ultraschall, lässt sich sogar der Blutfluss in der Nabelschnur und anderen fötalen Gefäßen messen.

Die Bildübermittlung funktioniert nach dem Prinzip des Echos: Es werden Schallwellen ausgesandt, die von verschiedenem Gewebe unterschiedlich reflektiert werden. Das Gerät setzt aus diesen Echowellen ein Bild zusammen und macht es auf dem Monitor sichtbar. Es handelt sich nicht um radioaktive Röntgenstrahlen, die Zellkerne schädigen können, darum gilt der Ultraschall als ungefährlich. Es ist allerdings noch nicht schlüssig erwiesen, ob die durch die «Beschallung» auftretende Wärmebelastung nicht doch Schädigungen hervorruft – ein Grund, warum manche Schwangere den Ultraschall ganz ablehnen oder auf ein Minimum reduzieren.

Zudem stellt die Diagnosesicherheit der Ärzte einen Risikofaktor dar. Ultraschallbilder sind nicht leicht zu interpretieren. Die Diagnose einer Missbildung stellt sich dann womöglich als Seh-Fehler heraus. Ich weiß von einem Fall, in dem die Ärzte wegen der seltsamen Kopfform des Kindes in helle Aufregung gerieten – und dann stellte sich heraus, dass der Vater einen ganz ähnlichen Kopf hat. Das Kind wurde völlig gesund geboren.

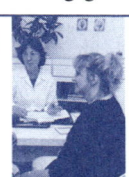

Verfahren mit Eingriff in die Gebärmutter (Invasive Verfahren)

Es liegt auf der Hand, dass genaue Aussagen über eventuelle Schädigungen oder Erbkrankheiten des Ungeborenen leichter zu treffen sind, wenn man nicht den Umweg über den Organismus der Mutter nehmen muss. Bei den invasiven Methoden werden darum so vorsichtig wie möglich Zellproben entnommen, die das Kind selber hervorgebracht hat. Dabei ist es unumgänglich, die Verpackung, mit der die Natur das Baby schützt, durch Einstiche zu verletzen. Durch diese Irritation können vorzeitige Wehen ausgelöst werden, durch Fruchtwasserverlust oder Blutungen kann das Kind absterben, oder es werden Infektionen eingeschleppt. Das kommt zwar selten vor, ist aber nie ganz auszuschließen.

1. Die Chorionzottenbiopsie (Chorion villi sampling – CVS)

Schon zwischen der 9. – 13. Schwangerschaftswoche lassen sich entweder durch den Muttermund oder durch die Bauchdecke der Mutter Zellen aus der Eihaut entnehmen. Diese Zellen tragen dieselben Chromosomen wie das Kind und geben so Aufschluss über eventuell vorliegende genetische Veränderungen. Das Ergebnis der Untersuchung liegt nach wenigen Tagen vor. Dabei kann es zu so genannten Mosaikbefunden kommen, bei denen sich nicht alle untersuchten Zellen gleichen. Das kann darauf zurückzuführen sein, dass versehentlich Zellen der Mutter in die Probe geraten sind, es gibt aber auch Fälle, in denen vom Normalen abweichende Zellen wohl in den Eihäuten, nicht aber im Fötus vorhanden sind. Auf jeden Fall muss ein auffälliges Ergebnis durch eine Langzeitkultur gesichert werden, die etwa zwei Wochen in Anspruch nimmt. Das erste Ergebnis kann nach wenigen Tagen vorliegen.

Erweist es sich, dass das Kind geschädigt ist, und die Eltern entschließen sich zu einem Schwangerschaftsabbruch, kann dieser noch mit der relativ schonenden Absaugmethode durchgeführt werden.

2. Die Amniozentese

Zwischen der 13. und 18. Schwangerschaftswoche kann man zur Gewinnung von Körperzellen des Kindes durch die Bauchdecke der Mutter unter Ultraschallkontrolle mit einer Punktionsnadel etwas Fruchtwasser entnehmen, in dem immer auch Zellen des Kindes vorhanden sind. Diese Zellen werden in einer Nährlösung vermehrt und nach ca. zwei Wochen analysiert. Es gibt auch einen Schnelltest, der die Wartezeit verringert, aber nicht ganz so sicher ist.

Sollte sich die Frau nach der Diagnose einer Schädigung zu einem Schwangerschaftsabbruch entschließen, muss sie sich einer künstlich eingeleiteten Fehlgeburt unterziehen, denn der Fötus ist nach ca. 20 Schwangerschaftswochen bereits 25 cm lang und über 300 g schwer.

3. Die Plazentabiopsie

Ab der 13. Schwangerschaftswoche kann man mit einer Punktionsnadel auch Zellen der Plazenta entnehmen und auf Chromosomenschäden untersuchen. Eine solche Untersuchung wird dann eingesetzt, wenn über Ultraschall bereits Auffälligkeiten des Fötus sichtbar wurden (mangelndes Wachstum oder abnorme Fruchtwassermenge) und geklärt werden soll, ob das mit Chromosomenanomalien zusammenhängt. Bei dieser Methode kann es wie bei der Chorionzottenbiopsie zu Mosaikbefunden kommen, bei denen letztlich nicht klar ist, ob es sich um Diagnosefehler oder um atypische Chromosomensätze handelt, die durchaus nicht zwangsläufig bedeuten, dass das Kind krank geboren wird.

Auch hier kommt ein Schwangerschaftsabbruch einer relativ späten Fehlgeburt gleich.

4. Die Cordozentese (Nabelschnurpunktion)

Die hohe Genauigkeit von Ultraschallbildern macht es auch möglich, ab der 21. Schwangerschaftswoche Blut des Ungeborenen direkt aus der Nabelschnur zu entnehmen und die Blutzellen auf Erbinformation und Infektionen zu untersuchen.

5. Die Fetoskopie (Fruchtspiegelung)

Bei der Fetoskopie wird ein Sichtröhrchen (Endoskop) direkt in die Fruchthöhle eingeführt. Das Ungeborene lässt sich so direkt betrachten, und es können fetale Hautproben entnommen werden. Das wird aber heute nur noch bei schwerstem Verdacht auf unheilbare erbliche Hautkrankheiten gemacht.

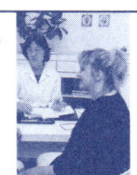

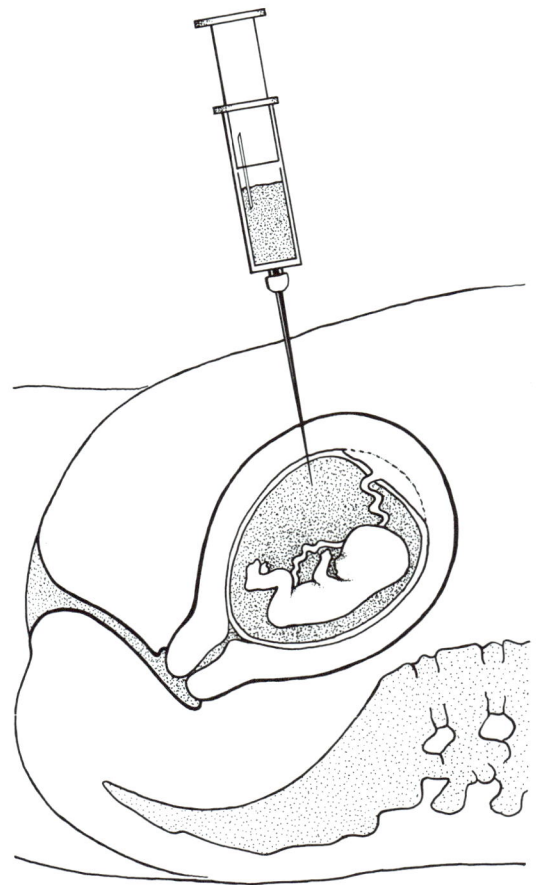

Amniozentese (Fruchtwasserpunktion s. S. 93 f.)

Mögliche Ergebnisse pränataler Untersuchungen

All diese Untersuchungen unterscheiden sich in einem wesentlichen Punkt von anderen medizinischen Diagnosen: Man findet nur, wonach man sucht. Es gibt keine auffälligen Symptome, deren Ursachen vom Arzt gesucht werden, sondern aus der Annahme heraus, es könne etwas nicht in Ordnung sein, sucht man gezielt nach Anomalien. Eine Ausnahme bilden Ultraschallbilder, die Fehlbildungen oder Entwicklungsstörungen zeigen, aber alle Untersuchungen auf Chromosomenschäden müssen gezielt stattfinden.

Der Hintergrund dieser Untersuchungen: Sowohl die weiblichen als auch die männlichen Keimzellen machen im Verlauf ihrer Reifung eine so genannte Reduktionsteilung durch. Aus den normalerweise 46 Chromosomen oder 23 Chromosomenpaaren, den Trägern der Erbinformationen, werden 23 Einzelchromosomen. Verschmelzen dann Ei- und Samenzelle, sind wieder von jedem Chromosom zwei vorhanden, die sich aneinander anlagern und so eine vollständige menschliche Zelle bilden.

Die Chromosomen hat man der Größe nach durchnummeriert, die Geschlechtschromosomen ihrer Form wegen X- und Y-Chromosom genannt. Zwei X-Chromosomen ergeben ein Mädchen, ein X- und ein Y-Chromosom einen Jungen. Alle Eizellen der Frau besitzen nur ein X-Chromosom. Es ist die Samenzelle des Mannes, die entscheidet, ob das Kind ein Junge oder ein Mädchen wird, da sie entweder ein X- oder ein Y-Chromosom enthält.

Nun kann es vorkommen, dass bei der Reduktionsteilung «Pannen» passieren. Dann bleibt an einem Chromosom ein Bruchstück seines Zwillings hängen, oder es bleiben entweder beide in der Eizelle oder beide in dem Reststück, das vom Körper der Frau absorbiert wird. Dann gibt es in der befruchteten Eizelle entweder ein Chromosomenpaar mit anhängendem Bruchstück oder statt eines Paares drei oder nur ein einzelnes Chromosom.

Theoretisch kann das mit jedem Chromosom passieren. Es scheint nun so zu sein, dass nur wenige solcher fehlerhaften Zusammensetzungen überhaupt zu einem lebensfähigen Fötus heranwachsen können. Bei allen anderen ist die Schädigung so groß, dass die Frucht in den allerersten Wochen bereits wieder abgeht.

Die häufigste lebensfähige Chromosomenanomalie ist die Trisomie 21, das so genannte Down-Syndrom (früher «Mongolismus»). In diesem Fall ist das Chromosom 21 dreifach vorhanden. Menschen mit Down-Syndrom können – müssen aber nicht! – unterschiedliche körperliche Probleme haben. Ihre geistige Entwicklung bleibt meist hinter der «normaler» Kinder zurück, aber mit entsprechender Förderung können viele Lesen und Schreiben lernen und einfache Tätigkeiten ausführen. Vor allem gelten Down-Syndrom-Menschen als besonders gutmütig und auf besondere Weise einfühlsam und lebensfroh.

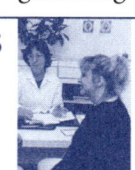

Andere Trisomien (Trisomie 13, Trisomie 18) gehen mit viel stärkeren Behinderungen einher, solche Kinder sterben meist sehr früh.

Sind *Geschlechtschromosomen* von Aberrationen betroffen, hat das in erster Linie Auswirkungen auf das Geschlechtsleben des Betroffenen. Mädchen mit dem so genannten «Turner-Syndrom» haben nur ein statt zwei X-Chromosomen. Sie sind meist unterdurchschnittlich klein, in der Regel unfruchtbar und bis auf manchmal auftretende Schwierigkeiten im mathematischen Denken normal intelligent. Bei Männern gibt es das «Klinefelter-Syndrom», bei dem neben dem XY-Paar noch ein weiteres X-Chromosom vorhanden ist. Diese Männer sind meist normal intelligent, sie werden oft besonders groß, sind aber fast immer zeugungsunfähig.

Solche Chromosomenanomalien, die aus irregulären Kombinationen bestehen, sind bereits durch eine mikroskopische Auszählung der Chromosomensätze zu erkennen. Heute ist es sogar möglich, bestimmte genetisch bedingte Krankheiten auf einem einzelnen Chromosom ausfindig zu machen. Solche Untersuchungen sind wesentlich aufwendiger und werden nur in besonders begründeten Fällen vorgenommen, z. B. wenn es in einer Familie bereits Fälle solcher Erkrankungen gibt. Es handelt sich dabei um Muskelkrankheiten, Stoffwechselstörungen und neurologische Krankheiten, die entweder sofort sichtbar sein können oder auch erst im Lauf des Lebens zum Ausbruch kommen.

Dann gibt es Fehlbildungen, deren Ursprung weitgehend unbekannt ist und die sich nicht durch Analyse der Erbinformationen, sondern durch Ultraschall oder AFP-Bestimmung erkennen lassen. Dazu gehört der offene Rücken, eine Fehlbildung, bei der das Rückenmark nicht vollständig von den Wirbeln umschlossen wird.

Per Ultraschall können auch Fehlbildungen an inneren Organen erkannt werden. So sind bereits manche Herzfehler schon vor der Geburt zu diagnostizieren, was u. U. bedeutet, zur Entbindung in eine Klinik zu gehen, wo schnell nach der Geburt operiert werden kann.

Eine Bemerkung zum Schluss

Was immer Ihnen vorgeschlagen wird: Lassen Sie sich noch vor dem Eingriff von einer kompetenten Stelle beraten. Auch wenn Sie großes

Vertrauen zu Ihrer Ärztin oder Ihrem Arzt haben, suchen Sie das Gespräch mit Menschen, die noch andere Aspekte als medizinische Sicherheit mitbedenken. Das sollte zum einen eine spezialisierte Beratungsstelle sein, die viel Erfahrung mit Schwangeren hat (Adressen im Anhang). Zusätzlich kann aber vielleicht auch eine gute Freundin oder eine Hebamme Ihnen dazu verhelfen, das herauszufinden, was Sie selber wollen. Denn was immer Sie tun, es wird richtig sein, wenn Sie innerlich dazu stehen können.

Unangenehme Umstände

Zum Glück sind die meisten werdenden Mütter nicht von ernsthaften Problemen betroffen. Fast alle müssen sich aber mit kleineren Unannehmlichkeiten herumschlagen, die der veränderte Stoffwechsel und der dicke Bauch mit sich bringen.

Es gibt viele Möglichkeiten, diese unangenehmen Begleiterscheinungen abzumildern oder sogar zu vermeiden. Ich habe Ihnen auf den folgenden Seiten Tipps zusammengestellt, die ich selbst ausprobiert oder von erfahrenen Hebammen übernommen habe.

Übelkeit

Zu Beginn der Schwangerschaft ist den meisten Frauen mehr oder weniger übel. Woran liegt das?

Da gibt es die Psycho-Erklärung. Die Übelkeit sei seelischer Natur, weil eine Frau erst innerlich den neuen Zustand der Schwangerschaft verarbeiten müsse, er «schlägt ihr auf den Magen». Was ist aber mit den Frauen, denen speiübel wird, bevor sie überhaupt wissen, dass sie schwanger sind?

Oder das Schwangerschaftshormon, das Humane Chorio Gonadotropin, sei schuld. Warum, dafür habe ich keine Erklärung finden können.

Schon eher leuchtet mir der Gedanke ein, dass die durch das Progesteron hervorgerufene Dämpfung der glatten Muskulatur auch den Magen und die oberen Darmabschnitte betrifft. Das merkwürdig dumpfe Gefühl in der Magengegend scheint ständig zu signalisieren:

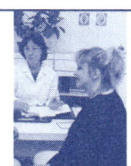

Ich kann und will nicht so schnell, iss nicht so viel, hilf mir mit Saurem! Und schon steht das Glas mit sauren Gurken auf dem Tisch. Für diese Erklärung würde auch sprechen, dass Frauen, die zur Aufrechterhaltung der Schwangerschaft zusätzliche Progesterongaben erhalten, verstärkt unter Übelkeit leiden.

Was tun bei Übelkeit?

Wenn Ihnen morgens besonders übel ist, frühstücken Sie schon ein wenig im Bett und bleiben noch ein Weilchen liegen. Was daran tatsächlich hilft, die leichte Magenfüllung oder das Gefühl des Luxus, Tee und Knäckebrot ans Bett gebracht zu bekommen, ist wohl letztlich egal.

Gelüste

Eng verbunden mit dem Übelkeitsgefühl sind auch die seltsamen Gelüste, die eine Schwangere überkommen können, meist nach Saurem und Pikantem. Geben Sie dem ruhig nach. Und wenn Sie in den ersten Monaten wenig Appetit haben, ist das auch nicht weiter schlimm, sofern Sie nicht alles erbrechen, was Sie zu sich nehmen. Der Embryo braucht anfangs verschwindend wenig Nahrung. Der Zustand geht vorbei, und wenn das Kind zum Wachstum ansetzt, kehrt auch der Appetit zurück.

Darmträgheit

Meine vierte Schwangerschaft habe ich unter anderem dadurch erraten, dass ich auf einmal Verstopfung hatte. Der Körper verhindert durch Hormone Kontraktionen der Gebärmutter, das wirkt sich gleichzeitig auf die Darmaktivität aus.

Was tun bei Verstopfung?

■ Nehmen Sie keine Abführmittel. Darmanregende Mittel können Kontraktionen der Gebärmutter hervorrufen. Auch ein ansonsten harmloser Einlauf kann diese Wirkung haben.

■ Essen Sie Vollkornprodukte und frisches Obst und Gemüse, auch Sauerkraut in Maßen und Sauermilchprodukte. Viel Bewegung tut ebenfalls gut.

■ Müssen Sie beruflich viel sitzen, können Sie Ihren Chef vielleicht dazu bewegen, Ihnen einen Balans-Stuhl an den Schreibtisch zu stellen oder Ihnen zumindest zu erlauben, selber einen mitzubringen, und zwar möglichst einen auf Schaukelkufen. Ich habe mir selbst für die Schreibtischarbeit mit wachsendem Bauch einen angeschafft. In Sanitätshäusern gibt es zudem verschiedene Stuhlauflagen für rückenschonendes und «bewegliches» Sitzen – das lohnt sich auch für später!

Krampfadern, Hämorrhoiden und Wassereinlagerungen

Durch den veränderten Flüssigkeitshaushalt und die Gefäßerweiterung durch das Hormon Progesteron, verbunden mit dem Druck, den die wachsende Gebärmutter auf die Blutgefäße vor allem des Bauchraumes ausübt, können die Venen in den Beinen überlastet werden. Es kann zu Krampfadern und Hämorrhoiden kommen, und Ihre Füße und auch die Hände können anschwellen. Bei den Vorsorgeuntersuchungen wird darauf sorgfältig geachtet, weil das auf eine beginnende Präeklampsie (s. S. 71) hinweisen kann, in vielen Fällen ist es aber harmlos, wenngleich auch etwas lästig.

So halten Sie Ihren Flüssigkeitshaushalt in Schwung:

■ Je mehr Sie sich bewegen, umso mehr unterstützt die Arbeit der Muskeln den Rückfluss des Blutes zum Herzen. Stehen dagegen verstärkt das Übel nur. Wenn Sie es sich erlauben können, legen Sie hin und wieder die Beine hoch – am besten auch dann, wenn Sie es sich nicht erlauben können. Vielleicht können Sie auch Ihr Bett so verstellen, dass Ihre Beine etwas erhöht liegen.

■ Ich habe gute Erfahrungen mit kalten Kniegüssen gemacht. Nach dem Duschen oder Baden oder auch mal zwischendurch, wenn Sie schwere Beine haben, duschen Sie die Beine vom Knie abwärts kalt ab. Dadurch ziehen sich die Gefäße zusammen und pumpen das Wasser aus dem Gewebe und das Blut in den Venen nach oben. Dabei nicht den gesamten Oberschenkel mitduschen, sonst zieht sich nämlich der «Ausgang» nach oben auch noch zusammen!

■ Bei einer Veranlagung zu Krampfadern sollten Sie sich Stützstrümpfe verschreiben lassen.

■ Tragen Sie Schuhe, die eine natürliche Fußbewegung ermöglichen.

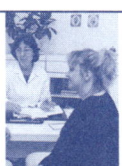

Das entlastet auch den Rücken, der bei hochhackigen oder engen Schuhen die fehlende Standfestigkeit ausbalancieren muss.

■ Vermeiden Sie langes Sitzen mit stark abgeknickten Beinen.

■ Verzichten Sie auf entwässernde Tees oder Tabletten! Sie bewirken einen zu drastischen Flüssigkeitsverlust. Besser ist es, salzhaltig zu essen und reichlich zu trinken. Das Salz erleichtert den Nieren ihre Arbeit und kurbelt den Flüssigkeitsumsatz an.

■ Reichlich Kartoffeln, Gurken und auch Spargel wirken auf sanfte Art entwässernd, ohne Mineralstoffe auszuschwemmen.

■ Gehen Sie häufig schwimmen. Die Bewegung und der Wasserdruck massieren das Wasser aus dem Gewebe heraus.

Rückenschmerzen

Der wachsende Bauch verändert die Gewichtsverhältnisse des Körpers und kann zu drei verschiedenen Arten von Rückenschmerzen führen.

Was tun bei Rückenschmerzen?

■ Den statisch bedingten Rückenschmerzen beugen Sie am besten mit den gleichen Mitteln vor wie den Krampfadern: Mit vernünftigem Schuhwerk und ausreichend Bewegung, dazu ab und an einer Ruhepause im Liegen. Es gibt auch spezielle Übungen zur Entlastung des Rückens. Sie finden sie ab S. 134.

Gerade bei den statisch bedingten Rückenschmerzen können auch Spannungen aus Ihrer Lebenssituation eine Rolle spielen. Ich habe während meiner zweiten Lehrerprüfung und in den Monaten danach so starke Kreuzschmerzen gehabt, dass ich einen Orthopäden aufsuchte. Der erklärte mir ungerührt, das sei der Schwachpunkt der Menschheit und ginge vermutlich auch nicht wieder weg: Verschleißerscheinung. Solchermaßen ermutigt, stellte ich fest, dass die Beschwerden doch wieder verschwanden, sah aber mit Bangen einer neuen Schwangerschaft entgegen. Sie trat ein und ging vorbei – ohne jegliche Rückenschmerzen. Im Nachhinein erscheint mir mein steifes Kreuz von damals wie eine körperliche Weigerung, mich den teilweise absurden Anforderungen dieser Prüfung zu beugen.

Für Ihre persönliche Situation habe ich natürlich kein Patentrezept.

Aber bei Beschwerden können Sie ja auch einmal in dieser Richtung auf die Suche nach den Ursachen gehen.

■ Sitzen die Rückenschmerzen in der Nierengegend und sind gar von Brennen beim Wasserlassen begleitet, lässt das auf eine behandlungsbedürftige Nierenbeckeninfektion schließen.

■ Oder aber zu den Rückenschmerzen kommen menstruationsähnliche Schmerzen in der Bauchgegend oder gar eine leichte oder auch schwere Blutung hinzu. Dann sind es Wehen, was je nach Zeitpunkt Anlass zu Sorge oder zur Vorfreude sein kann.

Wadenkrämpfe

Auch hier wirken mehrere Faktoren zusammen, die zu dieser relativ häufigen Erscheinung in der Schwangerschaft führen. Die mangelnde Durchblutung der Beine ist wohl ein Grund, der andere kann in dem veränderten Stoffwechsel der Schwangeren liegen. Bei mir gingen vorzeitige Wehen mit verstärkten Krämpfen in den Zehen einher. Die hohe Krampfbereitschaft der Gebärmutter hat sich offenbar anderen Muskeln mitgeteilt. Nach reichlicher Einnahme von Magnesiumtabletten hatte sich beides wieder gelegt.

So beugen Sie Muskelkrämpfen jeder Art vor:

■ Nehmen Sie ausreichend Magnesium und Kalzium zu sich, mit Milchprodukten und grünem Gemüse. Sind die Krämpfe stark, brauchen Sie vielleicht sogar Tabletten.

■ Hat ein Krampf Sie erwischt, fassen Sie mit beiden Händen den Fuß und ziehen ihn Richtung Knie hoch. Oder Sie laufen eine Weile herum. Sie können ihn auch gegen das Fußende des Bettes, gegen die Wand oder gegen den Rücken Ihres Mannes stemmen, das ist noch schön warm dazu. Gegen meine Zehenkrämpfe in der Nacht halfen nur dicke Socken, was sicher auch bei Wadenkrämpfen zu empfehlen ist.

Sodbrennen

Wenn die wachsende Gebärmutter den Magen nach oben drückt, kann es vorkommen, dass etwas vom sauren Mageninhalt in die Speiseröhre zurückfließt und dort scheußlich brennt.

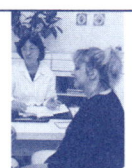

So können Sie Sodbrennen vorbeugen:

■ Kleinere Mahlzeiten auf den Tag verteilen. Zu vollen Magen vermeiden.

■ Bei einem Mittagsschläfchen nach dem Essen den Oberkörper etwas hoch legen, das hilft auch nachts.

■ Ein paar Haselnüsse, gut zerkaut und mit Speichel vermischt, neutralisieren die brennende Säure.

Druck auf die Blase

Gerade in den ersten Wochen und dann wieder in den letzten Monaten wird die Blase so von der Gebärmutter bedrängt, dass sie nur noch wenig Harn aufnehmen kann. Was tun?

■ Man kann im Grunde nicht viel dagegen machen. Abends nicht so viel zu trinken ist die einzige Möglichkeit, die nächtlichen Störungen zu reduzieren. Im Übrigen habe ich mir manches Mal gesagt, das sei wohl eine Vorübung der Natur für das nächtliche Aufstehen, wenn das Baby erst einmal da ist. Nehmen Sie's mit Gelassenheit.

Schwangerschaftsstreifen

Sie entstehen, wenn sich die Haut über dem wachsenden Bauch und den wachsenden Brüsten dehnt. Das Gewebe unter der Haut wird so dünn auseinander gezogen, dass es sich nicht wieder richtig zurückbilden kann, auch wenn der Bauch wieder schlank geworden ist.

So beugen Sie Schwangerschaftsstreifen vor:

■ Ölen Sie die Haut leicht mit Weizenkeimöl ein, ziehen Sie sie Falte um Falte hoch und kneten sie leicht durch, und zwar bevor der Bauch dick ist. Sind die Streifen erst einmal da, bringt diese Art der Massage nichts mehr, da sie die Haut nur noch mehr überdehnt. Durch eine sorgfältige Hautpflege nach der Entbindung können Sie dann zumindest erreichen, dass man die Streifen kaum noch sieht. Beim Massieren während der Schwangerschaft müssen Sie nur darauf achten, wirklich die Haut zu kneten und nicht den Uterus zu reiben – das könnte Wehen auslösend sein.

Alltag in der Schwangerschaft

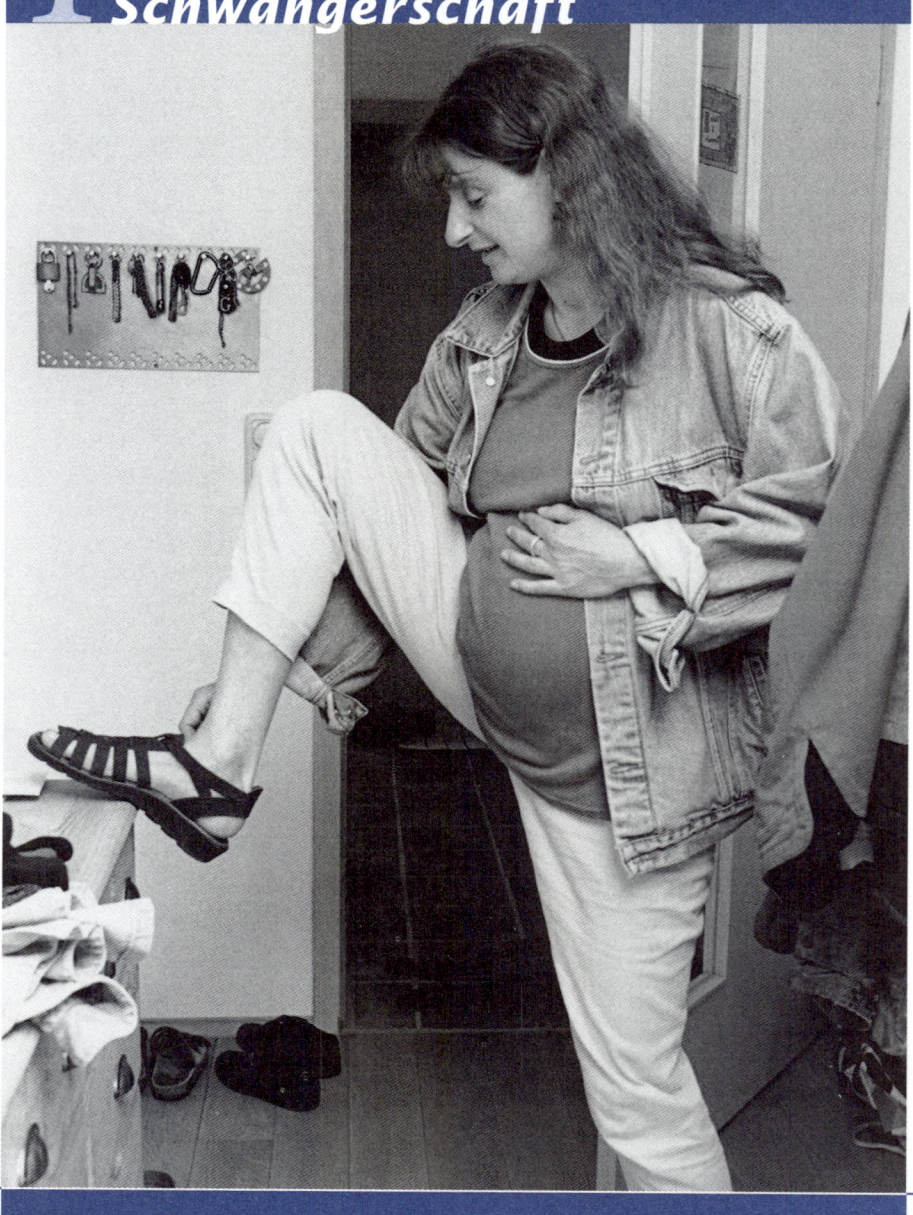

*B*ei allen Unannehmlichkeiten, mit denen Sie sich ab und zu plagen: Schwangerschaft ist keine Krankheit, und darum können Sie für eine ganze Weile noch Ihren Alltag nach Ihren Vorstellungen gestalten. Aber bei vielen Frauen entwickelt sich jetzt, aus der Verantwortung für das wachsende Leben, ein neues Bewusstsein. Was wir essen, wie wir wohnen, was wir uns anziehen, wie wir in Alltag und Freizeit mit unserem Körper umgehen, all das bekommt ein anderes Gewicht.

So ernähren Sie sich richtig

Eine vernünftige Ernährung ist eine vernünftige Ernährung, ob vor, während oder nach der Schwangerschaft. Außer «besonders gesund» braucht Ihre Ernährung also eigentlich nichts zu sein.

Was ist denn nun «besonders gesund»? Die Ernährungslehren sind sich da nicht einig. Ist Fleisch nun wichtig oder schädlich? Schadet Erhitzen den Speisen, oder erleichtert es die Verdaulichkeit? Ist Butter schädlich wegen des Cholesterins oder Margarine wegen der vielfachen chemischen Umformung ihrer Fettsäuren?

Um in diesem Labyrinth einen gangbaren Weg zu finden, möchte ich Ihnen folgende Grundgedanken vorschlagen:

Der Mensch ist biologisch von seiner Vergangenheit als Sammler und Jäger geprägt, der auch bereits das Feuer nutzte. An erhitzte Nahrung konnte er seine Verdauungsorgane seit etwa vier Millionen Jahren gewöhnen, von Getreide lebt er erst seit zehntausend Jahren. Für die Gewöhnung an Kuhmilch und Milchprodukte hatte er noch viel weniger Zeit, und es gibt sogar heute noch Völker, denen genetisch bedingt die Enzyme fehlen, mit denen sie Milch verdauen können.

Als Jäger und Sammler fand der Mensch Früchte, Pflanzensprossen und Wurzeln, Vogeleier, Kleintiere und Fleisch von gejagten Tieren. Grassamen – also Getreide – hat er in diesem kulturellen Stadium höchstens in winzigen Mengen gekaut.

Daraus lassen sich ein paar Richtlinien für eine gesunde Ernährung ableiten, in denen auch Ihr Körper mit seinen Vorlieben und seinen Reaktionen auf bestimmte Speisen ein Wörtchen mitreden darf:

■ **Obst** können und sollten Sie reichlich (und roh) essen. Es enthält Vitamine, Mineralstoffe und Ballaststoffe, die der menschliche Darm gut verträgt. Die im Obst vorhandenen Kohlehydrate (Fruchtzucker) sind besonders gut verdaulich, sie belohnen den Esser sozusagen für seine Mühe, der Pflanze beim Verteilen der Samen zu helfen.

■ **Blattgemüse** kann meist auch roh gegessen werden. Die meisten unserer Gemüsesorten werden bereits als zarte Sprossen geerntet, Weißkohl, Blumenkohl, Rosenkohl, Salate, Fenchel, Spinat, Mangold. Auf diese Sprossen ist unsere Verdauung ebenfalls bestens eingerichtet, sind sie doch den Menschen schon von jeher geradezu in den Mund gewachsen. Sicher haben Menschen aber auch schon sehr früh harte Blätter durch Kochen weicher gemacht.

■ **Wurzelgemüse** ist teilweise so hart, dass es gekocht werden muss (z. B. Schwarzwurzeln), oder es enthält Giftstoffe, die erst durch Kochen zerstört werden (Kartoffeln). Roh gegessen werden eigentlich nur Möhren und Rote Bete. Wurzeln sind die Energiespeicher einer Pflanze, sie enthalten reichlich Kohlehydrate, Vitamine und Mineralstoffe. Das macht sie besonders wertvoll für die menschliche Ernährung.

■ **Samen** müssen für den menschlichen Speisezettel in der Regel stark bearbeitet werden, um die Schutzmechanismen der Pflanze auszutricksen (Getreide, Hülsenfrüchte, Nüsse). In geringen Mengen sind unbehandelte Getreidesamen (z. B. Frischkornmüsli – was immerhin lange gequollen oder geschrotet sein muss!) durchaus gesund aufgrund ihres hohen Gehalts an Vitaminen und Mineralstoffen, werden von vielen Menschen aber nicht vertragen. In größeren Mengen überfordern sie die Verdauungsorgane. Darum sollten wir nicht jedes geschälte Reiskorn und jedes Weißmehlbrötchen als ernährungsphysio-

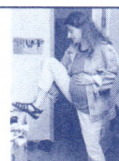

logischen Irrweg verteufeln. Samen sind Träger von *Kohlehydraten,* und da die menschliche Ernährung zu fast der Hälfte aus Kohlehydraten bestehen sollte, sind sie schon rein mengenmäßig sehr wichtig.

■ **Fette** finden sich sowohl in pflanzlichen als auch in tierischen Nahrungsmitteln. Für den menschlichen Körper sind die pflanzlichen Fette leichter verdaulich als die tierischen, mit Ausnahme der Milchfette, die ja auch im Körper des Kälbchens noch einmal umgewandelt werden müssen. Solche «wandelbaren Fette» sind die «ungesättigten Fettsäuren». Deren chemische Zusammensetzung ist noch so reaktionsfähig, dass sie im Körper verschiedene Aufgaben erfüllen kann. Pflanzliche Öle sind dafür besonders geeignet.

■ Tierisches **Eiweiß**, also zunächst Fleisch und Vogeleier, hat von jeher zur menschlichen Ernährung beigetragen. Es stand den Menschen allerdings oft nur in geringen Mengen oder in Schüben zur Verfügung. Also musste sich der Stoffwechsel darauf einrichten, notfalls mit wenig auszukommen und die Bestandteile dieser Nahrung nicht gleich zu verbrauchen, sondern möglichst lange zu speichern. So kann der menschliche Organismus Vitamin B12, das ausschließlich in tierischen Produkten vorkommt, über ein Jahr lang speichern. Ein Überschuss an Vitamin C dagegen, das in Früchten, Wurzeln und frischem Gemüse reichlich vorhanden ist und somit täglich gegessen wird, wird vom Körper sofort ungenutzt ausgeschieden.

Unsere Ernährungskultur hat nun mit der Milchwirtschaft die Möglichkeit geschaffen, von der Kuh umgewandeltes Gras als eiweißreiche Nahrung zu uns zu nehmen, ohne Tiere zu schlachten. Dasselbe gilt für Eier. Auch hier nutzen wir tierisches Eiweiß, das für das Wachstum von Tierjungen gedacht ist.

Was heißt das für unseren Speisezettel?

■ Je näher ein Nahrungsmittel seinem ursprünglichen Zustand ist, desto gesünder ist es. Davon auszunehmen sind die oben genannten «Verdauungsbarrieren» der Pflanze, die mit möglichst wenig Aufwand genommen werden sollten. Z. B. sollte man Kartoffeln kochen, um das Solanin zu zerstören, man muss sie aber nicht danach gefriertrocknen und mit Konservierungsmitteln versetzen, um sie «blitzfix» als Knödel auf den Tisch zu bringen.

■ Je weniger künstliche Zusätze bei der Erzeugung und Verarbeitung eingesetzt wurden, umso besser. Düngemittel im Salat und Antibiotika im Fleisch sammeln sich im Fettgewebe des menschlichen Körpers. Kaufen Sie also, wenn irgend möglich, Gemüse und Fleisch aus ökologischem Anbau.

■ Sie sollten als Schwangere und später als stillende Mutter auf tierisches Eiweiß nicht verzichten. Vor allem die Vitamine der B-Gruppe, die für die Blutbildung und die Sauerstoffversorgung wichtig sind, können Sie über rein pflanzliche Nahrung nicht aufnehmen. Sie müssen kein Fleisch essen, reichlich Milchprodukte und Eier enthalten ebenfalls diese wichtigen Stoffe. Milchprodukte sind auch weniger schadstoffbelastet. Sie haben zudem den Vorteil, dass sie den erhöhten Kalziumbedarf während Schwangerschaft und Stillzeit gut abdecken. (Leiden Sie oder Ihr Partner an einer Kuhmilchallergie, sollten Sie nicht auf Fleisch und Fisch verzichten und reichlich Gemüse und Nüsse jeder Art essen, um Ihre Kalziumversorgung nicht zu gefährden!)

■ Trinken Sie reichlich Wasser oder ungesüßte Kräutertees. Gönnen Sie sich auch ruhig hin und wieder eine kräftige Fleischsuppe oder Gemüsebrühe. Das erleichtert Ihrem Körper die Aufrechterhaltung der notwendigen Blutmenge (vgl. Gestose, S. 71 ff.)

■ Nehmen Sie mehrere kleine Mahlzeiten anstatt weniger großer zu sich. Allein der eingeschränkte Platz für den Magen ist schon Grund genug dafür.

■ Achten Sie darauf, welche Speisen Ihnen Blähungen verursachen und meiden Sie diese. Hier müssen Sie individuell herausfinden, was Ihnen bekommt, das kann bei jeder Frau verschieden sein.

■ Vergessen Sie neun Monate lang jedes Schlankheitsideal, sorgen Sie für sich und Ihr Kind mit Lust am guten Essen – frisch gekauft, rasch zubereitet und mit Genuss gegessen!

Kleidung ohne Umstände

Heute ist es selbstverständlich, dass eine Frau sich auch dann attraktiv kleidet, wenn sie schwanger ist. Die Zeiten, zu denen der Bauch schamhaft unter formlosen Gewändern versteckt wurde, sind vorbei.

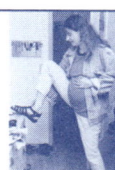

Aber Bauch ist Bauch, und er braucht Platz. Genauso die Brüste. Glücklicherweise hat sich in den letzten Jahren die Mode so entwickelt, dass bequeme Weiten auch für den Normalzustand die Regel sind. Für Pullover und Blusen brauchen Sie wahrscheinlich die Abteilung für Umstandsmoden gar nicht aufzusuchen.

Meiner Erfahrung nach ist die optimale Umstandskleidung auch gleichzeitig eine Stillkleidung. Nach der Geburt passen den wenigsten Frauen sofort die Sachen wieder, die vor der Schwangerschaft so chic waren. Bauch und Pölsterchen können noch eine ganze Weile bleiben. Für möglichst lang brauchbare Kleidung hier ein paar Tipps:

■ Schon ziemlich früh in der Schwangerschaft, wenn man eigentlich noch gar nichts sieht, fangen manche Hosen knapp über dem Schambein an zu kneifen. Wenn Sie eine Hose anprobieren, setzen Sie sich auf alle Fälle auch mal hin. Es gibt Umstandshosen mit und ohne elastischen Einsatz vor dem Bauch. Solche ohne Einsatz haben den Vorteil, dass man sie nicht nur in Kombination mit einer ziemlich langen Bluse tragen kann. Eine oben weit geschnittene Hose mit verstellbarem Gummi im Bund erspart vielleicht die Anschaffung einer extra Umstandsbluse und ist in der ersten Zeit nach der Geburt auch noch zu gebrauchen.

■ Bei mir haben die Träger von Latzhosen über der Schulter leicht gespannt. Achten Sie darauf, dass sie sich leicht verstellen lassen, noch besser sind elastische Träger. Ansonsten kann man in Latzhosen alle T-Shirts und Blusen tragen – man sieht's ja nicht, wenn sie unten ein bisschen hoch rutschen oder die unteren Knöpfe aufbleiben müssen.

■ Umstandsblusen und Kleider, deren Weite allein durch die Breite des Schnitts erreicht wird, sehen nach der Geburt «schwangerer» aus als solche, deren Weite durch Kräuseln oder Falten zustande kommt. Kleider mit einer gewissen Kräuselung über dem Bauch, deren zusätzliche Weite im Rücken durch ein Bindeband reguliert wird, braucht man nicht einmal als Umstandskleid zu kaufen, sie finden sich im Angebot von Kunstgewerbeläden oder im Versandhandel mit Waren aus Entwicklungsländern.

■ Auf spezielle Unterwäsche für Schwangere können Sie verzichten, es sei denn, Sie haben Lust, sich für Ihren besonderen Zustand auch besonders auszustatten. Achten Sie möglichst darauf, Wäsche aus Naturfasern zu tragen, sie reguliert am besten die Feuchtigkeit der Haut. In der kalten Jahreszeit ist Unterwäsche aus Wolle und / oder Seide besonders zu empfehlen. Wegen der größeren Oberweite und des Bauchumfangs muss sie möglicherweise etwas größer sein.

■ Unterhosen kaufen Sie sich zwei bis drei Nummern größer als üblich. Sie sitzen aber bei fortschreitend gerundetem Bauch auch nicht mehr über dem Nabel. Wen das nicht stört, braucht für die Schwangerschaft nichts anderes.

■ Auf ein stützendes Schwangerschaftshöschen sollten Sie lieber verzichten, es sei denn, Ihre Bauchmuskulatur ist durch mehrere Schwangerschaften schon sehr mitgenommen oder Sie leiden unter starken Kreuzschmerzen. Ansonsten wird die Muskulatur durch eine ständige Stütze eher geschwächt als gestärkt.

■ Sind Sie gewohnt, einen BH zu tragen, werden Sie ihn jetzt ein bis zwei Nummern größer brauchen. Er darf nirgends drücken, die Brust braucht Platz für wachsende Milchbläschen und Milchgänge. Es gibt für Schwangerschaft und Stillzeit spezielle BHs, die durchaus ihre Vorzüge haben. Man kann aber auf sie auch verzichten und ganz leichte, elastische BHs tragen. Sie drücken nirgends, lassen viel Luft durch, und man kann ganz unproblematisch gegen Ende der Schwangerschaft, wenn schon mal Milch austritt, oder später während der Stillzeit, eine Stilleinlage einlegen. Mir hat das immer genügt.

Wie Sie durch Übungen und Massage das Brustgewebe festigen können, lesen Sie im Kapitel «Vorbereitung aufs Stillen» (ab Seite 147).
■ Wenn Sie planen, Ihre jetzt angeschafften Kleidungsstücke auch noch nach der Geburt zu tragen, sollten sie gut waschbar und nicht jeder Fleck gleich zu sehen sein. Ihr Baby wird häufiger spucken – auch auf Sie –, und die Zeit zum Waschen und Bügeln wird knapp werden!
■ Zum Stillen sind alle zweiteiligen Kleidungsstücke geeignet. Blusen und Kleider, die extra vorn geöffnet werden können, sind meiner Erfahrung nach unbequem und überflüssig. Es stillt sich angenehmer mit dezent hoch geschobenem Pullover als mit weit geöffneter Bluse.

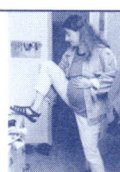

Nähen Sie selbst, hier noch ein paar Tipps:

■ In Kurzwarenabteilungen gibt es elastische Einsätze für Hosen, die man statt des Reißverschlusses in eine normale Hose einnähen kann.

■ Zum Stillen können Sie bei Kleidern ohne Knopfleiste einfach in beide Seitennähte Reißverschlüsse einnähen. Ist das Kleid ohnehin ziemlich weit, genügt ein Reißverschluss von 20 cm Länge, notfalls bis in die Ärmelnaht, ist es enger, muss er etwas länger sein. Nähen Sie die Reißverschlüsse so ein, dass sie von unten nach oben aufgezogen werden. Dann baumeln Ihnen im geschlossenen Zustand nicht die Zipper unter der Achsel, wenn Sie den Arm hochnehmen. Beim Stillen wird ein Reißverschluss geöffnet und das Kleid etwas nach vorn über die Brust gezogen. Das geht wunderbar. Nach der Stillzeit trennen Sie die Reißverschlüsse einfach wieder heraus und schließen die Seitennähte.

Schwanger und schön

Sich selber schön finden – das ist gar nicht so einfach! Es mag Frauen geben, die von Selbstzweifeln unbehelligt durchs Leben gehen, weil das, was sie im Spiegel sehen, dem Cover-Girl auf der Illustrierten gleicht. Aber wer kann das schon? Und so versucht frau, mit Make-up und Muskeltraining dem nahe zu kommen, was heute als Schönheitsideal gilt: straff und schlank zu wirken.

Nun sind Sie schwanger, und Ihr Körper geht seine eigenen Wege. Ohne sich um Schönheitsideale zu kümmern, speichert er zusätzliche Flüssigkeit im Gewebe und setzt bald dazu an, den Bauch dick und prall werden zu lassen. Für viele Frauen ist das kein Problem. Sie wissen, dass es dazugehört, und die Vorfreude auf ihr Kind verdrängt das Befremden, das sie befallen mag, wenn sie sich dergestalt gerundet im Spiegel betrachten.

Aber für manche bleibt dieses Befremden bestehen, sie fühlen sich unförmig und hässlich und können sich mit ihrem Zustand nicht anfreunden. Geht es auch Ihnen so? Dann besuchen Sie ein Museum mit barocken Gemälden nackter Frauen oder besorgen Sie sich einen Bildband über Peter Paul Rubens! Ihm wird nachgesagt, dass er mit Vorliebe Frauen als Modell wählte, die in den ersten Monaten schwanger waren, weil deren Körper und Haut genau die liebliche Schwellung aufwies, die als Schönheitsideal seiner Zeit galt …

Ganz anders heutzutage: Sportlich, straff und schmalhüftig soll eine Frau sein, aktiv und nach außen gewandt. Aber all das sind Sie jetzt nicht. Eine Frau, die in sich einen neuen Menschen heranwachsen lässt, wendet sich eher nach innen, lockert und weitet ihren Körper. Und das sieht man ihr an. Das sah man Frauen schon immer an. Aber heute, in einer Zeit, in der das Muttersein eher eine vorübergehende Phase im Leben einer Frau ist und ihre Identität stärker von ihrem Beruf abhängt, kann sie diesen Zustand nur schwer mit ihrem Selbstbild in Einklang bringen.

Ich denke, es gibt nur den einen Weg: Machen Sie sich diese Rahmenbedingungen klar – und versuchen Sie sich davon zu befreien. Betrachten Sie die Verwandlungen Ihres Körpers als sichtbaren Ausdruck der Verwandlung Ihrer Identität. Und wird da nicht eine ganz neue Schönheit sichtbar? Glatte Haut, glänzende Haare, volle Lippen, die ganze Kraft und Wollust einer prallen Knospe!

Ehrlich gesagt: Ich habe mir erst nach Schwangerschaft und Stillzeit richtig gut gefallen. All die dummen Zweifel an meiner «Schönheit» waren dahin, denn wie kann etwas hässlich sein, was so schöne Kinder hervorgebracht hatte?

Tipps zur Schönheitspflege

■ Es kann sein, dass Sie das ein oder andere Körperpflegemittel wechseln müssen, weil die Haut ihre Struktur verändert.

■ Schminken Sie sich wie gewohnt – oder sogar noch etwas sorgfältiger. Allerdings tun Sie sich und dem Baby etwas Gutes, wenn Sie darauf achten, Produkte zu verwenden, die auf Schadstofffreiheit getestet sind.

■ Benutzen Sie duftende Massageöle und benutzen Sie Ihre Hände, um Ihren Bauch und Ihr Baby zu streicheln. Das hilft Ihrem Körper und Ihrem Körpergefühl.

■ Es kann sein, dass sich Ihr Haar anders anfühlt. Vielleicht nehmen Sie das zum Anlass für eine neue Frisur?

■ Suchen Sie mit Lust nach schöner Kleidung! Attraktiv verpackt ist der Bauch nochmal so schön!

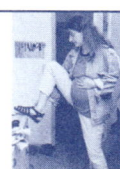

Reisen und Sport sind nicht tabu

Als ich das erste Mal schwanger war, wollten wir im fünften Monat ein paar Tage nach Paris fahren. Wir hatten ziemliche Bedenken, aber der Arzt meinte, eine «anständige» Schwangerschaft hielte das schon aus. Wir sind vorsichtshalber mit der Bahn gefahren.

Notwendig war das wahrscheinlich nicht, ich hätte sicher auch eine Autofahrt gut überstanden. Bequemer war es bestimmt.

In dieser Zeit ist das Reisen normalerweise auch unproblematisch. Während der ersten drei Monate ist der Embryo manchmal noch nicht ausreichend in der Gebärmutter verankert, sodass durch lang anhaltende Erschütterungen eine Fehlgeburt ausgelöst werden kann. Und während der letzten Monate kann der dicke Bauch bei einer längeren Auto- oder Bahnfahrt doch beschwerlich sein. Fremde Betten sind dann vielleicht unbequem, und bei vorzeitig einsetzenden Wehen sind Sie einer fremden Umgebung ausgeliefert.

Im zweiten Drittel der Schwangerschaft können Sie aber einerseits davon ausgehen, dass das Kind nun gut festsitzt, andererseits sind Sie noch nicht so unbeholfen, dass Ihnen das Reisen beschwerlich wird.

Nutzen Sie diese Zeit ruhig noch einmal für einen schönen Urlaub. Es muss ja nicht gleich eine Tramp-Tour durch Südamerika sein. Bei längeren Autofahrten sollten Sie einrechnen, dass Sie öfter eine Frischluft- und Bewegungspause machen. Vielleicht planen Sie auch eine Übernachtung ein, auf die Sie sonst verzichtet hätten. Denn sehr langes Sitzen mit abgeknickten Beinen kann jetzt zu Durchblutungsproblemen führen. Und keine Angst vor dem Gurt: Das Baby wird auch bei einem Aufprall nicht gequetscht, wenn er vorschriftsmäßig ober- und unterhalb der Gebärmutter angelegt worden ist.

Längere Fahrten sind bequemer mit der Bahn. Sie können die Beine hochlegen, wenn Platz genug ist, Sie können herumlaufen, für eine Nachtfahrt leisten Sie sich einen Liegewagen. Flugreisen im Inland können weniger belastend sein als eine Reise per Auto oder Bahn, einfach weil es viel schneller geht. Bei längeren Flugreisen sollten Sie überlegen, ob Sie sich das lange Sitzen, möglicherweise eine Luftreisekrankheit oder einen plötzlichen Klimawechsel und die Zeitverschiebung zumuten wollen.

Wenn Sie weit reisen, sollten Sie sich auch fragen, ob Sie andere Ernährungsgewohnheiten und hygienische Bedingungen gut verkraften. Sind Sie z. B. schon etliche Male in Griechenland gewesen, kennen Sie sich wahrscheinlich in dem Nahrungsmittelangebot aus und wissen, was Sie vertragen. Ist aber alles neu für Sie, bekommen Sie womöglich eine Reisediarrhö. Für diesen Fall besprechen Sie am besten vorab mit Ihrem Arzt eine Behandlungsmöglichkeit und nehmen das Medikament gleich mit. In einem fremden Land haben Sie vielleicht nicht die Gelegenheit, die Verträglichkeit eines Medikaments in Ruhe abzuklären.

Wenn Sie in ein Land fahren, dessen Sprache Sie nur bruchstückhaft oder gar nicht beherrschen, überlegen Sie sich vorher, wie Sie sich über Ihre Schwangerschaft verständlich machen können. Sie können z. B. herausfinden, wie bestimmte Begriffe in Ihrem Mutterpass in der Landessprache heißen, und sie mit Bleistift dazuschreiben, zumindest da, wo keine vermutlich international verständlichen lateinischen Begriffe stehen.

Auf Reisen in Länder, bei denen Impfungen notwendig sind, sollten Sie während der Schwangerschaft verzichten. Und wenn Sie große Höhenunterschiede überwinden müssen, bedenken Sie, dass der Sauerstoffgehalt der Luft in größeren Höhen deutlich geringer ist und auch der Luftdruckunterschied Ihrem labilen Kreislauf Probleme machen kann.

All das sind mögliche Vorüberlegungen. Ist Ihnen das zu viel der ängstlichen Vorausschau, wagen Sie ihre Reiseunternehmungen, solange Sie sich fit fühlen.

Auch beim Sport gilt: Haben Sie Freude an bestimmten Sportarten, dann betreiben Sie sie auch weiter. Sie werden schon selber spüren, wann es Ihrem Körper zu viel wird, und ein bisschen «herunterschalten». Auf Leistungssport sollten Sie aber verzichten. Es kann in der Schwangerschaft ja nicht darum gehen, das Letzte aus sich herauszuholen – dann bleibt nämlich für das Baby nichts mehr übrig.

Welcher Sport ist möglich?

■ Es wird häufig vor Sportarten gewarnt, bei denen der Körper stark erschüttert wird, wie Reiten, Jogging und Tennisspielen. Wie gefähr-

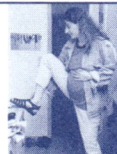

lich sie wirklich sind, lässt sich wahrscheinlich niemals mit Bestimmtheit sagen. Es gibt Schwangerschaften, die unverbrüchlich festsitzen, egal, was die Frau treibt, und andere gehen ab, weil die werdende Mutter versehentlich mit dem Auto durch ein Schlagloch fährt. Da spielen mit Sicherheit auch noch andere Faktoren eine Rolle als nur die Erschütterung des Unterleibs.

■ Wenn Sie Ihrem Körper vertrauen, dann werden Sie auch schon richtig mit ihm umgehen. Ich hatte z. B. keine Lust auf Jogging, weil ich es einfach nicht gewohnt war. Dagegen hob ich während meiner Schwangerschaften ständig Kinder, Kisten oder Kochtöpfe, eine körperliche Übung, der mindestens ebenso viel Schädlichkeit nachgesagt wird wie dem Hüpfen. Aber ich hatte einfach das Gefühl, dass ich weiß, was ich mir und meinem Körper zumuten kann.

■ Harmlos sind ganz sicher Radfahren, Wandern und Schwimmen. Vor allem Schwimmen ist durch seine Kombination von Entlastung durch Auftrieb, ruhiger, kräftiger Muskeltätigkeit und Massage durch strömendes Wasser geradezu ideal in der Schwangerschaft. Sie brauchen übrigens keinen Spezialbadeanzug für Schwangere. Das dekorative Röckchen, das den Bauch umspielen soll, klatscht nach dem ersten Gang ins Wasser sowieso rundherum an. Ein besonders dehnbarer normaler Badeanzug tut es auch.

Beim Radfahren steigen Sie auf besonders holprigen oder sehr steilen Strecken lieber ab. Und das Wandern müssen Sie ja nicht zum Gewaltmarsch werden lassen. Dann kann eigentlich nichts passieren.

■ Wenn Sport für Sie auch deshalb wichtig ist, weil in Ihrem Verein freundliche Kontakte bestehen, gibt es ja auch noch die Möglichkeit, als zeitweise «passives» Mitglied aufzutauchen – beim Umtrunk nach der Skigymnastik, beim Sommerfest mit einem besonders leckeren Kuchen oder einfach nur so, um die Freunde beim Training anzufeuern. Dann wird auch der Wiedereinstieg nach der Geburt leichter!

Lust – oder auch nicht

Sollte ich hier vielleicht lieber ein Gedicht schreiben anstatt schnöder Prosa?

Ich fürchte, dazu fehlt mir die Begabung. Also geben Sie sich mit meinen prosaischen Ausführungen zufrieden und entdecken Sie die Poesie für sich selbst.

Immerhin ist durch den Liebesakt zwischen Mann und Frau das Kind entstanden. Dass gerade dadurch der Liebesakt in der folgenden Zeit für manche «schwangeren Paare» zum Problem wird, ist eigentlich schade, aber es ist nun mal so. Zwar steigert sich bei manchen Paaren die Lust aneinander zu ungeahnten Höhen, aber bei anderen sinkt sie auf den Nullpunkt. Oder nur einer von beiden hat besonders viel Lust, während der andere sich zurückzieht.

Besteht die Unlust eher in der Angst, irgendetwas anzurichten, tun vielleicht ein paar Informationen gut.

Im Allgemeinen schadet Geschlechtsverkehr bei einer normalen Schwangerschaft nicht, weder in den ersten noch in den letzten Wochen. Das Kind ist gut verpackt und durch das Fruchtwasser vor Stößen geschützt. Der Schleimpfropf im Muttermund verhindert, dass Infektionen aufsteigen.

Es gibt wenige Komplikationen während der Schwangerschaft, die es geraten erscheinen lassen, eine Weile auf Geschlechtsverkehr zu verzichten. Wer schon einmal eine Fehlgeburt hatte, sollte in den ersten drei Monaten vor allem während der Zeiten zurückhaltend sein, in denen normalerweise die Regel fällig gewesen wäre. Der Körper hat vielleicht seine innere Uhr noch nicht richtig umgestellt und neigt in diesen Tagen zu Blutungen.

Haben Sie vorzeitige Wehen, ist es auch besser, die Gebärmutter nicht noch zusätzlich zu stimulieren. Dabei spielt nicht nur der mechanische Reiz eine Rolle. Im männlichen Samen finden sich Hormone, Prostaglandine, die Wehen auslösend wirken können, wenn sie am Muttermund aufgenommen werden.

Aber wie gesagt: All das spielt nur eine Rolle, wenn die Gebärmutter eine hohe Wehenbereitschaft zeigt – das sind schmerzhafte Wehen, die nicht nur vereinzelt auftreten. Meist stellt der Arzt in solchen Fällen auch schon einen verkürzten Gebärmutterhals oder gar schon einen leicht geöffneten Muttermund fest. Wenn der Bauch nur hin und wieder hart wird, ohne dabei wehzutun, dann übt er bloß, und Sie können ruhig weiterhin mit Ihrem Mann schlafen.

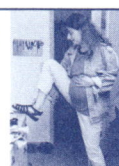

Das Problem sind wohl auch weniger die medizinischen Risiken als die veränderte Situation, in der sich das Paar jetzt befindet.

Ist das denn überhaupt noch dieselbe Frau, die all ihre körperliche Zuwendung dem Mann gab? Hinter der Öffnung, in der der Mann sich zuvor so genussvoll versenken konnte, sitzt nun auf einmal ein Zwerg, der den Körper dieser Frau vollständig in Anspruch nimmt, viel mehr, als es dem Mann jemals vergönnt ist. Und er hat dieses Wesen noch selbst da hineingesetzt, das verwirrt die Gefühle nur noch mehr.

Auch für die Frau ist der Partner nicht mehr nur Geliebter – er hat sie in ihren neuen Zustand versetzt, mit dem sie erst zurechtkommen muss, obwohl sie ihre «Zustände» teilweise selbst noch nicht richtig versteht.

Diese Veränderung des Blickwinkels kann bei dem einen zu Schrecken und innerem Rückzug, bei dem anderen zu gesteigerter Zuwendung führen.

Die eine Frau empfindet ihre reich durchbluteten Genitalien als besonders empfindsam und genießt jede Stimulation. Für die andere sind sie geschwollen und schmerzen bei jeder Berührung.

Die eine Frau freut sich über ihre volleren Brüste, die andere möchte sie vor lauter Berührungsempfindlichkeit am liebsten dick einpacken.

Der eine Mann findet den dicken Bauch grandios und erregend, der andere abgrundtief hässlich.

Mit der Zuneigung zu diesem bestimmten Mann oder dieser bestimmten Frau muss das gar nichts zu tun haben.

Vielleicht ist die eine Frau in dem Bewusstsein aufgewachsen, dass Geschlechtsverkehr vor allem mit Kinder-Zeugen zu tun hat. Sie braucht dann möglicherweise lange, um auch nach «erfolgreicher» Befruchtung ihren Körper für sich lustvoll zu erleben. Oder ein Mann kann sich nicht von dem Bild der Mutter lösen, die nur in Aufopferung für ihr Kind existiert und als eigenständige Person gar nicht greifbar ist. In dem Moment, in dem seine Frau Mutter wird, löst er sie auf in diesem Bild, er sieht die reale Frau nicht mehr – und er kann sie auch nicht mehr körperlich lieben.

Wenn beide Partner gleichermaßen gedämpfte oder gesteigerte Erwartungen haben, dann ist das Gleichgewicht in der Beziehung nicht gefährdet. Aber das kommt leider selten vor. Schon durch zeitliche

Verschiebungen können Konflikte entstehen. Der Mann hat vielleicht am Beginn der Schwangerschaft noch viel Lust, weil die Frau ja auch körperlich noch nicht so stark verändert ist. Sie aber ist müde, in sich gekehrt, und vielleicht ist ihr gar noch ständig übel. Dann wächst ihr Bauch, und damit auch wieder die Lust am Leben und der Liebe – da wird es dem Mann unheimlich, und er zieht sich zurück.

Wie hatten es die Arapesh in Neu-Guinea da einfach: Sie glaubten, dass der Vater während der ersten Zeit der Schwangerschaft behutsam mit seiner Frau schlafen muss, bis das Baby in Miniaturgröße fertig ist. Seine Rolle als Erzeuger war also kein einmaliger Akt, sondern setzte sich über Monate fort. Wenn die Brüste der Schwangeren anfingen zu wachsen, war der Geschlechtsverkehr verboten (Kitzinger, S. 104).

Bei dieser Vorstellung müssen anfangs beide Eltern dazu beitragen, dass das Baby richtig wächst. Für die Arapesh ist das Vater-Werden ein Prozess, in dem körperliche und seelische Fürsorge für Frau und Kind ineinander übergehen. Ich denke mir, dass das körperliche Beisammensein um des Babys willen den emotionalen Aufruhr dieser ersten Monate wohltuend beruhigen und die Energie von beiden auf das Kind lenken kann, ohne dass der Partner vernachlässigt wird.

Würden nicht die ersten Monate Ihrer Schwangerschaft ganz anders verlaufen, wenn Sie beide – wie die Arapesh – davon überzeugt wären, der Mann würde das Baby mit seinem Samen ernähren? Von einer solchen Beteiligung an der Schwangerschaft kann auch der engagierteste europäische Vater nur träumen! Medizinisch gesehen ist das natürlich Humbug. Aber was ist denn «Ernährung»? Kann nicht das Baby einer zufriedenen Frau, deren Gebärmutter durch zärtliche Stimulation gut durchblutet ist, tatsächlich besser ernährt sein als das einer verkrampften Mutter, die ihren Speisezettel nach Vitamin- und Protein-Soll zusammenstellt und ihren Mann dabei ganz vergisst?

Uns wird ja auch immer gesagt, es sei für das Kind gut, wenn die Eltern miteinander glücklich sind. Und dann fangen wir auf unsere komplizierte Weise an, unsere Beziehung «glücklich» machen zu wollen, indem wir reden, reden, reden. Die Anweisung für die Arapesh ist im Vergleich dazu naiv. Aber kann sie nicht letztlich doch hilfreicher sein als jede noch so kluge Erkenntnis über eine «gute Beziehung» – einfach weil sie aus dem Bauch und nicht aus dem Kopf kommt?

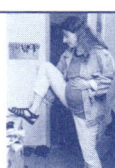

Vorbereitung auf das Baby

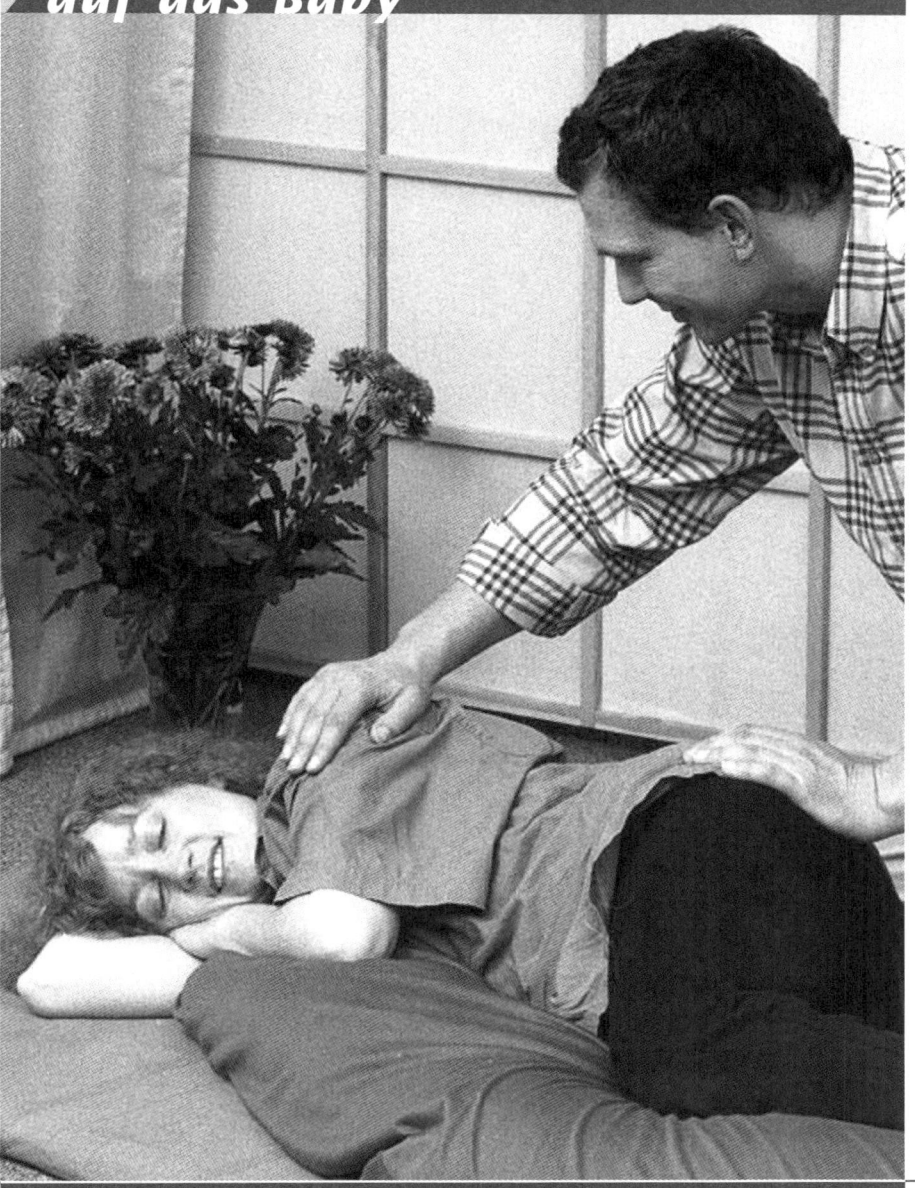

Träume und Phantasien

Träumen … Ich habe nicht mit der Stoppuhr gemessen, wie oft ich am Schreibtisch, umgeben von Büchern und Informationsheften zum Kinderkriegen, versonnen das Bild eines nuckelnden Neugeborenen betrachtet und dabei versucht habe, seine Glitschigkeit und Wärme in meinen Fingerspitzen zu fühlen. Es machte einfach Spaß, sich schon in der Phantasie mit dem kommenden Baby zu beschäftigen.

Werde ich der Herausforderung gewachsen sein?
Mir gingen während der Schwangerschaft mit Nora, während der ich dieses Buch schrieb, natürlich die Geburten der anderen Kinder durch den Kopf. Würde es wieder so unproblematisch werden? Würde es wieder so schnell gehen? Würde das Kind gleich so kräftig nuckeln wie Clara oder ein Weilchen Ruhe brauchen wie Lena? Überhaupt, wie würde es sich anfühlen? In mir stiegen Assoziationen auf von Nachthemd und dicken Brüsten, von Milchgeruch und Schwitzen, von Nachwehen und stundenlangem Baby-Betrachten.

Nun, ich wusste inzwischen, wovon ich träumte. Immerhin hatte ich vor dieser Schwangerschaft bereits drei Geburten erlebt, und schon dreimal war es gut gegangen.

Aber es gibt auch Frauen, die in ihren Phantasien viele Ängste verarbeiten müssen. Vielleicht hat ihre Mutter oder eine Freundin schwere Geburten gehabt und davon erzählt, oder sie neigt auch sonst dazu, sich wenig zuzutrauen und sich vor unbekannten Situationen zu ängstigen.

Das Durchspielen der Veränderungen, die auf einen zukommen, kann sehr viel dazu beitragen, dass in der konkreten Situation viele Ängste schon bewältigt sind. Es kommt zwar wahrscheinlich sowieso alles anders, als man denkt, aber wer sich intensiv innerlich vorbereitet hat, kann sich dem wirklichen Geschehen eher öffnen.

Ich hatte vor dem ersten Kind so schön atmen gelernt und die Pha-

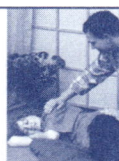

sen der Geburt und dass man nicht gleich pressen darf und und und … Dabei war mir diese ganze Atmerei peinlich, jedenfalls im Kurs fand ich es lächerlich, auf dem Boden zu liegen und vor sich hin zu schnaufen wie ein Nilpferd. Bei der Geburt bin ich dann einmal aus dem Atemrhythmus gekommen, vielleicht, weil das alte Gefühl von Lächerlichkeit in mir hoch kam. Aber da wurden die Wehen wirklich richtig unangenehm. Gedanklich hatte ich aber schon so oft die Situation durchgespielt, dass ich jetzt ganz schnell umschalten konnte. Ich warf jedes Peinlichkeitsgefühl über Bord, und schon hatte ich die Wehen wieder im Griff.

Um sich auf so etwas vorzubereiten, nützt es vielleicht etwas, wenn Sie versuchen, sich Situationen ins Gedächtnis zurückzurufen, in denen Ihnen etwas entglitten ist. Versuchen Sie dann, voll Schreck alles zu stoppen und noch einmal von vorn anzufangen? Oder geraten Sie in Panik und können gar nichts Sinnvolles mehr tun? Oder halten Sie einen Moment inne und überlegen, wie Sie sich der Situation anpassen können, die so anders läuft als gedacht?

■ Wenn Sie von sich wissen, dass Sie leicht in Panik geraten, sollten Sie Ihre Geburtsvorbereitung vor allem auch auf seelische Entspannung richten, z. B. zusätzlich einen Kurs für autogenes Training, Yoga oder Qi Gong besuchen.

■ Sind Sie eher ein Typ, der alles gelassen auf sich zukommen lässt, ist es für Sie vielleicht sinnvoll, sich vor allem in der Wahrnehmung Ihres Körpers zu üben, um dann auch genau zu spüren, auf was Sie sich einstellen müssen.

Eine Nahtstelle zwischen Leben und Tod

Die Phantasien vom Geburtsablauf sind aber nur ein Teil dessen, womit sich eine Schwangere immer wieder innerlich beschäftigt. Viele der Träume und Phantasien richten sich auch auf das Leben mit dem Baby. Da stellt man sich vor, wie man es herumträgt und mit ihm schmust, wie es lacht und spielt und überhaupt das schönste Baby der Welt sein wird.

Aber dann steigen auch die Ängste hoch. Was ist, wenn das Baby krank ist? Wenn es geistig oder körperlich behindert ist? Wenn es gar stirbt? Was ist, wenn unter der Geburt schreckliche Dinge passieren, die uns selbst als Mutter in Gefahr bringen oder die das Baby noch in letzter Minute schädigen? Gerade in einer Zeit, in der von Seiten der Ärzte ein mögliches Schwangerschaftsrisiko nach dem anderen entdeckt und zum Abhaken in den Mutterpass geschrieben wird, ist die Furcht vor solchen Gefahren möglicherweise noch größer geworden als zu Zeiten, da vielleicht sogar mehr passierte, man aber weniger vorab wissen konnte.

Tatsächlich hat niemand die Gewähr, dass er von Unglück dieser Art verschont bleibt. Dennoch, die allermeisten Kinder werden gesund geboren.

Warum haben wir eigentlich nicht solche Angstträume, wenn wir uns in ein Auto setzen? Dabei kann schließlich auch allerhand passieren. Aber: Wir haben im Auto das Gefühl, die Situation buchstäblich «steuern» zu können. Schwangerschaft und Geburt können wir nicht steuern, wir können bestenfalls die Bedingungen optimal halten. Immerhin sind Schwangerschaft und Geburt zusammen die erste Nahtstelle, die uns mit dem Nicht-Sein oder – wer weiß es? – dem Sein in anderen Dimensionen verbindet. Die zweite dieser Nahtstellen ist der Tod.

Ist es da ein Wunder, wenn eigentlich jede schwangere Frau auch anfängt, über den Tod zu phantasieren?

Als Mutter erleben wir unmittelbar mit, wie dieser kleine Mensch aus dem Nichts heraus ein Selbst wird – wir sind ein Werkzeug des Lebens, das durch uns hindurch ans Licht drängt. Aber gleichzeitig öffnet sich unser Blick auch für die menschliche Vergänglichkeit.

Der Tod ist aus unserem Alltag meistens ausgeklammert. Auch diejenigen, die das vollmundig beklagen, wissen oft nicht recht, wie sie damit umgehen sollen. Ich kenne das von mir. Ich kann sehr kluge Gedanken über das Sterben denken. Aber wenn in meiner Umgebung ein Todesfall eintritt, habe ich große Schwierigkeiten, mich überhaupt zu verhalten. Und ich bin sicher kein Einzelfall. Wenn wir nun während der Schwangerschaft von Phantasien vom Sterben oder von einem tot geborenen Kind überfallen werden, dann sind wir schnell bereit, sie als böses Omen zu sehen, und vergraben sie nur noch tiefer in uns selbst. Manche Frauen träumen sogar nachts davon. Das wird dann noch be-

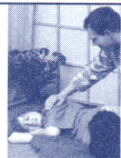

drohlicher, weil wir geneigt sind, Träumen einen ganz tief liegenden Wahrheitsgehalt zuzusprechen.

Den haben sie wohl auch, aber ganz sicher nicht im Sinne einer platten Prophezeiung.

Beweisen kann ich es nicht, aber ich könnte mir vorstellen, dass den Frauen, die das Tagträumen über den Tod und die Krankheit zulassen, die schrecklichen Nachtträume davon erspart bleiben. Wenn es so ist, dass Träume Unbewusstes aktualisieren, dann lassen Sie den Traum in Ihr Bewusstsein ein. Nehmen Sie diese Gedanken, Träume und Ängste als ein Zeichen dafür, dass Sie und Ihr Kind sich an einem Angelpunkt der menschlichen Existenz befinden. Da wird plötzlich klar, wie ungesichert und letztlich unkontrollierbar das Leben ist. Daran hat auch die moderne medizinische Technologie nichts geändert, sie hat nur die Grenzen etwas verschoben.

Vielleicht liegt hier auch die Erklärung für ein Untersuchungsergebnis zweier amerikanischer Wissenschaftlerinnen: Carolyn Winget und Frederik Kapp analysierten die Trauminhalte von 70 Frauen, die ihr erstes Kind erwarteten, und stellten fest, dass die Schwangeren mit vielen Angstträumen durchschnittlich leichtere Geburten hatten als andere mit weniger angstbesetzten Träumen. Wer sich der sicherlich erschreckenden Erkenntnis von der Verwobenheit von Tod und Leben stellt, sie in Gedanken oder im Traum durchspielt, sich ihr hingibt, mit ihr umgeht, der kann sich vielleicht auch unter der Geburt eher den nicht willentlich steuerbaren Prozessen hingeben und sich durchtragen lassen, anstatt sich dagegen anzustemmen und so die doppelte Anstrengung aufbringen zu müssen.

Muss ich mich auf die Geburt vorbereiten?

Es ist oft die Rede davon, dass Schwangerschaft und Geburt keine Krankheit sei. Warum, so fragt man sich, wird dann überhaupt so viel Aufhebens davon gemacht? Warum lässt man der Natur nicht einfach ihren Lauf? Die Tausende Generationen von Müttern vor uns sind schließlich auch nicht einmal wöchentlich zur Geburtsvorbereitung spaziert und haben dort atmen geübt!

Das wohl nicht. Vorbereitungen gab es aber durchaus. Sie zielten allerdings weniger als unsere Geburtsvorbereitung auf den biologischen Vorgang des Gebärens ab, sondern hatten eher spirituellen oder sozialen Charakter. Das heißt aber auch: Die Generationen von Frauen vor uns haben den körperlichen Ablauf von Schwangerschaft und Geburt viel selbstverständlicher geschehen lassen. Es war die Aufgabe, die das Leben ihnen auferlegt hatte. Heute fügen wir uns nicht mehr einfach einer von außen gestellten Aufgabe. Wir überlegen, was wir wollen, wir planen unser Leben, wir versuchen, die Sache in die Hand zu nehmen, sie aktiv zu beeinflussen.

In der Schwangerschaft erleben wir Frauen aber, wie unser Wille plötzlich ausgeschaltet wird. Wir haben das Kind vielleicht bewusst gezeugt, aber bei dem, was dann abläuft, können wir uns nur mitnehmen lassen. Wir können uns gegen das sträuben, was da mit uns passiert, wir können es abwechselnd genießen und verfluchen – abändern können wir es nicht. So gesehen meine ich, dass Geburtsvorbereitung vor allem auch bedeuten muss, die Unabänderlichkeit dieses Prozesses anzunehmen. Wir müssen uns innerlich von der «Macherin» verabschieden – zumindest für diese neun Monate – und uns so weit entspannen, dass die Natur in uns nicht noch die Barrieren überwinden muss, die die Zivilisation errichtet hat. Dieses «Verabschieden» ist nicht einfach – die Teilnahme an einem Geburtsvorbereitungskurs kann dabei eine große Hilfe sein.

Die Geburt – der Höhepunkt einer langen Wanderung
Dieser Prozess, in dessen Verlauf eine Mutter ihr Kind erst vollständig umhüllt, dann nur noch ernährt, dann nur noch beschützt und schließlich ganz freigibt, enthält einen dramatischen Punkt: die Geburt.

Die Dramatik dieses Geschehens verleitet dazu, diesen Prozess nicht als stetigen Weg, sondern eher als eine Treppe mit drei Stufen zu sehen: Schwangerschaft, Geburt und Leben mit dem Baby.

Und dann wird eben während der Stufe «Schwangerschaft» auch «Geburtsvorbereitung» betrieben. Dabei hat mancher Zustand im Leben mit einem Neugeborenen mehr Ähnlichkeit mit der Schwangerschaft als mit dem Leben mit Kind nur sechs Monate später.

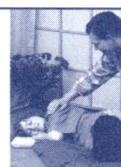

Ich will den Charakter der Geburt als Einschnitt und dramatische Trennung gar nicht leugnen. Ich denke aber, dass das Bewusstsein des Prozesshaften gerade beim ersten Kind meist noch schwach ausgeprägt ist.

Ich weiß noch sehr genau, dass ich beim ersten Kind nur überrumpelt war von der plötzlichen Gegenwart dieses neuen Menschen. Bei den nächsten wunderte ich mich nicht nur, sondern freute mich auch schon auf das, was nun kommen sollte!

Bei uns können viele Frauen Schwangerschaft, Geburt und den Umgang mit einem Säugling nicht mehr bei einer anderen Frau miterleben, bevor sie selber schwanger werden. Ein Geburtsvorbereitungskurs wird so im besten Fall eine Begleitung durch ein unbekanntes Gelände darstellen. Die höchste Erhebung in diesem Gelände, das ist die Geburt, und darum ist es schon notwendig, ein paar «Klettertechniken» dafür zu erlernen.

Die Geburt – ein «Gipfelsturm»

Wenden wir uns zunächst diesen «Klettertechniken» zu. Welcher Art ist die körperliche Leistung, die eine Frau da zu erbringen hat? Die Gebärmutter, dieser große Hohlmuskel, mündet in den Gebärmutterhals, der mit dem Muttermund in die Scheide hineinragt. Er besteht aus Bindegewebe und einem Ringmuskel, der zunächst fest verschlossen ist. Darum ist während der Geburt zweierlei zu leisten: Dieser Ringmuskel muss sich öffnen, und dann muss das Kind den Weg durch die Scheide hinunter geschoben werden. Das Öffnen des Ringmuskels erledigt die Gebärmutter mehr oder weniger alleine während der «Eröffnungsphase». Zum Hinausschieben fordert sie die aktive Mithilfe der Frau an. Die Mutter verspürt einen Pressdrang während der «Austreibungsphase». Dazwischen liegt die «Übergangsphase» – die kurze Zeit, während deren die meisten Frauen am liebsten alles stehen und liegen lassen und notfalls auch ohne Baby nach Hause gehen würden.

Die Frau tut sich und dem Kind während der Geburt den größten Gefallen, wenn sie sich so weit wie möglich entspannt und die Dinge geschehen lässt. Das ist gar nicht so einfach. Wir neigen nämlich dazu, Zustände, die sich in einem Teil des Körpers abspielen, auf den Gesamtkörper zu übertragen. Wenn wir z. B. etwas Schweres heben, spannen wir das Zwerchfell an, beißen die Zähne zusammen, spannen die Muskeln in den Beinen, und dann heben die *Arme* den Wäschekorb hoch. Probieren Sie mal dasselbe locker durchatmend mit offenem Mund! Sie werden Ihre ganze Konzentration dazu brauchen.

Spannungen im Körper werden nicht nur durch körperliche Anstrengungen, sondern fast noch eher durch psychische Zustände hervorgerufen. Den Menschen mit ängstlich hochgezogenen Schultern kennt jeder. Diese vielfältigen Wechselwirkungen innerhalb unseres muskulären Systems können während der Geburt zu wahren Teufelskreisen führen. Eine Geburt mit zusammengebissenen Zähnen ist gewiss keine leichte Geburt. Die schwierige Aufgabe besteht für eine Gebärende darin, die Anspannung der Gebärmutter nicht auf ihren übrigen Körper übergreifen zu lassen. Damit kann sie verhindern, dass diese Spannung nicht ihrerseits wieder zurückwirkt auf den Muttermund und die Scheidenmuskulatur.

Ein wichtiger Schutzwall gegen das Ausbreiten der Anspannung auf den ganzen Körper ist die Atmung. Solange das Zwerchfell möglichst locker in Aktion bleibt, bleiben zwangsläufig auch die Hals- und Mundmuskulatur locker. Auch Arme, Beine und Bauch verkrampfen sich nicht so schnell.

Vielleicht finden Sie das zunächst sehr merkwürdig. Mir ging es bei der ersten Schwangerschaft jedenfalls so. So halbwegs nahm ich der Kursleiterin zwar ab, dass das «Veratmen» der Wehen von Nutzen sei, aber in einem Winkel meiner Seele hoffte ich doch, ich käme ohne die alberne Schnauferei aus. Das war ein Irrtum. So wie sich die Annahme als Irrtum herausstellte, das sprichwörtliche Stöhnen einer Gebärenden hätte etwas mit Klagen zu tun.

Nach Klagen und Jammern war mir gar nicht zumute. Es war ja kein Leid, was mir geschah, das war mir trotz Wehenschmerzen immer bewusst. Aber ich stellte fest, dass Atmen und Stöhnen überhaupt das einzig seefeste Boot waren, auf dem ich mich auf den heranrollenden Wehenwogen obenauf halten konnte. Wenn Sie die Entspannungs- und Atemübungen auf den folgenden Seiten ausprobieren, dann stellen Sie sich ruhig vor, Sie würden damit ein Floß zusammenbauen, auf dem Sie sich über die Wehen tragen lassen können.

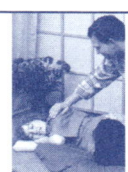

Das, was dann auf Sie zurollt, das kann Ihnen auch die allerfarbigste Schilderung nicht vermitteln. Es ist das Stückchen Überraschung, das die Geburt in jedem Falle für Sie bereit hält. Wenn Sie die Überraschung mit vielen «Ohs» und «Ahs» in Empfang nehmen, dann wird aus der Gipfelstürmerei zwar noch immer kein lässiger Sonntagsspaziergang, aber hoffentlich ein beeindruckendes Erlebnis.

Das lockere Atmen und Entspannen ist vor allem während der Eröffnungs- und der Übergangsphase wichtig. Bei der Austreibungsphase kommt es dann darauf an, das Tor nach draußen zu öffnen und das Kind hinauszuschieben. Im Geburtsvorbereitungskurs lernen Sie, die Beckenbodenmuskeln zu trainieren. Dadurch werden diese dehnbarer und lassen das Kind leichter hinaus.

Der Beckenboden «hält» die Mutter nach der Geburt

Der Beckenboden ist das «Tor» nach draußen. Leider ist kaum jemandem dieser wichtige Körperteil bewusst. Wir lernen als Kinder und junge Mädchen, den Bauch einzuziehen, mit den Rückenmuskeln die Schultern gerade zu halten, das Zwerchfell als Steuerung des Atems wird uns auch irgendwann bewusst. Aber dass der Beckenboden weitaus kompliziertere Aufgaben hat, als nur den Urin zurückzuhalten, auf die Idee kommt man so schnell nicht.

Der Beckenboden ist eine Art elastische Schüssel, in der die Beckenorgane liegen und die nach unten drei Öffnungen hat, den After, die Scheide und die Harnröhre. Er besteht nicht aus einer einfachen Muskelplatte, sondern aus mehreren übereinander laufenden Muskelsträngen, die im Becken Gebärmutter, Blase und Enddarm in der richtigen Stellung halten. Während der Geburt wird dieses Muskelgewebe natürlich stark gedehnt. Ein gut trainierter Beckenboden bildet sich danach wieder ausreichend zurück, vor allem, wenn während der Rückbildungsphase die einzelnen Muskeln immer wieder bewusst angespannt und locker gelassen werden. Als der Zusammenhang von Training, also Benutzung, und Muskelspannung noch nicht bekannt war, legte man die Wöchnerinnen ins Bett und umwickelte ihnen fest den Unterleib. «Trotzdem» – wir wissen jetzt: Gerade deshalb! – sank bei den meisten Frauen mit mehreren Kindern die Gebärmutter immer tiefer oder ragte in manchen Fällen sogar aus der Scheide heraus.

Also: Üben Sie schon während der Schwangerschaft, Ihren Beckenboden wahrzunehmen, anzuspannen und loszulassen und setzen das nach der Entbindung fort! Den Beckenboden kann man in fast jeder Situation als Spielzeug benutzen, und keiner der Umstehenden merkt etwas. Sie können Ihren Afterausgang «hüpfen» lassen und sich dabei einbilden, sie wedelten mit einem imaginären Schwanz. Oder Sie lassen eine imaginäre Glaskugel in der Scheide auf und ab wandern oder spielen «Aufzug mit mehreren Stationen» in Ihrer Scheide. Sie erleben Ihren Beckenboden als eine dritte Hand, die Sie fest, aber beweglich von unten hält, ein bisschen drückt und streichelt, sich bei der Geburt weit öffnet, um Ihr Baby durchzulassen, um Sie dann wieder fest zu umfassen und zu stützen.

Nach der Geburt werden Sie zwar die schweren Einkaufstaschen eine Weile Ihrem Partner überlassen können, Ihr Kind werden Sie aber auch selber tragen wollen. Schon deshalb sollten Sie darauf achten, dass Ihr Beckenboden gut trainiert ist. Gerade anfangs trägt man das Baby eher vorn vor dem Bauch. Das drückt zusätzlich auf den Bauchraum und den Beckenboden. Aber wenn Sie Ihre «dritte Hand» so gut trainiert haben, dass sie bei jeder Anstrengung schon automatisch ein wenig fester zupackt, können Sie Ihr Baby unbesorgt herumtragen.

Geburtsvorbereitung *(Margarita Klein)*

Die Vorbereitung auf die Geburt findet natürlich hauptsächlich in den Gedanken, im Körper und in der Seele der werdenden Eltern statt. Heute besuchen viele Eltern einen Kurs, um sich auf die Geburt vorzubereiten. Diese Kurse regen den Prozess der inneren Vorbereitung an. Der Abbau von Befürchtungen und Ängsten vor dem Unbekannten durch Information über den Geburtsvorgang und der Aufbau von neuen Fähigkeiten mit unterschiedlichen Formen von Entspannungs- und Atemübungen unterstützt Frauen und Männer dabei, die Geburt ihres Kindes selbstbewusst und aktiv zu erleben und auch den vielen Überraschungen, die das Leben mit einem Neugeborenen mit sich bringt, gelassener zu begegnen. Sich mit anderen werdenden Eltern

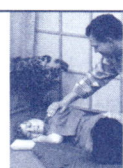

auszutauschen, Spaß miteinander zu haben oder sehr ernsthaft zu diskutieren, sich vielleicht auch noch nach der Geburt zu treffen, ist ein zusätzlicher angenehmer Effekt eines Geburtsvorbereitungskurses.

Wie finde ich einen Geburtsvorbereitungskurs?

Geburtsvorbereitungskurse werden von freiberuflichen Hebammen, von Elternschulen und von Kliniken angeboten. Wenn der Kurs von einer Hebamme geleitet wird, werden die Kosten von der Krankenkasse übernommen, allerdings nur für die schwangere Frau. Nimmt der Partner ebenfalls an dem Kurs teil, so muss er seinen Anteil selbst zahlen. Aber diese kleine Investition wird sich sicher lohnen. Geburtsvorbereitungskurse werden auch von Geburtsvorbereiterinnen und/oder als Yoga-Kurse angeboten. Sie sind in der Regel vollständig selbst zu finanzieren.

Ein Geburtsvorbereitungskurs wird von der Krankenkasse für vierzehn Zeitstunden bezahlt. Oft wird ein siebenwöchiger Kurs mit jeweils zwei Stunden am Abend angeboten. Auch ein Kompaktkurs am Wochenende kann in Einzelfällen sinnvoll sein. Dann empfiehlt es sich aber zusätzlich, Schwimmen für Schwangere, Yoga für Schwangere, Qi Gong für Schwangere oder Entspannungsübungen über einige Wochen zu machen. Denn der Körper braucht eine Weile kontinuierlichen Lernens, um Entspannung einzuüben. Es gibt auch Kurse, die zwölf oder gar vierzehn Doppelstunden dauern. Die zusätzlichen Stunden werden dann privat in Rechnung gestellt. Informieren Sie sich und wählen Sie dann aus, was für Sie das Interessanteste ist. Seien Sie dabei ruhig anspruchsvoll. Die Wahl haben Sie allerdings nur, wenn Sie sich rechtzeitig darum kümmern. Der Kurs wird möglicherweise erst in der 28. bis 30. oder gar erst in der 32. Schwangerschaftswoche beginnen, aber viele Kurse sind schnell ausgebucht. Also macht es Sinn, sich schon im ersten Schwangerschaftsdrittel zu informieren und die ersten Kontakte aufzunehmen.

Der Charakter und die Qualität der Kurse kann sehr unterschiedlich sein. Erkundigen Sie sich bei Frauen, die schon Kurse besucht haben, was dort stattgefunden hat und ob sie sich dort wohl gefühlt haben. Hören Sie sich ein wenig um, lassen Sie sich Empfehlungen geben, überlegen Sie für sich selbst, welche Wünsche Sie an so einen Kurs haben, und dann telefonieren Sie und sprechen Sie mit der Kursleiterin persönlich, das kann Ihnen einen kleinen Eindruck geben. Wenn Sie einen Kurs bei einer Hebamme machen wollen, dann fragen Sie auch gleich, ob sie Ihre Betreuung im Wochenbett übernimmt.

Falls Sie aus irgendeinem Grund keinen Geburtsvorbereitungskurs aufsuchen können: Ein gutes Buch, z. B. dieses, zusätzlich einige Gespräche mit Ihrer Hebamme und begleitend Yoga, Qi Gong und/oder Entspannungsübungen können Ihnen auch helfen, ruhig und entspannt der Geburt entgegenzusehen. Auf diese Weise haben Sie allerdings eine Möglichkeit weniger, mit anderen werdenden Eltern in Ihrer Nähe in Kontakt zu kommen.

Was geschieht im Geburtsvorbereitungskurs?

Im folgenden Abschnitt können Sie an dem ersten Abend eines Geburtsvorbereitungskurses teilnehmen. Im Anschluss daran finden Sie einige Übungen für die Schwangerschaft und für die Geburt.

«Herzlich willkommen zum Geburtsvorbereitungskurs in meiner Praxis. Zunächst möchte ich mich Ihnen vorstellen: Ich bin Hebamme und arbeite seit vielen Jahren freiberuflich, d. h. ich begleite werdende Eltern durch die Schwangerschaft, helfe bei Schwangerschaftsbeschwerden, bei Unwohlsein und Ängsten, bereite Paare oder auch Frauen allein auf die Geburt vor, besuche sie im Wochenbett, biete Rückbildungsgymnastik und Babymassage-Kurse an. Demnächst werde ich auch Vorsorgeuntersuchungen nach den Mutterschaftsrichtlinien hier in meiner Praxis anbieten. Ich habe zwei Töchter und lebe mit ihnen und meinem Mann zusammen hier in der Nähe.

Für Sie ist es vielleicht der erste Geburtsvorbereitungskurs, für mich annähernd der hundertste. Dennoch ist auch für mich jeder Kurs neu, denn Sie tragen mit Ihren besonderen Fragen und Wünschen, mit der Art, wie Sie hier mit mir und mit den anderen Kursteilnehmern in Kontakt kommen, viel zum Charakter dieses Kurses bei.

Im Kurs bekommen Sie Informationen: über die verschiedenen Phasen der Geburt, darüber, wie Ihr Körper es macht, ein Kind zu gebären, darüber, was Ihr Kind tut, um zur Welt zu kommen, und wie Ihr Partner Ihnen dabei helfen kann. Wir werden über die verschiedenen

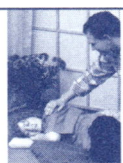

Möglichkeiten der Geburtshilfe sprechen, über den Einsatz von Medikamenten und Technik. Vor allem aber werden wir viele Körperübungen machen, denn das Kind bekommen Sie mit dem Bauch und nicht mit dem Kopf: Körperwahrnehmung, Atmung, Haltung, Massagen, Phantasiereisen und Entspannung bereiten Sie auf die Geburtsarbeit vor.

Niemand weiß genau, wie eine Geburt verlaufen wird, und jede Geburt ist so inviduell wie der Mensch, der da zur Welt kommt, eine Vorhersage und genaue Planung ist nicht möglich. Ich möchte Sie ausstatten mit einer gelassenen, respektvollen Offenheit und mit Neugier. Wenn man eine Geburt mit einer Reise vergleicht, dann kennen Sie weder den Weg noch das Verkehrsmittel vorher, es ist auch noch unklar, wie Sie reagieren und wie sich Ihre Reisegenossen – das Kind und Ihr Partner – verhalten werden. Wir können uns hier gemeinsam die Landkarte ansehen und Sie sollten sich Ihre Reiseleiterinnen (Hebamme, Arzt/Ärztin, Klinik) sorgfältig aussuchen. Sie können auch die Fähigkeit entwickeln, Unvorhergesehenes gemeinsam zu bewältigen – übrigens ohnehin eine wunderbare Kunst für Eltern –, und die Zuversicht, den eigenen Kräften trauen zu können. Glauben Sie daran: Sie sind eine Frau, die gebären kann! Wir werden hier gemeinsam daran arbeiten, dass Sie dieses Zutrauen zu sich selbst entwickeln, dass Sie eine entspannte Gelassenheit erlernen. So bekommen Sie Zugang zu Ihrer inneren Kraft. Den Zugang zu dieser Quelle werden wir erschließen, und durch regelmäßiges Üben steht er Ihnen jederzeit zur Verfügung, weit über den Tag der Geburt hinaus.

Neben Entspannungsübungen werden Sie auch Massagen kennen lernen: Eine wunderbare Art, einander nah zu sein, auch in der Zeit nach der Geburt, wo es manchmal kaum möglich ist, die Vielfalt der Gefühle in Worte zu fassen.

Dann haben Sie bestimmt schon einmal gehört, dass Sie bei der Geburt irgendwie atmen sollen. Das ist richtig, denn der Atem hilft Ihnen, durch die Wehen hindurchzusegeln. Bei jedem Einatmen versorgen Sie sich und Ihr Kind mit neuem Sauerstoff und frischer Energie, und bei jedem Ausatmen können Sie all die Anstrengung loslassen und gleichzeitig – wenn Ihnen danach ist – mit einem lauten Ton, mit «O» oder «A», die gewaltige Kraft ausdrücken, die Ihr Körper in Ihrem Inneren bei jeder Wehe entwickelt.

Aber – muss ich nicht Gymnastik machen zur Vorbereitung auf die Geburt, werden Sie vielleicht fragen. Ja und nein. Nein, weil die Geburt kein Sportexamen ist, auf das hin Sie trainieren können. Was an Muskelleistung bei einer Geburt zu tun ist, das tut Ihre Gebärmutter, angeregt von den Wehenhormonen, ohne Ihr bewusstes Zutun, es «weht» von allein. Wichtiger zu trainieren ist die Fähigkeit, den Dingen ihren Lauf zu lassen, loszulassen, sich zu öffnen.

Ja, weil Bewegung allerdings gut ist, um den eigenen Körper und seine Fähigkeiten besser wahrzunehmen und um Schwangerschaftsbeschwerden vorzubeugen und zu lindern. Deshalb werden wir uns zu Beginn jeder Stunde ein wenig bewegen, mit Musik oder ohne, um nach einem langen Tag den eigenen Körper zu spüren und mögliche Verspannungen zu lösen. Darüber hinaus spricht, wie eigentlich in jeder Lebensphase, vieles dafür, sich auch in der Schwangerschaft dem eigenen Bedürfnis entsprechend mehr oder minder sportlich zu betätigen. Je nach Temperament und Geschmack gibt es Schwimmen, Yoga, Qi Gong oder Fitness als Angebot für Schwangere, oder Sie machen Ihren regelmäßigen Spaziergang. Oder wie wäre es mit Bauchtanz für Schwangere?

Besondere Aufmerksamkeit werden wir in diesem Kurs Ihrem Beckenboden widmen. Diese etwa handtellerdicke Muskelpartie schließt das Becken nach unten ab und ermöglicht uns Menschen so den aufrechten Gang. Der Beckenboden ist die Basis des Körpers und er gibt uns Halt und Stütze. Bei der Geburt ist er für das Baby das Tor ins Leben. Die Muskulatur ist so kunstvoll konstruiert, dass sich diese kleine Scheidenöffnung tatsächlich weit genug dehnen kann, um ein ganzes Kind hindurchschlüpfen zu lassen. Jede Muskulatur ist nun umso dehnungsfähiger, je lebendiger, aktiver und besser durchblutet sie ist. Wir werden also viele kleine spielerische Übungen mit dem Beckenboden machen, damit das Gewebe auf diese Weise elastischer und dehnbarer wird. Dazu gehört auch die tägliche Dammmassage, die ich Ihnen erklären werde. Nach der Geburt werde ich Ihnen dann Übungen zeigen, die nach der großen Dehnung den Beckenboden wieder kräftigen.

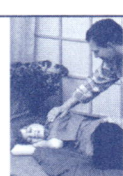

Wir werden auch über all die Hilfen sprechen, die Ihnen die Hebamme oder die Klinik anbieten kann, angefangen von eher naturheilkundlichen unterstützenden Mitteln wie Homöopathie und Akupunktur bis hin zu den Möglichkeiten medizinischer technischer Hilfen, wie sie uns heute für den Notfall in den Kliniken zur Verfügung stehen (s. S. 208 ff.: Geburtshilfe – Geburtsmedizin).

Ein Wort auch an die werdenden Väter: All die Informationen werden auch Sie interessieren. Darüber hinaus zeige ich Ihnen, wie Sie Ihrer Frau bei der Geburtsarbeit helfen können. Sicher, Gebären ist und bleibt Frauensache, aber gleichzeitig sind Sie als werdender Vater ein wichtiger Teil des Geschehens. Sie können für Ihre Frau da sein, sie ermutigen, sie halten und stützen, mit ihr atmen, sie massieren. Hier im Kurs lernen Sie das Handwerkszeug kennen, das Sie dann bei der Geburt zur Verfügung haben. (S. S. 128 ff.)

Neben all diesen Körperübungen haben Sie an jedem Abend Raum und Zeit, alles zu fragen, was Sie jetzt in der Schwangerschaft bewegt. Das fängt an mit eher sachlichen Themen: Welche Windeln kaufe ich für das Baby, was muss ich für die Geburt vorbereiten etc. Und es kann reichen bis hin zu Ihren Ängsten, Träumen, Sorgen und Freuden.

Wenn sie kleinere oder größere Beschwerden haben, kann ich Ihnen Hilfen nennen; wenn Sie Fragen zu Ihrem Mutterpass oder zu anderen Untersuchungsbefunden haben, können wir hier darüber sprechen.

Der Kurs ist auch eine Vorbereitung auf das Leben nach diesem einen Tag der Geburt Ihres Kindes. Wir werden über Wochenbett und Stillen sprechen, darüber, was Ihnen gut tut nach der Geburt und darüber, wie sich wohl das Leben mit Ihrem Kind gestalten mag. Und natürlich werden wir auch über das Kind sprechen: Über seine Fähigkeiten und über seine Bedürfnisse und wie es sie ausdrückt.

Eines kann ein Geburtsvorbereitungskurs allerdings nicht: Er kann Ihnen nicht voraussagen, wie genau Sie die Geburt Ihres Kindes erleben oder wie Sie die Wehen spüren werden, aber er kann Ihr Vertrauen darin wecken, dass Sie auf Ihre ganz besondere Weise mit der Unterstützung Ihres Partners, einer Freundin, Ihrer Schwester oder Ihrer Mutter und mit der fachkundigen Hilfe der Geburtshelfer die Situation bewältigen werden.

Nun lade ich Sie, liebe Leserin, dazu ein, einige Übungen zu machen: als Bewegungsprogramm, das Sie durch die Schwangerschaft begleitet, und als Vorbereitung auf die Geburt:

Den Körper in Bewegung bringen
Räkeln

Wo immer Sie sich gerade befinden, ob Sie stehen oder sitzen oder ob Sie sich schon eine Decke auf dem Fußboden ausgebreitet haben, räkeln Sie sich zunächst. Recken und strecken Sie sich ganz genüsslich in alle Richtungen nach oben, unten, hinten und vorne. Spüren Sie dabei, welche Ihrer Muskeln, welches Ihrer Gelenke jetzt gerne bewegt werden möchte. Nehmen Sie sich einige Minuten Zeit dafür.

Verziehen Sie auch Ihr Gesicht, schneiden Sie Grimassen, seufzen, knurren und brummen Sie.

Füße kreisen

Setzen Sie sich mit ausgestreckten Beinen hin und lassen Sie die Füße kreisen. Malen Sie mit den Fußspitzen große weite Kreise, linksherum und rechtsherum.

Dann bewegen Sie die Füße hin und her – wie Scheibenwischer bei starkem Regen – erst gegeneinander, dann parallel.

Beckenwiege

Wenn es Ihnen möglich und angenehm ist, dann legen Sie sich auf den Rücken und stellen Sie nacheinander beide Beine an. Spüren Sie im Rücken, wie auf Höhe der Taille die Wirbelsäule nur locker oder gar nicht mehr den Boden berührt und wie zum Kreuzbein hin das Becken fest auf dem Boden liegt. Dann drücken Sie den ganzen Rücken fest an den Boden und lösen Sie die Spannung wieder und drücken Sie wieder den Rücken fest an den Boden und lösen Sie die Spannung wieder. So entsteht nach und nach eine kleine, weiche Wiegebewegung. Bei einer ausreichend harten Unterlage können Sie sich auf diese Art eine schöne Massage selbst verschaffen. Atmen Sie aus, wenn Sie den Rücken an den Boden drücken, und lassen Sie die Luft einströmen, wenn das Becken wieder in seine natürliche Position zurückgeht. Diese Übung hat viele Vorteile: Sie hilft gegen Rückenschmerzen, sie

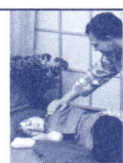

ist schon eine Atemübung, und Sie können Ihr Baby auf diese Weise schon mal ein wenig schaukeln.

Falls Sie nicht gut auf dem Rücken liegen können, drehen Sie sich einfach zur Seite. Die Wiegebewegung des Beckens ist auch in Seitenlage angenehm und nützlich.

Tisch und Berg

Rollen Sie sich über die Seite in den Vierfüßler-Stand und sorgen Sie dafür, dass sich dabei Ihre Handgelenke genau unter den Schultergelenken und Ihre Kniegelenke genau unter den Hüftgelenken befinden. Sie stehen jetzt solide auf vier «Beinen» wie ein Tisch, Marke deutsche Eiche. Dann ziehen Sie das Schambein in Richtung auf Ihre Nase, mit dem Ausatmen wölben Sie kraftvoll den Rücken, soweit es geht, hoch in den Himmel. Aus dem flachen Tisch wird ein hoher, runder Berg. Kehren Sie zurück zu der Position Tisch, der Rücken ist jetzt wieder ganz gerade, auch der Kopf ist waagerecht, der Blick zum Boden. Lassen Sie dann erneut einen mächtigen Berg entstehen. Diese Übung ist gut für die Verdauung, entlastet die Rückenmuskulatur. Gleichzeitig ist es auch noch eine schöne Atemübung, wenn Sie ausatmen, wenn sich der Rücken zum Berg rundet, und einatmen, wenn der Rücken wieder flach wird.

Ein guter Stand

Richten Sie sich langsam zum Stand auf, und dann finden Sie zunächst eine gute Position im Stehen: Die Füße sind parallel und flach am Boden gleichmäßig rechts und links belastet, die Knie sind ein kleines bisschen weich, und das Schambein ist ein wenig zum Nabel gezogen. Wenn Sie wollen, können Sie sich vorstellen, dass Ihnen eine Art «drittes Bein» unter dem Steißbein hilft, einen Teil Ihres Gewichtes zu tragen. Oder stellen Sie sich vor, Sie sitzen mit dem Po gerade eben auf der Kante eines Tisches. Das Gewicht des Oberkörpers ist eine Idee nach vorn verlagert. Lassen Sie die Schultern locker, ziehen Sie den Nacken lang und stellen Sie sich vor, Sie sind wie mit einem goldenen Faden an einem Stern ganz hoch oben am Himmel angebunden. So sinkt jetzt alles Schwere nach unten, und alles Leichte steigt nach oben.

Eine gute Haltung beugt Rückenbeschwerden vor, und Sie tun gut daran, sich hundert Mal am Tag selbst daran zu erinnern.

Nach den Sternen greifen

Wenn Sie so einen guten Stand gefunden haben, dann strecken Sie den rechten Arm mit geöffneten Fingern weit nach oben aus, verlagern Sie das Gewicht ein wenig auf den linken Fuß und stellen Sie sich vor, Sie greifen nach den Sternen. Suchen Sie sich den schönsten aus, greifen Sie zu, nehmen Sie ihn fest in die Hand und holen Sie ihn sich herunter. Wiederholen Sie das mit der linken Hand. Nach den Sternen greifen, den schönsten aussuchen, zugreifen und herunterholen. Und wechseln Sie rechts und links einige Male ab. Dabei achten Sie darauf, dass Sie nie ein Hohlkreuz machen, sondern immer das Schambein ein wenig zum Nabel gerollt haben und sich mit dem dritten Bein hinten gut abgestützt fühlen. Die Knie sind immer ein wenig weich dabei.

Ich tanze mit dir in den Himmel hinein

Wählen Sie eine Musik aus, die zu Ihrer derzeitigen Stimmung passt. Ein flottes Stück Discomusik, eine eher träumerische Klaviersonate, handfeste afrikanische Trommeln oder ein festliches Walzerstück. Wieder sorgen Sie für einen guten Stand mit etwas weichen Knien, mit dem Schambein zum Nabel, gut abgestützt mit dem dritten Bein, lassen Sie die Schultern locker nach unten und greifen Sie mit weichen Armen um Ihren Bauch, und dann tanzen Sie mit sich und Ihrem Kind entsprechend der Musik, die Sie sich ausgewählt haben. Mehr Lust auf Bewegung? Lassen Sie Ihren Bauch los, nehmen Sie sich all den Raum und all die Zeit für sich und drücken Sie mit Ihren Armen, mit Ihrem Becken, mit Ihrem Kopf, mit Ihren Beinen Ihr Lebensgefühl aus. Bewegen Sie sich und genießen Sie den Rhythmus der Musik und den Ihres eigenen Körpers. Tanzen Sie, toben Sie herum, bis Sie aus der Puste sind.

Übungen für den Beckenboden

Der Beckenboden ist der verborgene Schatz in Ihrem Schoß. Bei vielen Frauen ist dieser Schatz bis zur Schwangerschaft unentdeckt und tut seine Arbeit, ohne viel Aufmerksamkeit zu bekommen. Er hält und stützt Sie, er schließt den Körper nach unten hin ab und ermöglicht so

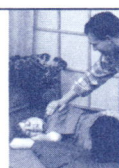

eine aufrechte Körperhaltung. Mit seiner tatkräftigen Hilfe kontrollieren Sie, wann Sie Blase und Darm entleeren wollen, und last but not least ist er der Ort im Körper, an dem Sie die Freuden der Sexualität am intensivsten erleben. Ein kräftiger, elastischer Beckenboden gibt Ihnen Sicherheit in allen Lebenslagen, macht Sexualität lustvoller und eine Geburt leichter.

Der erste und wichtigste Teil der Übungen für den Beckenboden besteht darin, sich den verborgenen Körperteil Beckenboden «bewusst zu machen». Das geht am besten, indem Sie sich aufrecht auf einen möglichst harten Stuhl oder Hocker setzen.

Die unterste Muskelschicht, die Schließmuskelschicht direkt unter der Haut, ist eine eher schmale Muskulatur, die dem Verschluss von Blase und Darm dient. Sie liegt in Form einer Acht direkt unter der Haut von der Spitze des Steißbeins bis zur Unterkante des Schambeins. Spannen Sie die Muskeln kurz an und lösen Sie sie wieder. Das ist, als ob Sie mit dem Beckenboden blinzeln würden. Spüren Sie die kleine Bewegung? Machen Sie sie immer wieder einmal, nur so zum Vergnügen.

Erspüren Sie dann die Knochen Ihres Beckens: Wenn Sie ein wenig hin- und herschaukeln, spüren Sie die Sitzbeinhöcker, die sich durch den Po-Muskel auf die Sitzfläche drücken. Dann tasten Sie mit der Hand vom rechten Sitzbeinhöcker ausgehend schräg nach vorne zum Schambein am rechten Schambeinast und dann auch am linken Schambeinast entlang. In diesem Dreieck, gebildet durch die Sitzbeinhöcker, die Unterkante des Schambeins und die Schambeinäste, ist der vordere Teil des Beckenbodens aufgespannt. Er umfasst Blase und Scheidenausgang und ist bei der Geburt der am meisten gedehnte Teil des Beckenbodens. Versuchen Sie einmal sich vorzustellen, dass Sie auf einen Mittelpunkt hin diese Muskelschicht nach innen oben zusammenziehen. Das ist so, als ob Sie ein Tuch in der Mitte hochheben würden. Wenn Sie jetzt die Beine übereinander schlagen und die Bewegung wiederholen – nach innen oben hochziehen – und dabei merken, wie sich auch Ihre Oberschenkel gegeneinander pressen, so erinnert Sie diese Bewegung wahrscheinlich daran, wie Sie schon als kleines Mädchen versucht haben, den Harndrang einzuhalten, weil keine Toilette in der Nähe war.

Der innerste Teil des Beckenbodens, also von unten gesehen eine Etage höher gelegen, ist eine noch großflächigere Muskulatur, die sich vom Kreuzbein aus an den Seiten des Beckens entlang bis vorne zum Schambein zieht. Bei anderen Säugetieren bewegt diese Muskulatur den Schwanz. Setzen Sie sich nun erneut aufrecht auf den Hocker und stellen Sie sich vor, Sie heben einen sehr kräftigen, schweren Schwanz, etwa den eines Kängurus, hinten an Ihrem Rücken hoch, um ihn so aufrecht zu tragen, wie ein Eichhörnchen. Die Muskulatur, die Sie bei dieser Übung bewegen, ist die innerste Beckenbodenmuskulatur.

Sie können auch auf die folgende Art den Beckenboden spüren: Schieben Sie zwei saubere Finger tief in die Scheide, und dann greifen Sie mit der Muskulatur fest zu. Sie spüren, wie Ihre Finger kräftig umschlossen werden. Versuchen Sie nun, ein wenig nach innen oben hochzuziehen. Das klappt noch nicht sofort? Macht nichts, denn vielleicht fangen Sie gerade erst an, sich mit einer Ihnen bis dahin unbekannten Muskulatur zu beschäftigen, und es dauert einige Zeit, bis Sie sie wirklich gezielt beherrschen. Ich möchte Sie dazu einladen, ab jetzt immer wieder mit diesen Muskeln zu spielen. Spannen Sie sie kurz an, ziehen Sie nach innen oben hoch, lassen Sie wieder locker. Wenn Sie das kurz und rhythmisch machen, ist das ein wenig so, als ob Sie mit dem Beckenboden küssen wollten – und wenn Sie mit dem Mund eine laut schmatzende Kussbewegung mitmachen, klappt das umso besser.

Die Blüte in der Hand

Legen Sie sich bequem auf die Seite, sodass in möglichst entspannter Haltung eine Hand im Schritt ruhen kann. Spüren Sie nach und nach, wie Ihr Atem immer ruhiger wird, wie er in gleichmäßigem Fluss aus- und wieder einfließt. Und gönnen Sie sich eine kleine Pause. Aus – Pause – Ein – Pause. Mit der Zeit können Sie vielleicht wahrnehmen, wie auch Ihr Beckenboden im Aus und Ein des Atems mitschwingt. Wie er sich in Ihre Hand hinein ein wenig vorwölbt beim Einatmen und wie er sich ein wenig nach innen oben zusammenzieht beim Ausatmen. Und mit der Zeit gelingt es Ihnen vielleicht, sich immer deutlicher vorzustellen, wie Ihr Beckenboden sozusagen beim Einatmen in

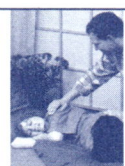

Ihre Hand hinein weich aufblüht wie eine wunderschöne farbige Blüte, die sich beim Ausatmen wieder schließt.

Diese Übungen sind wenig spektakulär, sie erfordern vor allen Dingen eins: Ein wenig Ruhe, ein wenig Lust und Zeit, sich mit sich selbst zu beschäftigen, sich selbst ein wenig besser kennen zu lernen.

Den Beckenboden schonen

Im Alltag ist es vor allem wichtig, dass Sie Ihren Beckenboden vor zu großer Belastung beim Heben und Tragen, beim Stehen, Gehen und Sitzen schonen. Erinnern Sie sich noch einmal daran, was wir bei den Bewegungsübungen über den guten Stand gesagt haben. Wenn Sie das Becken immer ein wenig nach vorne und das Schambein zum Nabel ziehen und sich hinten gleichsam gut abgestützt auf dem imaginären dritten Bein fühlen, die Schultern locker lassen, den Kopf als Krönung oben draufsetzen, dann haben Sie eine Haltung, die ganz automatisch den Beckenboden entlastet.

Stellen Sie sich nun bei jeder Gelegenheit, bei der Sie etwas aufheben – und sei es auch so leicht wie eine Feder – vor, der Beckenboden sei wie eine dritte Hand, die gleichzeitig zugreift, die Ihr Becken schützt und stützt.

Dammmassage

Außer aktiven Übungen – Anspannen und Loslassen und Anspannen und Loslassen, wie beim «inneren Küssen» beschrieben – sind auch Massagen eine gute Möglichkeit, um einen Muskel elastisch zu machen. Wenn es Ihnen gefällt, dann benutzen Sie für diese Massage Weizenkeimöl. Es erhöht zusätzlich die Elastizität des Gewebes. Diese Massage kann Ihnen viel Vergnügen bereiten. Sie kann auch von dem Partner gemacht werden, wenn es für beide schön ist.

Für eine Dammmassage setzen Sie sich hinten gut abgestützt auf das Bett, halb liegend, halb sitzend, schieben Sie jetzt den Daumen in die Scheide und greifen Sie das Dammgewebe zwischen Daumen und Zeigefinger. Kneten Sie es liebevoll durch, wandern Sie dabei von links nach rechts, von rechts nach links.

Sie können auch den Daumen in die Scheide schieben und eine

streichende, dehnende Bewegung hin und her machen. So können Sie Ihren aktiven Beitrag dazu leisten, dass sich bei der Geburt unter dem Druck des kindlichen Kopfes der Damm besser dehnen kann. Anfangs kann das fast etwas unangenehm sein, nach einiger Zeit werden Sie dann merken, wie das Gewebe immer elastischer wird.

Atemräume entdecken

Ein frei fließender Atem versorgt den Körper großzügig mit frischem Sauerstoff und frischer Energie und sorgt über ein vollständiges Ausatmen dafür, dass der Körper sich von Stoffwechselprodukten befreit. Zusätzlich sorgt eine intensive Bewegung der Atemmuskulatur dafür, dass die inneren Organe kontinuierlich massiert werden. Das ist gut für das Wohlbefinden und vor allem für die Verdauung. Für die Geburt ist nun wichtig, dass Sie überhaupt weiteratmen. Die erste Reaktion auf die Intensität der Wehe könnte sein, dass Sie den Atem anhalten, weil Sie sich erschrecken, dass es Ihnen regelrecht den Atem verschlägt vor Überraschung. Nun weiß man, dass ein Körper, der schlecht mit Sauerstoff versorgt ist, wesentlich intensiver Schmerz empfindet. Das heißt, was immer passiert bei der Geburt: Atmen Sie weiter! Und weil das einfacher gesagt als getan ist, gibt es einige Übungen, mit denen Sie Ihren Atem besser kennen lernen und trainieren können.

Atem spüren

Es beginnt damit, dass Sie nichts anderes tun, als sich ein wenig Zeit zu nehmen und auf das Aus und Ein Ihres Atems zu achten. Ihr Atem ist richtig so, wie er ist, es ist Ihr ganz persönlicher Atem. Und dann beginnen Sie, mit Ihrem Atem zu spielen. Atmen Sie so lang aus, wie es geht, dabei können Sie die Lippen spitzen und pusten. So, als wollten Sie einen Luftballon aufblasen oder eine weit entfernt stehende Kerze auspusten. Atmen Sie so lange aus, bis Sie ganz leer sind. Dann machen Sie eine kleine Pause, und erst dann lassen Sie den Atem wieder einströmen. Halten Sie wieder einen Moment inne, um erneut auszuatmen, langsam und kräftig und vollständig. Wenn Sie das einige Male machen, wird sich vielleicht ganz von allein ein Rhythmus einstellen, in dem Sie etwa eineinhalb Mal so lange ausatmen, wie Sie einatmen. Das ist der Rhythmus, der auch für die Geburt nützlich ist.

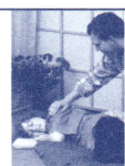

Lange und langsam aus, vielleicht mit gespitzten Lippen, mit lockeren Wangen. Und dann etwas kürzer wieder ein.

Das Öffnen der Blüte

Nehmen Sie den Atemrhythmus der vorherigen Übung wieder auf und stellen Sie sich dabei vor, wie sich bei jedem Einatmen in Ihrem Schoß eine wunderschöne Blüte öffnet. Atmen Sie wieder mit gespitzten Lippen aus, und wieder öffnet sich beim Einatmen eine Blüte in Ihrem Schoß. Wenn Sie mögen, können Sie sich auch vorstellen, dass Sie direkt durch den Beckenboden und durch den Muttermund einatmen, um dann durch den Mund wieder auszuatmen. Kleine Pause … und ein und lange und langsam aus … kleine Pause und ein und lange und langsam aus …

Ah und Oh

Wenn dann die Kraft der Wehe stärker wird und das sanfte Auspusten Ihnen nicht genügend Erleichterung verschafft, nehmen Sie einfach einen Ton dazu. Bei jedem Einatmen öffnet sich weiterhin die Blüte in Ihrem Schoß, und bei jedem Ausatmen drücken Sie die Stärke der Wehe in einem lauten Ton aus. Wenn Sie dabei das A als Vokal wählen, dann ermöglicht Ihnen dieser Laut, den Mund weit zu öffnen und all die Kraft und die Energie, die die Wehe in ihrem Becken freisetzt, mit leicht offenem Mund und entspanntem Kehlkopf nach außen hin abzugeben. Sie können sich vornehmen: Ich sage bei jedem Ausatmen JA, JA, JA und bestärke mich damit selbst darin, dass ich hier und jetzt mein Kind zur Welt bringen will. Sie können sich das noch nicht vorstellen? Vertrauen Sie dennoch darauf, dass es Ihnen möglicherweise gut tut. Und wenn Sie dann während der Geburt spüren, dass der Ton ganz von allein kommt, dann geben Sie ihm nach und gebären Sie Ihr Kind mit vielen lauten Ahs. Und Ihr Partner kann Ihnen dabei helfen. Wenn auch er beim Ausatmen mit Ihnen gemeinsam das A tönt, ist das die beste Unterstützung, die er Ihnen geben kann. Was sollen denn die Leute in der Klinik dazu sagen, fragen Sie sich vielleicht. Seien Sie beruhigt, Geburten sind immer laut. Und Hebammen wissen sehr wohl zu unterscheiden zwischen Lauten, die nützlich sind für die Geburt, die dem Kind den Weg freimachen, und solchen, die wie ein lautes spitzes NEIN,

NEIN, NEIN den Geburtsvorgang eher behindern. Für ein kräftiges Ahh können Sie mit viel Unterstützung und Zustimmung rechnen.

Wenn Sie sich gern mit Ihrem guten Ton noch ein bisschen besser anfreunden wollen: Unter der Dusche oder im Auto tönt es sich prächtig. Eine andere Möglichkeit: Sie stellen sich aufrecht hin, die Füße flach am Boden, die Knie weich, den Kopf hoch aufgerichtet, und Sie nehmen die Arme vor den Körper und heben Sie mit dem Ahh nach oben hoch, so, als wollten Sie freudig ein Geschenk in Empfang nehmen. (Vgl. ausführlicher Höfele/Klein 1999)

Da Ihr Kind mithört, gewöhnt es sich schon an die Töne. Wenn es dann während der Geburt bei jeder Wehe das Ah hört, mag das sogar beruhigend wirken.

Massagen

Gegenseitige Massagen sind in der Schwangerschaft und in der Zeit danach für Eltern eine schöne Möglichkeit, die Verbundenheit zueinander zu stärken. Für die schwangere Frau kann eine Massage so manche Beschwerde lindern. Und auf diese Weise kann der Mann einiges dazu beitragen, dass die Schwangerschaft angenehmer wird. Massieren Sie einander die Hände, die Füße, das Gesicht. Aufmerksame, liebevolle Zuwendung von Haut zu Haut baut Stress ab, beruhigt, gibt ein Gefühl der Verbundenheit.

Der Fluss des Lebens

Die Frau liegt auf der Seite, der Mann liegt auf der Seite ihres Rückens daneben. Sorgen Sie dafür, dass Sie wirklich bequem liegen. Vielleicht brauchen Sie noch ein Kissen unter dem oberen Knie, vielleicht muss auch der obere Arm noch ein wenig abgestützt werden. Ist es wirklich gut so? Der Partner zieht jetzt eine große 8-förmige Linie um Schultern und Becken der Frau. Der Kreuzungspunkt ist in der Taille, und die Bewegung ist ein einziger stetiger Fluss: eine große Schlaufe um die gesamte Schulter, Kreuzung in der Taille, eine große Schlaufe um das halbe Becken herum und wieder hinauf zur Schulter. Bei dieser Massage wird zunächst die oben liegende Körperhälfte nur bis zur Wirbelsäule massiert. Nach einiger Zeit bittet der Partner die Frau, sich auf die andere Seite zu rollen, sie legt sich wieder ganz bequem hin, und er

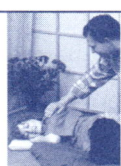

nimmt erneut den steten Fluss der Berührung auf. Eine große Schlaufe um die Schulter, Kreuzung in der Taille und eine große Schlaufe um das Becken.

Wenn Sie gerne Musik dazu hören: Auf der CD zum Buch «Sanfte Klänge» von Hartmut Höfele und Margarita Klein finden Sie passende Stücke, aber auch jede andere Ihnen angenehme Musik, die den langsamen fließenden Rhythmus der Massage unterstützt, ist gut.

Kreuzbeinmassage für die Geburt

Während der Wehen kann es zu starken Spannungen im Bereich des Kreuzbeins kommen. Das Kreuzbein ist der untere Teil des Rückens. Er beginnt von unten gesehen am Ende der Pofalte und geht bis zur Taille hinauf. Während der Wehen entsteht dort manchmal ein Gefühl von sehr starkem Druck. Diesen konzentrierten Druck ein wenig zu verteilen und damit erträglicher zu machen, ist die Wirkung dieser Massage. Die Frau sitzt rittlings auf einem Stuhl oder liegt auf der Seite, der Partner sitzt dahinter. Er streicht jetzt mit flachen Händen, von der Wirbelsäule ausgehend, zu den Seiten mit festem Druck über das Kreuzbein. Der Rhythmus der Bewegung ist dem Atemrhythmus der Frau angepasst, wenn sie ausatmet, streicht er von der Mitte zur Seite, wenn sie einatmet, kehren seine Hände zur Mitte zurück, um beim Ausatmen wieder großflächig zu den Seiten zu streichen. Möglicherweise braucht die Frau starken Druck während der Wehen, vielleicht will sie aber auch nur sehr sacht berührt werden. Lassen Sie sich überraschen.

Phantasiereisen

Für viele Menschen sind Phantasiereisen eine wunderbare Möglichkeit, ganz leicht in einen Zustand erholsamer Entspannung zu kommen. Vielleicht schon jetzt, wenn Sie diese Seiten lesen, spüren Sie, dass es angenehm ist, sich von diesen Worten in Ihre inneren Welten einladen zu lassen. Haben Sie die folgende Phantasiereise häufiger durchgelesen, wird es Ihnen vielleicht sogar gelingen, Sie ganz von allein zu erinnern, wenn Sie sich nur bequem hinlegen und sich ein wenig Zeit dafür nehmen. Sie können sich den Text natürlich auch vorlesen lassen oder ihn selbst auf ein Tonband sprechen und ihn sich dann vorspielen. Sprechen Sie sehr langsam, machen Sie viele Pausen, vielleicht immer an den Stellen, wo im Text Pünktchen stehen. Und weil ich vermute, dass Sie sich nicht selbst mit «Sie» ansprechen, werde auch ich das «Du» als Anrede im folgenden Text wählen.

Die Kraft der Erde und die Energie des Himmels stärken dich bei der Geburt

Mach es dir liegend oder sitzend wirklich bequem, und wann immer du denkst, dass es noch behaglicher sein kann, erlaube dir, deine Haltung zu verändern … Du kannst dir ganz gewiss sein, dass der Stuhl, das Sofa, die Matte, das Bett, auf dem du sitzt oder liegst … dich trägt.

Spüre in deiner Vorstellung ganz hinunter durch dieses Haus … bis zur Erde … und werde dir dessen bewusst …, dass die Erde dich trägt … dein ganzes Leben lang … so wie sie schon vor dir alle deine Ahnen und Urahninnen getragen hat … und so, wie sie nach dir alle deine Kinder und Kindeskinder tragen wird … Was immer du tust …, wo immer du bist …, du kannst darauf vertrauen …, dass dieser Planet dich hält und trägt … Und es ist so gut … dieses Vertrauen … zu spüren … und … diese Kraft … der Erde in dich aufzunehmen … und während du da so daliegst … verbunden mit der Kraft der Erde … spüre um dich herum das Licht des Himmels … Dieses Licht umgibt dich … dein ganzes Leben lang … was immer du tust … wo immer du bist … so wie es schon vor dir allen deinen Ahninnen und Urahnen Licht und Wärme geschenkt hat und so, … wie es nach dir allen deinen Kindern und Kindeskindern das Licht des Lebens gibt … Das Licht kommt und geht … in seinem eigenen Rhythmus von Tag und Nacht … immer wieder … du kannst es mit allen Poren deiner Haut in dich aufnehmen … du kannst es einatmen und dich bei jedem Einatmen … mit neuer Energie füllen … und mit jedem Ausatmen gibst du nach außen ab, was du jetzt nicht mehr brauchst … und dann geh in deiner Phantasie einige Zeit in die Zukunft, … so, als ob du auf dem Fluss der Zeit … in deinen Gedanken schon einmal ein wenig vorausfahren kannst. … Und dann stell dir vor, jetzt ist der Tag, … an dem dein Baby zur Welt kommt … und alles ist bereit dafür, dass heute dein Baby geboren werden kann … und schon jetzt versetzt du dich in Gedanken an den Ort, den du ausgewählt hast … als Geburtsort für dein Baby. … Und wie in einem Film … kannst du dich sehen … und vielleicht auch hören, … wie du mit jeder Wehe … daran

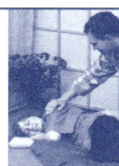

arbeitest,... deinem Kind den Weg... ans Licht zu öffnen.... Das Kommen und Gehen der Wehen, das Ein und Aus deines Atems ... Und das alles so gut ... aufgehoben an diesem Ort,... den du ausgewählt hast.... Und dann stell dir vor, dass sich von oben so etwas ... wie ein warmer heller Lichtstrahl ... über euch ergießt ... über dich,... über das Baby ... und wenn du magst, auch über deinen Partner, ... wenn er bei dieser Vorstellung bei dir ist. Sieh diesen Lichtstrahl,... wie er euch einhüllt,... wie er euch unablässig mit Licht, ... mit Energie, ... mit liebevoller Wärme ... versorgt, und mach dir bewusst, dass dieses Licht ... immer für dich da ist, ... dass es dich fortwährend umhüllt. ... Und vielleicht kannst du auch jetzt schon auf deiner Haut ... die Helligkeit ... und die Wärme ... dieses Lichts spüren ... Manche Menschen können,... wenn sie aufmerksam lauschen,... den Ton hören,... den dieses Licht mit sich trägt ... Und dann, wenn du das Eingehülltsein in dieses Licht eine Weile genossen hast, dann lass die Bilder langsam verschwinden ... Und sei dir gewiss,... wann immer du willst,... dass du dich wieder erinnern kannst ... an die Helligkeit ..., an die Wärme ... und vielleicht auch an den Ton ... und dass dir diese Erinnerung ... Stärke ... und Mut ... und Gelassenheit gibt.

Dann räkel dich, reck und streck dich, bis du wieder ganz munter bist.

Hebammenhilfe in der Schwangerschaft, bei der Geburt und in der Zeit danach (*Margarita Klein*)

Als kompetente Fachfrauen für Schwangerschaft, Geburt, Wochenbett und Stillzeit stehen Hebammen von Beginn der Schwangerschaft an als Ansprechpartnerinnen zur Verfügung. Eine Hebamme als Begleiterin durch diese besondere Zeit bietet eine ganzheitliche Betreuung und hat mehr als die körperlichen Veränderungen im Blick. Die Kosten dafür übernehmen die Krankenkassen. Denn jede schwangere Frau hat Anspruch auf die Hilfe einer Hebamme.

Zu ihren Aufgaben gehören in der **Schwangerschaft**:

■ die Durchführung von Vorsorgeuntersuchungen

- die persönliche Beratung, z. B. bei der Entscheidung zur Pränatal-Diagnostik
- Hilfen bei Beschwerden in der Schwangerschaft
- Wendungshilfe bei der Beckenendlage (s. S. 207)
- die Vorbereitung auf die Geburt in einer Gruppe oder auch einzeln.

Die **Geburt** wird von der Hebamme, unabhängig davon, ob sie in einer Klinik, im Geburtshaus oder zu Hause stattfindet, in eigener Verantwortung geleitet. Dabei begleitet sie die werdenden Eltern in allen Phasen der Geburt. Sie unterstützt beim Atmen, Entspannen und bei der Wahl der besten Geburtspositionen. Sie kontrolliert sorgfältig den Fortgang der Geburt und die Herztöne des Kindes. Bei Komplikationen oder in den meisten Kliniken auch regulär zieht sie eine Fachärztin oder einen Facharzt hinzu, um für Mutter und Kind die bestmögliche medizinische Betreuung zu gewährleisten. Sie verfügt über großes Wissen: angefangen von sanften «natürlichen» Hilfen zur Unterstützung der Geburt bis hin zu intensiver Geburtsmedizin, wenn deren Einsatz – dann immer in Zusammenarbeit mit einem Arzt, einer Ärztin – notwendig ist. Nach der Geburt hilft sie beim ersten Stillen, sie wiegt, misst und untersucht das neugeborene Baby.

Im **Wochenbett** und in der **Stillzeit** umfasst die Betreuung in den ersten zehn Tagen tägliche Hausbesuche und bei Bedarf weitere Hausbesuche bis zu acht Wochen nach der Geburt. Beim Stillen sind Hebammen Ansprechpartnerinnen sogar bis zum Ende der Stillzeit, das heißt bei Problemen auch über die achtwöchige Betreuungszeit hinaus. Die Krankenkasse übernimmt hierfür die Kosten. Die medizinische Betreuung beinhaltet die Überwachung der allgemeinen Heilungsprozesse und der Rückbildung der Gebärmutter, die Abheilung einer Damm- oder Kaiserschnittnaht, die Milchbildung und aktive Unterstützung des Stillens. Hebammen begleiten bei den körperlichen und seelischen Veränderungen, die mit der Mutterschaft einhergehen. Dazu gehört das Gespräch über die Geburt und die ersten Erfahrungen mit dem Kind. Auch wenn ein Kind krank, tot, viel zu früh oder mit einem Kaiserschnitt auf die Welt kommt, haben Frauen ein Recht auf die Unterstützung durch eine Hebamme.

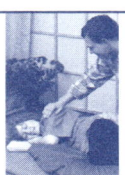

Die Hebamme beobachtet und betreut den Säugling, z. B. die Abheilung des Nabels und die Gewichtsentwicklung, und sie beantworten all Ihre Fragen zur Babypflege und zur Ernährung, zur Vorbeugung vor Allergien und zu den Voruntersuchungen Ihres Kindes. Auch die Blutentnahme zur Früherkennung von Stoffwechselstörungen (Guthrie-Test) kann von der Hebamme durchgeführt werden. Sie beobachtet die Entwicklung Ihres Kindes und hilft der Mutter, dem Vater, dem Kind dabei, einander besser kennen zu lernen und einander gut zu verstehen. Darüber hinaus bieten einige Hebammen auch Kurse an für Rückbildungsgymnastik, für aufbauende Beckenbodengymnastik und für Babymassage.

Vorbereitung aufs Stillen

Clara quetscht ihre Babypuppe an ihre Brust und sagt: «Die will an meiner Bust hinken!» – Hat da nicht die Vorbereitung auf das Stillen schon begonnen?

Meine Töchter haben alle mit Puppen gespielt, mit Puppenwindel, Puppentragetuch, Puppenwagen – aber nicht mit «Puppenpulle». In ihrer Vorstellung gibt es so allerlei in der Babywelt, aber Flaschen? Höchstens als Randerscheinung!

Nun fragen Sie sich einmal ganz ehrlich: Stehen bei Ihrer Vorstellung vom Leben mit einem Baby die Nuckelflaschen mitten in der Küche? Wahrscheinlich ja. Falls nicht, dann sind Sie nur zu beglückwünschen. Nach Jans Geburt brodelten auch bei uns Flaschen und Sauger zum Sterilisieren im Kochtopf. Clara, sechs Jahre später, besaß eine einzige Flasche, aus der sie fast nie trank.

Flaschen sind in der Säuglingspflege kein Muss. Wenn Sie diesen Satz jeden Tag dreimal denken, dann haben Sie die erste Barriere vor dem Stillen schon abgebaut.

Eine Flasche ist ganz nützlich, wenn mal der Vater oder die Oma abgepumpte Muttermilch füttern soll, weil die Mutter ins Kino oder die Eltern zusammen ins chinesische Restaurant gehen wollen. Als solche Art Erleichterung sollte man sich die Flasche gönnen.

Und es ist natürlich auch unsinnig, sich innerlich den Weg vollständig zu verbauen, notfalls auf Flaschenernährung umzustellen. Also richten Sie in Ihrem Bewusstsein ein Schränkchen ein mit ein paar Flaschen drin und der Aufschrift «Für den Notfall» – und wenden Sie sich erst einmal den Milchspendern Ihres Körpers zu.

Sie können sich das Drüsensystem in Ihrer Brust vorstellen wie ein Netz von Wasseradern. Winzige Milchquellen speisen Rinnsale, diese vereinigen sich zu Bächen, die Bäche zu Flüssen, und die Flüsse fließen zu Strömen zusammen. Diese Ströme bilden vor der «Staumauer» Brustwarze regelrechte «Milchseen», und wenn das Baby saugt, öffnen sich die Schleusen, und die Milch fließt warm und nahrhaft dem Kind entgegen.

Die Quellen sind die Milchbläschen oder Alveolen, in denen die Milch gebildet wird. Die Zellen um die Milchbläschen herum werden von dem Hormon Prolaktin dazu angeregt, sich zusammenzuziehen und die Milch in die Milchgänge zu pressen. Diese Milchgänge vereinigen sich vor der Brustwarze zu 15 bis 20 «Reservoirs», den Milchseen, in denen sich größere Mengen Milch sammeln können.

In den letzten Monaten der Schwangerschaft beginnen die Milchbläschen bereits, die «Vormilch» zu bilden (s. a. S. 302). Durch Massage der Brüste zur Brustwarze hin kann man ein wenig dieser Vormilch schon durch die Milchgänge drücken und diese so geschmeidiger machen. Dabei ist allerdings Vorsicht geboten. Alle Manipulationen an der Brustwarze können Wehen auslösen. Ist der errechnete Geburtstermin bereits überschritten, kann das erwünscht sein, ist es noch nicht so weit, sollten Sie auf Brustmassagen verzichten, wenn Sie merken, dass Ihr Bauch dabei hart wird.

Zuerst massieren Sie sanft mit beiden Händen von allen Seiten auf die Brustwarzen zu. Auch von unten! Dabei schiebt sich die Brust stark nach oben. Aber es ist wichtig, gerade die Milchgänge der unteren Brusthälfte geschmeidig zu machen, denn hier und auch an den Seiten entsteht später am ehesten ein Milchstau.

Dann stützen Sie die Brust von unten mit einer Hand, und mit Daumen und Zeigefinger der anderen streichen Sie den Warzenhof in Richtung Brustwarze aus. Dabei müssen Sie schon ein bisschen drücken und die Brustwarze ziemlich lang ziehen. Dann drücken Sie

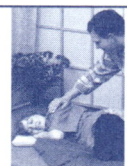

die Warze gegen den Brustkorb hin wieder flach und beginnen das Ganze von neuem. Wenn Sie so eine Weile die Milchseen unter dem Warzenhof ausgestrichen haben, erscheinen auf der Brustwarze ein paar gelblich weiße Tröpfchen – die Milch.

Das tut wahrscheinlich etwas weh. Aber so können Sie sich schon frühzeitig damit vertraut machen, wie Sie massierend mit Ihrer Brust umgehen können.

Die Form Ihrer Brustwarzen ist für das Stillen ziemlich gleichgültig, es sei denn, Sie haben ausgesprochene Hohlwarzen. Dennoch ist es sinnvoll, schon vor der Geburt die Brustwarzen ein wenig zu ziehen und zu kneten. Durch unsere Büstenhalter-Kultur sind die Brüste wohl die am besten geschützte Hautpartie unseres Körpers. Und gerade die wird beim Stillen von einem Tag auf den anderen ziemlich stark beansprucht werden!

Rollen Sie die Brustwarze zwischen Daumen und Zeigefinger und ziehen Sie sie ein wenig lang. So können Sie sich schon an das ungewohnte Gefühl des «Durchgewalkt-Werdens» an der Brustspitze gewöhnen, und die Warze selbst wird darin trainiert sich aufzurichten. Das Baby kann sie dann besser fassen.

Die Haut des Warzenhofes härten Sie am besten durch frische Luft, Sonneneinstrahlung und leichte Reibung ab. Frauen, die normalerweise keinen BH tragen, haben mit wunden Brustwarzen erfahrungsgemäß weniger Probleme. Wollen Sie auf den BH nicht verzichten, können Sie in einen nicht zu weichen BH vorn ein Loch schneiden, sodass Sie zwar den Stützeffekt noch spüren, die Brustwarze aber etwas gerieben wird.

Wichtig ist, die Brustwarzenhaut geschmeidig zu halten, aber darauf zu achten, dass sie nicht aufweicht. Waschen Sie die Brust möglichst nie mit Seife. Tägliches Frottieren mit kaltem Wasser und Waschlappen fördert die Durchblutung.

Die Öffnungen der Milchgänge sind oft von abgestorbenen Hautschuppen verklebt. Wenn Sie beim Duschen oder Baden mit einem Lappen die Brustwarzenspitze vorsichtig von diesen Hautschuppen befreien, hat es das Baby leichter beim ersten Saugen, und auch Ihre Haut gewöhnt sich schon daran, von nun ab in rascherer Folge «abgenutzt» zu werden und neue Hautzellen zu bilden.

Anfangs können Sie die Brustwarze noch mit einer milden Creme oder mit Öl einreiben. Es ist auch eine Vorbeugung gegen Dehnungsstreifen, wenn Sie die ganze Brust mit eincremen und sanft massieren. Kurz vor der Geburt verzichten Sie besser darauf, damit die obere Hautschicht sich etwas verfestigen kann, bevor es ernst wird. Später tun der Speichel des Kindes und ein paar Milchreste das ihrige, die Brustwarzen zu pflegen.

Falls Sie tatsächlich Flach- oder Hohlwarzen haben, ist es besonders wichtig, dass Sie die Warze schon frühzeitig darauf trainieren, sich so weit wie möglich aufzurichten. Wenn Sie die Warze nur sehr schwer zu fassen bekommen, weil sie sich beim Druck auf den Warzenhof noch stärker zurückzieht, besorgen Sie sich eine Handmilchpumpe und saugen die Warze am besten mehrmals täglich heraus. Vielleicht können Sie sie dann auch fassen und etwas rollen und lang ziehen. Es gibt auch so genannte «Brustwarzenformer», die in den BH eingelegt werden und den Warzenhof etwas zurückdrücken. Um für Ihr persönliches Problem die richtige Lösung zu finden, sollten Sie sich zusätzlich zu meinen Ratschlägen an eine Hebamme oder eine Stillberaterin wenden. Sie wird Ihnen helfen, eine auf Sie zugeschnittene Lösung zu finden.

Die Festigkeit der Brust hängt nicht zuletzt von der tragenden Muskulatur ab. Sie können sie trainieren, indem Sie Ihre Arme in Brusthöhe vor sich halten, mit jeder Hand den Unterarm des anderen Armes fassen und die Haut kräftig und ruckartig zum Ellenbogen hin schieben. Sie spüren dann, wie die Muskelschicht unter den Brüsten sich anspannt. Mütter, die schon kleinere Kinder haben, trainieren diese Muskelpartie täglich bei jedem Hochheben des Kleinkindes. Aber ein paar Übungen extra schaden sicher auch dann nicht!

Suchen Sie sich einen «Ausbildungsplatz»!
Am allerbesten ist es immer noch, wenn Sie einmal einer Frau beim Stillen zusehen können. Für mich war entscheidend, dass ich deutlich meine Mutter vor mir sah, wie sie meinen jüngsten Bruder stillte. Als hätte ich nie etwas anderes getan, nahm ich die Brust zwischen Zeige- und Mittelfinger, brachte das Kind dazu, den ganzen Warzenhof und nicht nur die Warze in den Mund zu nehmen, und hielt ihm die Nase

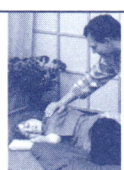

zum Atmen frei. Das war weder Instinkt noch natürliche Begabung, es war schlichte Imitation. Also suchen Sie sich ein Lehrbeispiel, am besten noch vor der Geburt! Falls Sie keines finden, muss das Stillen daran natürlich nicht scheitern.

Was Sie für das Baby vorbereiten sollten

Für die Babypflege gilt eigentlich dasselbe wie für das Stillen: Gehen Sie bei einer Mutter «in die Lehre»! Wenn Sie jemandem beim Wickeln und Baden eines Säuglings zuschauen können, werden Sie bereits eine Menge Anregungen für Ihre eigenen Vorbereitungen erhalten.

Tipps für den Wickelplatz:

■ Ein Wickelplatz im Bad ist nur sinnvoll, wenn Sie ihn zum Duschen nicht wegräumen müssen. Da ein Baby nicht bei jedem Wickeln völlig verschmutzt ist, ist eine Wickelkommode auch im Schlafzimmer oder Kinderzimmer gut aufgehoben.

■ Ist Ihre Wohnung nur mäßig heizbar, empfiehlt sich ein Infrarot-Wärmestrahler über dem Wickelplatz.

■ Die Wickelfläche sollte mindestens 0,6 m x 0,5 m und höchstens 1,00 m x 0,80 m sein.

■ Die Höhe einer Küchenarbeitsfläche ist günstig, also ca. 80 cm.

■ Als Auflage besorgen Sie eine mit Wachstuch bezogene Schaumstoffmatte, auf die dann noch ein Handtuch gelegt wird. Es gibt sie als fertige Wickelauflage zu kaufen, oder Sie beziehen selbst ein zugeschnittenes Schaumstoffstück. Sie können auch ein Fell benutzen und es mit einem dicken großen Handtuch abdecken.

■ Praktisch sind Schubladen direkt unter der Wickelfläche für die Babywäsche oder ein Regal in Griffnähe des Erwachsenen. Nicht ausziehbare Fächer in Kniehöhe zwingen dazu, für jedes frische Hemdchen vor der Wickelkommode in die Hocke zu gehen.

■ Gut ist ein kleines Regal für Öl, Creme, Watte, Haarbürste, Nagelschere in Reichweite des Erwachsenen und außerhalb der Reichweite des Kindes. Aber eine Gefrierdose, direkt auf den Wickeltisch gestellt, tut's auch.

■ Die Lampe über dem Wickelplatz darf das Kind nicht blenden, und Sie natürlich auch nicht.

■ Falls Sie mit Mullwindeln und naturbelassenen Wollhöschen wickeln wollen (S. 353 ff.), empfiehlt es sich, ein paar Haken anzubringen, an die man die Wollhöschen zum Lüften hängen kann, oder eine Leine mit Klammern an der Wand zu spannen.

■ Außerdem brauchen Sie einen Windeleimer und einen Papierkorb für Abfälle.

■ Für die Babypflege brauchen Sie: Baumwollwatte (Watte aus Viskose fusselt!) oder weiches Toilettenpapier, Babyöl oder (besser!) Speiseöl, weiche Waschlappen, Babycreme. Alles andere (Shampoo, Babypflegemilch etc.) ist überflüssig!

Anziehsachen für das Baby

■ **Hemdchen** aus Wolle oder Baumwolle. Die ganz kleinen Größen sind meist vorn offen und am Hals zu binden, weil es kleine Säuglinge angeblich nicht gern haben, wenn man ihnen etwas über den Kopf zieht. Wenn man allerdings mit dem Hinterkopf anfängt und das Hemdchen schräg von hinten nach vorn über das Gesicht zieht, braucht man mit keinem besonderen Protest zu rechnen. Man erspart sich dafür herumhängende Bänder, und das Hemdchen ist immer rundum geschlossen. Für die ersten Monate brauchen Sie Hemdchen und Pullis, deren Halsöffnung sich bis zum Ärmelansatz öffnet, sonst geht der dicke Kopf Ihres Babys nicht durch.

Wollene und seidene Unterhemdchen gleichen die Temperatur besser aus und weisen Feuchtigkeit besser ab als Baumwollhemdchen. Sie brauchen darum auch nicht oft gewaschen zu werden. Zwei bis drei Stück in Größe 56–62 sind darum ausreichend. (Legen Sie als Notvorrat noch zwei Baumwollhemdchen bereit.) Wollen Sie ausschließlich Baumwollhemdchen benutzen, brauchen Sie sechs Stück.

■ Über das Hemdchen kommt ein **Pulli** aus Nickistoff, Sweatshirtstoff oder Jersey. Auch hier können Sie frühzeitig solche benutzen, die über den Kopf gezogen werden, wenn Sie den Trick mit dem Überstreifen anwenden. Wichtig: Der Ärmelansatz muss weit genug sein! Enge Ärmel sind eine Qual für alle Beteiligten. Auch Pullis brauchen Sie vier bis sechs.

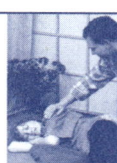

■ Das **Windelpaket** kann sehr verschieden aussehen. Mehr dazu finden Sie im Kapitel «Wickeln und Baden» ab S. 353. Für den Anfang legen Sie sich auf jeden Fall ein Paket Höschenwindeln bereit. Auch wenn Sie später mit Stoffwindeln wickeln wollen (die Sie natürlich auch bereits jetzt besorgen können) und im Fall nachgeburtlicher Umgewöhnung schon mal ein «Wäschestau» auftritt, dann sind Sie gewappnet. Ist das Kind dann da, haben Sie einen besseren Überblick darüber, wie häufig Sie wickeln müssen, wie viel Wäsche sonst noch anfällt, wie viel Platz Sie zum Stapeln haben usw., und können dann immer noch auf eine andere Wickelmethode umsteigen.

■ Über Windel und Pulli zieht man dem Kind einen **Strampler**. Von den kleinsten Größen (56–68) brauchen Sie drei bis vier, von den größeren später etwa sechs.

■ Kleine Babys brauchen ein leichtes **Mützchen** aus Baumwolle oder Seide und ein dickeres aus weicher Wolle.

■ Für draußen braucht das Baby ein **warmes Jäckchen**, wenn Sie es im Wagen ausfahren wollen, oder einen **warmen Anzug** mit Füßen oder einen Stricksack, wenn Sie es im Tragetuch tragen wollen. Ein «Winterkind» braucht auch noch Handschuhe (mit einer Schnur verbinden, sie sind sonst schnell verschwunden!).

Was Sie außerdem brauchen

■ 2 leichte **Baumwolldecken**, um das Baby einzuhüllen, wenn Sie es aus dem warmen Bett nehmen.

■ 6–8 Mullwindeln als **Spucktücher** (auch wenn Sie nicht mit Mullwindeln wickeln wollen).

■ Für den Transport des Babys aus der Klinik: eine **Babyschale** für das Auto. Fahren Sie im Taxi, müssen Sie selbst eine Babyschale bereitstellen. Taxifahrer tolerieren es zwar auch, wenn das Kind in einem zu einem «Schiffchen» zurechtgedrückten Kopfkissen transportiert wird, legal ist es aber nicht. Auch wenn Sie kein Auto besitzen: Schaffen Sie sich in jedem Fall eine solche Schale an, da Sie mit dem Baby ab und zu Taxi oder mit Freunden im Auto fahren werden.

Diese Vorbereitungen sollten Sie schon im 7. Monat treffen. Mit Bettchen, Kinderwagen, Babywanne, Babyphon und anderen Nützlichkeiten können Sie sich etwas mehr Zeit lassen. Ohne Babywäsche stehen Sie etwas dumm da, falls das Kind schon vor dem Termin neugierig auf die Welt sein sollte, alles andere lässt sich später besorgen.

Für die Erstausstattung muss durchaus nicht alles neu sein. Vielleicht borgen Ihnen Freunde kleine Babysachen, oder Sie suchen sich einen Secondhandshop. Sie können auch damit rechnen, noch einiges geschenkt zu bekommen. Ergänzungen brauchen Sie sich erst dann zu beschaffen, wenn Sie in der Praxis gemerkt haben, was Ihnen fehlt. (Zu Dingen, die später praktisch sein können, Anregungen ab S. 460)

Der Klinikkoffer wird gepackt

Schon im 7. Monat sollten Sie zusammengestellt haben, was Sie für die Geburt brauchen – selbst wenn Sie eine Hausgeburt planen. Natürlich wird es auch «irgendwie» gehen, wenn es plötzlich vor der Zeit «losgeht». Aber den zusätzlichen Stress, der entsteht, wenn Ihr Partner zu aller Aufregung auch noch den Mutterpass und saubere Socken suchen muss, den können Sie vermeiden.

Für die Krankenhausbürokratie brauchen Sie:
- Mutterpass (sollten Sie ohnehin immer dabeihaben!)
- Personalausweis
- Familienstammbuch oder Heirats- oder Geburtsurkunde (wenn Sie nicht verheiratet sind)
- Chipkarte Ihrer Krankenkasse

Für die Geburt brauchen Sie:
- Ein kurzes Nachthemd oder T-Shirt oder eine weite Bluse, die vorn zu öffnen ist, möglichst leicht und aus kochfester Baumwolle
- ein Paar warme Strümpfe, Sie bekommen vielleicht kalte Füße
- wenn Sie lange Haare haben, ein Haarband oder Gummi. Schweißverklebte lange Haare im Gesicht können sehr unbehaglich sein
- Traubenzucker oder Honig. Das stärkt zwischendurch, ohne die Verdauungsorgane zu belasten
- eine Thermoskanne legen Sie in den Koffer und eine Schale mit Eis-

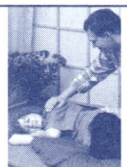

würfeln ins Gefrierfach. Wenn es losgeht, kommen die Eiswürfel in die Thermoskanne, das kann zwischendurch zum Lutschen sehr angenehm sein

■ Saft oder Tee (kein schwarzer! Am besten Himbeerblättertee). Falls Sie zum Trinken nicht aufstehen können, kann Ihnen Ihr Partner ein Glas mit Knickstrohhalm zum Trinken hinhalten

■ Waschlappen zum Befeuchten der Stirn; oder auch Erfrischungstücher

■ Fettstift für ausgetrocknete Lippen

■ Massageöl

■ Hausschuhe

■ Bademantel

■ etwas zu essen für Ihren Partner und Sie selbst, falls Sie Ihr Kind zu einer Zeit zur Welt bringen, zu der die Klinikküche geschlossen hat. «Danach» kann der Hunger ganz schön groß sein!

Wenn Sie wollen, können Sie auch noch Folgendes einpacken:

■ eine Duftlampe

■ Kassetten oder Ihre Lieblings-CD (Erkundigen Sie sich, ob ein Kassettenrecorder oder CD-Player vorhanden ist!)

Wenn Sie direkt nach der Geburt nach Hause fahren wollen:

■ Kleidung für das Baby

■ Babyschale für das Auto (s. a. S. 392)

■ frische Kleidung für Sie selbst, hauptsächlich frische Unterwäsche und vielleicht nur Bademantel.

Wenn Sie in der Klinik bleiben wollen:

■ 4 bis 6 Nachthemden, die vorn zu öffnen sind, oder Schlafanzüge. Man kann sehr gut mit hochgezogenem Schlafanzugoberteil stillen. Man kann sich im Bett im Schlafanzug auch besser bewegen. Wird er Ihnen zu warm (Kliniken sind meist gut geheizt), lassen Sie die Hose einfach aus.

■ Bademantel

■ Socken

- Hausschuhe
- Sweatshirt oder Nicky zum Überziehen
- 8 bis 12 Baumwollslips oder Wegwerfhöschen. Erkundigen Sie sich in der Klinik, ob Sie dort Einmal-Höschen zum Einlegen der Binden bekommen. Binden bzw. zunächst größere Vorlagen bekommen Sie in der Klinik.
- 2 Still-BHs oder elastische BHs aus Baumwolljersey
- Stilleinlagen gibt es in den meisten Kliniken, (sonst erhältlich in Apotheken, Drogerien oder Drogerieabteilungen der Supermärkte), oder Sie besorgen sich Stilleinlagen aus Wolle oder Seide.
- Waschlappen (ausnahmsweise Zellstoffwaschlappen zum Einmalgebrauch. Dann brauchen Sie nicht immer aufzupassen, Brust- und Po-Waschlappen nicht zu verwechseln.)
- Handtücher
- Seife, Zahnbürste, Zahnpasta, Kamm, Bürste, Nagelschere, Kosmetika – was Sie eben so brauchen, um sich wohl zu fühlen.
- Papiertaschentücher für alles Mögliche
- Briefpapier und Schreibzeug, Adressbuch mit Telefonnummern
- Telefonkarte oder Münzen zum Telefonieren, falls Sie kein Telefon im Zimmer haben. (Wichtig! Sie werden ein gewaltiges Mitteilungsbedürfnis verspüren!)
- Etwas zu lesen – aber stellen Sie sich darauf ein, dass Sie wahrscheinlich viel mehr Lust haben werden, Ihr Kind anzuschauen als Ihren Geist zu füttern. Bei mir sind die Bücher im Wochenbett jedes Mal ungelesen geblieben …

Für den Weg nach Hause:

- Packen Sie ruhig noch Schwangerschaftskleidung ein! Dann bleibt Ihnen die Enttäuschung erspart, dass die alten Sachen noch nicht gleich wieder passen.
- Fürs Baby Hemdchen, Jäckchen, Windel, Strampler, ein oder zwei Mützchen (wichtig!), Strickjäckchen, Babydecke.

Für das Wochenbett zu Hause nach ambulanter Geburt oder Hausgeburt:

- Eine Wäschewanne, die auch für Sitzbäder brauchbar ist.

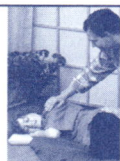

- Reichlich Binden, Zellstoffwindeln oder Endloswindeln zum Abschneiden. Zumindest ein Teil der Binden sollte ohne Plastikfolieneinlage sein, da oft eine allein nicht reicht, jedenfalls in den ersten Tagen …
- Mehrere bequeme Baumwollunterhosen oder Wegwerfslips.
- Ein Eimer mit Deckel in der Toilette für Ihre Binden.
- Ein paar alte Handtücher als Einlagen ins Bett, mit einer Gummieinlage darunter.
- Nachthemden oder Schlafanzüge brauchen Sie wahrscheinlich weniger als in der Klinik, da zu Hause ohnehin mehr Wäsche anfällt und Ihre Nachtwäsche leicht mitgewaschen werden kann.
- Sorgen Sie lieber für genügend Bettbezüge. Sie werden Ihr Bett schnell durchgeschwitzt haben!
- Was Sie für die Nabelpflege brauchen, wird die Hebamme mitbringen, die Sie und das Kind im Wochenbett betreut.
- Ein Teefläschchen und etwas Fencheltee für alle Fälle für die ersten Tage.

Wenn Sie eine Hausgeburt oder ambulante Geburt planen, besprechen Sie mit Ihrer Hebamme, was sie noch für nützlich hält.

All das zusammenzusuchen macht Spaß. Ich habe jedes Mal mit ganz besonderem Vergnügen so ganz normale Dinge wie Papiertaschentücher oder Schlafanzüge besorgt, wenn es «Geburtstaschentücher» und «Geburtsschlafanzüge» waren …

Hat es schon einen Namen?

«Wisst ihr schon, wie es heißen soll?»

Es gibt wohl keine Schwangere, die das nicht irgendwann gefragt wird, oft schon in den allerersten Wochen.

Ich habe diese Frage nie beantwortet, selbst wenn ich die Antwort wusste. Ich fand, der Name gehört mit zu der Überraschung, die ein Kind in jedem Fall für die Umwelt darstellt.

In Dänemark ist diese Scheu vor dem vorzeitigen Namengeben sogar allgemeine Gepflogenheit. Dort ist es üblich, niemandem den Namen des Kindes zu sagen, bis es nach drei Monaten getauft wird. So lange ist es einfach «Kleiner Bruder» (lille bror) oder «Kleine Schwester» (lille søster).

Namen werden in unserer Kulturgeschichte häufig magische Eigenschaften zugesprochen. In der Schöpfungsgeschichte wird die Aneignung der Welt durch den Menschen dadurch beschrieben, dass er den Pflanzen und Tieren Namen gibt. Und im Märchen vom «Rumpelstilzchen» wird ein Wesen dadurch vernichtet, dass andere seinen Namen kennen.

Mir kommt es immer so vor, als sei das frühe Verbreiten des Namens eines Ungeborenen wie ein Begriff ohne Assoziation. Wer weiß denn schon, was das für ein Mensch sein wird? Wir assoziieren doch dann eigentlich nur die Wünsche, die wir selber mit dem Namen verbinden, oder irgendwelche anderen Personen gleichen Namens, die wir kennen.

Nicht, dass wir uns vorher keine Gedanken um den Namen gemacht hatten – er wurde bloß nicht verraten.

Es gibt Eltern, die haben einfach einen absoluten Lieblingsnamen bereit und brauchen sich nicht mit Entscheidungen zu quälen. Viele wissen auch bereits über Ultraschall oder Fruchtwasserpunktion, ob es ein Junge oder Mädchen wird, und suchen gezielt nach einem entsprechenden Namen.

Eltern sind bei der Wahl des Namens immer auch Modeströmungen unterworfen, und oft schwimmt man darin mit, ohne es zu merken. Als wir unseren Sohn «Jan» nannten, kannten wir kein einziges Kind, das so hieß – und dann wurde ein Jan nach dem anderen geboren. Unsere «Anna Lena» nannten wir «Anna» nach der Oma und «Lena» nach «Leonce und Lena», ohne nach rechts und links zu schauen, und danach stießen wir auf jede Menge Annas und Lenas und sogar Anna-Lenas.

Es gab Zeiten, in denen Namenstraditionen eine große Rolle spielten. Dann mussten die Bezeichnungen «senior» und «junior» her, um Vater und Sohn unterscheiden zu können.

Das dürfte heute kaum noch vorkommen. Das Kind ist nicht mehr der Familientradition verpflichtet, sondern soll ganz es selber sein – vielleicht mit ein wenig französischem Charme, dann wird's eine Nicole, oder ein wenig nordischer Frische, dann heißt es Nils, oder ein

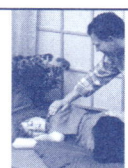

wenig vom Hauch vergangener Kulturen umweht, dann wird's ein Simon oder eine Sarah.

Was immer wir mit einem Namen in Verbindung bringen, kann unterschwellig eine wichtige psychologische Rolle für das Kind spielen. Gesetzt den Fall, Eltern nennen ihren Sohn «Patrick», weil sie so begeistert sind von Patrick Süskind, so werden sie wohl kaum vermeiden können, dass sie seine sprachliche Entwicklung besonders aufmerksam beobachten und fördern und das Kind je nach Erfolg oder Misserfolg Stolz oder Enttäuschung spüren lassen.

Subtiler sind Erwartungen, die z. B. an Namen wie «Dorothea» (das Gottesgeschenk) oder «Valentin» (der Gesunde, Starke) geknüpft werden. Wird solch ein Name bewusst gewählt, kann das Kind unter einem unbewussten Druck stehen, eine entsprechende Person zu werden.

Das heißt natürlich nicht, dass Sie nichts sagende Namen wählen sollten. Aber Sie können darauf achten, dass über Ihre eigenen Erwartungen der Name nicht zur Last für das Kind wird. Das Kind muss schließlich damit leben, und zwar nicht nur mit seiner Bedeutung, sondern auch ganz praktisch. Ist der Name gar zu ausgefallen, wird das Kind vielleicht geneckt. Verleitet er allzu sehr zu Abkürzungen, kann man sicher sein, dass der Name verstümmelt werden wird. Ich finde z. B. «Cornelius» sehr schön, aber ich kann mir ausrechnen, dass der Junge als «Conny» durchs Leben gehen würde. Drum blieb der Name bei uns im Schrank der unerfüllten Wünsche.

Man sollte auch bedenken, dass das Kind in seinem Leben unendlich oft seinen ganzen Namen wird nennen müssen und oft genug auch buchstabieren. Vielleicht verführt das eine «Michele» (sprich: Mischäl) irgendwann dazu, nach Frankreich überzusiedeln, um den ewigen Schreibfehlern in ihrem Namen zu entrinnen. Und «Janosch Schreiber» muss nach jedem «Wie bitte?» seinen Namen nochmal ganz langsam nennen, sonst wird ein «Janosch Reiber» daraus.

Wie immer Sie sich entscheiden: Betrachten Sie die Namenssuche als eine Möglichkeit, langsam Ihr Kind, das von irgendwoher zu Ihnen kommt, zu einer unverwechselbaren Person werden zu lassen. Und wundern Sie sich nicht, wenn es Ihnen anfangs schwer fällt, Ihr Kind bei seinem Namen zu nennen. Bei mir dauerte es bei jedem Kind Wochen, bis ich es automatisch beim Namen nannte.

Geburt, Geburtsort und Wochenbett

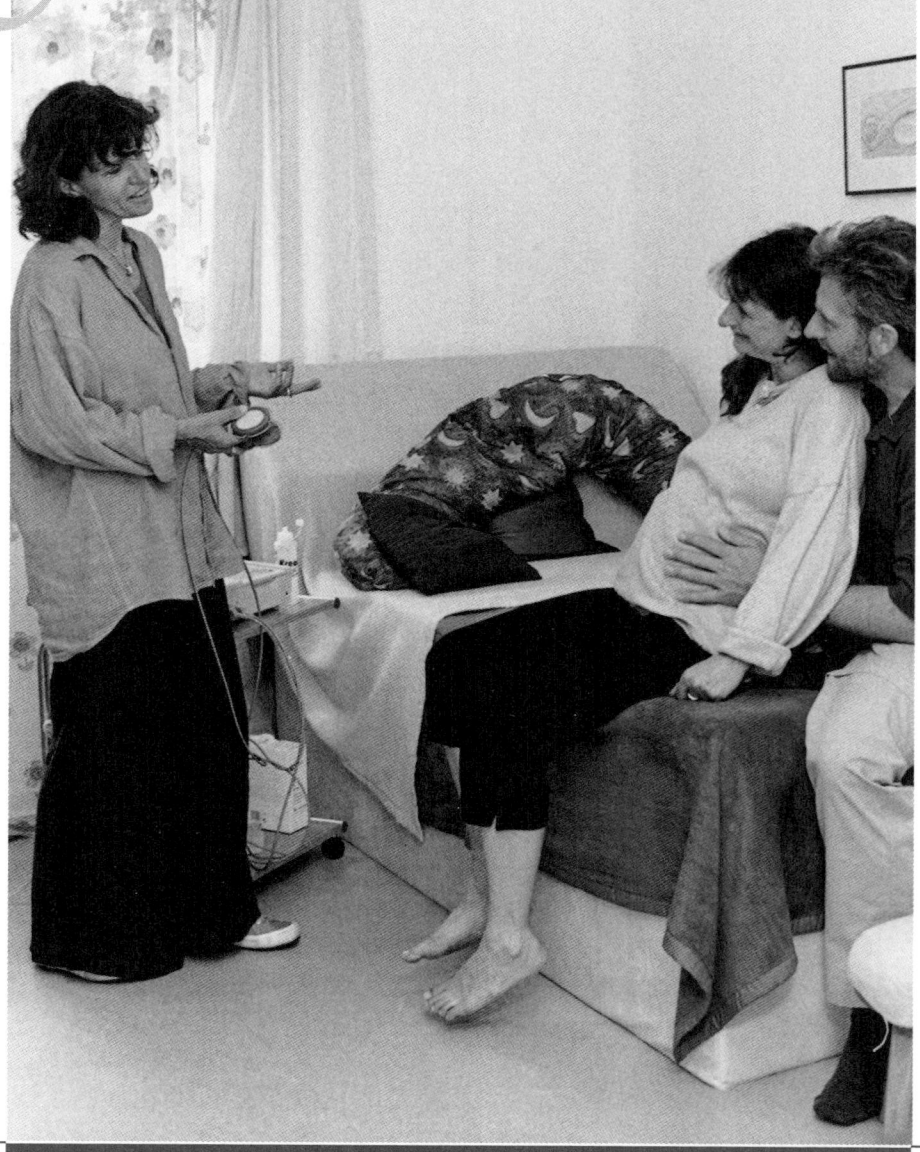

*W*enn das Baby sich auf den Weg macht, dann sucht auch die Mutter ein Plätzchen auf, an dem sie möglichst ungestört ihr Kind zur Welt bringen kann – das ist bei Menschen nicht anders als bei Tieren. Nur hängt bei uns Menschen die Definition dessen, was ein ungestörtes Plätzchen ist, von den unterschiedlichsten kulturellen Einflüssen ab, und das führt zu ganz gegensätzlichen Bräuchen. Von der einsamen Geburt im Busch bis zur Geburt im Kreise tanzender Freundinnen ist alles möglich, und unsere mit medizinischen Geräten möblierten Kreißsäle sind nur eine Version davon.

In der Regel bringen bei uns Frauen ihr Kind im Krankenhaus, seltener in Geburtshäusern oder zu Hause zur Welt.

Die Klinikentbindung

Entbindungsstationen in Krankenhäusern sind mit allen Apparaten ausgestattet, die derzeit in der Geburtshilfe gängig sind, und im klinikeigenen OP kann schnell ein Notkaiserschnitt gemacht werden. Diese technische Ausstattung lässt eine Geburt in der Klinik als «sicher» gelten.

Nun ist eine Schwangerschaft keine Krankheit und eine Geburt eine normale biologische Funktion, wenn auch eine besonders anstrengende. Begleitet man diesen eigentlich selbsttätig ablaufenden Prozess mit zu viel Kontrolle und Eingriffen von außen, kann es zu Störungen kommen, die ohne die Technik nicht eingetreten wären.

Ein Beispiel: Ein Arzt möchte sichergehen, dass die Herztöne des Kindes unter der Geburt nicht zu sehr abfallen. Dazu setzt er eine Kopfschwartenelektrode, wobei er die Fruchtblase sprengen muss. Nun nimmt bei einer Fruchtblasensprengung der Druck auf das Kind von einer Sekunde auf die andere sehr stark zu. Als Folge davon werden die Herztöne schlecht, der Arzt sieht die Notwendigkeit seiner Elektrode bestätigt und greift zur Saugglocke, das Kind wird rasch entbunden, die Frau bekommt einen großen Dammschnitt – und vielleicht wäre alles gar nicht nötig gewesen, hätte man die Fruchtblase platzen lassen, wann sie wollte.

Sicher – unter bestimmten Umständen kann eine Kopfschwartenelektrode oder eine Saugglocke ein Segen sein. Aber anscheinend verschiebt die Anwesenheit der Technik durch ihr bloßes Dasein den Schwerpunkt der Bemühungen. Wenn Ärzten, Hebammen und Schwestern diese Tatsache nicht bewusst ist und sie dieser Versuchung nicht gezielt entgegenarbeiten, kann es für eine Gebärende recht schwierig sein, ihre Geburt als einen von ihrem Körper gesteuerten Akt durchzusetzen.

Ich habe selber bei einer meiner Geburten regelrecht darum kämpfen müssen, dass das Kind keine Kopfschwartenelektrode gesetzt bekam und ich keine Beckenbodenbetäubung. Selbst nach der Geburt ging es weiter mit dem Streit um die Augentropfen – bis die Groteske damit beendet wurde, dass mir der Chefarzt nach einer langen Rede über die Notwendigkeit des Silbernitrats in den Augen eines Neugeborenen quasi hinter vorgehaltener Hand mitteilte, er würde seinem Kind die brennenden Tropfen auch nicht geben …

Solche Kämpfe werden Sie in vielen Kliniken heute nicht mehr auszufechten haben.

Es hat sich herumgesprochen, dass eine natürliche Geburt ohne Medikamente und geburtshilfliche Eingriffe in jedem Fall für Mutter und Kind am besten ist. Dennoch: Der Aufforderungscharakter des bereitstehenden Inventars und der Zeittakt eines Krankenhauses bleiben im Hintergrund wirksam und können unter ungünstigen Umständen plötzlich tonangebend werden.

Klinikgeburt – die Nachteile zusammengefasst

■ In ein und derselben Klinik können Geburten ganz unterschiedlich ablaufen, je nachdem, welche Hebamme gerade Dienst hat oder ob gerade viele Geburten im Gang sind. Der unterschiedlich anfallende Stress kann sich entscheidend auf Ihre Geburt auswirken, auch wenn Ihnen vorher in bester Absicht andere Zusicherungen gemacht worden sind.

■ Im Krankenhaus ist es definitiv ungemütlicher als zu Hause, auch

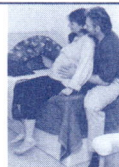

wenn viele Kliniken sich bemühen, ihre Entbindungsräume freundlich zu gestalten. Es ist einfach unmöglich, einem Raum, der von vielen verschiedenen Menschen genutzt wird, eine wirklich persönliche Atmosphäre zu geben.

■ In der Klinik kennt man Hebamme und Arzt in der Regel nur flüchtig und hat unter den Wehen kaum Zeit und Energie, eine gleichberechtigte Kommunikationssituation herzustellen. Wenn das nicht der Partner übernimmt, kann man sich sehr schnell ausgeliefert fühlen. Es gibt natürlich auch Kliniken, die mit Beleghebammen zusammenarbeiten. In dem Fall bringen Sie sich sozusagen die eigene Hebamme mit, dann entfällt dieses Argument.

■ Eine Gebärende kann sich in einer Klinik nicht so frei bewegen wie zu Hause. Es gibt wenige Teppiche und weiche Sessel, und wenn doch, stehen sie häufig in Räumen, in denen Klinikpersonal oder gar andere «Patientinnen» herumlaufen. Dann erscheint ein Klinikbett immer noch am intimsten, aber durch das Liegen kann sich die Geburt sehr in die Länge ziehen.

■ Durch geburtshilfliche Maßnahmen können (müssen nicht) Situationen entstehen, in denen weitere Maßnahmen notwendig werden.

■ Es werden unnötige Vorsichtsmaßnahmen getroffen, die das Gesamtgefühl beeinträchtigen, z. B. der prophylaktisch gesetzte Venenkatheter auf dem Handrücken für den Fall, dass eine Injektion notwendig wird.

■ Die Zeit nach der Geburt können Sie nicht nach ihren eigenen Vorstellungen gestalten. Wie viel Zeit die Eltern unmittelbar nach der Geburt mit dem Baby verbringen können, hängt von den Räumlichkeiten ab und davon, ob schon die nächste Frau vor dem Kreißsaal wartet.

■ Die Entbindungsräume sind meist nach praktischen Gesichtspunkten eingerichtet, nicht danach, wie es die Frauen gerne hätten. Ich konnte bei keinem meiner Kinder zuschauen, wie es gebadet, gewogen, gemessen und angezogen wurde, weil Wickeltisch und Wanne «weit weg» an der Wand standen. (Ich glaube inzwischen, dass sich bei meinen Geburten mein Raumempfinden stark veränderte. Die Räume kamen mir riesig groß vor, der Wickeltisch war ungeheuer weit weg. In einem der Kreißsäle war ich noch einmal im nicht schwangeren Zustand – tatsächlich ist er nicht größer als ein normales Wohnzimmer!

Während der Geburt war ich offensichtlich so auf mich selbst konzentriert, dass alles andere «weit weg» war – in Metern lässt sich das nicht messen.) Manche Kliniken haben rollbare Wickeleinheiten, fragen Sie danach! Auch wenn Sie jetzt vielleicht meinen, das sei unerheblich – direkt nach der Geburt empfinden Sie schon Abschiedsschmerz, wenn das Kind nur drei Meter weggetragen wird!

■ In vielen Kliniken werden auch heute noch routinemäßig Medikamente verabreicht. Es kostet Kraft, abzulehnen, weit mehr, als um etwas zu bitten, zumal wenn man sich den Argumenten der Ärzte nicht gewachsen fühlt.

Klinikgeburt – die Vorteile zusammengefasst

■ Bei unvorhersehbaren Komplikationen stehen Instrumente und (hoffentlich) auch geübte Ärzte zur Verfügung, die die Geburt rasch beenden können.

■ Vor- und Nachbereitung der Geburt werden routinemäßig erledigt, auch der Partner braucht weder zu waschen noch zu putzen noch irgendwelche Geräte wegzuräumen.

■ Die Gebärende und ihr Partner können sich innerlich an die Fachkompetenz der Geburtshelfer «anlehnen». Für viele wirkt das entlastend. Wer sich sicher aufgehoben fühlt, kann sich leichter entspannen. Allerdings gilt das nicht für jede Frau. Neigt sie dazu, sich leicht bevormundet zu fühlen, kann die versammelte Fachkompetenz auch verkrampfend wirken.

■ Die Frau braucht sich während der Geburt keine Gedanken darüber zu machen, was die Nachbarn oder Geschwisterkinder denken und empfinden mögen, wenn sie hemmungslos stöhnt und schreit. (Wobei man durchaus darüber nachdenken kann, warum Geräusche, die Familien und Nachbarn Jahrhunderte lang vertraut waren, auf einmal nicht mehr zumutbar sein sollen.)

Die Entbindung im Geburtshaus

Als ich vor zwölf Jahren die erste Fassung dieses Buches schrieb, malte ich mir eine Wunschvorstellung aus, wie sich bei uns Geburten ab-

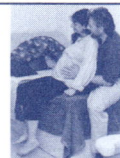

spielen könnten. Und nun ist der seltene Fall eingetreten, dass auch ein Traum einmal (beinahe) wahr werden kann. Was ich damals als Wunsch beschrieb, ist heute in vielen Geburtshäusern der Bundesrepublik ein Stück weit Wirklichkeit geworden.

Hier mein Traum von 1988:
«In jeder Stadt gibt es ein oder mehrere Geburtshäuser. In der Garage dieser Häuser steht ein Krankenwagen, der auch mit einem Brutkasten ausgestattet ist, um eine Frau notfalls in eine Klinik oder ein Problemkind in eine Kinderklinik fahren zu können. Große Geburtshäuser sollten auch einen OP für Schnittentbindungen haben.

Die Häuser sind gemütlich eingerichtet mit einer kleinen Cafeteria, einem Spielzimmer für wartende Geschwister, Räumen für Geburtsvorbereitungskurse und kleineren ‹Familienzimmern›, in denen auch die Geburten stattfinden. Die notwendigen Geräte werden auf Rollwagen in die Zimmer gefahren oder dort in Wandschränken versteckt. Ansonsten sind das ganz normale Zimmer mit einem großen Bett, einem Schrank für ein paar Utensilien, einem Wickelplatz und vielleicht noch einer Musikanlage – und ganz gewiss mit einem Telefon. Solche Zimmer sollte es genügend geben, sodass eine Frau auch ein paar Tage dort bleiben kann, wenn eine intensive Betreuung notwendig ist. Aber normalerweise verbringen die Mütter ihr Wochenbett zu Hause und werden dort von Mitarbeiterinnen des Geburtshauses betreut.

(…) Zu schön, um wahr zu sein?»

Anscheinend nicht. Es gibt rührige Hebammen, die (manchmal gemeinsam mit Geburtsvorbereiterinnen und Ärzt[inn]en) solche Ideen in die Tat umgesetzt haben. In den «Geburtshäusern», die es inzwischen in Deutschland gibt, sind viele dieser Vorstellungen verwirklicht worden. Der Kaiserschnitt-OP und der Rettungswagen in der Garage sind zwar nicht dabei, aber von dem Rest findet sich doch einiges in den Leitlinien des «Netzwerkes zur Förderung der Idee der Geburtshäuser in Europa e.V.» (Adresse im Anhang). Zwar gibt es Geburtshäuser noch nicht flächendeckend, sondern eher in großen Städten, aber die Idee hat Fuß gefasst.

In Geburtshäusern ist die gesamte technische Ausstattung für eine sichere Geburtsüberwachung vorhanden, auch Instrumente für einen Dammschnitt und Medikamente, Sauerstoff und Blutkonserven für eine eventuelle Notversorgung für Mutter und Kind gibt es. Jedes Geburtshaus steht in Kontakt mit einer nahen Klinik, um im Notfall schnell eine Gebärende verlegen zu können.

Das, was Geburtshäuser aber vor allem auszeichnet, ist der hohe Stellenwert, der dem persönlichen Kontakt zwischen werdender Mutter und Hebamme eingeräumt wird. Außerdem bemüht man sich, die Zeitzwänge einer Klinik von der Gebärenden fern zu halten. Eine Geburt trägt ihr Zeitmuster in sich, sie läuft langsam an, stockt, springt, drängt oder verzögert sich – quer zu jedem Zeitmanagement eines Krankenhausdienstplans. Die Hebammen in Geburtshäusern passen sich diesem Muster an. Es werden keine Zeitpläne gemacht, sondern auf die Personen kommt es an: Wer betreut wen? So kann jede Frau sicher sein, von einer Hebamme die ganze Geburt hindurch betreut zu werden, die sie bereits kennt.

In Geburtshäusern werden meist auch Geburtsvorbereitungskurse und Rückbildungsgymnastik angeboten, sodass die Chance besonders groß ist, in einem vertrauten Rahmen über lange Zeit kompetente Unterstützung zu erhalten. Gibt es bei Ihnen in der Nähe ein Geburtshaus, sollten Sie sich dort nach dem Angebot erkundigen.

Das Geburtshaus – die Nachteile zusammengefasst:

■ Es können nur Frauen angenommen werden, deren Schwangerschaftsverlauf keine Komplikationen befürchten lässt.

■ Im Fall unvorhergesehener Komplikationen ist der Transport in eine Klinik notwendig.

■ Häufig ist eine finanzielle Eigenbeteiligung zu leisten.

Das Geburtshaus – die Vorteile zusammengefasst:

■ Die Geburt wird durchgehend von einer Hebamme betreut, es findet kein Schichtwechsel statt.

■ Ein Geburtshaus wird von Hebammen geleitet, Ärzte sind nicht Vorgesetzte, sondern Helfer. Das verändert die Schwerpunkte. Eine Geburt ist kein knapp neben der Krankheit angesiedelter Sonderfall, sondern ein unterstützungsbedürftiger natürlicher Vorgang.

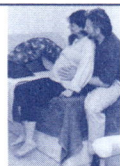

- Durch das Angebot von Geburtsvorbereitung und Rückbildungs-gymnastik im Haus ist die Geburt in einen familiären Rahmen einge-bettet, der der Intimität einer Hausgeburt recht nahe kommen kann.

Die Hausgeburt

Nachdem viele Jahre lang Hausgeburten als exotisches Abenteuer gal-ten, gibt es inzwischen fast überall Hebammen, die für Hausgeburten zur Verfügung stehen. Nicht mehr nur die «alternativen» Frauen ent-scheiden sich dafür. Häufig sind es Mütter, die bereits das zweite oder dritte Kind bekommen und vielleicht in der Klinik schlechte Erfah-rungen gemacht haben. Oder die erste Geburt hat ihnen gezeigt, dass sie es wirklich (fast) allein schaffen, ihr Baby zu gebären. Und es sind auch Frauen, die sich spät und bewusst für ein Kind entschieden ha-ben und nun auch alles tun wollen, um dieses Kind so persönlich wie möglich in dieser Welt willkommen zu heißen.

Das gängige Argument gegen eine Geburt zu Hause lautet: man-gelnde medizinische Sicherheit. Gerade das wurde aber durch die Pra-xis längst widerlegt. Das wichtigste technische Instrument, ein kleines Ultraschallgerät zur Herztonüberwachung (CTG), hat eine Hausge-burts-Hebamme im Gepäck. Damit kann sie durch regelmäßige Kon-trollen feststellen, ob es dem Kind gut geht. Wie die Geburt vorangeht, kann sie mit ihren Händen fühlen, und der Allgemeinzustand der Mutter ist ohnehin offensichtlich. Zudem wird keine Hebamme eine Schwangere zur Hausgeburt annehmen, bei der echte Risiken wie z. B. eine komplizierte Kindslage oder eine falsch sitzende Plazenta vorlie-gen. Und treten doch Komplikationen auf, kündigen sich diese so lange vorher an, dass Zeit genug bleibt, die Frau in eine Klinik zu brin-gen. Eine Hausgeburt ist also keineswegs «gefährlicher» als eine Ge-burt in der Klinik.

Die eigentlichen Kriterien für oder gegen eine Hausgeburt liegen auf ganz anderen Ebenen. Sie haben eher mit Selbstbewusstsein, Or-ganisationstalent, Chaostoleranz und allgemeiner Belastbarkeit zu tun – und zwar nicht nur Ihrer eigenen, sondern vor allem auch der Ihres Partners oder anderer Helfer(innen)! Auch wenn eine Hausgeburt im

Grunde etwas ganz Natürliches und Normales ist, muss sie gut vorbereitet, mit Geduld durchgestanden und rasch nachbereitet werden. Sie müssen verschiedene Utensilien bereitstellen (reichlich Bettwäsche, Unterlagen, Folien etc.), ein Bett von allen Seiten zugänglich machen, und Sie müssen sicher sein können, dass die Menschen um Sie herum mit Ruhe und Geduld Ihr Stöhnen und Schreien hinnehmen. Es darf ihnen nichts ausmachen, dass Sie vielleicht erbrechen, plötzlich Stuhlgang absetzen oder andere ungewöhnliche körperliche Reaktionen zeigen. Kurz: Sie sollten sicher sein, dass die Helfer mit den praktischen und den psychischen Erfordernissen der menschlichen Extremsituation «Geburt» möglichst gelassen umgehen können.

In einer Klinik oder in einem Geburtshaus sind diese Voraussetzungen für eine Geburt routinemäßig geregelt. Alles Notwendige ist vorhanden, die schmierigen Überbleibsel einer Geburt sind im Handumdrehen beseitigt, und das Personal ist an die manchmal verrückt anmutenden Verhaltensweisen einer Gebärenden gewöhnt. Nun sollte man zwar eigentlich ein paar Maschinen Wäsche und drei Tragetaschen Zellstoff, die man aus der Apotheke holen muss, nicht gegen den wunderbaren Empfang aufrechnen, den man seinem Kind zu Hause bereiten kann – aber so banal all diese Verrichtungen sind, sie brauchen Zeit, Überlegung und Energie.

Diese Entscheidung für eine Hausgeburt müssen Sie gemeinsam tragen. Übernimmt Ihr Partner gern seinen Teil der Verantwortung – wunderbar! Gibt er aber in der einen oder anderen Weise zu verstehen, dass er sich alldem nicht gewachsen fühlt, sollten Sie das respektieren, auch wenn Sie selbst sich eine Hausgeburt gut vorstellen können. Ein Vater, der sich nicht zutraut, eine solche Situation zu meistern, hat keine schlechteren Karten, ein guter Vater zu werden, als einer, der mit Freuden die Rahmenbedingungen für die Geburt seines Kindes selbst gestaltet. Ist es Ihnen sehr wichtig, Ihr Kind zu Hause zur Welt zu bringen, auch wenn der Vater zögert, sollten Sie auf jeden Fall dafür sorgen, dass noch andere Helfer zur Stelle sind.

Wenn hier vom «Vater» die Rede ist, heißt das natürlich nicht, dass eine Frau, die ihr Kind ohne männlichen Partner bekommt, keine Hausgeburt machen kann. Vielleicht hat sie es sogar leichter, ihr Kind gemeinsam mit Freundinnen oder ihrer eigenen Mutter zu Hause zu

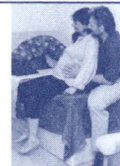

gebären, denn Frauen lassen sich von ein paar Maschinen Wäsche und einer Putzorgie noch immer weniger schrecken als viele Männer.

In jedem Fall ist es wichtig, dass alle beteiligten Personen frühzeitig Kontakt mit der Hebamme haben, sodass in der konkreten Situation jeder seine Aufgaben kennt, ohne dass noch viel diskutiert werden muss.

Wenn Sie eine Hausgeburt in Erwägung ziehen, empfehle ich Ihnen das Buch «Hausgeburt – besser für Mutter und Kind» von Dr. med. Inge Kelm-Kahl (siehe Literatur, S. 466). Dort finden Sie noch viele wissenswerte Einzelheiten, die Ihnen die Entscheidung leichter machen können.

Hausgeburt – die Nachteile zusammengefasst:

■ Eine Hausgeburt kommt nur für Frauen mit einer komplikationslosen Schwangerschaft in Frage.

■ Im Falle unvorhergesehener Komplikationen ist ein Transport in eine Klinik notwendig.

■ Eine Hausgeburt muss vor- und nachbereitet werden. Das kann Spaß machen, es kann aber zusätzlich belasten.

■ Eine geplante Hausgeburt erfordert von den Helfern, sich über mehrere Wochen auf Abruf bereit zu halten. Das ist unter den Bedingungen des Arbeitslebens oft schwierig.

■ Für die Umgebung kann das manchmal unberechenbare Verhalten und das laute Stöhnen einer Gebärenden schockierend wirken. Vielleicht mag sich die Frau aus diesem Grunde nicht so äußern, wie ihr zumute ist, sie verspannt sich und verzögert dadurch selber die Geburt.

Hausgeburt – die Vorteile zusammengefasst:

■ Sie bleiben in Ihrer vertrauten Umgebung. Sie brauchen sich nicht umzuziehen, nichts einzupacken, nicht im Auto zu fahren.

■ Sie können sich bewegen wie Sie wollen, sich auf Sessellehnen stützen, auf dem Teppich rollen, ohne sich von Außenstehenden beobachtet zu fühlen.

■ Sie können sich angenehm beschäftigen, bis die Wehen wirklich heftig werden – Musik hören, stricken, lesen, fernsehen, baden, Kuchen backen, Briefe schreiben – anstatt sich in einem sterilen Klinikzimmer zu langweilen. Die Geburt kann Ihnen dadurch deutlich kürzer erscheinen.

■ Sie können sich nach der Geburt viel Zeit für das Baby nehmen. Keine Klinikroutine vertreibt Sie von dem Bett, weil schon die nächste Frau wartet.

■ Sie können ältere Geschwister in die Geburt einbeziehen – wenn Sie wollen, schon bei der Geburt oder aber unmittelbar danach.

■ Ihr Partner läuft nicht Gefahr, vom Klinikpersonal zur Randfigur gemacht zu werden. Zu Hause ist nicht der Arzt, sondern er selber «Herr im Haus».

■ Sie können ungenierter miteinander umgehen, Ihre Intimität wird nicht gestört. Intimität und das Gefühl, sich in einem sicheren, geschützten Raum zu befinden, sind Voraussetzungen, die Frauen aller Kulturen brauchen, um sich für die Geburt öffnen zu können.

■ Die Einmaligkeit des Ereignisses für Sie wird nicht dadurch getrübt, dass es für das Klinikpersonal Routine ist.

■ Sie werden von einer Hebamme unterstützt, die Sie vorher kennen gelernt haben, und sie bleibt die ganze Zeit bei Ihnen.

Das Wochenbett

Nun ist das Kind geboren, Sie sind im wahrsten Sinne des Wortes erleichtert – aber jetzt wird es erst richtig spannend! Das «Wochenbett» ist eine Zeit, die zwar nicht solch dramatische Höhepunkte birgt wie die eigentliche Geburt, aber die Umstände, unter denen sich eine Mutter und ihr Kind aneinander gewöhnen und sich von den körperlichen Anstrengungen der Geburt erholen können, sind nicht weniger wichtig als eine gute Geburtshilfe. Vielleicht sind sie fast noch wichtiger: Eine einfühlsam betreute Wochenbettzeit kann eine schwierige Geburt fast vergessen machen, und ein Wochenbett voller Schwierigkeiten ein glückliches Geburtserlebnis überschatten.

Das Wochenbett dauert etwa acht Wochen. Wenn die Geburt in der Klinik stattgefunden hat, können Sie die ersten Tage nach der Geburt dort auf der Wöchnerinnenstation bleiben. Der Klinikaufenthalt wird bis zu fünf Tagen ohne besondere Indikation von der Krankenkasse

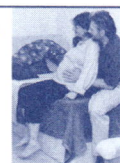

übernommen. Sie können aber auch ambulant entbinden, d. h., dass Sie einige Stunden nach der Geburt nach Hause gehen. Das bedeutet zwar, bereits kurz nach der Geburt einen Transport auf sich zu nehmen, aber das kann unter bestimmten Umständen ein geringer Preis sein für die vielen Vorteile, die eine Wochenbettzeit zu Hause bedeutet. Ich bin bei meinen ersten zwei Geburten per Krankenwagen und bei den beiden anderen im eigenen Auto nach Hause gefahren – und wurde mehr von meiner Euphorie als von dem Auto heimgetragen. Das Einzige, was mir heute noch Leid tut, sind die Zivis, die die Krankenwagen fuhren. Ich habe sie keines Blickes gewürdigt – ich hatte nur Augen für mein Kind …

Bei einer Hausgeburt ist das Wochenbett zu Hause inbegriffen. Geburten in Geburtshäusern sind in der Regel ebenfalls ambulant, nur in Ausnahmefällen gibt es dort Räume, in denen eine Frau mehrere Tage bleiben kann. Sobald Sie zu Hause sind, übernimmt die Hebamme Ihre medizinische Betreuung und berät Sie in allen Fragen (vorher verabreden!). Auch das bezahlt die Krankenkasse (s. S. 57).

In der Klinik

Bleiben Sie in der Klinik, kann Ihnen Folgendes zugute kommen:

■ In Entbindungskliniken ist das so genannte Rooming-in heutzutage die Regel. Die Babys bleiben zumindest tagsüber bei den Müttern im Zimmer, auf Wunsch auch nachts. Ob es gern gesehen wird, dass die Mütter die Babys mit in ihr Bett nehmen, sollten Sie erfragen.

■ Es kann von Vorteil sein, dass übermäßig Anteil nehmende Großmütter – zumindest in den ersten Tagen – vom Klinikpersonal in ihrer Autorität an die zweite Stelle gesetzt werden. Ob Sie guten Rat eher von einer Klinikschwester als von der Schwiegermutter annehmen, wissen Sie selbst am besten.

■ Sie können jederzeit Schwestern und Hebammen um Rat und Hilfe bitten. Die Nähe von Fachpersonal kann auch beruhigend sein, wenn Sie die etwas merkwürdigen Lebensäußerungen eines Neugeborenen beängstigend finden. (S. a. S. 261)

■ Sie haben Kontakt zu anderen Müttern. Bekommen Sie Ihr erstes Kind, kann es z. B. hilfreich sein, sich mit Müttern zu unterhalten, die schon ihr zweites Kind geboren haben.

■ Sind Sie von der Geburt sehr erschöpft, schlafen Sie nachts vielleicht besser, wenn Sie Ihr Kind in sicherer Obhut wissen, auch wenn Sie zum Stillen geweckt werden.

■ Kann Ihr Partner sich beruflich nicht freimachen und besteht sonst keine Möglichkeit, eine zuverlässige Hilfe im Haushalt zu finden über die Betreuung durch die Hebamme hinaus, ist ein Wochenbett in der Klinik sicher die bessere Alternative.

Weniger schön ist am Wochenbett in der Klinik:

■ Der Umgang mit dem Baby wird in den ersten Tagen nach der Geburt vom Klinikpersonal beeinflusst. Das kann sehr positiv sein, wenn die Schwestern ganz selbstverständlich die Beziehung zwischen Mutter und Kind unterstützen. Handeln sie aber aus dem Gefühl heraus, dass es eigentlich ihre Babys sind, die sie sozusagen an die Mutter ausleihen, dann kann es für Sie sehr schwierig werden. Auch das ist zwar eher eine Erscheinung der Vergangenheit, aber es gibt ja immer noch Kinderschwestern und Hebammen, deren Einstellung vor zwanzig Jahren geprägt wurde und denen der respektvollere Umgang mit Mutter und Kind schwer fällt oder die die Neuerungen nicht recht einsehen können. Und es kann Ihnen passieren, dass sich die Ratschläge der Schwestern widersprechen – viele Fachleute, viele Meinungen! Dann müssen Sie doch selbst entscheiden, unsicher, wie Sie vielleicht sind.

■ Auch bei der Stillberatung muss man Glück haben. Gerade beim ersten Kind kann eine Mutter von unbedachten Äußerungen einer Kinderschwester so entmutigt werden, dass danach nichts mehr funktioniert und sie resigniert abstillt. Auch hier gilt: In der Regel wird das Stillen gefördert – aber nicht jede Schwester ist gleich geschickt im Umgang mit einer jungen Mutter.

■ Die Klinikroutine lässt viele Frauen gerade nicht zu der erhofften Ruhe kommen. Da gibt es zahlreiche Störungen: die Putzfrau, Visite, Besucher der Bettnachbarin, Wochenbettgymnastik, Mahlzeiten etc. Bei einer Bekannten ging im Lauf eines Tages 35 Mal die Tür auf! Zu Hause muss man natürlich auch frühstücken, zur Toilette gehen und Gymnastik machen, aber man bestimmt den Rhythmus weitgehend selbst.

■ Die Väter stehen bei einer Klinikgeburt trotz aller Einbindung mehr

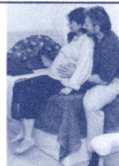

oder weniger am Rande. Für das Wohlbefinden von Frau und Kind ist in erster Linie das Klinikpersonal zuständig, der Vater kann höchstens «nachbessern», indem er Wünsche der Frau weitergibt oder das zusätzliche Obst selber anschleppt. Bei einem Wochenbett zu Hause hat er zwar sicher mehr Arbeit, aber auch die Befriedigung, für seine Frau und sein Kind eine wirkliche Leistung zu vollbringen – das kann den Start ins gemeinsame Leben sehr erleichtern.

■ Jede Mutter muss im Wochenbett einen ungeheuren Gefühlsansturm verkraften. (S. 247 ff.) Der sieht bei jeder Frau etwas anders aus. Krankenhauspersonal bildet nun für sich eine Art «Schnittmenge» dieser Bedürfnisse und leitet daraus die Vorstellung ab zu wissen, was jungen Müttern gut tut. Das kann zwar im Durchschnitt richtig sein, aber wenn gerade Sie die Abweichung vom Durchschnitt darstellen und gerne schrecklich viel Besuch haben wollen oder am liebsten gar keinen oder am allerliebsten mitten in der Nacht stundenlang Ihr Kind anschauen wollen und tagsüber schlafen, dann werden Sie Mühe haben, solche Wünsche verständlich zu machen. Das ist in dem verletzlichen Zustand nach der Geburt nicht einfach.

Zu Hause

Wollen Sie die ersten Tage nach der Geburt zu Hause verbringen – egal, ob Sie Ihr Kind in einer Klinik, einem Geburtshaus oder zu Hause geboren haben – werden Sie, Ihr Partner und / oder Ihre Hilfe im Haushalt ein paar zusätzliche Mühen haben:

■ Sie müssen vielleicht ein wenig umräumen, wenn Sie keine Lust haben, den ganzen Tag im Schlafzimmer zu verbringen. Denn nach der Geburt sollten Sie einige Tage überwiegend liegen, auch wenn Sie sich fit fühlen.

■ Es fällt reichlich Wäsche an. Eine Wöchnerin schwitzt stark, die Bettwäsche und Nachtwäsche müssen häufig gewechselt werden. Dazu kommen bespuckte Babywäsche und Windeln, wenn Sie nicht mit Wegwerfwindeln wickeln wollen.

■ Ist Ihnen Perfektion im Haushalt wichtig, fühlen Sie sich vielleicht davon belastet, dass Ihre Haushaltshilfe, wer immer das sein mag, nicht alles so erledigt, wie Sie das getan hätten. In dem Fall kann es besser sein, wenn Sie es gar nicht sehen – oder aber Sie betrachten es als

Chance, einmal zu erleben, dass es auch anders geht. Denn mit Baby werden Sie später Ihren eigenen Ansprüchen auch nicht immer gerecht werden können!

■ Möglicherweise fühlt sich Ihr Partner überfordert, eine Wöchnerin mit einem Neugeborenen angemessen zu versorgen. Ist er selber von der Situation stark beansprucht, emotional ein bisschen durcheinander und ohnehin wenig routiniert im Kochen, Putzen und Waschen, kann es für ihn entlastender sein, viel Zeit mit Ihnen und dem Kind in der Klinik zu verbringen, anstatt zu Hause diese Zeit für Einkaufen und Wäscheaufhängen aufbringen zu müssen.

■ Eine zusätzlich engagierte Haushaltshilfe kann sehr sinnvoll sein, muss aber gut in die Familie passen. Omas kommen gern zum Helfen, sind aber wegen ihrer emotionalen Verflochtenheit mit dem jungen Elternpaar nicht in jedem Fall wirklich hilfreich. Eine fremde Hilfe bringt zwar solche Probleme nicht mit, kann aber in der Vertrautheit der eigenen vier Wände störender wirken als die ebenfalls fremde Schwester in der Klinik.

■ Sind schon ältere Kinder da, muss eine Mutter damit rechnen, nicht nur das Baby, sondern auch das ältere Kind in ihrem Bett zu finden und bemuttern zu müssen. Mein Wochenbett war – außer beim ersten Mal natürlich – immer auch von größeren Kindern bevölkert. Wenn nicht sichergestellt ist, dass auf Wunsch ein Erwachsener der Mutter das Kind vom Leibe halten kann und notfalls auch mit seinem Protest fertig wird, kann das für die Wöchnerin sehr belastend werden. Sosehr Sie sich darum kümmern sollten (und sicher auch wollen), dass das ältere Kind so wenig Eifersucht wie möglich entwickelt, so sehr haben aber auch Sie und das Neugeborene ein Recht auf Zweisamkeit – selbst wenn es das zweite, dritte oder vierte Kind ist.

Können Sie diese Klippen umschiffen, werden Sie vieles am Wochenbett zu Hause genießen können:

■ Sie und Ihr Partner können sich in den ersten Tagen unbeeinflusst Ihrem Baby und einander widmen.

■ Ihre ersten Stillversuche finden in aller Ruhe statt. Die betreuende Hebamme muss zwangsläufig Mühe auf richtige Beratung verwenden, denn sie kann nicht darauf bauen, dass das Kind im Säuglingszimmer

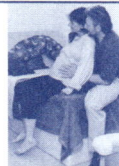

notfalls nachgefüttert wird oder die Schwester der nächsten Schicht nochmal nachschaut.

■ Wahrscheinlich klappt das Stillen ohnehin besser, weil Sie in der gewohnten Umgebung entspannter sind und sich weniger kontrolliert fühlen.

■ Ihre Familie kann ihren eigenen Rhythmus finden, ohne durch Klinikzeitpläne gestört zu werden.

■ Geschwister können früh Kontakt zu dem Baby aufnehmen. Was ich oben als mögliche Belastung beschrieben habe – das große Kind im Wochenbett –, ist natürlich auch eine große Chance für die Geschwisterbeziehung. Je weniger das Baby dem «Großen» die Mutter entzieht, umso liebevoller wird es ihm begegnen können. Und Sie als Mutter werden ja durchaus Zeit und Lust haben, sich auch mit dem älteren Kind (oder mit beiden) zu beschäftigen. Wichtig ist nur die Möglichkeit, dem ein Ende zu setzen, wenn Sie sich zu angestrengt fühlen.

■ Es entfällt die Notwendigkeit, sich mit einer Zimmernachbarin zu arrangieren. Vielleicht haben Sie das Glück und finden in Ihrem Klinikzimmer die Freundin fürs Leben – oder aber Sie stoßen auf eine Frau, mit der Sie gar nichts anfangen können, die vielleicht furchtbar viel redet oder nur schweigt, ständig Unmengen Besuch hat oder unentwegt telefoniert.

■ Wenn jemand Sie besuchen kommt, können Sie ausweichen, ohne den Besuch gleich hinaus bitten zu müssen. Vielleicht hat Ihr Partner ja noch Lust auf Gespräche, aber Sie sind müde, dann verschwinden Sie im Schlafzimmer. In der Klinik gibt es für solche Situationen nur ungemütliche Besucherecken in Flurnischen.

■ Sie können sich täglich Ihr Lieblingsessen servieren lassen.

■ Falls der Baby-Blues Sie heimsucht (s. a. S. 247 ff.), heult es sich zu Hause besser! Vorausgesetzt, Ihr Partner ist darauf vorbereitet, dass ein Stück Wehmut nach einer Geburt dazugehört. Im Übrigen ist es eine Erfahrung, dass die «Heultage» bei Frauen, die das Wochenbett zu Hause verbringen, viel seltener auftreten oder zumindest weniger dramatisch erlebt werden als in der Klinik.

Ich selber würde rückblickend sagen, dass es wirklich viel wichtiger ist, sich über eine gute Gestaltung der Wochenbettzeit Gedanken zu machen, als unbedingt den optimalen Ort für die Geburt aufsuchen zu müssen. Sofern Sie in der Klinik nicht wirklich mit hunderterlei unnötigen Manipulationen und unsinnigen Medikamenten belästigt werden, wird Ihr Körper Sie unter der Geburt mit einem Wahrnehmungsschleier umgeben, der Ihnen allerlei Unzulänglichkeiten der Umgebung in gnädiger Unschärfe verschwimmen lässt. Eine Gebärende ist so auf sich selbst und – in den ersten Minuten nach der Geburt – auf ihr Kind konzentriert, dass ein bisschen Hektik im Kreißsaal oder ein steril wirkendes Mobiliar im Vergleich zu dem ungeheuren Erlebnis, eben ein Kind auf die Welt gebracht zu haben, vom Bewusstsein als eher unwichtig abgehakt wird. Aber je weiter die Mutter aus dieser überaus zielgerichteten Konzentration wieder auftaucht, umso mehr spielt auch ihre Umgebung wieder eine Rolle.

In diesem Sinne – überlegen Sie sich, was Sie wollen und was Sie können!

Geburtsmethoden – Wunsch und Wirklichkeit

Keine Frau kann im luftleeren Raum entscheiden, wie sie ihre Geburt gestalten will. Sosehr eine Geburt ihre körperlich ureigenste Angelegenheit ist, so sehr ist sie auch ein soziales Ereignis, bei dem andere mitbetroffen sind und darum auch ihre Vorstellungen einbringen. Dieses Umfeld hat sich gewaltig ausgedehnt. War es noch vor 50 Jahren mehr oder weniger selbstverständlich, dass eine Frau ihr Baby geradeso wie ihre Mutter und ihre Freundinnen zur Welt bringen würde, so steht sie heute vor einer Unzahl von Büchern, Kursangeboten und sogar Filmen, die sowohl ihre eigenen als auch die Vorstellungen derjenigen beeinflussen, die an ihrer Geburt beteiligt sind – Sie halten eines dieser Produkte in der Hand. Ich möchte Sie allerdings ermutigen, selbst Ihre Blicke schweifen zu lassen und zu schauen, welche Interessen hinter den vielen erbetenen und unerbetenen Ratschlägen stecken, die Ihnen in der Zeit der Schwangerschaft begegnen.

Besonders wichtig in dieser Reihe der «Ratgeber» ist die Mutter der Mutter. Sie ist zwar eher indirekt beteiligt, sofern sie nicht zum Helfen in die junge Familie kommt. Aber ihre Einstellung zur Geburt hat sich

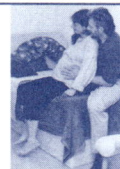

ihrer Tochter wahrscheinlich schon vor Jahren und Jahrzehnten eingeprägt. Hat sie Schauergeschichten erzählt und waren ihr ihre Kinder eine Last, wird ihre Tochter einiges abzuschütteln haben, bevor sie unvoreingenommen positiv der Geburt ihres eigenen Kindes entgegensehen kann. War sie eine Vollzeitmutter, Sie wollen dagegen berufstätig bleiben, werden Sie vielleicht stumme Vorwürfe spüren. Hat sie Medikamente unter der Geburt bekommen, wird sie Ihnen vielleicht suggerieren, dass es ohne gar nicht geht – oder das Gegenteil.

Nun sind Großmütter heutzutage schon selbst in einer Zeit vieler Veränderungen groß geworden und haben selbst bereits vieles anders gemacht als ihre eigenen Mütter. Falls Sie wirklich in Schwierigkeiten kommen sollten, wenn Ihre Mutter kopfschüttelnd vor Ihnen steht, können Sie versuchen, auf dieser Ebene Gemeinsamkeit herzustellen. Die Veränderungen sind eben weitergegangen.

Ihre Frauenärztin oder Ihr Frauenarzt wird vermutlich hauptsächlich die medizinische Sicherheit im Auge haben, unter anderem auch, um im Falle eines Falles Vorwürfe zu vermeiden.

Ihre Freundin wird in Ihrer Geburt so etwas wie die Wiederholung ihrer eigenen sehen und Ihnen zuraten, es möglichst genauso oder am besten umgekehrt zu machen.

Und dann gibt es noch die Bücher, Zeitschriften und Broschüren, die Vorstellungen von einer schönen und erstrebenswerten Geburt verbreiten. Bedenken Sie, dass viele dieser Produkte allzu rosige Darstellungen verbreiten, um die potenziellen Käuferinnen nicht zu verschrecken. Das kann leicht dazu verführen, sich für eine bestimmte Methode zu begeistern, ohne die Bedingungen zu berücksichtigen, die Ihnen zur Verfügung stehen. Diese sind Teil Ihrer gesamten Lebenszusammenhänge, einschließlich all der Einflüsse, die von Ihren Verwandten und Freunden auf Sie einwirken. Ihr Baby gebären Sie in diese Welt hinein, nicht auf eine Insel, die von irgendwelchen Idealprinzipien umflutet ist. Sich an den Idealen zu orientieren ist ganz gewiss gut, aber es ist kein Unglück, wenn man sie nicht vollständig erreichen kann.

Es ist noch gar nicht so lange her, da gab es in der Geburtshilfe fast so etwas wie einen «Methodenstreit»: Schwangere sprachen untereinander davon, ob sie sich nach «Dick-Read» oder «Lamaze» auf die Geburt vorbereiteten, und der Name Leboyer stand für die «sanfte Geburt», die werdende Eltern in all ihren Träumen vor sich sahen.

Heute haben diese Gedanken weitgehend die Praxis der Geburtshilfe durchdrungen. Die damals bahnbrechenden Ideen dieser Vordenker wurden zu einer Geburtshilfe weiterentwickelt, die den Bedürfnissen von Mutter und Kind sicher besser gerecht werden als noch vor zwanzig Jahren.

Dick-Read und Lamaze waren beides Ärzte, die auf unterschiedlichen Wegen versuchten, den Frauen die Geburtsarbeit zu erleichtern.

Grantley Dick-Read hat schon vor Jahrzehnten den Teufelskreis von «Angst-Spannung-Schmerz – noch mehr Spannung – noch mehr Schmerz» erkannt und durch Atem- und Entspannungsübungen zu durchbrechen versucht.

Fernand Lamaze versuchte dagegen, Frauen durch gezielte Aktivitäten sozusagen vom Geburtsschmerz abzulenken, indem er genaue Atemmuster eintrainieren ließ, die sich von Geburtsphase zu Geburtsphase verändern sollten. Der Vater saß mit der Stoppuhr neben der Mutter und verkündete Beginn, Höhepunkt und Ende der Kontraktion. Von «Wehen» sprachen Lamaze-Anhänger nicht, um die Assoziation von «Schmerz» zu vermeiden.

Sheila Kitzinger, selber Mutter von fünf Töchtern, hat diese Ansätze erweitert, indem sie die Veränderungen der Rollen, die mit Schwangerschaft und Geburt eines Kindes auf die Partner zukommen, und die Erwartungen, die aus der jeweils individuellen Vergangenheit auf die Geburt einwirken, in die Geburtsvorbereitungen mit einbezogen hat.

Sie macht sich auch Gedanken um die Gefühle des Babys. Als Anthropologin hat sie andere Kulturen erforscht und kennt sich darum in Geburtsbräuchen außerhalb unserer Zivilisation sehr gut aus. Auf Sheila Kitzinger geht der Begriff «Natürliche Geburt» zurück. Auch sie hat Atemmuster und Übungen entwickelt, die aber die Frau ihren jeweiligen Empfindungen bei der Geburt jederzeit anpassen kann.

Ausgesprochen auf das Baby konzentriert sind die Gedanken von *Frédérick Leboyer*. Er nahm es irgendwann nicht mehr als selbstverständlich hin, dass Babys nach der Geburt mit schmerzverzerrten Gesichtern schreien, sondern versuchte sich in die Erlebniswelt eines Säuglings einzufühlen und all die Dinge, die da so Schrecken erregend

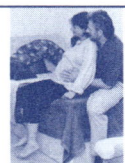

auf ihn einstürmen, so zu gestalten, dass das Wehgeschrei nicht mehr nötig ist. Er empfängt die Babys nicht mit grellen OP-Lampen, sondern mit gedämpftem Licht. Im Entbindungsraum herrscht Ruhe, erschreckende Geräusche und fremde Stimmen werden vermieden.

Das Baby wird der Mutter auf den Bauch gelegt, erst spät abgenabelt und sanft massiert. Leboyer versuchte, mit der Massage die rhythmischen Bewegungsmuster der Gebärmutter zu imitieren und so dem Erleben des Kindes eine gewisse Kontinuität zu geben. (Die geübten Hände des Arztes haben dem Baby sicher gut getan – dennoch denke ich, dass eher die Hände der Mutter das Kind begrüßen sollten!)

Nach einer Weile wird das Kind im warmen Wasser gebadet, nicht zur Reinigung, sondern um an das Gefühl des Schwimmens im Fruchtwasser anzuknüpfen.

Eine so gestaltete Geburt wurde mit dem Schlagwort *sanfte Geburt* bezeichnet. Damit war leider eine Unklarheit in die Welt gesetzt, die so mancher Frau unter der Geburt ein böses Erwachen beschert hat. Denn eine «sanfte Geburt» gibt es nicht. Es gibt allenfalls einen «sanften Empfang» für das Kind. Jede Geburt ist mit so ungeheuren Kräften, intensiven Gefühlen und auch Schmerzen verbunden, dass «sanft» wirklich die falsche Bezeichnung dafür ist, selbst wenn auf unnötige Eingriffe verzichtet wird.

Aber «sanfte Geburt» klingt einfach so schön! Die Idee wurde von Schwangeren und Müttern geradezu aufgesogen und gegen den teilweise heftigen Widerstand der Schulmedizin in die Kreißsäle getragen. Dort hatte sich (vor allem in den 1960er-Jahren) nämlich die «programmierte Geburt» ausgebreitet, ein Kürzel für den Einsatz verschiedener Techniken, um die Geburt termingerecht einzuleiten und möglichst schmerzfrei zu gestalten. Heute wird die Einleitung der Geburt in aller Regel auf die medizinisch notwendigen Fälle beschränkt und nicht mehr – wie damals durchaus üblich – eingesetzt, um der Klinik geburtenfreie Wochenenden zu bescheren. Zudem war Keimfreiheit ein zentrales Glaubensbekenntnis in der Geburtshilfe, daran wurden alle Maßnahmen gemessen.

Ich habe selbst 1978 eine Veranstaltung besucht, wo Leboyer mit Ärzten und Medizinstudenten diskutierte. Ich war hochschwanger, und es erschien mir einfach absurd, mit welcher engstirnigen Verbohrtheit so mancher Mediziner einfach nicht verstehen wollte, worum es Leboyer ging. Als wieder jemand zum soundsovielten Male mit dem Argument der Keimfreiheit kam, sagte er lächelnd, wer das Kind wirklich absolut keimfrei haben wolle, der müsse es eben zehn Minuten abkochen. Das saß.

Zurück zu den guten Ratgebern. Einen sollten Sie keinesfalls vergessen: sich selber! Denn Sie kennen sich selbst am besten.

Leiden Sie unter Bevormundungen, ist es vielleicht ratsam, dass Sie besser eine ambulante oder Hausgeburt machen, um keiner Klinikroutine ausgeliefert zu sein.

Gibt Ihnen die Anwesenheit von Ärzten und Medizintechnik mehr Sicherheit, gehen Sie lieber in die Klinik.

Sind Sie in Ihrer Stimmung stark davon abhängig, ob Sie in vertrauter Umgebung von vertrauten Gesichtern umgeben sind?

Haben Sie vielleicht schon einmal krank im Krankenhaus gelegen und wollen bei der Geburt und dem Wochenbett diese Assoziation vermeiden?

Gerät Ihr Partner leicht in Panik, wenn er plötzlich für ungewohnte Dinge verantwortlich sein soll? Das wäre z. B. ein Argument gegen eine Hausgeburt, u. U. auch gegen ein Wochenbett zu Hause.

Oder fühlt er sich leicht von «Fachleuten» an den Rand gedrängt und kann besser zu Hause sein Selbstbewusstsein wahren?

Das alles sind Fragen, die nur Sie und Ihr Partner beantworten können – nicht Ihre Mutter, nicht Ihre Freundin, und in irgendeinem Buch steht die Antwort schon gar nicht.

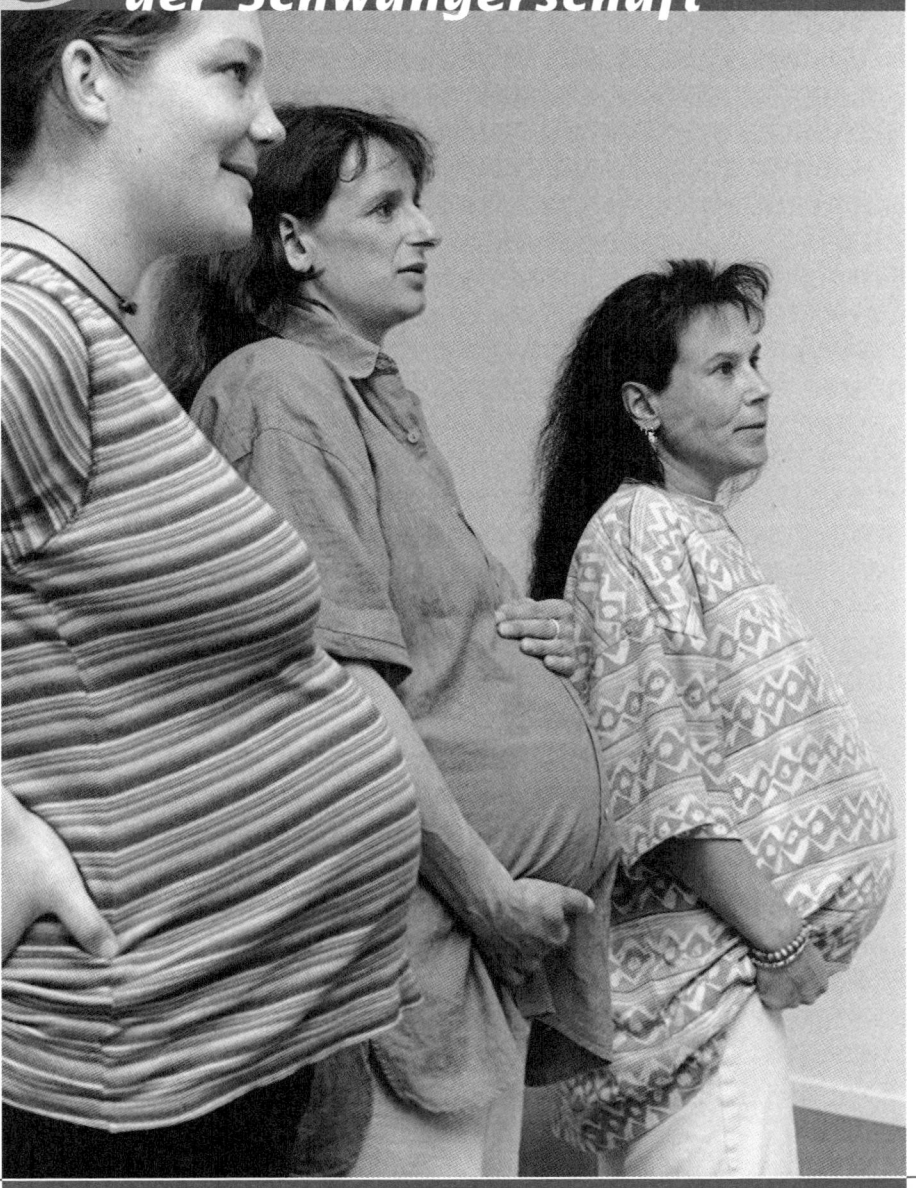

Die letzten Tage der Schwangerschaft

*M*onatelang konnten Sie sehr gut mit dem runden Bauch leben. Aber am Ende wird er doch zu dick.

Man trägt das Baby wie eine Galionsfigur vor sich her, schnauft auf jeder Treppe und kriegt kaum noch selber die Schuhe zu. Der einzige Vorteil, den man Normalsterblichen gegenüber hat, ist, dass man im Sessel sitzend die Kaffeetasse auf den eigenen Bauch stellen kann – bis das Baby sie umkickt.

Die Schwangerschaft macht nun wirklich keinen Spaß mehr. Überall kneift und drückt es, sodass die so Geplagte sich fragt, ob das nun die ersten Anzeichen der Geburt sind. Da bringt auch Erfahrung nicht viel, ich habe bei allen Kindern gleich viel herumgerätselt.

Wahrend der letzten Wochen vor der Geburt wird die Gebärmutter häufig hart, und es tut auch hin und wieder mal weh. Das sind die Senkwehen, mit denen das Kind ins kleine Becken geschoben wird. Ich habe das beim ersten Kind daran gemerkt, dass ich wieder gähnen konnte. Vorher ging das nicht, weil das Zwerchfell zu weit hoch gedrückt war. Die Senkwehen können auch schon recht regelmäßig sein und Sie vielleicht dazu verleiten, nach Ihrem Klinik-Köfferchen zu schielen.

Der Tipp einer erfahrenen Hebamme für diese Situation: Nehmen Sie ein warmes Bad. «Unechte» Wehen hören dann auf, «echte» machen munter weiter.

In den letzten Wochen kann es Sie auch beunruhigen, dass sich Ihr Kind weniger bewegt. Das ist ganz normal. Es hat einfach zu wenig Platz. Dafür spielt es Ihnen jetzt vielleicht den einen oder anderen neuen Streich. Ich bekam hin und wieder eins in die Blase geboxt und hatte das Ergebnis dann im Schlüpfer. Oder ein paar Tritte in den Magen verursachten ein plötzliches Sodbrennen. Manchmal empfand ich auch etwas Ähnliches wie «elektrische» Schläge im Beckenboden. Das rührt daher, dass der sich senkende Kopf auf den Beckenboden drückt.

Besonders beunruhigte mich bei meiner ersten Schwangerschaft ein

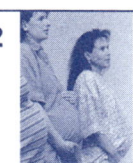

merkwürdig regelmäßiges Zucken, das ausgerechnet von der Seite ausging, wo das Baby mit dem Rücken lag. Bis ich schließlich mein Baby im Arm hatte – mit Schluckauf. Da wusste ich, was es schon vor der Geburt im Bauch geplagt hatte.

Das Baby beschäftigt sich in dieser Zeit mit allerlei Vorübungen. Es trinkt reichlich vom Fruchtwasser, bis zu drei Litern am Tag, und setzt so Magen, Darm, Niere und Blase in Gang. Es uriniert auch häufig und trägt so zur Erhaltung der Fruchtwassermenge bei. Der Urin enthält noch keine giftigen Stoffwechselprodukte, da das Baby ja noch keinerlei Nahrung selbst verdauen muss. Darum braucht Sie diese Vorstellung auch nicht zu befremden.

Seit man Babys mit Ultraschall im Mutterleib beobachten kann, hat man festgestellt, dass sie bereits Atembewegungen machen. Fruchtwasser, das dabei in die Lunge gerät, wird bei der Geburt durch den großen Druck wieder herausgepresst. Daumenlutschen und Greifspiele mit der Nabelschnur stehen auch schon auf dem Programm.

Ich habe diese letzten Tage vor der Geburt jedes Mal wie ein Zeitloch in Erinnerung. Oder besser gesagt: Ich hatte jeweils einen Tag vor der Geburt einfach keine Lust mehr. Bei Jan war das einen Tag vor Termin, bei Lena drei Tage und bei Clara zwölf Tage. Ob das geburtsbedingt oder geburtsfördernd war – ich weiß es nicht.

Zumindest werden Sie spüren, dass Geburtsbereitschaft mehr ist als nur ein weicher Muttermund. Es ist das umfassende Gefühl, zu einem neuen Schritt im Leben mit dem Kind bereit zu sein. Die Schwangerschaft ist wie ein abgenutztes Kleidungsstück, das man nun beiseite legen möchte.

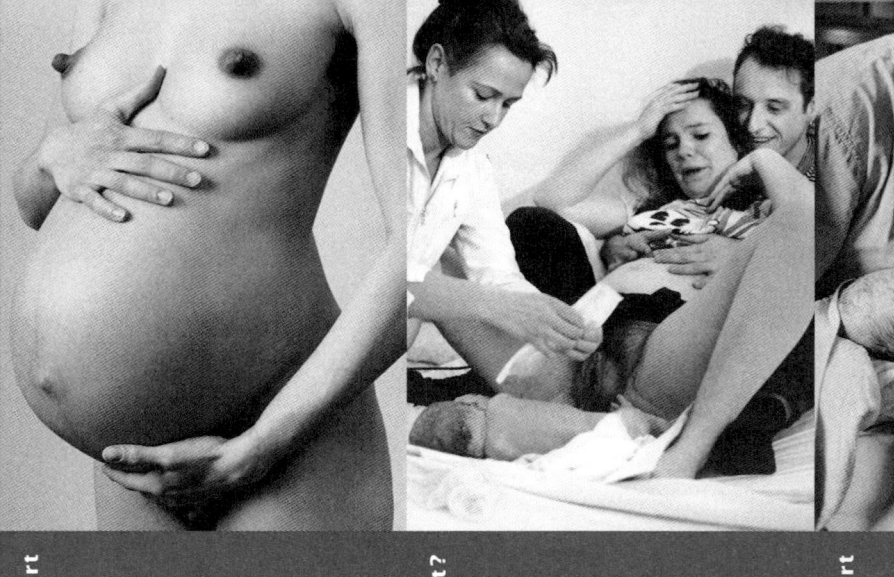

Die ersten Anzeichen der Geburt

Was passiert bei der Geburt?

Die ersten Minuten nach der Geburt

Die Geburt

Wenn es keine Bilderbuchgeburt war

Körperliche Umstellungen im Wochenbett

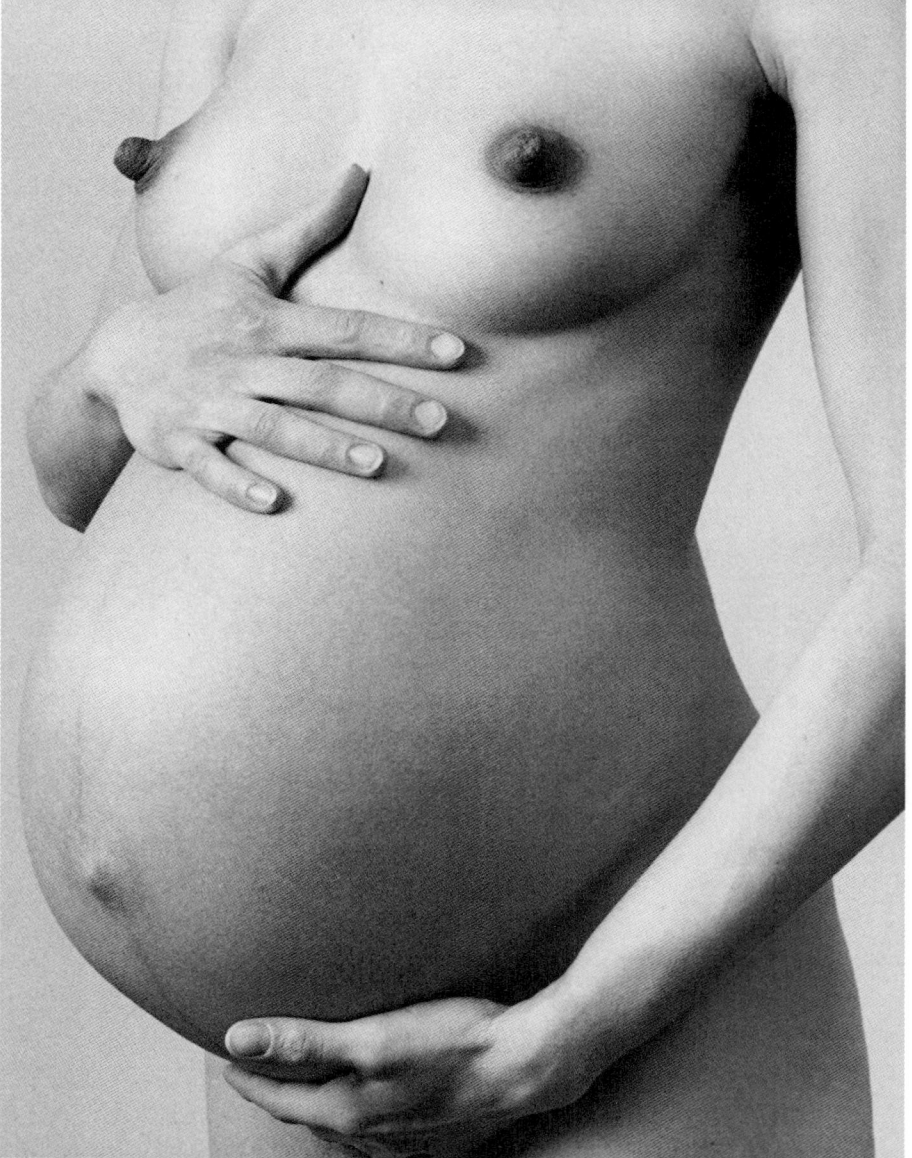

Die ersten Anzeichen der Geburt

*E*s gibt am Ende der Schwangerschaft tatsächlich etwas «Abgenutztes»: die Plazenta. Sie wird langsam zu klein, um das große Baby noch ausreichend zu ernähren, und auch ihre Zellen sind auf keine längere Lebensdauer als die Schwangerschaft eingerichtet. Sie hören einfach auf zu funktionieren.

Damit entfallen auch die Signale, die die Plazenta ständig an den Körper der Mutter in Gestalt von Hormonen abgegeben hat. Sie bewirkten, dass die Schwangerschaft aufrecht erhalten wurde.

So gibt es immer weniger Progesteron, das in der Plazenta produzierte Hormon, das die glatte Muskulatur dämpft. Die Aktionsbereitschaft der Muskulatur nimmt wieder zu.

Dazu schüttet die Hirnanhangdrüse der Mutter das Hormon Oxytozin aus, sobald der Druck des kindlichen Kopfes auf den Muttermund größer wird. Oxytozin wirkt zu diesem Zeitpunkt aktivierend auf die Gebärmuttermuskulatur, später, wenn das Kind geboren ist, bringt es die feinen Muskeln in der Brust dazu, die Milch in die Milchgänge zu drücken. Außerdem bildet die Mutter jetzt vermehrt Prostaglandine, Hormone, die die Auflockerung des Muttermundes bewirken. Prostaglandine sind auch im männlichen Samen enthalten. Darum kann bei anstehendem Geburtstermin ein bisschen Geschlechtsverkehr ganz nützlich sein.

Von den Nebennieren des Kindes wiederum werden kurz vor der Geburt vermehrt Steroide produziert, die die Plazenta zur Bildung von Östrogenen braucht. Die Östrogene wirken sich auf die Gebärmutter aus, die bisher als fest geschlossener Beutel das Baby hielt, nun aber zu einem sich öffnenden, austreibenden Hohlmuskel wird.

Die Gebärmutter ist für diese zwei grundverschiedenen Aufgaben aus unterschiedlichen Muskelschichten zusammengesetzt.

Die innere Muskelschicht, die das Baby unmittelbar umgibt, besteht aus quer laufenden Muskelringen. Während der Schwangerschaft sind diese Ringe am Muttermund besonders dick und fest zusammengezogen.

Die mittlere Muskelschicht verläuft in alle Richtungen und enthält besonders viele Blutgefäße.

Die äußere Muskelschicht besteht aus längs laufenden Muskelsträngen, die erst während der Geburt eine Rolle spielen. Anfangs wachsen sie nur mit. Indem sich diese Längsmuskeln während der Geburt zusammenziehen, verkürzen sie die gesamte Gebärmutter.

War während der Schwangerschaft die größere Muskelmasse um den Muttermund konzentriert, um ihn fest geschlossen zu halten, so verlagert sich unter der Geburt die Masse der Muskeln langsam nach oben an den Gebärmutterfundus. Der Gebärmutterhals wird immer kürzer, der Muttermund öffnet sich langsam, der Rand, der über dem Kopf des Kindes stehen bleibt, wird immer flacher und weiter.

Ist der Muttermund so weit geöffnet, dass der Kopf des Kindes hindurch passt, bewirkt das Zusammenziehen der längs laufenden Muskulatur nicht mehr nur eine Öffnung, sondern dann wird das Kind aus dieser Öffnung herausgedrückt.

Normalerweise behindern sich die verschiedenen Muskelschichten während Schwangerschaft und Geburt nicht. Liegt aber irgendeine Störung in diesem komplizierten Regelkreis vor, dann werden die Muskelschichten zur Unzeit aktiv.

Eine Störung während der Schwangerschaft kann dazu führen, dass die Längsmuskeln den Fötus vorzeitig ausstoßen. Umgekehrt kann es während der Geburt dazu kommen, dass durch angstbedingte Spannungen die quer liegenden Muskeln sich verkrampfen und den Muttermund entgegen den Anstrengungen der Wehen treibenden Muskeln geschlossen zu halten suchen.

Eigentlich liegt es auf der Hand, dass die Umstellung der Gebärmutter von einem bewahrenden zu einem ausstoßenden Organ nicht von heute auf morgen geschehen kann. All das Kneifen und Drücken der letzten Wochen, das häufige Hartwerden des Bauches, die Rückenschmerzen, das häufige Wasserlassen, auch mal zur Unzeit, deuten auf die Umorientierung des schwangeren Körpers, der auf verschiedensten Kanälen die Mitteilung erhalten hat, dass er als unmittelbarer Nährboden nicht mehr gebraucht wird.

Dafür schwellen die Brüste noch einmal an und halten sich bereit

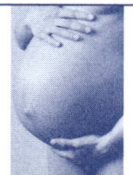

für den zweiten Akt im Zusammenleben von Mutter und Kind, die Stillzeit.

Aber wann geht es denn nun wirklich los?

Werde ich den Anfang auch nicht verpassen? Ich gestehe Ihnen, selbst beim vierten Kind hatte mich diese Angst noch nicht verlassen, obwohl ich bei den anderen ganz sicher sagen konnte, wann ich in die Klinik wollte, und es war jedes Mal gerade recht. Da ich bei jedem Kind an einem anderen Zeichen erkannt habe, dass es ernst wurde, kann ich Ihnen gleich vier schöne Beispiele bieten.

Bei Jan ging es los mit einem gewaltigen Blasensprung mitten in der Nacht. Ich wurde plötzlich wach von dem Gefühl, einen Springbrunnen zwischen den Beinen zu haben. Da wir ambulant in einer Arztpraxis entbinden wollten, rief mein Mann die Hebamme an. Sie sagte, wir sollten warten, bis Wehen einsetzten, sie dann noch einmal anrufen und uns auf den Weg machen. Zunächst hatte ich noch keine Wehen. Aber nochmal schlafen konnte und wollte ich auch nicht. So tranken wir ein Fläschchen Sekt (ein ganz kleines!), bis ich zwei Stunden später losfahren wollte. Starke Wehen hatte ich immer noch nicht, ich kann mich auch an keine besondere Regelmäßigkeit entsinnen. Die ersten kräftigen Wehen überkamen mich in dem Krankenwagen, in dem ich wegen des vorzeitigen Blasensprungs liegend transportiert wurde.

Bei Lena konnte ich die Uhr ein wenig zurate ziehen. Ich wachte nachts auf von einem ungewohnten Ziehen im Bauch. Nicht schlimm, nur eben anders. Also schaute ich auf die Uhr. Ich stellte fest, dass dieses merkwürdige Ziehen im Unterbauch alle zehn Minuten kam. Nachdem ich das dreimal hatte ablaufen lassen, weckte ich meinen Mann, sagte meiner Mutter Bescheid, die sich am Morgen um Jan kümmern musste, und wir fuhren los. Im Auto waren die Wehen weg. Wir kamen an, und als die aufnehmende Schwester hörte, das sei das zweite Kind, sagte sie ganz freundlich, noch bevor ich meinen Mantel ausgezogen hatte: «Na, dann bleiben Sie mal gleich hier!» Es ging dann auch wieder los, und zwischen lauter Prozeduren wie Umziehen, Wehenschreiber, Einlauf und Badewanne musste ich die immer stärker werdenden Wehen unterbringen. Ich hätte viel für eine halbe Stunde

Ruhe gegeben, um mich innerlich darauf einzustellen, was da eigentlich mit mir ablief. Aber schließlich schaffte ich es gerade – unabgetrocknet – aus der Wanne auf das Bett, um, nur vier Stunden nachdem mich die viertelstündlichen Wehen geweckt hatten, das Kind aus mir herauszulassen.

Bei Clara zeigte sich der Geburtsbeginn durch «Zeichnen» an. Ich machte morgens Jan und Lena für den Kindergarten fertig und registrierte dabei auch schon ein ungewohntes Ziehen im Bauch. Dann waren die Kinder losspaziert, und ich ging zur Toilette. Da fand ich einen kleinen Blutfleck in der Unterhose, der Schleimpfropf war abgegangen. Ich organisierte jemanden, der die Kinder vom Kindergarten abholte, fuhr mit meinem Mann zum Frauenarzt und ließ mich an den Wehenschreiber legen. Ich sah nicht viel an dieser Kurve, aber er meinte, das Kind käme an diesem Tag noch, und er hatte Recht. Wir fuhren zur Klinik. Dort sollte ich schon wieder an den Wehenschreiber, wozu ich absolut keine Lust hatte. Man entließ mich nochmal für eine Runde ums Krankenhaus, aber wir fuhren heim, und zu Hause habe ich den Kindern, die mittlerweile abgeholt worden waren, noch vorgelesen, bis ich wieder das deutliche Gefühl hatte: Jetzt musst du los. Eineinhalb Stunden später war Clara da. Auch bei ihrer Geburt hätte ich mit der Stoppuhr nichts anfangen können. Dadurch, dass ich viel umhergefahren war, hatte sich gar kein richtiger Wehenrhythmus eingespielt.

Nora machte es wie Lena, sie kündigte sich mit regelmäßigen Wehen an, mitten in der Nacht. Diesmal wachte ich erst auf, als sie schon alle fünf Minuten kamen, und das, obwohl wir viel weiter zu fahren hatten. Aber so ein Bauch ist klug, er stellte im Auto die Wehen wieder so weitgehend ein, dass wir rechtzeitig ankamen, obwohl mein Mann sich vor Aufregung noch kräftig verfahren hatte.

Die Varianten des Geburtsbeginns können natürlich auch noch anders aussehen.

Der Blasensprung muss nicht schwallartig sein, es kann auch nur ein wenig tröpfeln. Dann hat sich in der Regel das Kind schon so weit ins Becken gesenkt, dass der Kopf den Muttermund fest verschließt. Auch bei mir hörte es damals auf zu laufen, wenn ich umherging, legte ich mich wieder hin, lief noch mehr Wasser ab.

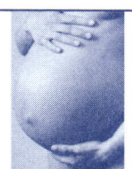

Beim schwallartigen Abgang von Wasser kann die Nabelschnur so weit mit vorgespült werden, dass sie zwischen Muttermund und Kopf des Kindes eingeklemmt und bei starken Wehen schließlich abgedrückt wird. Ob die Nabelschnur vorliegt, können Hebamme oder Arzt nur durch eine vaginale Untersuchung feststellen. Bis dahin sollte die Frau sicherheitshalber liegen bleiben, damit wenigstens in den Wehenpausen der Kopf des Kindes nichts einklemmen kann.

Im Allgemeinen wird davon ausgegangen, dass 24 Stunden nach dem Blasensprung das Baby geboren sein sollte, da es ja nun nicht mehr von den Keimen der Außenwelt abgeschottet ist und Infektionen in die Gebärmutter aufsteigen können. Haben bis dahin keine Wehen eingesetzt, wird in vielen Kliniken die Geburt eingeleitet. Die Experten streiten sich, ob das nötig ist. Es gibt etliche harmlose Mittel und es gibt verschiedene Medikamente, die eine Geburt in Gang setzen können. Darüber mehr im Kapitel «Geburtshilfe – Geburtsmedizin» ab Seite 208.

Falls sich die Geburt bei Ihnen durch Wehen in regelmäßigen Abständen ankündigt, kann sich das auch ganz anders abspielen als bei mir. Gerade wenn Sie Ihr erstes Kind bekommen, sind Wehen im Abstand von zehn Minuten noch nicht besonders alarmierend. Dieser Zustand kann Stunden andauern.

Auch das «Zeichnen» muss nicht in jedem Fall bedeuten, dass das Baby schon in wenigen Stunden da ist. Es kann durchaus noch ein paar Tage dauern. Aber die Geburt bahnt sich an.

Gehen allerdings größere Mengen Blut ab, sollten Sie sofort in eine Klinik fahren, auch wenn Sie keine Wehen haben und vielleicht sogar eine Hausgeburt geplant hatten. Das kann bedeuten, dass sich die Plazenta vorzeitig löst. Es muss dann so schnell wie möglich ein Kaiserschnitt gemacht werden, denn eine normale Geburt hat zur Voraussetzung, dass die Plazenta bis zum Auspulsieren der Nabelschnur noch funktioniert. Sonst kann das Kind die Anstrengungen der Geburt nicht überstehen.

Aber über ein paar Tröpfchen Blut, mit Schleim vermischt, können Sie sich freuen, das Baby macht sich auf den Weg.

Im Überblick

Regelmäßige Wehen	Geburtswehen unterscheiden sich von den Senkwehen der letzten Wochen dadurch, dass sie neben dem Hartwerden des Bauches entweder im Rücken oder im Unterbauch zunehmend schmerzhaft sind. Sie können unregelmäßig beginnen, werden aber immer regelmäßiger. Treten sie regelmäßig auf, nehmen an Stärke zu und werden die Pausen dazwischen immer kürzer, sollten Sie sich auf den Weg machen. (Faustregel: alle 10 Minuten)
Zeichnen	Finden Sie mit wenig Blut vermischten Schleim im Schlüpfer, hat sich der Schleimpfropf gelöst, der den Gebärmuttermund verschloss. Das deutet auf einen baldigen Geburtsbeginn, Sie müssen sich aber erst auf den Weg machen, wenn Sie auch Wehen verspüren. (S. o.)
Blasensprung	Verlieren Sie Wasser, ohne dass Sie es aufhalten können wie einen Urinstrahl, ist die Fruchtblase gesprungen. Geht das Wasser schwallartig ab, liegt das Kind noch nicht so tief im kleinen Becken, dass es den Gebärmuttermund abdichtet. Sie sollten sofort im Liegen in die Klinik fahren (oder bei Ihrer Hebamme anrufen und liegen bleiben, falls Sie eine Hausgeburt planen), damit die Nabelschnur nicht eingeklemmt werden kann. Tröpfelt es nur, dürfen Sie weiter herumlaufen, sollten aber Ihre Hebamme oder die Klinik informieren. Nach einem Blasensprung sollte die Geburt binnen 24 Stunden in Gang kommen.

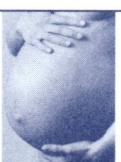

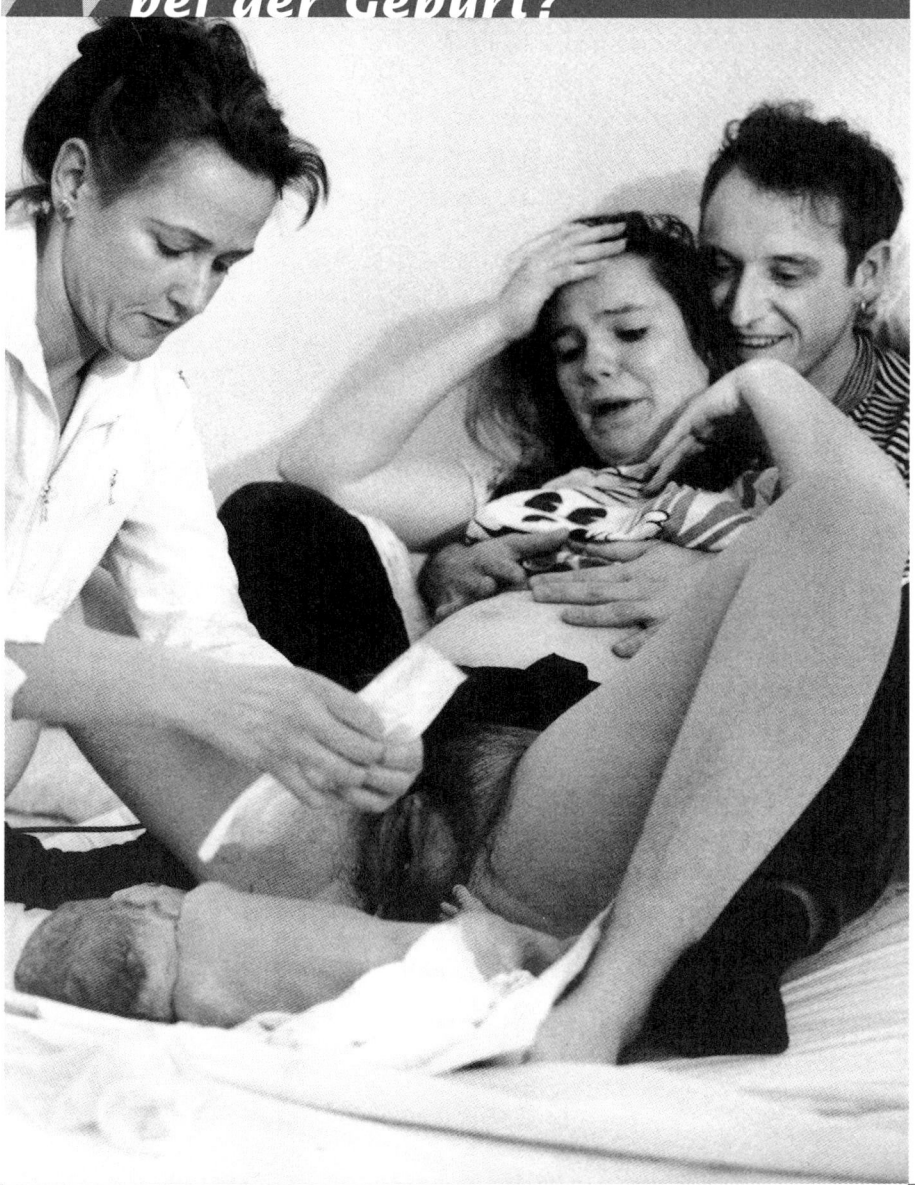

Was passiert bei der Geburt?

Eine Geburt verläuft in verschiedenen Phasen von sehr unterschiedlicher Dauer und Intensität.

Die Eröffnungsphase – was passiert

In der Eröffnungsphase ziehen sich die längs laufenden Muskeln der äußeren Gebärmutterschicht zusammen und verkürzen so die Gebärmutter. Der Muttermund wird dadurch langsam geöffnet. Das Zusammenziehen der Muskeln geschieht wellenförmig, sie spannen sich in gewissen Zeitabständen an und lockern sich dann wieder.

Die Wehen beginnen am Gebärmutterfundus, also oben unter den Rippen. Man kann dort schon spüren, wie der Bauch hart wird, noch bevor der Schmerz im Unterbauch einsetzt. Die Anspannung der Gebärmuttermuskulatur selbst ist nicht schmerzhaft. Was wehtut bei den Wehen, ist der Muttermund, der durch den Druck des kindlichen Köpfchens langsam gedehnt wird. Er ist vergleichbar mit einem sehr engen Rollkragen, den sich das Kind über den Kopf zieht. Wunderbarerweise öffnet sich der Muttermund, sonst gerade groß genug, um Menstruationsblut und Sperma hindurchzulassen, bei der Geburt so weit, dass das Kind hindurchschlüpfen kann – immerhin etwa zehn Zentimeter!

Schmerzhaft ist auch der Zug an den Bändern, von denen die Gebärmutter gehalten wird. Je eines rechts und links führen vom unteren Teil der Gebärmutter zum Kreuzbein, zwei andere vorn durch den Leistenkanal bis in die großen Schamlippen, wieder andere zu den Seiten des Beckens. Zieht sich nun die Gebärmutter zusammen, dann zieht es auch an diesen so genannten Mutterbändern. Die Frau kann das als starken Druck im Rücken empfinden oder als Ziehen bis hinunter in die Oberschenkel.

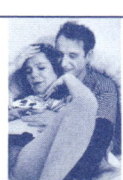

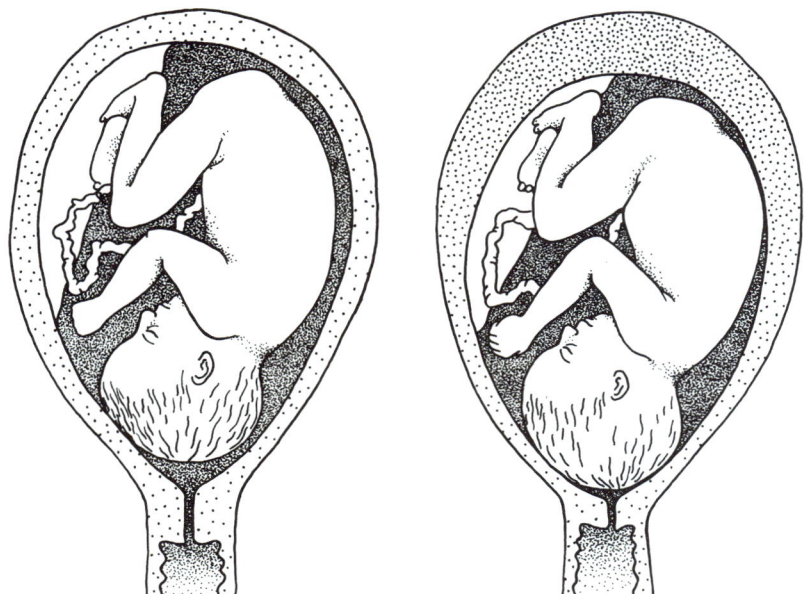

Das Kind vor Beginn der Vorbereitungswehen (links) und bei Geburtsbeginn

Die Eröffnungsphase

Die Wehen kommen und gehen wie Wellen: Jede Einzelne rollt heran, steigt an, wird höher und höher, immer noch ein wenig kraftvoller, um dann wieder nachzulassen. Jede Wehe ist ein wenig stärker, als die Frau es gern hätte, sie dauert immer ein wenig zu lang, und die Pausen sind immer etwas zu kurz.

Wenn Ihr Körper die Geburtsarbeit richtig begonnen hat, entwickelt er einen ganz eigenen Rhythmus. Je mehr Sie sich diesem Kommen und Gehen anvertrauen, eine Wehe nach der anderen geduldig kommen und gehen lassen, umso leichter wird Ihr Körper seine Arbeit vollbringen und mit vielen Kontraktionen der Gebärmutter den Muttermund öffnen.

Nutzen Sie die Wehenpausen, um sich zu erholen, und begrüßen Sie die neu anrollenden Wehen mit einem lauten «Jaaa!». Ich fand in dieser Phase sehr verblüffend, fast verwirrend, dass ich in den Wehenpausen wirklich nichts mehr spürte. Es fühlte sich alles an wie normal

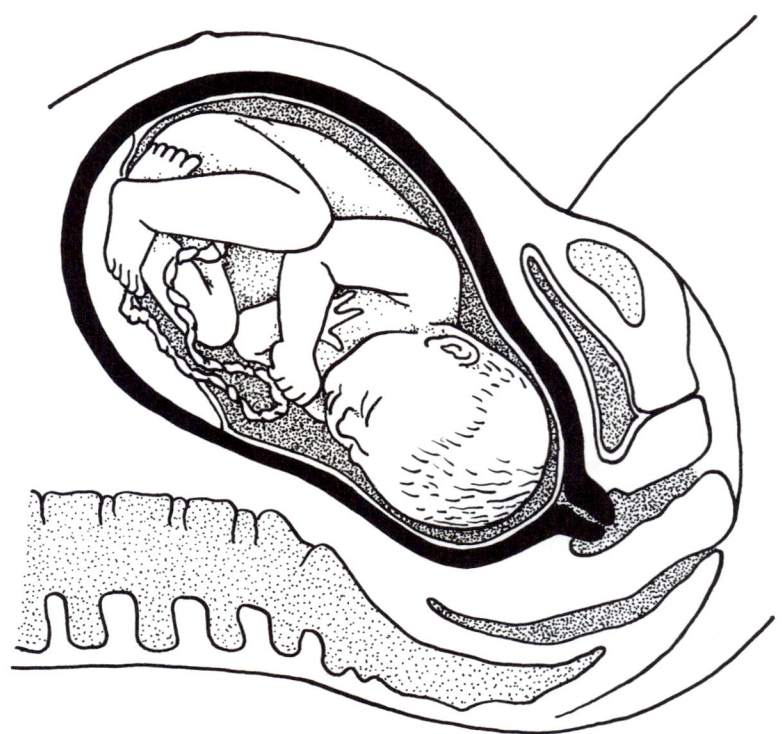

Vom Beginn der Wehentätigkeit über die Eröffnungsperiode (s. Abb. S. 198): Der Gebärmutterhals dehnt sich, der Muttermund öffnet sich. In der Austreibungsphase (S. 199) reißt die Fruchtblase. (S. 200) Der Kopf hat die Scheide gedehnt, und er schiebt sich (S. 201) mit Hilfe der Wehen und des mütterlichen Pressens durch den Scheidenausgang. Ist der Kopf geboren (S. 202), dreht sich das Baby seitlich, und danach kommt der Körper aus dem Mutterleib.

– war die Geburt wirklich im Gange? –, und dann ging es auf einmal wieder los.

Das ändert sich allerdings mit der Zeit. Je weiter der Muskelring des Muttermundes auseinander gezogen wird, umso mehr Dehnungsschmerz bleibt in den Wehenpausen bestehen. Die Pausen werden auch immer kürzer. Wahrscheinlich würde sich der Muttermund in einer längeren Wehenpause sonst einfach wieder zusammenziehen.

Die Wehenpausen sind sehr wichtig, nicht nur für die Mutter zur

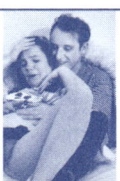

Erholung, sondern vor allem auch für das Kind. Während der Wehe ist die Gebärmuttermuskulatur so stark zusammengezogen, dass nur wenig Blut die Plazenta erreicht. Die Sauerstoffversorgung sinkt, die Herztöne können sich verlangsamen. In den Pausen wird dann wieder «aufgefüllt».

Die Eröffnungsphase kann etliche Stunden dauern und bedeutet intensivste körperliche Arbeit. Irgendwann spielt dabei auch die Zeit keine Rolle mehr. Alles, was zählt, ist die nächste Wehe und die folgende Pause und dann wieder die nächste Wehe, die nächste Pause ... Fragt denn das Meer danach, ob es Morgen, Mittag oder Abend ist?

Die Übergangsphase

Kurz bevor der Muttermund auf 10 cm geöffnet ist, fließt alles ineinander über: Der Dehnungsschmerz hört kaum noch auf, die Wehen werden bis zu einer Minute lang und länger und kommen alle zwei Minuten.

Das ist ungeheuer anstrengend. Vielleicht haben Ihnen schon einmal nach oder bei einer großen körperlichen Anstrengung die Beine gezittert, und Ihnen ist übel geworden. Das kann Ihnen jetzt auch passieren. Das Eigenartige an dieser Anstrengung ist allerdings, dass Ihr Körper sie einfach unternimmt, egal, ob Sie noch Lust dazu haben oder nicht.

In unserem Bewusstsein ist «Arbeit» immer auch mit «Willen» verbunden. Bei der Geburt ist das anders. Darum neigen wir vielleicht auch dazu, sie eher als Schmerz zu definieren, der uns ja bekanntlich überfällt, anstatt als Arbeit, die wir gezielt ausführen. (Auf Englisch heißen Wehen tatsächlich «labour», also «Arbeit»!)

Lassen wir uns doch einfach auf die ungewöhnliche Sichtweise ein, dass uns Arbeit überfällt!

Sagen wir uns nicht «Es tut mir weh!», sondern «Es arbeitet mich!».

Wahrscheinlich werden Sie in dem Augenblick, in dem die Eröffnungsphase in die Austreibungsphase übergeht, keine sprachanalytischen Überlegungen anstellen. Aber wenn Sie vorher schon ein bisschen mit solchen Gedanken spielen, sinken sie vielleicht so weit in Ihr Unterbewusstsein, dass sie schließlich doch zu einer gewissen Lockerheit beitragen.

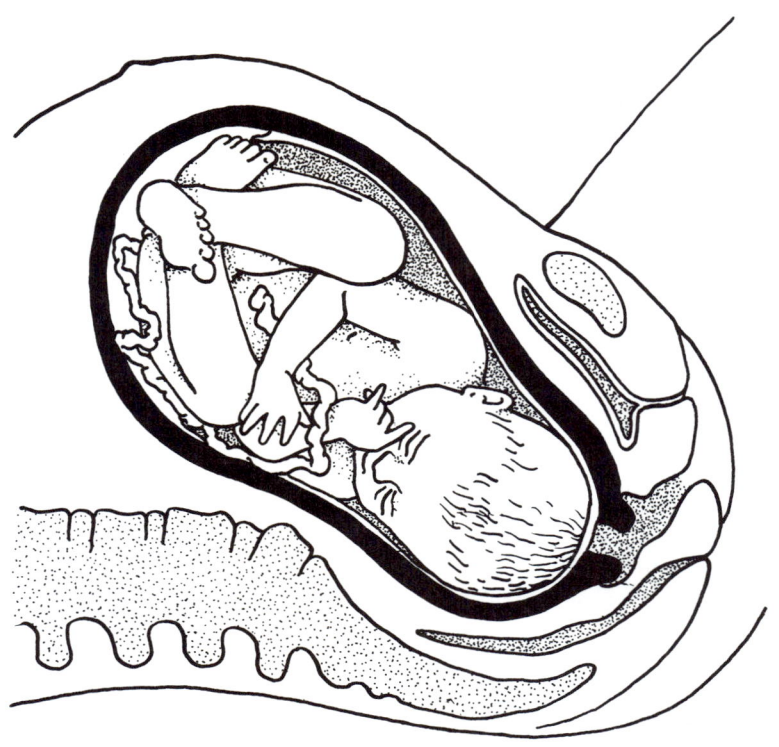

Die Austreibungsphase – was passiert

Ist der Muttermund so weit geöffnet, dass das Köpfchen hindurch passt, wird es von den Wehenschüben auch hindurchgedrückt. Nun weitet sich die Scheide, aber nicht wie der Muttermund durch Zug der Muskeln nach oben, sondern durch den Druck des Kopfes nach unten. Das Kind wird Stück für Stück durch die Scheide geschoben, bis es am Damm angekommen ist. Dabei gibt es ein gewisses Vor und Zurück. Es fühlt sich frustrierend an, wenn man spürt, wie das Kind nach einer Wehe wieder etwas zurückrutscht. Aber keine Sorge – bei der nächsten Wehe wird das Kind wieder ein Stück weiter kommen. Dieses Hin und Zurück ist sogar besonders schonend für das Scheidengewebe und den Damm, die so allmählich gedehnt werden.

Ist der Kopf des Kindes bis zum Damm vorgeschoben, muss die Mutter meistens mit dem Pressen etwas einhalten, damit er nicht zu

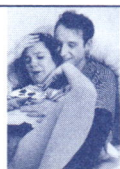

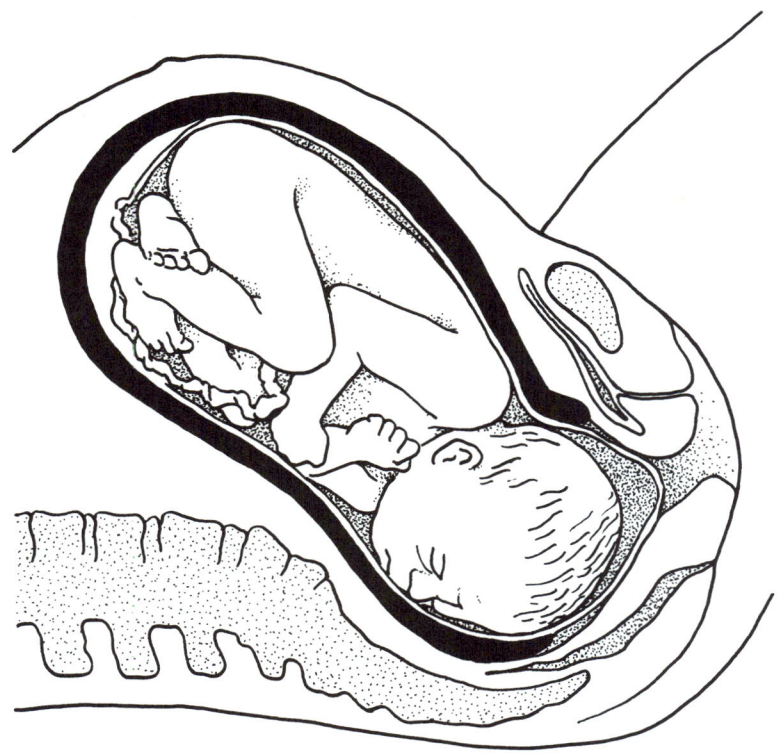

ruckartig über den Kopf gezogen wird. Es war bis vor wenigen Jahren üblich, bei fast jeder Frau zu diesem Zeitpunkt einen Dammschnitt zu machen, um die Austreibungsphase zu verkürzen. Inzwischen ist man damit zurückhaltender geworden, wahrscheinlich auch, weil durch geringeren Medikamenteneinsatz unter der Geburt und die größere Bewegungsfreiheit, die man den Frauen zugesteht, die natürlichen Bedingungen des Geburtskanals besser genutzt werden. (Zum Dammschnitt mehr auf S. 217 f.)

Das Baby muss sich auf seinem Weg vom Muttermund bis zum Scheidenausgang ein wenig hin- und herdrehen. Das knöcherne Becken hat eine ovale Öffnung, deren größter Durchmesser quer zur Scheidenöffnung liegt. Dort muss das Baby also das Gesicht zur Seite wenden, um das Oval passieren zu können. Der Scheidenausgang steht nun wiederum senkrecht zu dem Oval des Beckens, also dreht das

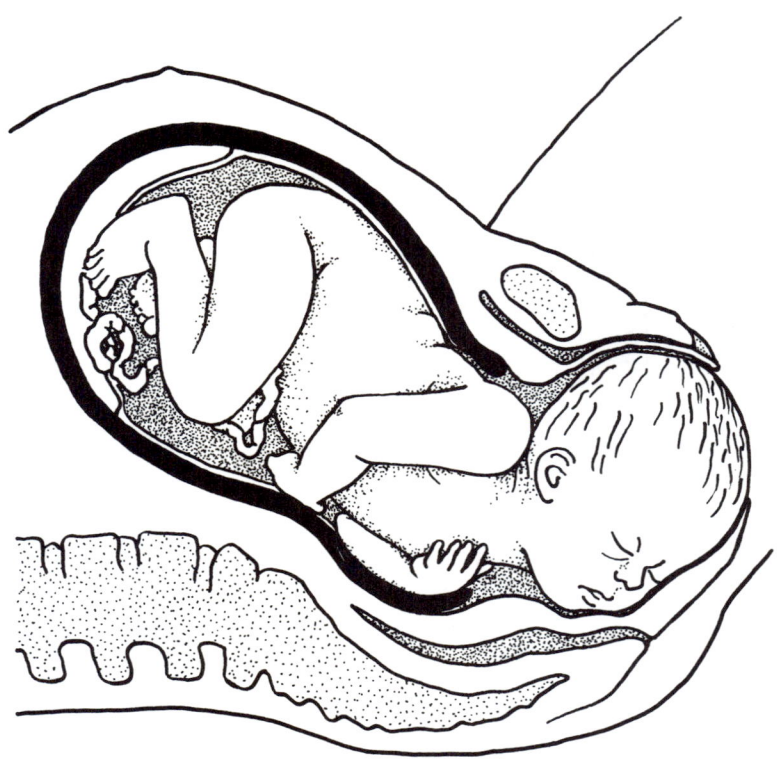

Kind in der Scheide den Kopf mit dem Gesicht zum Steißbein der Mutter oder, sehr viel seltener, nach vorn. Ist der Kopf dann geboren, stehen wiederum die Schultern senkrecht zur Scheidenöffnung, und darum dreht sich das Kind ein weiteres Mal um 90 Grad, damit eine Schulter oben und eine Schulter unten liegt. Dann wird meist zuerst die obere und dann die untere Schulter geboren, der Rest des Körpers flutscht fast von selbst heraus.

Die Austreibungsphase kann sehr unterschiedlich lang dauern, von wenigen Minuten bis zu zwei Stunden. Während dieser Zeit werden immer wieder die Herztöne des Babys kontrolliert. Sind sie stabil, besteht auch bei einer lang andauernden Austreibungsphase kein Anlass, beschleunigende Maßnahmen zu ergreifen. Zeigen abfallende Herztöne an, dass das Kind durch das starke Pressen an Sauerstoffmangel leidet, wird man durch einen Dammschnitt oder u. U. auch durch

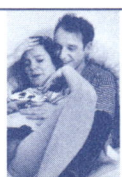

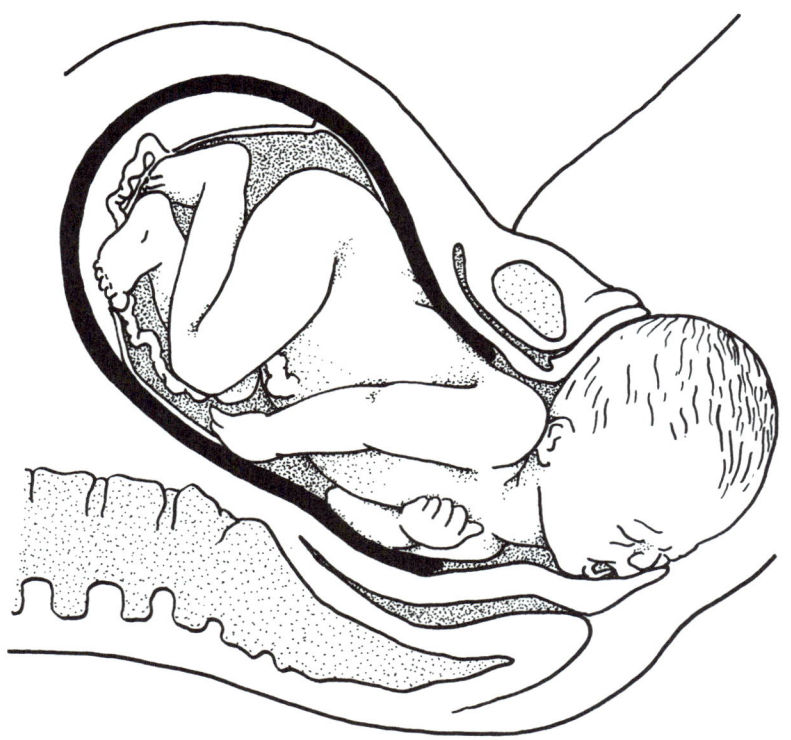

Saugglocke oder Geburtszange versuchen, die Geburt rasch zu beenden. (S. a. S. 218)

Die Austreibungsphase

Ich habe mich bei zwei Geburten von meinen Empfindungen täuschen lassen – ich dachte, ich müsste dringend nochmal zur Toilette.
Ich hatte die Eröffnungsphase viel schneller hinter mich gebracht, als
ich gedacht hatte – Herumlaufen, Sachen zusammensuchen, Auto fahren, Umziehen im Krankenhaus hatten mich so abgelenkt, dass ich die
Wehen zwar irgendwie unterbrachte, aber gar nicht über ihre Wirksamkeit nachgedacht hatte. Und dann meinte ich, ich müsste eben
nochmal aufs Klo – aber was da so drückte, war das Kind. Diese Empfindung löst bei der Mutter das – sinnvolle! – Bedürfnis aus mitzu-
pressen.

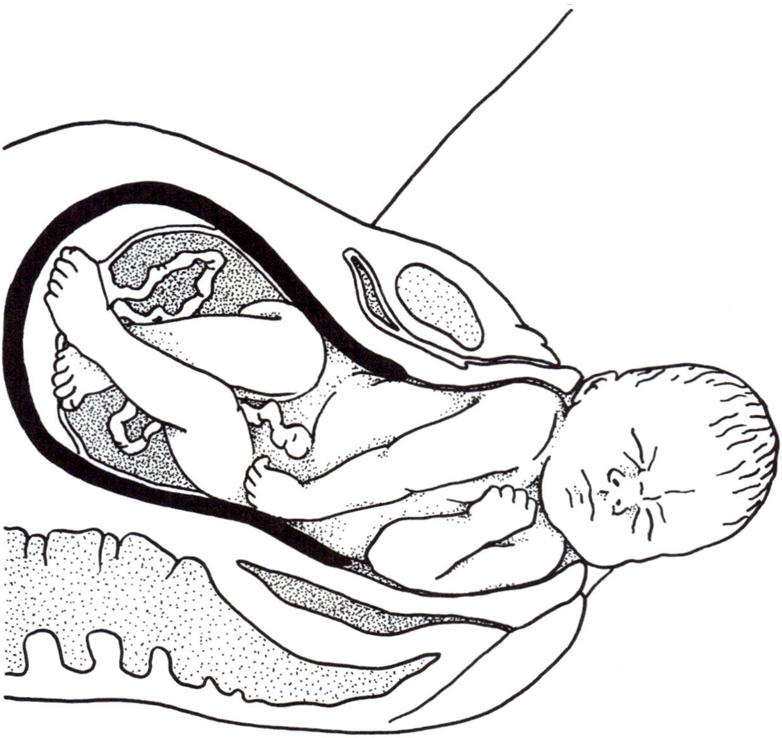

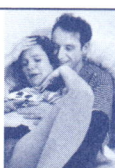

Und nun kommt unsere normale Vorstellung von «Arbeit» wieder zu ihrem Recht, wir können aktiv etwas unternehmen. Darum fühlen sich die meisten Frauen jetzt auch wieder viel wohler. Manchmal liest man sogar, die Austreibungsphase sei eigentlich gar nicht schmerzhaft.

Aber lassen Sie sich nicht täuschen: Die heftigen Empfindungen von Dehnung sind nach wie vor vorhanden. Sie werden nur vom Gehirn in eine andere Schublade gepackt. Nicht in die Schublade: «Ich werde überfallen!», sondern in die mit der Aufschrift: «Ich tue was!» – und schon fühlt sich alles ganz anders an.

In den letzten Jahren ist es üblich geworden, auf das gewaltige Pressen mit angehaltenem Atem zu verzichten. Die Mutter wird vielmehr aufgefordert, das Kind «hinauszuatmen». Geben Sie Ihrem natürlichen Impuls nach und schieben Sie das Baby hinaus.

Die Nachgeburt

Und dann denken wir, nach dem letzten «Flutsch» wäre die Geburt zu Ende! So ging es mir bei jeder Geburt, bis mir dämmerte, dass die anhaltende Aufmerksamkeit von Arzt und Hebamme wohl der Plazenta galt, die noch geboren werden musste. Mir war das egal, ich streichelte mein Kind, ich ließ es an der Brust nuckeln, und dann hieß es auf einmal, ich sollte doch nochmal pressen.

Na gut, wenn's denn sein muss …

Da kam sie, dick, weich, zum Glück ohne Schmerzen. Erst beim dritten Kind war ich so weit Herrin meiner Sinne, dass ich auf die Idee kommen konnte, mir die Plazenta noch einmal zeigen zu lassen. Es kann allerdings auch vorkommen, dass die Plazenta sich nicht richtig von selbst löst. Dann muss manuell nachgeholfen werden, u. U. auch unter Narkose. Wichtig ist auf jeden Fall zu überprüfen, ob die Plazenta vollständig abgestoßen wurde. Verbleiben Reste in der Gebärmutter, kann sie sich nicht richtig zurückbilden, und es kommt zu Nachblutungen und Entzündungen.

Ich habe auch erst beim dritten Kind überhaupt registriert, was für ein widerstandsfähiges Ding die Nabelschnur ist. Die ersten beiden Kinder hat die Hebamme abgenabelt, beim dritten hat es mein Mann gemacht, beim vierten hat mir die Hebamme selber die Schere in die Hand gedrückt. Man muss sich schon kräftig mühen, diesen «Gummischlauch» durchzuschneiden!

Nachwehen

Aber sogar nach der Geburt der Plazenta geht es noch weiter: mit den Nachwehen. Durch sie zieht sich die Gebärmutter zusammen, die aufgerissenen Blutgefäße schließen sich, die Blutung hört auf. Sind stärkere Nachblutungen abzusehen (z. B. bei Wehenschwäche), kann hier mit Medikamenten nachgeholfen werden. Aber normalerweise genügt es, das Baby schon bald anzulegen. Das Saugen an der Brust stimuliert die Ausschüttung von Oxytozin, und die Gebärmutter zieht sich wunderbar zusammen.

Nach der ersten Geburt sind die Nachwehen in der Regel völlig schmerzlos. Nach der zweiten und folgenden Geburten tun sie weh, leider. Das kann lästig sein, hört aber bald auf. Aber beim zweiten und

dritten Kind weiß man ja auch schon viel besser, dass alles vorbei-
geht …

Stellungen bei der Geburt

Inzwischen hat es sich herumgesprochen: Eine Geburt ist Arbeit – und
wer liegt schon beim Arbeiten im Bett? Solange eine Schwangere «ent-
bunden wurde» – also die Ärzte die Aktiven waren –, packten sie ihre
«Patientin» dahin, wo alle «Kranken» nun mal hingehören: ins Bett.
Heute dagegen betrachten sich in einer guten Entbindungsklinik die
Geburtshelferinnen wirklich als «Hilfe», die Frau selber hat das Sagen.
Und damit ist das Bett nur noch ein «Kann», aber kein «Muss» mehr.

Natürlich können Sie sich ins Bett legen, wenn Ihnen danach zumute ist. Aber gerade während der Eröffnungsphase werden Sie wenig
davon haben. In der aufrechten Haltung drückt der Kopf des Kindes
auf den Muttermund, und das hat doppelte Wirkung: Zum einen weitet dieser sich stärker durch den mechanischen Druck, zum anderen
ist es ein Signal für die Hirnanhangdrüse, das Wehen treibende Hormon Oxytocin auszuschütten. Die Eröffnung geht also schneller voran.

Sie machen der Gebärmutter in dieser Phase die Arbeit leicht, wenn
Sie Ihren Körper um sie herum weit machen: Beine breit, Rücken
rund, Bauchmuskulatur entspannt. Das kann der Schneidersitz auf
dem Sessel sein, der Vierfüßlerstand auf dem Teppich, das Abstützen
auf einem Stuhl, die Hockstellung auf einem flachen Sitzkissen oder
zwischen die gespreizten Beine Ihres Partners gehängt.

Gehen Sie durch Ihre Wohnung und probieren Sie an den verschiedensten Möbeln aus, wie Sie sich an ihnen am besten abstützen können. Während einer Wehe hat man wenig Lust, irgendwelche Kraft
dafür aufzuwenden, sich aufrecht zu halten. Sie sollten also guten Halt
finden.

Verbringen Sie schon einen Großteil der Eröffnungsphase im Krankenhaus, wird es sehr von der Ausstattung der Klinik abhängen, ob Sie
Möglichkeiten finden, die Eröffnungswehen in Ihnen angenehmen

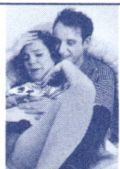

Stellungen aufzufangen. Manche Kliniken und vor allem Geburtshäuser halten die verschiedensten Vorrichtungen bereit: Gymnastikbälle, Wippstühle, Hocker, Matratzen, an der Decke aufgehängte Tücher, an die sich eine Gebärende hängen kann, natürlich auch Badewannen, um sich im warmen Wasser zu entspannen.

Gelüstet es Sie dennoch nach dem Bett, lassen Sie sich das Kopfteil hochstellen und ein paar Kissen geben, um den Rücken hoch zu stützen, oder legen Sie sich auf die Seite. Auch wenn Sie am Wehenschreiber oder Tropf angeschlossen sind, können Sie darum bitten, den Oberkörper so hoch wie möglich zu lagern. In der Seitenlage ist es gut, das oben liegende Bein mit ein paar Kissen abzustützen oder vom Partner halten zu lassen. Sie werden spüren, dass der nach unten drückende Kopf des Kindes Ihre Oberschenkel schon spreizt, noch bevor er die Scheide passiert. Ist es Ihnen angenehmer, auf allen vieren zu knien, kann ein Berg Kissen unter Ihrer Brust beim Ausruhen helfen. Flach auf den Rücken legen sollten Sie sich nur, wenn die Herztöne des Kindes davon nicht beeinträchtigt werden, denn es kann passieren, dass in der Rückenlage die großen Blutgefäße, die zu Ihrem Herzen führen, durch die Gebärmutter abgedrückt werden. Wahrscheinlich werden Sie aber dazu ohnehin keine Lust haben.

In der Übergangsphase kann eine Lageänderung, so minimal sie auch sein mag, deutliche Auswirkungen auf den Geburtsfortgang haben. Vielleicht platzt die Fruchtblase, oder die Drehung des Kindes wird beschleunigt, und auf einmal geht alles ganz anders weiter. Geht die Geburt nicht recht vorwärts, wird man Sie wahrscheinlich zu einer Lageänderung auffordern. Wo auch immer der Impuls herkommt, von anderen oder aus Ihnen heraus – tun Sie es! Es wird sich lohnen.

Und dann kommt die Austreibungsphase. Rein physiologisch gesehen ist dafür die Hockstellung am günstigsten. Sich jetzt noch aus eigener Kraft in der Hocke zu halten, wird aber den meisten Frauen nicht gelingen. Eine halb sitzende Position, vom Partner abgestützt, kommt dieser Haltung aber nahe genug. Ebenfalls sehr günstig ist der Vierfüßlerstand mit schönem «Katzenbuckel», auch dann hilft die Schwerkraft mit.

Vielleicht steht in Ihrer Klinik ein Gebärhocker zur Verfügung. Probieren Sie ihn während der Eröffnungsphase einmal aus, solange Sie sich in den Wehenpausen noch gut bewegen können. Während der Austreibung werden Sie keine Lust mehr auf Experimente haben, wenn Sie die Vorzüge des Hockers nicht bereits kennen.

Außer Ihnen muss aber auch noch die Hebamme mit Ihrer Stellung zurechtkommen. Sie muss zumindest so gut Ihren Damm erreichen, dass Sie ihn bei Durchtritt des Kopfes abstützen kann, und sie muss das Kind in Empfang nehmen können. Die meisten Hebammen haben darin großes Geschick entwickelt, aber fragen Sie trotzdem vorher, ob es Stellungen gibt, die ihr hinderlich sind. Dann ersparen Sie sich Auseinandersetzungen während der Geburt – da werden Sie genug anderes zu tun haben.

Aber tun Sie eines nicht: sich auf ein festes Programm festzulegen. Sie können von den Vorteilen der aufrechten Haltung noch so überzeugt sein – am Ende gewinnen in Ihnen kulturelle Gewohnheiten so die Oberhand, dass Sie sich doch lieber ins Bett legen. Oder Sie sind der Meinung, Sie wollen sich lieber auf keine Experimente einlassen – und auf einmal hocken Sie in einer Ecke und haben nicht die geringste Lust, diese Stellung jemals wieder aufzugeben. Solange Sie dabei entspannt sind, ist beides in Ordnung.

Lagen des Kindes in der Gebärmutter

Nicht nur die Mutter sucht sich die optimale Position während der Geburt, auch das Baby legt sich «zurecht» für den Weg durch den Geburtskanal. Meistens gelingt ihm das, seltener ist es etwas ungeschickt dabei.

Die **vordere Hinterhauptlage** kommt am häufigsten vor und ist auch für den Geburtsverlauf am günstigsten. Dabei liegt das Baby mit dem Kopf nach unten, das Kinn fest an die Brust gedrückt, ein wenig schräg in der Gebärmutter. Der Hinterkopf zeigt entweder nach rechts oder links vorn, der Rücken liegt etwas rechts oder links vom Nabel der Mutter.

Zeigt der Hinterkopf nach hinten, spricht man von **hinteren Hin-**

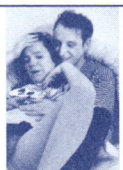

terhauptslagen. Diese sind ungünstiger für die Eröffnung des Muttermundes und bewirken bei der Mutter meist heftige Rückenschmerzen, weil das Kind stark auf die Wirbelsäule drückt.

Hintere Hinterhauptslagen drehen sich am Ende der Eröffnungsphase oder in der Austreibungsphase meist in eine vordere Lage. Die Eröffnungsphase kann dennoch sehr lange dauern und sehr ermüdend sein.

Es kann auch passieren, dass das Kind mit Gesicht oder Stirn zuerst geboren wird, aber das kommt sehr selten vor.

Festgestellt wird die Lage des Babys durch Ertasten der Fontanellen durch den offenen Muttermund. Je nachdem, wie die Nähte der Schädelknochen verlaufen, lässt sich die Lage des Kopfes bestimmen.

Etwa drei Prozent der Babys liegen am Ende der Schwangerschaft mit dem Kopf nach oben in **Beckenend- oder Steißlage.** Das kann ebenfalls eine langwierige Geburt bedeuten, da der weiche Po des Kindes nicht so stark auf den Muttermund drückt wie der härtere Kopf. Ist der Körper des Kindes geboren, besteht die Gefahr, dass die Lungen sich schon entfalten, das Baby aber Schleim statt Luft einsaugt, weil es mit dem Kopf noch in der Vagina steckt. Außerdem drückt der Kopf auf die Nabelschnur, wenn er den Damm passiert. Darum muss bei einer Steißgeburt in jedem Fall ein Dammschnitt gemacht werden.

Manche Hebamme oder mancher Arzt schaffen es, nach der Gabe von Wehen hemmenden Mitteln, die die Gebärmutter erschlaffen lassen, das Kind durch äußere Massage zu drehen.

Es gibt auch eine bestimmte Akupunkturmethode, die «Moxibustion», bei der mit einer Zigarette aus gerollten Beifußblättern der Blasen-Nieren-Meridian am kleinen Zeh der Mutter erwärmt wird. Dadurch soll das Baby zur Drehung veranlasst werden. In immerhin 50–70 % der Fälle gelingt das tatsächlich.

Für jede Mutter zu praktizieren ist die «Indische Brücke». Sie muss dabei ihren Unterkörper mehrmals täglich für zehn Minuten mindestens 30 cm höher als ihren Oberkörper legen, z. B. auf einem schräg gestellten Bügelbrett oder einem Kissenberg. Viele Steißlagen-Babys lassen sich dadurch dazu verleiten, ihr gewohntes Kopf-oben-Gefühl wieder herzustellen und sich mit dem Kopf zum Muttermund hin zu drehen.

Hat sich Ihr Kind nach der 32. Woche noch nicht in die richtige Position begeben, sollten Sie sich von Ihrer Hebamme und Ihrer Ärztin beraten lassen. Gibt es keine schwerwiegenden Gründe dafür, kann eine Drehung – auf welche Art auch immer – durchaus erfolgreich sein. Aber manche Babys bleiben trotzdem in der ungünstigen Lage oder drehen sich wieder zurück. Verformungen des Beckens oder der Gebärmutter oder eine unglückliche Umschlingung des Kindes durch die Nabelschnur können Drehversuche sinnlos machen. Dann wird man ernsthaft über eine Kaiserschnittentbindung nachdenken. (S. a. S. 220)

Geburtshilfe – Geburtsmedizin *(Margarita Klein)*

Der hohe technische Standard unserer Geburtsmedizin und gleichzeitig die vielfältigen Entwicklungen der natürlichen Geburtshilfe stellen der Frau, die heute ein Kind zur Welt bringt, eine Fülle von Unterstützung der unterschiedlichsten Art zur Verfügung. Je nach Verlauf der Schwangerschaft und der Geburt und je nach Ihren persönlichen Vorlieben, auch entsprechend dem individuellen Können der Geburtshelferinnen, für die Sie sich entschieden haben, werden Sie Erfahrung mit dem einen oder anderen Hilfsmittel machen. Verstehen Sie bitte das folgende Kapitel als eine Auflistung dessen, was Ihnen möglicherweise begegnet. Jede dieser Maßnahmen hat zu ihrer Zeit und an ihrem Ort ihren besonderen Sinn. Es ist annähernd unmöglich und auch nutzlos, sich vorher für oder gegen das eine oder andere zu entscheiden, denn kein Mensch kann vorhersagen, wie Ihre Geburt letztendlich verlaufen wird. Deshalb sind in diesem Kapitel die Hilfen, die Ihnen selbst zur Verfügung stehen, die naturheilkundlichen Mittel, die Fachleute anwenden können, und die Möglichkeiten der Schulmedizin direkt nebeneinander gestellt, um deutlich zu machen, dass wir heute das gesamte Spektrum zur Verfügung haben und erst der individuelle Geburtsverlauf eher das eine oder eher das andere Vorgehen wirkungsvoller erscheinen lässt.

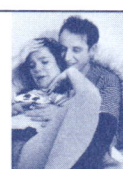

Geburtseinleitung

Nur vier Prozent aller Kinder werden an ihrem errechneten Termin geboren, die anderen vorher oder hinterher. Ist der Termin mehr als eine Woche überschritten, möchten Sie selbst die Geburt vielleicht anregen: Eine liebevolle Stimulation Ihrer Brustwarzen, ein erotischer Abend mit Ihrem Partner macht nicht nur großes Vergnügen, sondern sorgt auch für die Produktion des Hormons Oxitocin, desselben Hormons, das Wehen auslöst. Zudem wirkt das im männlichen Samen enthaltene Prostaglandin wie ein Weichmacher auf den Muttermund.

Weniger lustvoll ist es, einen Löffel Rizinusöl zu schlucken: Die starke Anregung der Darmtätigkeit kann auch Wehen auslösen.

Spätestens 14 Tage nach dem errechneten Termin wird die Klinik Sie zur Einleitung der Geburt drängen. Es wächst die Gefahr, dass das Baby nicht mehr ausreichend versorgt wird. Auch wenn es eine unangenehme Vorstellung ist, die Geburt auf eine künstliche Weise zu beginnen, ist es manchmal notwendig. Fragen Sie kritisch nach, ob es wirklich nötig ist oder man noch ein wenig warten kann.

Einleitend wirken Prostaglandine als Zäpfchen oder Gel vor dem Muttermund und synthetisches Oxitocin, das als Infusion (Wehentropf) Wehen auslöst. Manchmal genügt ein kleiner Anstoß, um dann die Geburt selbsttätig weitergehen zu lassen, manchmal ist der Wehentropf für eine längere Dauer nötig. Er wird auch eingesetzt, wenn während der Geburt die Wehen nachlassen.

Überwachung des Kindes

Um sicher zu sein, dass es dem Kind gut geht während der Geburt, werden seine Herztöne regelmäßig kontrolliert. Dazu gibt es das CTG, das Cardiotokogramm. Mit Hilfe der Ultraschalltechnik werden parallel die Herztöne des Kindes und die Wehen aufgezeichnet. Die Messköpfe werden mit einem Gürtel auf Ihrem Bauch befestigt. Das behindert Ihre Bewegungsfreiheit, deshalb bitten Sie darum, dass es nur ab und zu gemacht wird. Solange das Kind keinen Anlass zur Sorge gibt, ist während der Eröffnungsphase eine Dauerkontrolle nicht notwendig! Viele Mediziner neigen allerdings aus Furcht vor Prozessen dazu.

Sind die Herztöne des Kindes nicht zufriedenstellend und ist die Fruchtblase schon geöffnet, gibt eine Aufzeichnung der Herztöne über eine Kopfschwartenelektrode (KSE) genauere Werte. Dazu wird ein dünner Draht unter die Kopfhaut des Kindes geschoben. Ein Schmerz für das Baby, aber manchmal eine sinnvolle Maßnahme.

Wenn sich die Geburtshelfer wirklich Sorgen um das Kind machen, kann eine Untersuchung des Sauerstoffgehaltes des kindlichen Blutes Aufschluss über seinen Zustand geben (MBU = Mikroblutunter- suchung). Dazu wird die Kopfhaut kurz angeritzt und der austretende Blutstropfen wird aufgefangen und im Labor untersucht.

Von all diesen Maßnahmen geht es dem Kind zwar nicht besser, sie sorgen sogar noch für zusätzlichen Stress, aber es ist so möglich, den Zeitpunkt zu erkennen, wann es besser ist, das Kind mit Kaiserschnitt oder Saugglocke zur Welt zu befördern.

Je gelassener Sie trotz allem dabei bleiben und je ruhiger Sie weiter- atmen, umso weniger belastend sind diese Eingriffe für Ihr Kleines.

Schmerzlinderung
Selbstvertrauen

Das wichtigste Mittel, um den Schmerz bei der Geburt zu vermindern, ist und bleibt das Gefühl der Sicherheit und Geborgenheit und der persönlichen Kompetenz der Schwangeren. Dieses Gefühl von Zu- trauen zu Ihnen selbst kann wachsen, wenn Sie vorher einen guten Geburtsvorbereitungskurs aufsuchen (s. S. 128 ff.). Darüber hinaus be- fragen Sie doch einmal Ihre Freundinnen, Ihre Schwestern oder Ihre Mutter, was ihnen am besten geholfen hat, die Geburt zu bewältigen. Stärken Sie Ihr Zutrauen in sich selbst: Ihr Körper ist genau so be- schaffen, dass er in der Lage ist, ein Kind zur Welt zu bringen. So wie Sie schon andere schwierige Situationen in Ihrem Leben bewältigt ha- ben, werden Sie auch diese schaffen.

Menschliche Zuwendung

Sicherheit entsteht auch durch die Anwesenheit anderer Menschen. Da sind zum einen die vertrauten Personen, die Sie bei der Geburt be- gleiten. Ein aufmerksamer, liebevoller Partner ist allein durch seine bloße, freundliche Anwesenheit ein wunderbares Schmerzmittel, ebenso kann eine vertraute Freundin, eine Schwester oder auch die eigene Mutter wirken. Darüber hinaus ist es die Hebamme und sind es

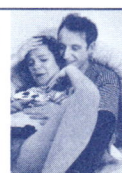

die Geburtshelfer, die Ihnen das Gefühl von Sicherheit und Ruhe vermitteln können: Hier bin ich gut aufgehoben.

Ein Mensch, der sich sicher fühlt, empfindet deutlich weniger Schmerz.

Die Umgebung

Auch die Wirkung der Umgebung auf das Sicherheitsgefühl der Gebärenden sollte nicht unterschätzt werden. Heute geben sich viele Kliniken große Mühe, der Gebärenden eine Atmosphäre von Behaglichkeit in ihren Räumen zu vermitteln. Nirgendwo ist es natürlich behaglicher als bei Ihnen zu Hause; auch ein Geburtshaus schafft eine besonders gute Umgebung. Das Gefühl der Ungestörtheit trägt ebenfalls zur Sicherheit bei. Und wenn in der Klinik sich zu viele Menschen um Sie herum tummeln, dann bitten Sie darum, bzw. lassen Sie Ihren Partner darum bitten, dass man Sie mehr allein lässt. Viele Lebewesen scheinen sich beim Gebären sicherer und ruhiger zu fühlen, wenn sie sich dabei zurückziehen können. Wahrscheinlich macht der Mensch dabei keine Ausnahme.

Berührung

Berührt, gehalten, massiert zu werden, vermittelt ebenfalls vielen Frauen das Gefühl der Geborgenheit. Dabei scheinen Massagen auf dem Kreuzbein (s. S. 143) besonders wirkungsvoll zu sein. Sie vermindern vermutlich noch auf eine andere Weise das Schmerzgefühl. Durch den kontinuierlichen Reiz der Massage ist Ihr Nervensystem so beschäftigt, diese Empfindung zu verarbeiten, dass die Weiterleitung des Schmerzes an das Gehirn nur zum Teil erfolgt.

Die Vorlieben der Frauen sind dabei sehr unterschiedlich. Worauf Sie sich verlassen können: Unter der Geburt wissen Sie genau, was Sie wollen und brauchen: intensive feste kontinuierliche Berührung, ein eher zartes Streichen oder nur das Gefühl, den Partner neben sich zu wissen oder seine Hand zu halten. Zur Verstärkung der Massage kann er Ihnen auch ein angewärmtes Kirschkernkissen auf den Rücken legen und mit der flachen Hand darauf kleine Kreise ziehen.

Wärme und Kälte

Als weiterer schmerzlindernden Hautreiz kann man Wärme oder im Gegenteil auch Kälte einsetzen. Eine Wärmflasche im Kreuzbein, warme Socken an den Füßen oder ein kühler Lappen auf der Stirn und ein eher kühlendes Abreiben der Arme und Hände: Beides wirkt auf seine Weise, und Sie können auswählen, was Ihnen angenehmer ist. Manche Frauen freuen sich über einen Eiswürfel im Mund und auf der Stirn, andere möchten eher einen warmen Tee, beides ist möglich, und beides ist nützlich.

Wasser

Auch die Anwesenheit von Wasser scheint bei gebärenden Frauen ein größeres Sicherheitsgefühl hervorzurufen. Manchmal reicht es schon, wenn die Frau das einlaufende Badewasser plätschern hört, um sich besser zu fühlen. Auch eine CD mit Wasserplätschern, z. B. auch mit Walgesängen, oder das Bild eines Wasserfalls im Blickfeld haben eine tiefe Wirkung auf die gebärende Frau. Viele Frauen können sich vor der Geburt sehr gut vorstellen, ein warmes Bad zu nehmen oder gar im Wasser zu gebären. Manche setzen das auch während der Geburt um und fühlen sich sehr wohl dabei, andere wiederum entscheiden sich letztlich doch dagegen.

Lassen Sie sich überraschen, welche Vorlieben Sie persönlich während ihrer Geburt entwickeln. Vorher sollten Sie jedoch darauf achten, dass am Geburtsort viele Möglichkeiten existieren, aus denen Sie dann bei Bedarf auswählen können.

Zauberworte

Worte können Schmerzen lindern. Die Frau kann sich selbst diese Zauberworte innerlich vorsprechen, der Partner oder die Hebamme ihr Mut machen und Trost spenden:

■ Jede Wehe mit einem lauten «Ja» begrüßen und in ihrem Verlauf bei jedem Atemzug mit einem lauten «Ja» ausatmen.

■ Jede Wehe mit einem Seufzer der Erleichterung verabschieden und sich sagen oder sagen lassen: Die ist weg, die ist vorbei. Diese Wehe kommt nicht wieder. Die habe ich geschafft.

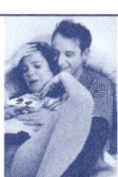

■ Sich erinnern an den Vergleich der Geburt mit einer Bergwanderung: mit jedem Schritt ein wenig höher zu kommen, dem Ziel entgegen. Und an Ihrer Seite zu spüren, dass dort Ihr Partner ist und Sie begleitet, dass er in seinem Rucksack Stärkungsmittel hat, dass die Hebamme als Bergführerin dabei ist und das Ärzteteam als Bergwacht zur Verfügung steht. Schritt für Schritt, Wehe für Wehe steigen Sie weiter auf Ihrer Wanderung dem Ziel entgegen.

■ Die Blume: Auch die Vorstellung einer sich öffnenden Blüte in Ihrem Schoß, die sich bei jedem Atemzug weiter und weiter entfaltet, kann sehr hilfreich sein.

■ Manchmal hilft auch die Erinnerung an eine schöne Situation, an eine Landschaft, die Sie sehr lieben, sich im Geiste dort aufzuhalten und Ihren Körper währenddessen bei jeder Wehe seine Arbeit tun zu lassen. Wenn Sie zur Geburt ein Bild einer solchen Landschaft oder einer solchen Situation mitnehmen, mag Ihnen das Anschauen dieses Bildes die innere Vorstellung erleichtern.

Haltung und Bewegung

Sich bei der Geburt bewegen zu können, frei eine Position zu wählen, die ihr gut tut, bedeutet für die gebärende Frau Erleichterung in zweierlei Hinsicht. Zum einen stärkt es ihr Gefühl von Kompetenz, wenn sie sich bei der Geburt aktiv und aufrecht hält. Zum anderen hat man herausgefunden, dass in einer senkrechten Körperhaltung die Geburtswege offener sind, die Kontraktionen zwar stärker und wirkungsvoller, aber weniger schmerzhaft sind als im Liegen. Auch hier gilt wieder: Lassen Sie sich von der Weisheit Ihres eigenen Körpers führen. Es ist nur begrenzt möglich, sich vorher eine Vorstellung davon zu machen, welche Position dann unter der Geburt die richtige sein mag. Und es wird nicht nur eine Position sein, denn immer wenn Sie den Eindruck haben, dass die Wehen nun unerträglich werden: Nehmen Sie dies als Signal, zunächst Ihre Position zu verändern. Wenn Sie gestanden haben, dann setzen Sie sich, wenn Sie gelegen haben, dann beginnen Sie herumzugehen usw.: Die Veränderung der Körperposition und leichte wiegende schaukelnde Bewegungen beugen der Verkrampfung im Becken vor. Die Voraussetzung dafür, sich unter der Geburt frei bewegen zu können, sind gegeben, wenn der Raum, in dem

Sie Ihr Kind zur Welt bringen, bewegungsfreundlich ausgestattet ist (mit Gymnastikbällen, Seilen zum Anhängen, Sprossenwand, einem großen Bett). Sie werden unterstützt durch einen Partner, der Sie hält, führt und begleitet, und gelegentlich wird auch die Hebamme Sie zu Bewegungen anregen. Zu bestimmten Zeiten unter der Geburt scheint es völlig unmöglich, auch nur eine einzige aktive Körperaktion zu machen. Tun Sie es trotzdem, Sie werden sehen, es hilft.

Bei allen nur denkbaren Positionen ist es sinnvoll, immer wieder die Blase zu entleeren, um dem Kind auf seinem Weg durch das Becken möglichst viel Platz zu lassen.

Atmung

Geburt ist Arbeit, und deshalb hat der Körper einen großen Sauerstoffbedarf. Gleichzeitig wird ein Schmerz geringer empfunden, wenn genügend Sauerstoff vorhanden ist. Also atmen Sie!

Mund und Kehle sind reflexartig mit der Scheide und dem Beckenboden verbunden: Öffnen Sie den Mund leicht, entspannen Sie den Unterkiefer, atmen Sie mit einem Ton aus. Mit einem kräftigen Ausatmen können Sie Spannung ablassen: Pusten Sie, stöhnen Sie, singen Sie einen lauten Ton. (Übungen dazu s. S. 140 ff.)

Naturheilmittel

Über all diese Maßnahmen hinaus, die Sie selber anwenden können, gibt es in der Naturheilkunde eine Reihe von unterstützenden Techniken. Um diese sachgerecht anzuwenden, muss Ihr Geburtshelfer fundiert aus- und weitergebildet sein. Je nach Ausbildung kann Ihnen mit Homöopathie, mit Akupunktur, mit Bachblüten bei der Geburt geholfen werden. All diese Mittel haben eines miteinander gemeinsam: Sie regen den Körper dazu an, sich selbst zu helfen, und sie verursachen keine Nebenwirkungen bei Mutter oder Kind.

Medikamente zur Geburtserleichterung

Trotz guter Vorbereitung und guter Begleitung während der Geburt kann es möglich sein, dass Sie an einem bestimmten Punkt der Geburt mehr Unterstützung brauchen. Die Schulmedizin hat eine breite Palette von Möglichkeiten, mit denen Frauen heute geholfen werden

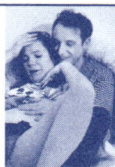

kann. Diese sind allerdings nicht frei von Nebenwirkungen und deshalb nur dann anzuwenden, wenn die geburtshilfliche Situation es erfordert.

Krampflösende Mittel können in der Eröffnungsphase als Zäpfchen oder Spritzen gegeben werden, wenn sich der Muttermund schlecht oder schwer öffnet. Sie wirken für etwa ein bis zwei Stunden, es dauert etwa 20 Minuten, bis die Wirkung einsetzt. Sie haben wenig Einfluss auf das Schmerzempfinden.

Stärker wirkende Mittel sind Opiate. Sie werden in der Eröffnungsphase als Spritze oder Zäpfchen gegeben, wenn der Muttermund sich schwer öffnet, wenn die Frau insgesamt ängstlich verspannt ist. Sie wirken etwa zwei bis drei Stunden. Mögliche Nebenwirkungen sind ein unerwünschtes Absinken des Blutdrucks, Übelkeit und Erbrechen bei der Mutter und Schläfrigkeit und auch schlechte Atmung beim Kind nach der Geburt. Die Schläfrigkeit kann sogar einige Tage anhalten und damit auch das Stillen beeinträchtigen.

Die effektivste Methode zur Schmerzausschaltung ist die Periduralanästhesie (PDA). Hierbei handelt es sich um eine Teilnarkose, die nur von entsprechend dazu ausgebildeten Anästhesisten oder Gynäkologen angewandt werden darf. Sie führt, wenn sie korrekt sitzt, zu einer vollkommenen Ausschaltung des Schmerzes von der Taille an abwärts. Wenn eine Geburt wirklich nicht vorangeht, wenn die Schmerzen über längere Zeit unerträglich sind, wenn wegen anderer körperlicher Belastungen der Frau die Geburt möglichst schonend verlaufen soll, wenn das Kind mit dem Po zuerst zur Welt kommen will (Beckenendlage), wenn es eine Mehrlingsgeburt ist oder auch bei einem Kaiserschnitt kann eine PDA die Methode sein, die hilft, eine schwierige Geburt zu einem guten Ende zu bringen. Mögliche Nebenwirkungen können sein: eine verlängerte Pressphase, ein Blutdruckabfall bei der Mutter, Kopfschmerzen nach der Geburt, ein fehlender Pressdrang und deshalb die Notwendigkeit, die Geburt mit einer Zange oder Saugglocke zu beenden. Wenn eine PDA gesetzt werden soll, bekommt die Frau zunächst einen Venenzugang im Arm, und es wird eine Infusion angelegt, der Blutdruck wird in kurzen Abständen kontrolliert, dann setzt sich die Frau auf, beugt sich nach vorne, und die Injektion wird im unteren Rückenbereich zwischen zwei Wirbeln in einen Hohlraum neben dem

Rückenmark gespritzt. Manche Kliniken lassen während der Geburt einen weichen kleinen Plastikschlauch dort liegen, um bei Bedarf von dem Medikament nachspritzen zu können. Bei der Periduralanästhesie handelt es sich einerseits um eine sehr wirkungsvolle Methode, um schwierige Geburten zu beenden und der Frau den Schmerz wirklich zu nehmen, die Beschreibung der Nebenwirkungen zeigt aber auch, dass bei der Anwendung Vorsicht geboten ist und sie nur dann zum Einsatz kommen sollte, wenn es wirklich notwendig ist.

Pudendusblockade

In der Austreibungsphase der Geburt, wenn sich der Muttermund ganz geöffnet hat und das Kind schon tief in der Scheide ist, wird in manchen Kliniken eine «Pudendusblockade» empfohlen. Das ist eine Betäubung des Beckenbodens, die tief in der Scheide mit einer speziellen Nadel gestochen wird. Sie bewirkt, dass die Dehnung des Beckenausgangs weniger schmerzhaft ist, hat allerdings den Nachteil, dass die Frau manchmal nicht mehr so effektiv und zielgerichtet ihr Kind in die Welt hinausschieben kann.

Wann brauchen Sie ein Medikament?

Jede Frau kommt unter der Geburt mindestens einmal an den Punkt, wo sie felsenfest davon überzeugt ist: Ich kann nicht mehr, ich will nicht mehr. Um dieses Tief zu überwinden, versuchen Sie zunächst alles, was ich oben beschrieben habe. Bitten Sie Ihren Partner und Ihre Hebamme um Hilfe, verändern Sie Ihre Lage, trinken Sie einen Schluck Wasser, tun Sie aktiv etwas, um aus dem Tief herauszukommen. Wenn Ihnen das über einen Zeitraum von vielleicht einer Stunde gar nicht gelingen will, dann sprechen Sie mit Ihrer Hebamme darüber, welche Möglichkeiten sie noch hat, Ihnen die Geburt zu erleichtern. Vielleicht, wenn dann auch alle Mittel der Naturheilkunde ausgeschöpft sind, ist es nötig, dass Sie die Möglichkeiten der Schulmedizin in Anspruch nehmen. Wenn es so kommt und wenn Sie alles getan haben, um die Geburt aus eigener Kraft zu bewältigen, dann nehmen Sie die Mittel der Schulmedizin mit Freuden als Unterstützung an. Sie sind in schwierigen Geburtssituationen manchmal ein Segen für Mutter und Kind.

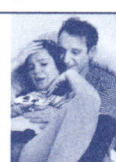

Geburtsmedizinische Eingriffe

Neben den verschiedenen Methoden der Schmerzlinderung hat die Geburtsmedizin noch weitere Möglichkeiten, Mutter und Kind dabei zu helfen, eine Geburt zu vollenden.

Dammschnitt (Episiotomie)

Der Ausgang der Scheide dehnt sich unter dem Druck des kindlichen Kopfes so weit, dass das Kind gerade eben hindurchschlüpfen kann. Ist das Dammgewebe der Frau sehr straff oder ist das Kind sehr groß, dann ist eine ausreichende Dehnung nicht ohne Verletzung möglich, der Damm würde reißen. Es ist immer eine ganz individuelle Entscheidung in diesem Moment der Geburt, in dem das Köpfchen des Kindes schon ein wenig zu sehen ist, ob die Hebamme es für sinnvoller hält, einen kleinen Riss zu riskieren, oder ob es besser erscheint, dem Kind mit einem Dammschnitt das Tor ins Leben etwas weiter zu öffnen. Diese Entscheidung hängt auch davon ab, wie kräftig der Herzschlag des Kindes in diesem Moment ist. Wenn es Signale gibt, dass es von der Geburt sehr angestrengt ist, wird man sich eher für einen Dammschnitt entscheiden, um die Geburt um eine oder zwei Wehen zu verkürzen. Ist das Kind dagegen unbeeindruckt von den bisherigen Anstrengungen, wird man eher nach dem Gesichtspunkt entscheiden, ob ein größerer Riss zu erwarten ist oder nicht. Ein größerer wird in vielen Kliniken eher durch einen Dammschnitt vermieden, ein kleiner eher in Kauf genommen, weil viele Geburtshelfer vermuten, dass ein Schnitt besser heilt. Moderne Statistiken zeigen allerdings deutlich, dass ein Riss ebenso gut, wenn nicht gar besser heilt.

Da der Damm durch die starke Dehnung annähernd schmerzunempfindlich ist, macht es für die Frau in diesem Moment kaum einen Unterschied, ob es einen Riss oder einen Schnitt oder keines von beiden gibt. Nach der Geburt der Plazenta wird der Damm lokal betäubt und die Wunde mit einer Naht versorgt. Vor allem die Sorgfalt und die Geschicklichkeit, mit der die Ärzte oder Hebammen die Naht legen, entscheiden darüber, wie gut oder schlecht die Wunde heilt. Dank verbesserter Nahttechniken und gutem Material und bei sorgfältiger Pflege ist nach wenigen Tagen schon eine deutliche Verbesserung der Heilungsbeschwerden zu spüren. Die Fäden werden vom

Körper aufgenommen und brauchen nicht gezogen zu werden. Auch wenn die Heilung in den meisten Fällen unkompliziert verläuft, bleibt manchmal für längere Zeit ein Gefühl von Verletztsein zurück. Mit sehr zarten Beckenbodenbewegungen und liebevollen Massagen gewinnen Sie nach einer Weile wieder ein gutes Gefühl im Dammbereich.

Zange und Saugglocke

Wenn das Kind nur sehr mühsam durch das Becken kommt, vielleicht weil es im Verhältnis zum mütterlichen Körper sehr groß ist oder weil es sich nicht auf die optimale Weise durch den Geburtskanal windet, wenn die Mutter sehr erschöpft ist oder aus anderen Gründen – z. B. wegen einer Augenkrankheit oder eines Herzfehlers – nicht pressen soll, dann ist es notwendig, dem Kind mit einer Saugglocke oder einer geburtshilflichen Zange auf die Welt zu helfen. Beide Verfahren erfordern eine lokale Betäubung des Damms und einen Dammschnitt, um mehr Platz zu gewinnen. Die Zange, die eher die Form von zwei großen gekreuzten Löffeln hat, wird rechts und links an den Wangen des Kindes angelegt. Wenn dann die nächste Wehe kommt, wird gleichzeitig an der Zange gezogen.

Die Saugglocke hat einen Durchmesser von sechs bis sieben Zentimetern. Sie wird am Schädel des Kindes aufgesetzt. In der Glocke wird mit Hilfe einer Pumpe ein Vakuum hergestellt und damit saugt sich die Glocke fest. Wiederum mit der Wehe wird an der Glocke gezogen. Das Kind folgt dem Zug nach und kann auf diese Weise geboren werden.

Um Zange oder Saugglocke zu vermeiden, hilft gelegentlich auch der Arzt oder die Ärztin bei der Geburt nach, indem sie oder er den Unterarm quer über den Oberbauch der Frau legt und gleichzeitig, wenn sie nach unten schiebt, fest von oben mitdrückt.

Auch bei diesen sehr aktiven Hilfen bei der Geburt ist noch immer wichtig, dass die gebärende Frau mitarbeitet. Die Hebamme und der Arzt/die Ärztin sollten sie dazu motivieren, um die Geburt gut zu Ende zu führen.

«Es war, als ob wir mit vereinten Kräften gemeinsam das Kind zur Welt gebracht haben: ich, mein Mann, die Hebamme und der Arzt», beschrieb eine Frau die Geburt ihrer Tochter mit Hilfe der Saugglocke.

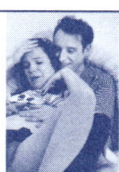

Kaiserschnitt (Sectio caesarea)

Lesen Sie auf S. 220, wann eine Geburt im Operationssaal stattfinden muss, wie sie verläuft und wie Sie sich gut danach erholen können.

Auch wenn all diese Verfahren nicht Ihren Vorstellungen von einer natürlichen Geburt entsprechen, manchmal sind sie notwendig und wir können uns heute darüber freuen, dass sie uns zur Verfügung stehen, um die Gesundheit von Mutter und Kind zu schützen.

Wie kann ich als Mutter Hilfe erbitten, annehmen oder ablehnen?

Eigentlich ist es doch keine Frage: Wenn ich Hilfe brauche, bitte ich darum, und bietet jemand seine Hilfe an, nehme ich sie dankend an oder lehne sie ab.

Unter der Geburt ist das leider nicht ganz so einfach. Ich habe selber Erinnerungen daran, dass meine normalen Maßstäbe von Zeit und Raum völlig verzerrt waren, ganz zu schweigen von der klaren Wahrnehmung der Personen um mich her. In dieser Situation kann es ziemlich schwierig sein, auf «normale» Art und Weise seine Wünsche zu äußern. Es ist die Kunst guter Geburtshelferinnen, eine Frau unter der Geburt richtig zu verstehen, auch wenn sie sich vielleicht merkwürdig ausdrückt.

Heute werden die Frauen meist von ihrem Partner begleitet. Seine Rolle besteht nicht nur aus Rückenmassage und Lippenbefeuchten, er sollte sich auch als Sprachrohr der Mutter verstehen. Dabei muss er sich darauf gefasst machen, dass sie Fragen, Unmut und Wünsche vielleicht auf unerwartete Weise äußert – durch Anschreien, Wimmern, heftiges Schimpfen, Wegstoßen oder Anklammern. Je weniger er sich dadurch aus der Fassung bringen lässt, umso präziser wird seine «Übersetzung» für die Geburtshelfer ausfallen.

Nun gibt es zwei Kategorien von Hilfen: einerseits solche, die das natürliche Fortschreiten der Geburt unterstützen, wie Lageveränderungen, ein Getränk oder dicke Socken gegen kalte Füße und andererseits medikamentöse Hilfen oder manuelle Eingriffe.

Hilfeleistungen der ersten Kategorie können Sie einfach und direkt erbitten oder ablehnen. Es kann auch passieren, dass Sie sich etwas wünschen und dann merken, dass es doch nicht das Richtige ist. Weder sollte Ihnen das peinlich noch sollte Ihr Helfer darüber verärgert sein. Versuchen Sie, solange es möglich ist, in den Wehenpausen auch ein bisschen über sich selbst zu schmunzeln – das lockert und hält die Verbindung in die Welt der «Normalen»!

Schwieriger ist es mit medikamentösen Hilfen oder manuellen Eingriffen. Wenn Hebamme oder Arzt solche Eingriffe erwägen, ist oft ein Zustand eingetreten, in dem man nicht mehr in der Lage ist, ruhig und rational nachzudenken. Ist die Hebamme nur ein bisschen ungeduldig und schlägt deshalb das vorzeitige Öffnen der Fruchtblase vor, können Sie vielleicht noch mit klarem Kopf ablehnen, aber den Einsatz der Geburtszange abzulehnen, weil die Herztöne des Kindes schlecht werden – wie will man dafür noch die Verantwortung übernehmen?

Es bleibt eigentlich nur eines: Suchen Sie sich ein Geburtshelferteam, dem Sie im Risikofall vertrauen. Besprechen Sie *vorab* die Maßnahmen, die Hebamme und Ärztin in bestimmten Fällen einsetzen. Klären Sie vorher, ob notfalls ein Dammschnitt gemacht wird oder ob die Ärztin auch bereit ist, einen Riss zu nähen (vgl. S. 217). Wenn Sie vorher wissen, welche Medikamente griffbereit stehen und welche Maßnahmen bei welchen Komplikationen ergriffen werden, werden Sie sich eher Ihrem Geburtshelferteam anvertrauen und sich leichter öffnen können. Umso unwahrscheinlicher wird es, dass es überhaupt zu solchen Maßnahmen kommen muss.

Kaiserschnitt

Bei einer Schnittentbindung wird knapp oberhalb des Schambeins ein etwa 10 cm langen Schnitt gemacht, durch den das Kind herausgehoben wird. Dabei bemüht man sich, so zu schneiden, dass die Gebärmutter bei einer folgenden Geburt dennoch normal funktionieren kann.

Wird der Kaiserschnitt unter der Geburt notwendig, wird in der Regel eine Vollnarkose gegeben, weil sie sehr schnell wirkt. Die Mutter verschläft dann die Entbindung und noch etliche Stunden danach und ist meist auch dann noch recht benommen.

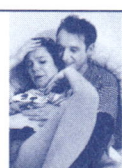

Ist der Kaiserschnitt geplant, kann er unter Periduralanästhesie gemacht werden, deren Vorbereitung zeitaufwendiger ist. (S. a. S. 215) Dafür kann die Frau sofort nach der Geburt den Kontakt zu ihrem Kind aufnehmen und ist auch später weniger beeinträchtigt.

Gründe für einen **geplanten Kaiserschnitt** sind:
- Ungünstige Lage des Kindes
In vielen Fällen wird bei einer Beckenendlage (Steißlage) ein Kaiserschnitt gemacht. Diese Indikation ist nicht zwingend, je nach Erfahrung der Geburtshelfer ist in dem Fall auch eine normale Geburt möglich. Bei einer Querlage ist der Kaiserschnitt nicht zu umgehen.
- Plazenta praevia
Dabei liegt die Plazenta über dem Muttermund und versperrt dem Kind den Weg.
- Verwachsungen der Gebärmutter dicht am Muttermund
- Schwere Infektionen (z. B. Herpes) im Geburtskanal

Gründe für zwar **ungeplante**, aber nicht unter Zeitdruck stehende **Kaiserschnitte** sind:
- Frühgeburten, die man heutzutage zur Schonung des Kopfes per Kaiserschnitt entbindet
- EPH-Gestose im fortgeschrittenen Stadium (s. a. S. 71)
- HELLP-Syndrom. Dabei handelt es sich um eine sehr rasch fortschreitende Entgleisung des Leberstoffwechsels der Mutter, der eine Entbindung nach wenigen Stunden nötig macht. (S. a. S. 73)

Gründe für den **plötzlich notwendigen Kaiserschnitt**:
- Schlechte Herztöne des Kindes, die sich durch keine andere Maßnahmen erholen. Sie werden z. B. durch Nabelschnurverschlingungen hervorgerufen, die zudem noch ein mechanisches Geburtshindernis darstellen können.
- Blutungen während der Geburt, die auf eine vorzeitige Lösung der Plazenta hindeuten.
- Wehenschwäche über Stunden
- Fehleinstellungen des kindlichen Kopfes, bei denen er sich unverrückbar im Beckenausgang festklemmt.

Auswirkungen auf die Mutter

Die Mutter hat nach dem Kaiserschnitt zwei Dinge zu verkraften: eine große Bauchoperation und das Erlebnis einer Geburt. Für sich selbst braucht sie Ruhe, für das Kind braucht sie Energie. Schon diese einfache Überlegung zeigt, dass eine Mutter nach einer Kaiserschnittgeburt jemanden braucht, der ihr das Kind bringt, es ihr zum Stillen zurechtlegt, sie selber gut mit Kissen abstützt, das Kind zum Bäuerchen hochnimmt, es abwischt, wenn es spuckt, es wickelt – kurz: alle Hantierungen übernimmt, solange sie selber dazu noch nicht in der Lage ist. Zudem braucht sie einen Gesprächspartner, mit dem sie die Erfahrung des Kaiserschnitts aufarbeiten kann, jemanden, der ihr hilft, dieses Kind anzunehmen, dessen Geburt sie vielleicht verschlafen hat.

All das kann das Klinikpersonal kaum leisten, darum sollte auf alle Fälle der Partner oder eine andere vertraute Person möglichst rund um die Uhr bei der Mutter sein. Es gibt sogar Kliniken, die aus diesem Grund den Vater mit aufnehmen.

Ungünstig sind Heerscharen von Besuch – die sollte man freundlich auf die Zeit nach der Heimkehr verweisen!

Folgen für das Kind

So mancher glaubt auch heute noch, dass dem Kind durch eine Schnittentbindung viel Stress erspart würde. Rund und rosig kommt es aus dem Mutterleib, nicht so verquetscht wie normal entbundene – das muss doch viel angenehmer sein! Tatsächlich haben Kaiserschnittkinder aber viel größere Anpassungsprobleme als andere Babys. Ihnen fehlt die intensive Massage durch die Wehen, durch die Atmung und Reflexe besser in Gang kommen. Es fehlen auch bestimmte Hormone, die während der Geburt von der Mutter ausgeschüttet werden und die Reifung von Nieren und Leber fördern. Zudem sind die Atemwege noch voller Fruchtwasser, das bei vaginal geborenen Kindern durch den hohen Druck herausgepresst wurde. Sofern es der Zustand des Kindes erlaubt, ist es also das Beste, was ein Vater tun kann, wenn er es sich nach der Geburt nackt auf seine nackte Brust legt und intensiv und kräftig streichelt, solange die Mutter dazu nicht in der Lage ist.

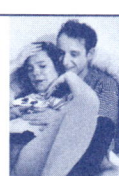

Stillen nach einem Kaiserschnitt

Die Einschätzung, dass eine Mutter nach einem Kaiserschnitt nicht stillen kann und stillen sollte, ist glücklicherweise überholt. Die neuen Narkosemethoden sind so schonend, dass der Schaden durch die Medikamente, die das Kind in den ersten Tagen zwangsläufig «mittrinkt», in keinem Verhältnis steht zu dem großen Nutzen der Muttermilch. Sollte bei Ihnen ein Kaiserschnitt notwendig werden, erkundigen Sie sich rechtzeitig nach Stillberaterinnen oder Hebammen in Ihrer Nähe. Vielleicht kann das Krankenhauspersonal nicht genug Zeit für Sie aufbringen – dann holen Sie sich unbedingt Hilfe von anderer Seite!

Auch nach einem Kaiserschnitt steht Ihnen Hebammenhilfe zu, nach dem Klinikaufenthalt bis zum Ende der 8. Lebenswoche des Kindes – wie allen anderen Müttern auch. Das sollten Sie unbedingt ausschöpfen, denn nach einem Kaiserschnitt dauert es meist deutlich länger, bis sich die Mutter wieder im Vollbesitz ihrer Kräfte fühlt.

Die ersten Minuten nach der Geburt

Wie einschneidend auch immer die körperlichen Umstellungen direkt nach der Geburt für die Mutter sind – noch stärker erlebt sie das Baby.

Offenkundig ist das Einsetzen der Atmung. Solange der Brustkorb noch in der Scheide zusammengepresst ist, wird das Kind über die Nabelschnur mit Sauerstoff versorgt. Sobald es geboren ist, dehnt er sich aus und saugt sich dabei voll Luft. Manches Kind ist davon so erschreckt, dass es gleich mit einem Schrei wieder ausatmet, aber die meisten schnurgeln und maunzen nur vor sich hin.

Wenn die Atmung die Sauerstoffversorgung des Babys übernommen hat, geschieht innerhalb weniger Minuten eine drastische Umstellung, die von außen gar nicht zu sehen ist. Im Herzen schließt sich ein bis dahin bestehendes Loch zwischen den Herzkammern, und das sauerstoffreiche Blut kommt nun nicht mehr durch die große Bauchvene vom Nabel her, sondern aus dem Lungenkreislauf, die Bauchvene leitet jetzt verbrauchtes Blut zum Herzen zurück.

Viele Babys haben während der anstrengenden Geburtsphase ihren Kreislauf auf «Sparschaltung» gestellt, sodass nur die lebenswichtigen inneren Organe voll durchblutet werden, die Haut erscheint ziemlich bläulich. Sobald die Sauerstoffversorgung über die Lunge richtig funktioniert, wird auch die Haut wieder rosig.

Der Übergang der Sauerstoffversorgung von Nabelschnur auf Lungenkreislauf ist für das Kind am einfachsten, wenn es nicht sofort nach der Geburt abgenabelt wird. Die Nabelschnur pulsiert noch eine Weile und pumpt so noch einen Teil des in der Plazenta vorhandenen Blutes in den kindlichen Blutkreislauf. Nach und nach schwillt eine gallertartige Masse in der Nabelschnur an und drückt die Blutgefäße ab; man könnte sie dann auch durchschneiden, ohne sie vorher abzuklemmen. Sicherheitshalber werden aber dennoch Klemmen angebracht.

Heute ist es üblich, mit dem Abnabeln so lange zu warten, bis das Kind gleichmäßig atmet. Das kann allerdings dann problematisch sein, wenn die Mutter Wehenmittel bekommen hat oder unmittelbar nach der Geburt ein Nachwehen anregendes Mittel gespritzt bekommt. Dadurch fällt die natürliche Wehenpause zwischen Geburt und Ausstoßung der Plazenta weg, während der die Nabelschnur auspulsieren kann. Wird aber die Plazenta, noch während die Nabelschnur funktioniert, von einer Wehe ausgedrückt wie ein Schwamm, kann das Baby auch zu viel Blut in seinem kleinen Kreislauf zu verkraften haben. Das kann z. B. zu einer verstärkten Neugeborenengelbsucht führen (s. S. 263 f.). Auch bei einer Rhesusunverträglichkeit muss sofort abgenabelt werden.

Üblicherweise wird heute das Baby gleich nach der Geburt auf den Bauch der Mutter gelegt, bäuchlings oder in Seitenlage. Es wird mit einem Tuch zugedeckt, damit es nicht zu sehr auskühlt. Greifen Sie ruhig unter das Tuch, begrüßen Sie Ihr Kind mit den Händen. Ein bisschen glitschig ist es – schön glitschig! Es lässt sich wunderbar streicheln, und zerbrechlich ist es ganz und gar nicht. Auch wenn Sie kraftvoll streichen – so gepresst wie unter der Geburt wird es nie wieder werden! (S. a. «Babys mögen Massage» ab S. 382)

Die Haut des Babys ist noch vollständig von der Vernix caseosa, der Käseschmiere, bedeckt. Sie ist nicht wasserlöslich und schützt im Mutterleib die Haut davor, vom Fruchtwasser aufgeweicht zu werden. Die Käseschmiere sollte nicht abgewaschen werden, sie wird von der Haut allmählich aufgenommen und ist ein besserer Hautschutz als jede Babycreme.

Manches Baby fängt nun schon an, sich zur Brust vorzuarbeiten, bevor die Nabelschnur durchtrennt ist. Andere sind dazu noch zu erschöpft. Angeblich soll jedes Neugeborene, wenn man ihm Zeit genug lässt, von selber die Brustwarze finden. Aber welche Mutter würde es nicht ein bisschen dabei unterstützen? Schieben Sie ruhig etwas, lenken Sie das Köpfchen, wenn Sie das Gefühl haben, Ihr Kind sucht bereits nach der Quelle. Und dann werden Sie sich wundern, mit welcher Kraft so ein Menschlein saugt! Das ist kein «süßes» Baby, das da ein bisschen nuckelt, das ist ein ganzer Mensch, der sich voll Kraft an seinem Leben festsaugt …

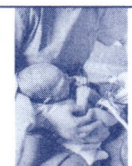

Das erste Anlegen

Dieses erste Saugen des Kindes gehört eigentlich noch zur Geburt dazu. Mutter und Kind knüpfen eine Verbindung neu, die durch das Durchtrennen der Nabelschnur zunächst abgerissen war.

Bei den ersten Schlucken meines ersten Babys überkam mich das grandiose Gefühl: Es geht! Es kommt Milch! Meine ganze Aufmerksamkeit wanderte von meinem Unterleib in meine Brüste, das war jetzt der richtige Ort für mein Kind.

Eine Mutter hat beim Stillen unmittelbar nach der Geburt das erste Mal die Gelegenheit, bewusst auf ihr Kind zu reagieren. Wirkt es noch sehr erschöpft? Ist es unruhig, suchend? Beruhigt es sich beim zarten Streicheln, beim festen Halten, beim sanften Zureden? Schaut es sie gar schon an?

Wenn Sie sich so an Ihr Kind heranfühlen, werden Sie auch spüren, wann es Zeit ist für den ersten Schluck. Im Durchschnitt ist der Saugreflex bei Neugeborenen etwa eine halbe Stunde nach der Geburt am stärksten. Wenn die Mutter keine Medikamente erhalten hat, die das Baby schläfrig machen, hat es sich dann so weit erholt, dass es Lust und Kraft zum Saugen hat. Nur – erstens ist jedes Baby anders, und zweitens werden Sie nach der Geburt kaum auf die Uhr schauen. Ich kann Ihnen jedenfalls nicht sagen, ob meine Kinder sich mit ihren ersten Saugversuchen an den Durchschnitt hielten – aber getrunken haben sie alle kurz nach der Geburt.

Sicher wird Ihnen die Hebamme beim ersten Anlegen helfen. Je nachdem, in welcher Position Sie geboren haben, liegen Sie nun vielleicht auf dem Rücken oder auf der Seite, vielleicht hocken Sie noch im Gebärstuhl oder auf einer Matratze. Anders als beim Stillen im Alltag habe ich selber in dieser Situation kaum auf die «richtige» Stillhaltung geachtet. Mein Mann hielt das Baby mit fest und stützte meine Schulter, es lag irgendwie auf meinem Bauch oder in meinem Arm, es saugte, es schmatzte, es war so in Ordnung.

Auf eines sollten Sie allerdings achten: dass das Kind nicht nur die Brustwarze, sondern einen großen Teil des Warzenhofes zu fassen bekommt. Dann werden Sie an dem konzentriert arbeitenden Mündchen erkennen: Das Kind ist zufrieden, angekommen zu sein.

Gefühle werden mitgeboren – das Bonding

Die Mutter spürt eine unbeschreibliche körperliche Erleichterung, wenn das Baby geboren ist – genauso unbeschreiblich ist die Verblüffung, die die plötzliche Gegenwart des Kindes mit sich bringt. Da ist auf einmal ein ganzer Mensch gegenwärtig – nicht nur die Vorstellung davon, wie er vielleicht sein könnte.

Solche Haare hat er also. So sieht also sein Mund aus. Und ein Junge ist es.

Dabei ist er nach wie vor völlig unbekannt.

Und doch hat die Mutter das Gefühl, dieses Baby schon eine Ewigkeit zu kennen, in all seiner Fremdheit.

So viel Unbegreifliches in einem einzigen Augenblick.

Stellen wir uns vor, wie es wäre, wenn ein junges Mädchen neun Monate lang Schritte hörte, Pochen an der Tür, ein Rascheln hinter dem Vorhang – und mit einem Schlag öffnete sich die Tür, ein Mann käme herein, und es sei ein für alle Mal entschieden: Den wird sie heiraten. Er wird ihr auf Jahre hinaus nicht von der Seite weichen.

Ist das bei einer Geburt anders? Um mit dieser Unbegreiflichkeit umgehen zu können, gibt es ein einfaches Mittel: das Zusammensein von Mutter und Baby. Die Nabelschnur wird auf anderen Ebenen wieder hergestellt, durch Blicke, Hautkontakt, Sprechen, Stillen.

Die Schwierigkeit, diesen vielschichtigen Vorgang zu fassen, hat in der Vergangenheit vielfach dazu geführt, ihn einfach als nicht-existent zu betrachten und die Kinder nach der Geburt von ihren Müttern zu trennen, weil so die medizinische Überwachung des Neugeborenen angeblich besser gewährleistet wäre und die Mütter sich ungestörter erholen könnten. Dabei belegen zahlreiche Untersuchungen, dass Mütter und auch Väter, denen das Baby nicht unmittelbar nach der Geburt weggenommen wurde, schneller und inniger ein gutes Verhältnis zu ihren Kindern herstellen konnten als andere.

Mich belustigt es ein wenig, wenn Wissenschaftler Streichelbewegungen und Blickkontakte abzählen, um etwas zu beweisen, was meiner Meinung nach gar keines Beweises bedarf: dass ein Baby in die Arme der Mutter oder einer anderen Person gehört, die seine Ausstrahlung und Lebendigkeit durch persönliche Zuwendung erwidert

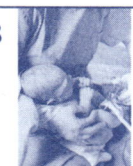

und nicht mit Klinikroutine. Ein Baby strahlt so unendlich viel Vertrauen aus, dass man gar nicht anders kann, als ihm in dem Moment sozusagen «ewige Treue» zu schwören. Ist man tatsächlich in der Lage, das im Alltag umzusetzen, wie es Eltern in der Regel sind, kann dieses Gefühl in eine Beziehung überfließen. Eine Kinderschwester muss diese Beziehung immer wieder abbrechen. Sowohl sie als auch das Kind werden ständig um den Lohn des Vertrauens betrogen, nämlich die Dauerhaftigkeit dieser Beziehung: sie tagtäglich, das Baby in einer ganz entscheidenden Phase seines Lebens.

Glücklicherweise ist diese Praxis, die ein knappes Jahrhundert auf den europäischen Entbindungsstationen praktiziert wurde, inzwischen weitgehend durch ein einfühlsameres Verhalten von Ärzten, Hebammen und Schwestern abgelöst worden. Es muss sich nämlich eine Beziehung zwischen extrem ungleichen Partnern herstellen. Eine erwachsene Frau empfindet überaus starke Gefühle, ausgelöst durch den geballten Lebenswillen eines schmierigen, verdrückten Babys.

Das ist überhaupt nicht zu begreifen. Und da man es nicht begreifen kann, muss man es eben durchleben. Die erste Zeit mit dem Baby dient vor allem dazu, alle Antennen und Sender auszufahren, die zur Verständigung mit dem Kind notwendig sind. Unmittelbar nach der Geburt ist die Mutter nicht nur körperlich noch weich und offen, auch ihre Gefühle sind aus ihrer Alltagsfestigkeit aufgewirbelt, aufgelockert, fließend. Dadurch kann sich das Kind durch sein bloßes Dasein der «aufgelösten» Mutter regelrecht «einprägen», bevor sie sich wieder zum Normalzustand «verfestigt». Und die Mutter ihrerseits umhüllt das Kind sofort mit der Ausstrahlung ihrer ganzen Person, kaum dass es die Hülle ihres Körpers verlassen hat.

Diese «Auflösung», die es dem Baby erlaubt, sich als Person der Mutter einzuprägen, greift im Verlauf der Geburt auch auf andere Anwesende über. Vor allem für den Vater kann das Geburtserlebnis emotional sehr einschneidend sein, und er lässt das Baby ebenso tief in sich hinein wie die Mutter. Auch andere, die die Geburt miterleben, können ihr Leben lang eine besondere Beziehung zu diesem Kind haben.

Mir ging es so, als ich bei der ersten Geburt einer Freundin dabei war. Ihr kleines Mädchen habe ich, als es drei Monate alt war, obendrein auch noch ein paar Tage gestillt, weil die Mutter im Krankenhaus war. Sie nimmt noch heute für mich unter allen Kindern des Bekanntenkreises eine besondere Stellung ein, obwohl wir uns seit Jahren sehr selten sehen.

Wissenschaftler bezeichnen das, was sich in diesen ersten Stunden nach der Geburt abspielt, als «Bonding». Aus vielen Faktoren baut sich hier die Brücke auf, die das Baby in die Welt der anderen Menschen führt. Hormonelle Veränderungen bei Mutter und Kind sind die biologische Basis für diesen Zustand hochgradiger Empfänglichkeit, aber sie braucht eben auch einen angemessenen Rahmen, um ihr Ziel erreichen zu können. Die wichtigste Rahmenbedingung ist gemeinsame Zeit ohne Störungen durch Unbeteiligte. Empfänglichkeit wartet auf Signale, und diese Signale können nur vom Kind kommen. Bleiben sie aus, vergeht die große Bereitschaft, sich diesem neuen Menschen zu öffnen, und lässt sich nur unter Schwierigkeiten wieder wecken.

Es gibt allerdings oft genug Situationen, in denen eine Mutter nicht sofort nach der Geburt mit ihrem Kind zusammen sein kann. Nach einem Kaiserschnitt kann eine Frau noch sehr lange recht benommen sein und hat dann ein regelrechtes Loch in der Erinnerung. Eine Geburt hat sie nicht erlebt, wie kann das dann ihr Kind sein? Oder das Kind musste sofort nach der Geburt in die Kinderklinik – dann hat die Frau zwar die Geburt erlebt, aber kein Kind im Arm.

Menschen können solche Situationen über ihren Kopf «nacharbeiten». Auch ein Mutter-Kind-Paar, das einen solchen schlechteren Start hatte, kann zu einer engen Beziehung gelangen. Aber es ist ganz gewiss mühsamer, als wenn man den Schwung nutzen kann, den uns die Natur nach der Geburt durch ihren Cocktail aus Erleichterung, Verblüffung, Staunen, Stolz und Hormonen anbietet.

Allerdings: Dieser Cocktail wirkt nicht bei jeder Mutter gleich. Es gibt auch Frauen, die sich nicht überschwänglich in ihr Kind verlieben, sondern bei denen die Liebe ganz allmählich wächst, auch wenn sie keine problematische Geburt erlebt haben. Die plötzliche Gegenwart dieses neuen Menschen hat ja in der Tat auch etwas Erschreckendes. Gerade Müttern, die aus den unterschiedlichsten Gründen Angst vor ihrer Mutterrolle haben, mag dieses verdrückte Menschlein zunächst sehr fremd erscheinen. Das ist überhaupt nicht unnormal, es ist im

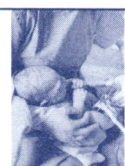

Grunde ein sehr ehrliches Gefühl. Denn fremd ist das Kind wirklich, noch niemand weiß, was für ein Mensch es einmal sein wird.

Ein solch sachtes Herantasten an die Persönlichkeit des Kindes kann zu einem ebenso innigen Verhältnis führen wie bei einer Mutter, die in der ersten Minute von Zuneigung zu dem Baby überschwemmt wird. Vielleicht birgt es sogar eine Falle weniger: Die Enttäuschung, wenn man es nach dem ersten Gefühlsansturm nicht schafft, das Kind ununterbrochen nur zu lieben.

Gehen Sie Ihren eigenen Weg zu Ihrem Kind. Er wird Ihnen entsprechen, sei er nun abwartend, langsam und behutsam oder aufwallend überschwänglich – oder irgendetwas dazwischen.

Messen und Wiegen, Augentropfen und Vitamin K

Wenn Sie Ihr Kind ausreichend begrüßt haben, müssen Sie es für einige Minuten der Hebamme überlassen. Ein Gesetz schreibt vor, dass nicht nur der genaue Zeitpunkt einer Geburt festgehalten werden muss, sondern auch das Gewicht und die Länge des Kindes. Also wird die Hebamme es messen und wiegen, es gründlich untersuchen und dann vielleicht den Vater dazu anleiten, es zu baden und anzukleiden.

Weiterhin sieht das Gesetz vor, dass jedes Kind nach der Geburt prophylaktisch Augentropfen bekommt. Es könnte sich bei dem Weg durch die Scheide der Mutter mit Gonorrhoe (Tripper) infiziert haben – vorausgesetzt, die Mutter ist daran erkrankt. Wenn Sie sicher sind, dass Sie nicht infiziert sind und sich gegen Ende der Schwangerschaft zusätzlich haben testen lassen, können Sie mit Ihrer Unterschrift die Hebamme von dieser Pflicht entbinden. Zwar werden heute nur noch selten die brennenden Silbernitrattropfen verwandt, aber auch die weniger reizenden Antibiotika sind als Prophylaxe unnötig, wenn keine Infektion vorliegt. Entwickelt ein Kind tatsächlich in den ersten Tagen nach der Geburt eine Entzündung der Bindehaut, kann man es dann immer noch behandeln.

Die Gabe von Vitamin K nach der Geburt dient der Unterstützung der Blutgerinnung. Früher wurde sie nur besonders gefährdeten Kindern nach schwierigen Geburten gegeben, seit einigen Jahren erhalten alle Babys Vitamin K. Man hatte beobachtet, dass manche Babys in ihren ersten Lebensmonaten schwere Blutungen im Magen- und Darmtrakt oder gar im Gehirn erlitten, weil die Fähigkeit des Blutes, zu gerinnen und damit weitere Blutungen zu verhindern, bei ihnen nicht ausreicht. Vitamin K behebt diesen Mangel, und in der heute praktizierten Form (je ein Tropfen nach der Geburt und bei den Vorsorgeuntersuchungen nach vier Wochen und nach drei Monaten auf die Zunge) sind keine unerwünschten Nebenwirkungen bekannt.

Wenn es keine Bilderbuchgeburt war

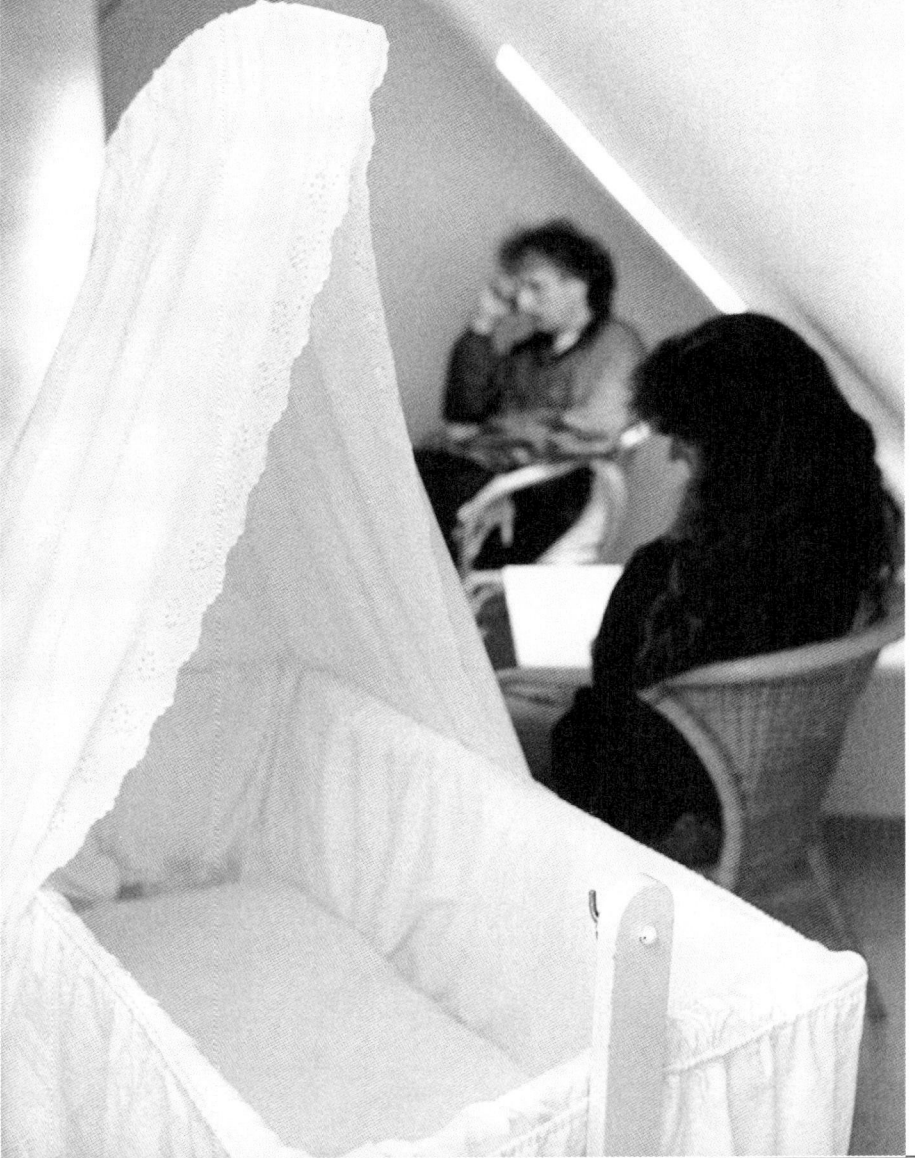

Nicht jede Geburt ist eine Bilderbuchgeburt, bei keiner lässt sich vorhersagen, wie sie ablaufen wird.

Es ist passiert, dass eine Frau schon zum Kaiserschnitt vorbereitet war und nur sicherheitshalber noch eine Ultraschalluntersuchung gemacht wurde – da hatte das Kind sich aus der Steißlage in eine Kopflage gedreht. Sie ging wieder nach Hause und brachte ein paar Tage später ihr Kind auf normalem Wege zur Welt.

Es kann aber auch passieren, dass eine Frau drei Kinder problemlos zur Welt gebracht hat und sich plötzlich bei dem vierten mit Wehenschwäche plagt. Oder eine Frau lässt alle ihre Phantasien um eine natürliche Geburt kreisen – dann kommt das Kind zu früh und muss vielleicht wochenlang auf der Frühgeborenenstation bleiben.

In solchen Fällen kann eine übersteigerte Hoffnung auf eine natürliche Geburt eher zum Hindernis werden: Die Idee wird womöglich zur Ideologie. Vor allem eins kann sich einschleichen: In einer Gesellschaft, die stark auf persönliche Leistung ausgerichtet ist, wird letztlich auch die Geburt zu etwas, was die Frau «gemacht» hat. Sie hat es ja auch, ganz zweifellos. Und sie hat es wieder nicht.

Ich habe da selber ganz zwiespältige Gefühle. Ich bin einerseits schon ein bisschen stolz darauf, dass ich vier problemlose Schwangerschaften, vier problemlose Geburten und vier problemlose Stillbeziehungen hinter mir habe. Doch woher nehme ich das Recht, stolz darauf zu sein?

So wie bei den Wehen die Begriffe «Arbeit» und «Schmerz» sich plötzlich vermischen, nach dem Motto «Es arbeitet mich», so ähnlich kann man über die ganze Geburt sagen, dass sie eine passive Leistung der Frau ist. Und das Seltsame ist: Je passiver die Mutter ist, umso «besser» wird ihre «Leistung». Das steht quer zu allen bei uns gängigen Maßstäben. Und daher rührt wohl auch das Gefühl von «Versagen» bei Frauen, die keine «natürliche Geburt» bieten können.

Enttäuschung ist sicher nicht zu vermeiden. Enttäuscht ist man schließlich auch über Dinge, die man nicht zu verantworten hat. Es

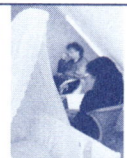

kann auch Ärger aufkommen, auf sich selbst und auf die Geburtshelfer, weil man irgendwo vermeidbare Fehler vermutet, die vielleicht geschehen sind, vielleicht aber auch nicht.

Ist eine Gebärende zu sehr darauf fixiert, wie «frau» es bilderbuchmäßig «richtig» macht, kann es durchaus passieren, dass sie Warnsignale ihres Körpers nicht wahrnimmt oder nicht angemessen deutet, weil schließlich «nicht sein kann, was nicht sein darf». Solche Fälle hat es gegeben, vor allem zu Zeiten, als Frauen noch vehement um eine natürliche Geburt kämpfen mussten. Dabei kann es durchaus eine hervorragende «Leistung» einer Frau sein, an einem bestimmten Punkt der Geburt um medizinische Hilfe zu bitten. Da Frauen heute den Ärzten gegenüber nicht mehr ganz so misstrauisch sein müssen, was unnötige medizinische Manipulationen angeht, ist diese Gefahr vielleicht etwas geringer geworden, aber Sie sollten sich ihrer bewusst sein.

Wenn der Ablauf der «idealen» Geburt davon bestimmt sein soll, auf die Signale des Körpers zu hören und mit ihnen zu arbeiten, dann kann es eben auch ideal sein, sich ohne Groll notwendigen medizinischen Eingriffen zu fügen. Keiner von uns ist vollständig für seine körperliche Konstitution verantwortlich. Sicherlich lässt sich durch vernünftige Ernährung, genügend Bewegung und Vermeidung von Nikotin und Alkohol einiges für den Körper tun, aber gewisse Eigenarten sind dadurch nicht zu verändern. Die Gewebebeschaffenheit des Geburtskanals und die Kraft des Gebärmuttermuskels können erblich bedingt von Frau zu Frau sehr verschieden sein.

Wenn es bei Ihnen so kommen sollte oder bereits geschehen ist, dass Ihre Geburt nach den Maßstäben einer «natürlichen Geburt» etwas quer verlaufen ist, wenn Sie Medikamente gebraucht haben, wenn Ihnen das Kind rasch entführt worden ist, weil es vielleicht Atemschwierigkeiten hatte, wenn Sie gar die Geburt wegen einer Vollnarkose gar nicht miterlebt haben – dann machen Sie sich klar, dass Sie eben nicht wie ein Tier unkontrollierten Instinkten ausgeliefert sind, die bei einer Veränderung der Lebensbedingungen entgleisen, sondern dass Sie es selber in der Hand haben, ungünstigere Startbedingungen durch überlegtes Handeln auszugleichen.

Ich kenne z. B. zwei Frauen, deren Kinder nach Kaiserschnitten in die Kinderklinik mussten. Durch beständiges Milchabpumpen brachten sie es fertig, ihre innere Beziehung zu dem Kind nicht abreißen zu lassen bzw. überhaupt erst herzustellen und später lange zu stillen.

Und haben Sie nur unter allerlei Hilfen Ihr Kind zur Welt bringen können, dann sind Selbstvorwürfe und Enttäuschung weniger am Platz als Dankbarkeit dafür, dass die moderne Geburtshilfe, die sicher in der Vergangenheit wegen übereilter Anwendung auch Schaden angerichtet hat, schon Tausenden von Frauen und Babys ein schreckliches Schicksal erspart hat, das sie noch vor hundert Jahren ereilt hätte.

Wenn dem Kind etwas fehlt

«Guter Hoffnung sein» – so umschreibt die Umgangssprache voll Gefühl die Schwangerschaft. Mit realistischem Blick. Denn Hoffnungen sind keine Gewissheiten. Und Schwangerschaften können ganz anders enden, als Mutter und Vater erhofft haben. Das Kind kann viel zu früh geboren werden und in seiner ersten Lebenszeit den Eltern Angst und Sorge bereiten, es kann krank oder missgebildet sein, und es kann auch vor, während oder kurz nach der Geburt sterben.

Wenn das Kind zu früh geboren wird

Trotz aller Bemühungen, die Schwangerschaft so lange wie möglich aufrechtzuerhalten, lassen sich in sechs bis sieben Prozent der Schwangerschaften Frühgeburten nicht verhindern.

Allerdings trägt eine Frühgeburt immerhin noch die Chancen auf ein dennoch gesundes Kind in sich. Durch die medizinische Technik können dem unreif geborenen Kind so viele Hilfen für seinen noch nicht funktionsfähigen Organismus gegeben werden, dass ein Kind, das nach 25 bis 26 Wochen Schwangerschaftsdauer geboren wird, bereits gute Chancen hat zu überleben.

Vor allem muss dann die Sauerstoffversorgung des Kindes gesichert werden. Die Lunge muss zu einem Zeitpunkt Sauerstoff aufnehmen und Kohlendioxid abgeben, in dem sie eigentlich noch gar nicht dazu in der Lage ist. Darum versucht man, bei einer drohenden Frühgeburt

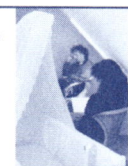

durch die Gabe eines Kortisons mindestens 48 Stunden vor der Geburt die Lungenreifung zu beschleunigen. Nach der Geburt kann dem Frühgeborenen über das Beatmungsgerät künstlich eine Substanz («Surfactant») zugeführt werden, die in einer ausgereiften Lunge das Zusammenfallen der Lungenbläschen verhindert.

Die meisten anderen Probleme hängen eng mit der schwierigen Sauerstoffversorgung zusammen. Zum Beispiel braucht der Darm, um Nahrung verdauen zu können, Sauerstoff, und das Gehirn ist bekanntlich bei Sauerstoffmangel sehr gefährdet. Ebenfalls schwerwiegende Probleme sind die Unfähigkeit, seine Temperatur zu regeln, und das noch unausgereifte Immunsystem des «Frühchens». Infektionen können ein «unfertiges» Baby schwer belasten und schädigen.

Wie immer, wenn es schwierig wird, kann ich auch hier nur das Wichtigste zusammenfassen und Ihnen Mut machen, Fragen zu stellen, wenn Ihr Kind zu früh geboren werden sollte.

Wenn Ihr Kind zu früh geboren wird

■ Nehmen Sie jede Möglichkeit wahr, so früh wie möglich und so lang wie möglich bei Ihrem Kind zu sein. In immer mehr Frühgeborenenstationen wird heute das «Känguruen» praktiziert, bei dem das Kind Mutter oder Vater nackt auf die Brust gelegt und von oben gut zugedeckt wird. Es hat sich gezeigt, dass den Kindern dieser Körperkontakt außerordentlich gut tut. Die Wärmezufuhr über den erwachsenen Körper ist dem Wärmebettchen vollständig ebenbürtig – denn wer imitiert hier eigentlich wen?

■ Erschrecken Sie nicht über die «Verkabelung» Ihres Kindes. Genau genommen ist ein Kind im Mutterleib ja auch «verkabelt» – über die Nabelschnur. Irgendwie muss auch hier der Brutkasten Zuleitung, Ableitung und Kontrolle imitieren, da ersetzen eben mehrere Schläuche den einen. Schön sieht es nicht aus, ist den Kindern aber weniger lästig, als es für die Eltern beängstigend wirkt.

■ Verschaffen Sie sich Information, nehmen Sie Kontakt zu anderen Betroffenen auf, fragen Sie Ärzte und Schwestern, wenn Ihnen etwas unklar ist. Suchen Sie sich unter dem medizinischen Personal eine oder zwei Ansprechpartnerinnen, die sich dieser Rolle bewusst sind und den Überblick über Zustand und Behandlung des Kindes behalten.

■ Wenn Sie das Gefühl haben, auf der Frühgeborenenstation beim Stillen unzureichend unterstützt zu werden, suchen Sie sich eine Hebamme oder Stillberaterin (Laktationsberaterin), die sich mit der Muttermilchernährung von Frühchen auskennt. Sie kann Ihnen verschiedene Methoden zeigen, auch saugschwachen Kindern Muttermilch so zu füttern, dass sie nicht auf Flaschensauger konditioniert werden und später das Brustsaugen verweigern.

■ Sehr gute Erfahrungen gibt es mit einer zarten Massage, der so genannten Schmetterlingsmassage, die von Eva Reich speziell für Frühchen entwickelt wurde. (S. a. S. 384)

■ Machen Sie sich immer wieder klar: Sind auch die ersten Schritte schwer, muss der weitere gemeinsame Weg mit dem Kind doch nicht zwangsläufig beschwerlich sein. In ein bis zwei Jahren ist den meisten Frühgeborenen ihr schwerer Start nicht mehr anzumerken.

Wenn das Kind stirbt

Die moderne Medizin hat bewirkt, dass längst nicht mehr so viele Säuglinge sterben wie noch im letzten Jahrhundert. Wird bei uns ein Kind geboren, schließen wir vorsorglich eine Ausbildungsversicherung ab – und unsere Ururgroßeltern? Sie schickten ein Gebet zum Himmel, dass das Kind das erste Jahr überleben möge. Sie mussten eine Schicksalsergebenheit entwickeln, die uns kaum noch vorstellbar ist. «Der Herr hat's gegeben, der Herr hat's genommen ...» – wie viele dieser Gebete mögen in harten Kirchenbänken gemurmelt worden sein?

Bei allem medizinischen Fortschritt gibt es aber auch heute noch Eltern, die eine Totgeburt oder den Tod ihres Babys verkraften müssen. Sie haben es viel schwerer als Eltern früherer Generationen, weil sie selten Leidensgenossen in ihrer Umgebung finden und es kaum gesellschaftlich verbindliche Riten gibt, die ihnen helfen, den Verlust zu verarbeiten. Dazu kommt heute noch eine neue Gruppe von verwaisten Eltern: diejenigen, die sich aufgrund vorgeburtlicher Diagnostik zu einer Abtreibung entschieden haben. Sie trauern oft genug genauso um ihr Kind wie Eltern von Säuglingen, die tot geboren werden oder früh sterben.

Es gibt inzwischen viele Erfahrungsberichte darüber, was in einer solchen Situation hilft (siehe Literaturhinweise im Anhang). Man

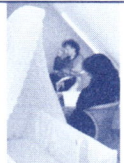

muss das nicht alles vorher durchdenken, man braucht nur im Falle eines Falles den Mut, um Hilfe zu bitten.

Wenn das Kind stirbt

Mütter und Väter von tot geborenen Kinder sollten auf jeden Fall ihr Kind sehen und von ihm Abschied nehmen können. Auch wenn wohlmeinendes Klinikpersonal vielleicht immer noch meint, den Eltern den Anblick ihres toten Kindes «ersparen» zu müssen – dieser Weg ist falsch. Im Arm halten, einen Namen geben, ein Foto machen, vielleicht einen Fußabdruck abnehmen, all das sind Möglichkeiten, diesen Menschen, von dem sie Abschied nehmen müssen, als Mensch überhaupt kennen zu lernen. Eltern und auch Geschwisterkinder, die diese Möglichkeit nicht hatten, leiden darunter, dass in ihrem Bewusstsein dort, wo das Kind sein sollte, nur ein schwarzes Loch ist. Natürlich sind Mütter und Väter, die ihr totes Kind gesehen und berührt haben, nicht weniger traurig, aber sie haben die Möglichkeit, ihre Trauer als ein vollständiges Erlebnis in ihrer Erinnerung zu tragen und so auch vollständiger zu überwinden.

Wenn das Kind behindert ist

Unter dem Stichwort «Bonding» habe ich beschrieben, wie Mütter und auch Väter nach der Geburt von Gefühlen für ihr Baby überschwemmt werden. Kommt ein Kind mit Missbildungen oder erkennbaren Anzeichen für eine geistige Behinderung auf die Welt, sind meist auch die Geburtshelfer erschreckt und verunsichert und werden es sehr schnell zur weiteren Versorgung und Diagnostik in eine Kinderklinik bringen. Der behutsame Prozess des Kennenlernens kann nicht oder nur verkürzt stattfinden, die große Erleichterung nach der Geburt wird von Schrecken und Sorge verdrängt.

Nun gibt es so viele verschiedene Formen von Fehlbildungen und Behinderungen, dass ich dieses Thema hier nicht eingehend darstellen kann. Sollte es Sie treffen, fragen Sie! Suchen Sie hartnäckig nach kompetenter Hilfe. Viele betroffene Eltern haben sich zu den verschiedensten Selbsthilfegruppen zusammengeschlossen, in denen sie gemeinsam Informationen sammeln, Erfahrungen austauschen und sich vor allem gegenseitig stützen.

Wenn das Kind Fehlbildungen aufweist

Die wirksamste Hilfe von Anfang an: körperliche Nähe auch zum behinderten Kind. Je enger Eltern mit ihrem Kind zusammen sein können, desto leichter fällt es ihnen, aus dem Zusammenbrechen all ihrer Hoffnungen dennoch den Keim liebevollen gemeinsamen Lebens wachsen zu lassen. Können Eltern ihr behindertes Kind gleich nach der Geburt sehen, fühlen und riechen, kommt ihnen die emotionale Offenheit dieses Augenblicks zu Hilfe, das Kind anzunehmen, seinem Lebenswillen die Hand zu reichen und sich der Aufgabe zu stellen, es ins Leben zu begleiten. Die Wissenschaftler, die den Begriff «Bonding» geprägt haben, haben viele Eltern behinderter Kinder beobachtet und befragt und sind zu dem Schluss gekommen, dass es bei aller Enttäuschung, Trauer und Wut, die die Geburt eines kranken Kindes immer mit sich bringt, dann zu befriedigenden Beziehungen kommen konnte, wenn die Eltern von Anfang an dicht beim Kind bleiben konnten. (Klaus / Kennell / Klaus 1997, S. 215 ff.)

Körperliche Umstellungen im Wochenbett

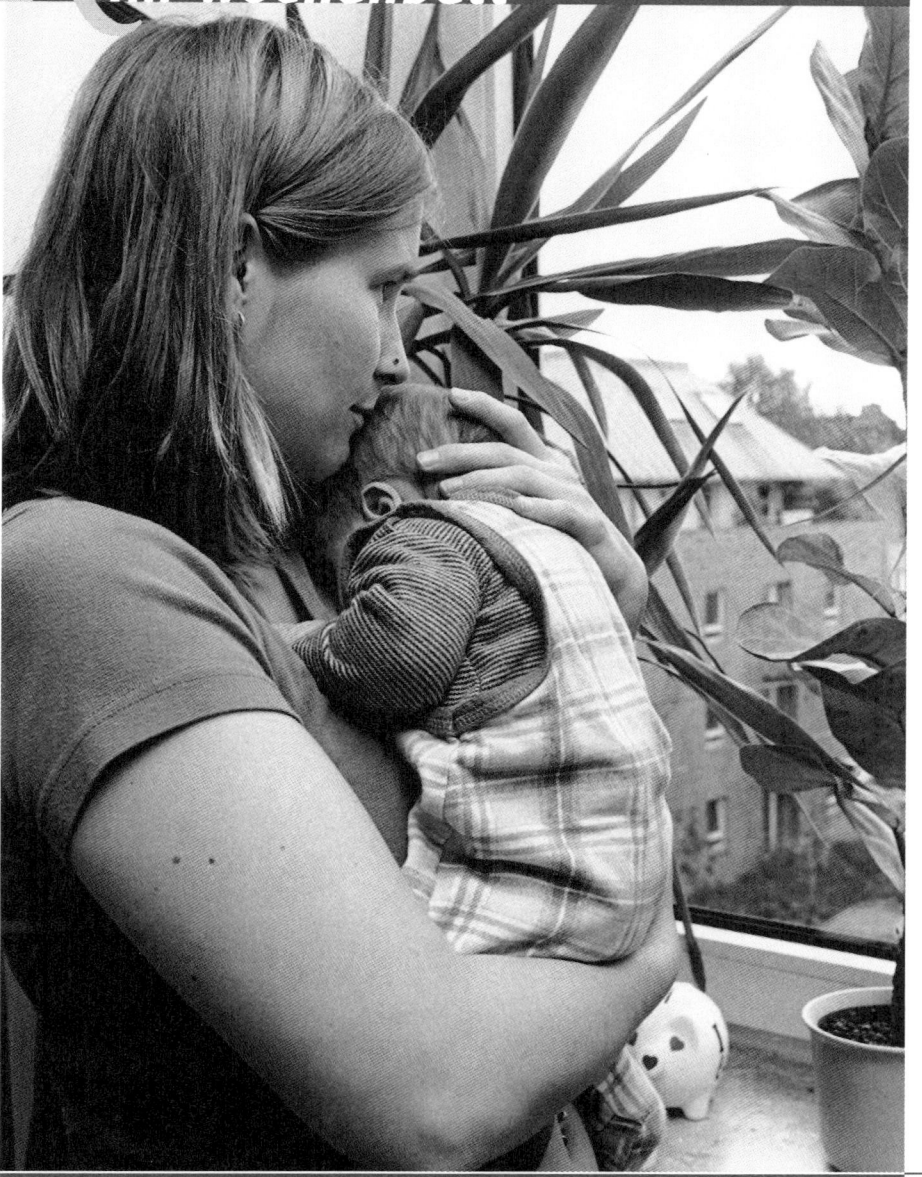

Es gibt wenige Worte in unserer Sprache, die einen so altertümlichen Beiklang haben wie «Wöchnerin». «Sie kam in die Wochen» – das drückt noch mehr aus als der Satz: «Sie bekam ein Kind». Sie selbst verändert sich, es wird ihr nicht einfach nur ein Kind hinzugefügt. Tatsächlich tut sich eine ganze Menge in den Wochen nach der Geburt.

Der Körper muss zuerst seine Funktionen wieder auf «Eigenversorgung» umstellen. Das «Gästezimmer» wird gereinigt und wieder verkleinert, die Flüssigkeitsreserven werden abgebaut, die Ausscheidungsorgane schalten wieder auf Normalbetrieb. Dafür fangen die Brüste an, auf Abruf Milch zu produzieren. Die Nährstoffe, die bisher von der Plazenta in voll verdauter Form übernommen worden sind, werden nun von den Milchdrüsen zu Milch verarbeitet – abzüglich des Sauerstoffs, den sich das Kind über die Atmung selber beschafft. Aber alle anderen Nahrungsbestandteile muss die Mutter noch immer «vorbehandeln». Das Ausscheiden wiederum übernimmt das Kind jetzt selbst.

Bei der Mutter bilden sich auch die schwangerschaftsbedingten körperlichen Veränderungen zurück. Die gedehnten Gewebe ziehen sich wieder zusammen, die Auflockerung der Gelenke geht zurück.

Es findet ein Prozess der Ausscheidung und Verfestigung statt. Das kostet Kraft, wie auch schon die Schwangerschaft Kraft gekostet hat. Das «Schwächeloch», in das eine Frau nach der Geburt fällt, kann allerdings sehr unterschiedliche Ausmaße haben. Ich war nach der ersten Geburt so zittrig in den Knien, dass ich in den ersten Tagen lieber im Bett blieb, wenn die Hebamme kam und im Bad das Kind versorgte. Nach der dritten Geburt bin ich vom Entbindungsbett gestiegen und unter die Dusche gestiefelt, als hätte ich allenfalls gerade Betten gemacht. Hatte ich beim ersten Kind das Wickeln anfangs noch ausschließlich meinem Mann überlassen, habe ich es bei den anderen gleich (auch) selbst gemacht.

Körperlich gesehen sollte sich eine Frau in der Wochenbettzeit auf drei Dinge bewusst einstellen: die Rückbildung der Gebärmutter, die

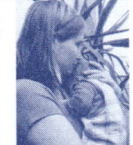

Festigung von Beckenboden und Bauchdecke und das In-Gang-Kommen der Milchproduktion. Alles dies kann mit gewissen Schmerzen verbunden sein.

Über die **Nachwehen** habe ich schon gesprochen (s. S. 203). Sie dienen der Rückbildung der Gebärmutter und können nach dem zweiten und folgenden Kindern sehr schmerzhaft sein. Denken Sie aber daran, dass jede Nachwehe Sie Ihrem Normalzustand wieder näher bringt; dann ist sie schon auszuhalten.

Dass das **Stillen** anfangs wehtut, überrascht viele Frauen und schreckt sie möglicherweise davon ab. Die Muskulatur der Brüste, die die Milch in die Milchgänge drückt, ist noch ungeübt, das Gewebe unter der Brustwarze mag schmerzen beim starken Saugen des Kindes, und die Haut wird vielleicht wund und rissig. Dennoch ist das Stillen auch in den ersten Tagen mit schönen Gefühlen verbunden. Dies sind keine Schmerzen als Warnschuss des Körpers vor einer drohenden Gefahr, sondern es sind einfach ganz hochgradig ungewohnte intensive körperliche Empfindungen, die wir nicht steuern können und die wir darum unter «Schmerz» einordnen.

Damm und **Beckenboden** können nach der Geburt ziemlich wehtun, vor allem, wenn Sie einen Dammschnitt hatten.

Aber auch ohne Schnitt ist der Dammbereich so gedehnt, dass er vor allem im Stehen schmerzt. Ich habe mich nach Claras Geburt von meinem Wohlgefühl täuschen lassen und bin in den ersten Tagen schon viel aufgestanden, weil ich keinerlei Beckenbodenschmerzen hatte. Die kamen dann ein paar Tage später, und zwar heftig. Ich hatte viel im Schaukelstuhl gesessen und fand das sehr bequem – aber auch dabei drückt der Inhalt des Bauchraums von oben auf den Beckenboden, der so keine Gelegenheit hat, sich unbelastet zurückzubilden. Wenn Sie in der Klinik bleiben, ist das kein Problem, da werden Sie ohnehin meistens liegen.

Der **Wochenfluss** dauert meist sechs Wochen an. Etwa zwei Wochen ist er blutig, dann bräunlich und schließlich gelblich. Anfangs bluten noch die Bereiche, wo sich die Plazenta abgelöst hat, gegen Ende wird nur noch verflüssigtes Zellgewebe ausgeschieden, das in der Gebärmutter abgebaut wird, während sie sich auf ihre ursprüngliche Größe zurückbildet.

So wird Ihr Wochenbett eine angenehme Zeit

■ Decken Sie sich reichlich mit Nacht- und Bettwäsche ein. Es hebt das Befinden, wenn man sich in dieser Zeit mehrmals täglich frisch umhüllen kann.

■ Anfangs brauchen Sie häufig frische Binden, manchmal sogar mehrere auf einmal. Gerade im Liegen sind die normalen Binden oft zu kurz, legen Sie eine zweite bis hoch zum Steißbein, das deckt auch die Pofalte noch ab. Oder benutzen Sie Zellstoffwindeln, die sind erheblich länger. Eine Einlage im Bett ist nützlich, man gerät allerdings darauf leicht ins Schwitzen. In der Klinik ist dafür vorgesorgt, aber wenn Sie bald nach Hause wollen, brauchen Sie selber einen Vorrat.

■ Fall Sie einen Dammschnitt hatten, stellen Sie sich auf der Toilette ein Gefäß bereit, mit dem Sie nach dem Wasserlassen mit einer milden Kamillosan-Lösung oder Ähnlichem den Scheidenbereich spülen können. Manche Frauen haben auch kleinere Risse im Schamlippenbereich, sie sind durch Sitzbäder leichter zu erreichen. Besorgen Sie für diesen Zweck eine ausreichend große Wäschewanne.

■ Ihre allgemeine Körperpflege brauchen Sie in der Wochenbettzeit kaum zu ändern. Sie werden auch das Bedürfnis haben, häufiger zu duschen, denn Sie werden kräftig schwitzen. Ihre Waschlappen sollten Sie auskochen, oder benutzen Sie Wegwerfwaschlappen, solange der Wochenfluss anhält.

■ Denken Sie an die Wochenbettgymnastik! Machen Sie Beckenbodenübungen (s. S. 254 ff.), wann immer es Ihnen einfällt, am besten noch öfter. Es gibt angenehme Übungen, die Verspannungen nach der Geburt lindern und helfen, sich selbst im eigenen Körper wieder wohl zu fühlen. Eine sanfte Aktivierung der Beckenbodenmuskulatur in den ersten Wochen und danach ein intensives Training können Sie vor einer Gebärmuttersenkung bewahren.

■ Wollen Sie ambulant oder zu Hause entbinden, werden Sie wahrscheinlich keine Lust haben, den ganzen Tag im Schlafzimmer zu verbringen, denn weder sind Sie krank, noch fühlen Sie sich so. Stellen Sie eine Liege ins Wohnzimmer, breit genug auch für das Kind. Dann können Sie Kaffeegäste empfangen, ohne gleich sitzen zu müssen.

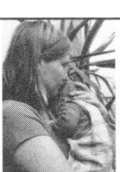

Alarmzeichen während des Wochenbetts

Treten bei Ihnen während des Wochenbetts starke Blutungen und Fieber auf, sollten Sie sofort Ihre Hebamme oder Ihre Ärztin verständigen. Ab und zu kommt es vor, dass ein Teil der Plazenta in der Gebärmutter zurückbleibt. An dieser Stelle kann sie sich nicht richtig zusammenziehen, es blutet weiterhin stark, und die Gebärmutter kann sich entzünden. Dann muss eine Ausschabung gemacht und mit Antibiotika behandelt werden. Es kann auch auf anderem Wege während der Geburt zu einer Allgemeininfektion kommen, die in jedem Fall behandelt werden muss.

Haben Sie eine heiße, geschwollene Brust, eventuell auch mit Fieber, sollten Sie sich ebenfalls rasch an Arzt oder Hebamme wenden. Es könnte sich um eine Brustentzündung handeln, der in den Anfängen noch gut mit natürlichen Mitteln zu begegnen ist. (Mehr dazu im Kapitel «Stillen» ab S. 299.)

Es gibt allerdings Fieberschübe im Wochenbett, die ganz unerklärlich auftreten und wieder verschwinden und auf Antibiotika nicht ansprechen. Es gibt ja auch Kinder, die vor Aufregung Fieber bekommen – warum soll das nicht auch bei Müttern auftreten?

Stillen im Wochenbett

Als Wöchnerin darf man sich nicht nur erholen, o nein! Man muss auch arbeiten, ernsthaft einer wichtigen Beschäftigung nachgehen – dem Stillen.

Das Stillen ist der zweite Akt im gemeinsamen Leben von Mutter und Kind, in dem Sie anfangen müssen, Ihre Rolle auch aktiv anzugehen. Die Schwangerschaft folgte noch eigenen Gesetzen und forderte von der Mutter hauptsächlich ein geduldiges Sich-Fügen. Nun müssen Sie denken und handeln! Und wie bei allen Tätigkeiten, die wir neu aufnehmen, gilt auch hier: Nicht alles gelingt gleich perfekt.

Ich denke, es gibt Heerscharen von Müttern, deren Stillbeziehung in einem resignierten «Ich konnte leider nicht!» endete, weil ihnen nicht klar war, dass Stillen nicht so selbsttätig abläuft wie eine Schwangerschaft. So gaben sie bei den ersten schwierigen Empfindungen auf.

Stillen ist eine körperliche Arbeit, bei der man sich anfangs auch ein paar «Blasen» holen kann – neben all den wunderbaren Gefühlen, die es natürlich auch mit sich bringt!

In den ersten Tagen nach der Geburt werden Sie erleben, wie die Milch «einschießt». Sie werden das Gefühl haben, dass Ihre Brüste wie zwei Bomben kurz vorm Platzen sind: Dick, hart und gespannt. Allerdings eher dick von geschwollenem Bindegewebe als von Unmengen Milch!

Lange hat man geglaubt, das Stillen vor dem Milcheinschuss sei eigentlich sinnlos, weil ja sowieso noch keine Milch da sei. Das ist ein großer Irrtum. Zum einen ist die Vormilch ungeheuer wichtig für das Immunsystem des Kindes. Sie enthält hohe Konzentrationen mütterlicher Antikörper und schützt das Kind vom ersten Schluck an gegen alle Keime, die in der Umgebung der Mutter vorhanden sind. Und zum anderen werden in Ihrer Brust die Milchgänge und die Milchseen frei für die nachkommende Milch. Die Austrittsöffnungen an der Brustwarze werden durch das frühe Saugen von abgeschilferten Hautzellen befreit und durchgängig, und die Haut des Warzenhofes ist bereits an den Saugreiz gewöhnt, bevor er fordernd und heftig wird.

Stillen im Wochenbett

■ Als Voraussetzung: Waschen Sie gut die Hände, nachdem Sie Ihre Binden gewechselt haben.

■ Stillen Sie viel im Liegen. Legen Sie sich auf die Seite, das Kind so neben sich, dass es mit dem Mund auf der Höhe Ihrer Brustwarze liegt. Stopfen Sie sich eine zusammengerollte Decke hinter den Rücken und ein festes Kissen unter den Kopf. So können Sie entspannt liegen.

■ Fassen Sie Ihre Brust mit der ganzen Hand und dirigieren Sie die Brustwarze dem Kind tief in den Mund. Ein Baby saugt an der Brustwarze *und* einem großen Teil des Warzenhofes. Es ist auch für Ihre Brustwarze schonender, wenn das Kind eher die Brustwarze mit seiner Zunge ausdrückt, als wenn es nur an der Spitze zieht.

■ Sie sehen dem Kind an, wann es trinken will. Es dreht den Kopf hin und her und macht schmatzende Bewegungen mit dem Mund. Auch Ihr Kind ist nicht gleich ein Meister im Saugen. Vielleicht probiert es ein bisschen herum, vielleicht rutscht ihm die Brust-

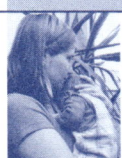

warze wieder aus dem Mund, oder es macht längere Pausen. Lassen Sie es üben, jetzt haben Sie die Zeit dazu.

■ Wundern Sie sich nicht, wenn Ihr Kind in den ersten Tagen nur sehr wenig trinkt. 10 g pro Mahlzeit sind für den Magen eines Neugeborenen völlig ausreichend. Das brauchen Sie aber nicht nachzumessen! Wenn Ihr Kind einige Minuten, möglichst an beiden Brüsten, konzentriert gesaugt hat und danach für mindestens eine Stunde zufrieden ist und die Windeln feucht sind, dann bekam es genug für den Anfang.

■ Achten Sie darauf, ob die Vormilch ihre Aufgabe erfüllt und es dem Baby erleichtert, das schwarzgrün-klebrige Kindspech (Mekonium) in die Windel zu drücken. Wird aus diesem dunklen Brei im Laufe der ersten Tage gelb-flüssiger Muttermilchstuhl, ist alles in Ordnung.

Seelische Veränderungen: «Baby-Blues»

Nach der Geburt ihres ersten Kindes stellte eine meiner Freundinnen verblüfft fest: «Ist das nicht verrückt? Da interessiert man sich vorher für alles auf der Welt – und nun auf einmal nur noch für die Pupse von dem Baby!»

Die gesamte Wahrnehmungsstruktur einer Frau polt sich jetzt um. Sie lebt nicht mehr nur für sich, sie muss nicht mehr nur für sich ihre Wahrnehmungen auswählen und verarbeiten, sondern bei allem die Reaktionen des Kindes mit bedenken.

■ Sie stellt das Radio nicht nur für sich, sondern auch für das Baby leise.

■ Der Griff zur Apfelsine ist nicht nur durch ihren Appetit gesteuert, sondern auch durch die Überlegung, ob das Baby die Fruchtsäure in der Milch verträgt.

■ Beim Plausch mit der Freundin ist sie nicht mehr «ganz Ohr» für deren Neuigkeiten, ein Ohr gehört dem Baby im Nebenzimmer oder auf ihrem Arm.

■ Sie geht nicht deshalb früh ins Bett, weil sie müde ist, sondern weil sie weiß, dass das Baby sie in der Nacht noch um ein paar Stunden Schlaf bringen wird.

So geht das mit fast allem, was sie unternimmt. Besonders beim ersten Kind ist es schwer, sich an diesen Zustand zu gewöhnen. Da hilft es, wenn man sich nicht noch zusätzlich um Haushalt oder andere Dinge kümmern muss. Das Koordinieren der eigenen Bedürfnisse mit denen des Kindes braucht Zeit, und die sollten Sie sich nehmen. Und Sie sollten sie auch nur dafür nutzen.

Die Praxis in den Kliniken bis in die achtziger Jahre mit abgetrenntem Säuglingszimmer und festgelegten Stillzeiten beruhte auf einem gewaltigen Missverständnis. Offensichtlich wurde die Geburt eines Menschen nur als rein physischer Vorgang wahrgenommen. Man glaubte, der körperlich «aufgelöste» Zustand der Frau könne sich am besten normalisieren, wenn man ihr die Anstrengung erspare, sich auch noch um das Kind kümmern zu müssen. Aber so, wie die Frau das Baby vor der Geburt körperlich umschlossen hatte, so will sie es jetzt mit ihrer Fürsorge umschließen, und wenn sie das nicht kann, dann wird ihr etwas fehlen.

Im Zusammenhang mit dem «Bonding» war schon die Rede davon, dass eine Mutter unmittelbar nach der Geburt besonders empfänglich für ihr Kind ist. Dieser Zustand hält noch lange an. Dass das Kind zart und schutzbedürftig ist, leuchtet jedem sofort ein. Aber dass auch die Mutter sich kindlich-empfindlich verhält, das wirkt auf ihre Umgebung durchaus unverständlich. Da hat sie die Herausforderung der Geburt grandios bewältigt, hat ein lebenskräftiges Kind im Arm, die ganze Verwandtschaft kümmert sich rührend um sie – und sie ist in Tränen aufgelöst.

Im Volksmund heißt diese Erscheinung «Heultage», ein oft falsch benutzter wissenschaftlicher Begriff ist «Wochenbettdepression». Ganz modern heißt es «Baby-Blues», und gemeint ist – *nicht* immer dasselbe!

Dass junge Mütter kurz nach der Geburt oft den Tränen nahe sind – muss man sich wirklich darüber wundern? Eine Geburt ist ein Grenzgang des Lebens, und solche Grenzgänge eröffnen den Blick in die Unbegreiflichkeit und Endlichkeit unseres Daseins. Auch der frisch gebackene Großvater wird wahrscheinlich Tränen in den Augen haben, wenn er sein winziges Enkelchen das erste Mal auf dem Arm hält. Dort wo sich Lebenskreise schließen, an Wiegen und an Gräbern, dort

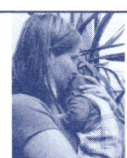

fließen auch Tränen. Das sind kostbare Augenblicke, deren Sie sich nicht zu schämen brauchen und die nichts mit Trauer oder Unheil zu tun haben.

Ist Ihnen das zu philosophisch, helfen Ihnen vielleicht einige nüchterne Erklärungen für die Stimmungsschwankungen einer Wöchnerin weiter: die Hormonumstellungen nach der Geburt. Tatsächlich gehen die während der Schwangerschaft vermehrt gebildeten Östrogene abrupt (auf ein Hundertstel!) zurück. Progesteron, das stimmungsausgleichend wirkt, wird gar nicht mehr produziert, und die beruhigenden Endorphine, die während der Geburt ausgeschüttet wurden, baut der Körper jetzt wieder ab. Da ist es wirklich nicht verwunderlich, wenn die gewohnte Alltagsfestigkeit bröckelt.

Nun sind Frauen in sehr unterschiedlichem Maße von den «Heultagen» betroffen. Manche werden von ihrer Euphorie gänzlich darüber hinweggetragen, andere sind vielleicht nur etwas sensibler als sonst. Wieder anderen fließen tatsächlich Tränen, aber sie können eine dumme Bemerkung der Schwiegermutter dafür verantwortlich machen. Dann gibt es die, die wirklich scheinbar grundlos weinen, und schließlich die wenigen, die in schwere Depressionen fallen.

Es kommt tatsächlich vor, dass durch das Wochenbett schwere Psychosen ausgelöst werden. Das ist allerdings sehr selten und geht oft auf eine bereits vorhandene Störung zurück. In diesen Fällen ist unbedingt professionelle Hilfe nötig.

So können Sie sich auf die «Wochenbett-Sensibilität» einstellen:

■ Machen Sie sich klar, dass die Geburt mit dem Begriff «Freudiges Ereignis» nur halb beschrieben ist. Mit dem Kind sind auch die Last und das Leid geboren, die es zwangsläufig in seinem Leben geben wird. Zu Beginn werden Sie ihm die Last tragen helfen – aber eine Last drückt, und auch Sie werden Kraft dafür brauchen. Betrachten Sie das «aufgerissene» Gefühl in Ihrer Brust als eine Aufforderung, vor dieser Anstrengung noch einmal ganz tief durchzuatmen.

■ Geben Sie den Menschen in Ihrer Umgebung, mit denen Sie Ihren Alltag teilen, dieses Kapitel zu lesen, wenn es Ihnen schwer fällt, selbst über Ihre Empfindlichkeit zu sprechen.

■ Bitten Sie Freunde und Verwandte, Sie in den ersten Tagen noch nicht oder höchstens kurz zu besuchen, wenn Sie das Gefühl haben, «nah ans Wasser gebaut» zu haben.

■ Nach ein paar Wochen können dagegen solche Besuche geradezu ein Mittel gegen traurige Gefühle sein, wenn nämlich eine junge Mutter beginnt, sich isoliert zu fühlen. Sie sollten allerdings nicht mit Erwartungen an perfekte Bewirtung verknüpft sein – eher mit dem Angebot, mal die Treppe zu putzen oder eine Bügelwäsche zu erledigen!

■ Erwarten Sie nicht von Ihrem Partner, dass er Sie souverän trösten kann. Er ist wahrscheinlich genauso aus der Bahn geworfen wie Sie. Seine Hormone sind zwar nicht durcheinander geraten, aber seine ganze Welt ist trotzdem «ver-rückt» – das Neugeborene verschiebt auch für ihn alle Werte und alle Perspektiven. Wenden Sie sich an eine gute Freundin, an die Hebamme oder auch gemeinsam mit Ihrem Partner an verständnisvolle Freunde, bevor Sie sich gegenseitig mit Bitten, Betteln und Vorwürfen das Leben schwer machen.

■ Hören Sie gemeinsam mit Ihrem Baby schöne Musik und weinen Sie, wenn Ihnen danach zumute ist – das öffnet und tröstet.

■ Kuscheln Sie, mit Ihrem Baby und mit Ihrem Partner! Körperkontakt tröstet ungemein!

Sie sollten sich an Ihre Hebamme, Ihren Arzt oder eine psychologische Beratungsstelle wenden:

■ wenn Ihre Niedergeschlagenheit über mehrere Wochen anhält;

■ wenn Sie wiederholt aggressive Gefühle gegenüber dem Kind entwickeln;

■ wenn Sie ab und zu in Gefühlszustände verfallen, in denen Sie glauben, Sie hätten gar kein Kind oder es sei gestorben;

■ wenn Sie das Gefühl haben, gegenüber den anderen Menschen in einen Glaskasten eingesperrt zu sein;

■ wenn Sie über längere Zeit zwischen Angstattacken und euphorischen Gefühlen schwanken.

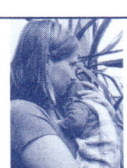

Wie hilft eine Hebamme im Wochenbett?
(Margarita Klein)

Sobald Sie die Klinik verlassen haben, sei es einige Stunden, einige Tage oder auch – z. B. nach einem Kaiserschnitt – später nach der Geburt kommt die Hebamme meistens direkt am folgenden Tag zu Besuch. (Voraussetzung ist allerdings, dass Sie sich schon während der Schwangerschaft mit ihr in Verbindung gesetzt haben und sie dann über die Geburt des Kindes informiert haben. (Siehe auch «Hebammenhilfe» ab S. 145). Je nach Ihrem persönlichen Bedarf kommt sie vielleicht zunächst täglich, später auch in größeren Abständen bis zum Ende der ersten acht Lebenswochen Ihres Babys, bei Stillproblemen auch darüber hinaus.

Sie wird sich nach Ihrem Befinden erkundigen, sie wird die Rückbildung der Gebärmutter, die Heilung der Dammnaht, wenn Sie eine haben, und den Zustand Ihrer Brüste untersuchen. In ihrem Koffer hat sie bewährte Heilmittel und im Kopf viele gute Tipps, die Ihnen helfen, die Anpassungsprozesse des Körpers nach der Geburt gut zu bewältigen. Vor allem aber hat sie großes Wissen und viel Erfahrung, um Sie individuell beraten zu können. Sie zeigt Ihnen leichte Gymnastikübungen, die Ihnen helfen, sich im eigenen Körper wieder zurechtzufinden. (S. a. S. 252 ff.)

Dann ist das Baby dran: Es wird vom Kopf bis zu den Füßen genau angeschaut. Die Hebamme beobachtet, ob es gesund ist und sich gut entwickelt. Sie fragt, wie es sich verhält, ob es gut trinkt und wie seine Ausscheidungen aussehen, manchmal wird es auch gewogen. Sie pflegt den Nabel, achtet darauf, ob es eine Neugeborenengelbsucht entwickelt (s. S. 263 f.), und nimmt am fünften Lebenstag Blut aus seiner Ferse ab für einen Stoffwechseltest (Guthrie-Test). Sie weist Sie auch auf die Vorsorgeuntersuchungen beim Kinderarzt hin.

Die Hebamme zeigt Ihnen, wie Sie Ihr Baby behutsam und sicher anfassen, wie Sie es geschickt an- und ausziehen, pflegen, waschen oder baden.

Neben der Versorgung der Mutter und des Kindes ist die Beratung beim Stillen oder auch bei der Flaschenernährung ein wesentlicher Bestandteil eines Hebammenbesuches. Es gibt so viele Fragen …

Sie wird sie Ihnen und Ihrem Partner geduldig beantworten. Die Hebamme hilft Ihnen, die für Sie und Ihre Familie individuell passenden Lösungen zu finden und ganz allmählich fühlen Sie sich immer sicherer im Umgang mit Ihrem Baby.

Vor allem aber verbreitet die Hebamme das Gefühl von Sicherheit und Ruhe. Es tut so gut, zu hören, dass Sie als Mutter und Sie als Vater ohnehin das meiste intuitiv richtig machen und dass das Baby in Ordnung ist.

Gymnastik im Wochenbett *(Margarita Klein)*

Jetzt kurz nach der Geburt ist noch vieles für Sie ganz neu und ungewohnt. Auch der Körper fühlt sich anders, vielleicht sogar fremd an. Er ist noch sehr weich, manche Bewegungen fallen noch schwer, viele Frauen empfinden einige Tage nach der Geburt ein Gefühl der Zerschlagenheit. Vielleicht stellen Sie sich auch die Frage, wo eigentlich die Frau geblieben ist, als die Sie sich bisher kannten.

Bewegung kann dabei helfen, sich selbst wieder zu entdecken, kann Ihr Wohlbefinden steigern und Beschwerden lindern.

Wir zeigen Ihnen Übungen, die den Atem und den Kreislauf in Schwung bringen, den Beckenboden stärken, die Verdauung anregen, bei Verspannungen im Rücken und in den Schultern helfen. Machen Sie diese Übungen so oft, wie Sie es schaffen, z. B. täglich eine Viertelstunde. So viel Zeit haben Sie nicht? Von 24 Stunden, die jedem Menschen jeden Tag aufs Neue geschenkt werden, lassen sich sicher fünfzehn Minuten für Ihr Wohlbefinden abzweigen. Ein Tipp: Machen Sie die Übungen morgens als Erstes, ehe Sie irgendetwas anderes zur Hand nehmen. Signalisieren Sie Ihrer Umgebung – vielleicht sogar durch ein Schild an der Tür – «Bitte nicht stören!».

So werden Sie im Lauf der nächsten Wochen wieder kraftvoller und fühlen sich frischer.

Informationen zu den Übungen

■ Hier finden Sie Übungen, die schon bald nach der Geburt gut sind. Suchen Sie sich die davon aus, die Ihnen gerade heute Spaß machen,

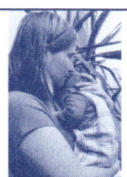

die anderen lassen Sie weg, vielleicht sind sie morgen richtig. Wenn Sie sich dann nach einiger Zeit schon etwas schwungvoller bewegen wollen, finden Sie in dem Buch «Das tut mir gut nach der Geburt» von Margarita Klein und Maria Weber eine Fülle fachlich korrekter und sinnvoller Anleitungen für Fitness und Gesundheit.

Nach frühestens sechs bis acht Wochen und vor Ablauf der ersten vier Monate nach der Geburt ist es empfehlenswert, einen Rückbildungskurs zu beginnen. In Gesellschaft anderer Mütter und unter Anleitung einer Hebamme erleben Sie Bewegung, Entspannung, Austausch und Spaß, und Sie entwickeln neue Kräfte, damit der Alltag wieder leichter von der Hand geht.

■ Der Beckenboden ist die Basis des Körpers, wie Sie schon seit der Schwangerschaft wissen (siehe Seite 136 ff.). Bei der Geburt wurde er stark gedehnt, häufig durch einen Riss oder Schnitt verletzt. Er ist im Moment der schwächste Teil Ihres Körpers, erst nach und nach findet er seine Festigkeit wieder. Erst wenn der Beckenboden wieder belastungsfähig ist, ist es Zeit, auch die Bauchmuskulatur zu stärken. Wann immer es Ihnen in den Sinn kommt, spannen Sie Ihren Beckenboden kurz an, leicht und spielerisch. Spannen Sie auch an, wenn Sie aufstehen, und jedes Mal, wenn Sie etwas heben, und sei es auch so leicht wie eine Feder.

■ Der Bauch fühlt sich nach der Geburt sehr weich an, manchmal entsteht ein Gefühl von Leere oder auch von Fremdheit dem eigenen Körper gegenüber. Viele Frauen stellen sich die bange Frage, wie sie jemals wieder straffere Formen annehmen können. Sich selbst eine Bauchmassage zu geben kann Sie mit Ihrem Körper wieder vertraut machen, kann Sie mit seinen Veränderungen versöhnen. Die Massage kann auch von einer zweiten Person (dem Partner, einer Freundin) ausgeführt werden. Eine Bauchmassage ist ein guter Abschluss nach jeder Gymnastik, auch wenn Sie schon längst über das Wochenbett hinausgewachsen sind.

■ Finden Sie einen guten Platz für Ihre Gymnastik: Breiten Sie eine Decke am Boden aus, an einer ruhigen, zugfreien Stelle. Musik dazu? Gerne! Aus den angebotenen Übungen können Sie die auswählen, die Ihnen am besten gefallen. Räkeln, Atem- und Beckenbodenübungen sollten Sie allerdings jedes Mal machen.

Und jetzt geht es los:

Räkeln

Recken und strecken Sie sich zunächst nach Herzenslust, jeden einzelnen Muskel, bewegen Sie jedes Gelenk in alle nur denkbaren Richtungen. Räkeln Sie auch Ihr Gesicht, ziehen Sie Grimassen, versuchen Sie mit den Ohren zu wackeln.

Sterne vom Himmel holen

Legen Sie sich auf den Rücken, strecken Sie beide Arme zur Zimmerdecke aus.

Greifen Sie abwechselnd mit den Händen nach den Sternen: Strecken Sie sich, öffnen Sie die Hand, greifen Sie fest zu und holen Sie sich einen Stern vom Himmel. Dabei bleibt die andere Schulter am Boden.

Blinzeln

Dann widmen Sie Ihrem Beckenboden die volle Aufmerksamkeit.

Spüren Sie zum Schritt hin, finden Sie das Gefühl für den Beckenboden wieder, spannen Sie leicht und kurz an und lassen Sie wieder los. Diese Bewegungen bleiben sehr leicht, spielerisch, wie ein kleines Blinzeln. Tun Sie das, sooft Sie daran denken, etwa hundert Mal am Tag und zu Beginn aller Gymnastik.

Atemwelle

Gönnen Sie sich einige tiefe, lange Atemzüge.

Atmen Sie langsam aus, wenn Sie mögen mit einem Ton: aaaah… ……. Legen Sie Ihre Hände auf den Bauch. Beim Einatmen spüren Sie, dass sich Ihr Bauch wölbt, beim Ausatmen zieht er sich zusammen.

Und nun verbinden Sie die Bewegung des Beckenbodens mit der Atemwelle:

Wenn Sie ausatmen, zieht sich der Beckenboden zusammen, der Bauch wird flach, dann strömt die Luft wieder in den Körper und füllt ihn bis hinunter zum Beckenboden. Das Ausatmen beginnt mit einer kleinen Anspannung im Beckenboden, die sich langsam steigert, bis Sie vollständig ausgeatmet haben. Dann den Beckenboden wieder lösen und die Luft einströmen lassen usw.… aus und ein.

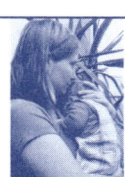

Machen Sie das, bis Sie spüren, dass Atem und Muskulatur einen gemeinsamen Rhythmus finden, leicht wie sanfte Wellen.

Beckenwiege
Sie liegen auf dem Rücken, die Beine sind aufgestellt.

Gehen Sie mit Ihrer Aufmerksamkeit zum Beckenboden, spannen Sie die Muskulatur um das Steißbein herum an, ziehen Sie die Spannung über den ganzen Beckenboden zum Schambein und dann das Schambein in Richtung auf den Nabel. Dabei legt sich das Becken flach auf die Unterlage.

Lösen Sie die gesamte Anspannung wieder auf, das Becken geht in seine ursprünglich Lage zurück, es bildet sich eine kleine Wölbung im Rücken. Wiederholen Sie die Bewegung einige Male. Dabei entsteht mit der Zeit eine weiche Wiegebewegung, die immer von einer Anspannung des Beckenbodens eingeleitet wird.

Und dazu der Atem: Atmen Sie aus, wenn sich das Becken fest an den Boden legt und der Bauch ganz flach wird, lassen Sie den Atem einströmen, wenn sich der Körper entspannt.

Fest zugreifen
Sie liegen auf dem Rücken, die Beine sind ausgestreckt, unter dem Kopf tut vielleicht ein kleines Kissen gut.

Jetzt kreuzen Sie bitte die Beine und drücken Sie die Außenkanten der Füße fest gegeneinander.

Lassen Sie die Spannung nach oben wachsen: Die Oberschenkel legen sich fest gegeneinander, und jetzt haben Sie auch den Beckenboden fest im Griff. Mit dem Ausatmen so fest zufassen, wie es angenehm ist, dann die Spannung wieder lösen vom Becken bis hinunter zu den Füßen, den Atem dabei einströmen lassen. Einige Male wiederholen.

Pendel
Sie liegen weiterhin auf dem Rücken, die Beine sind jetzt aufgestellt. Strecken Sie die Arme weit zu den Seiten aus.

Lassen Sie die geschlossenen Knie nach rechts sinken, bis sie auf dem Boden ankommen. Wenn Sie mögen, können Sie den Kopf nach links drehen.

Spüren Sie die Dehnung in den Seiten des Körpers, atmen Sie weiter. Dann spannen Sie den Beckenboden an, und mit dieser Kraft aus dem Beckenboden richten Sie Ihre Knie wieder auf, um sie dann zur anderen Seite sinken zu lassen.

Wiederholen Sie das einige Male.

Pinsel

Bitte drehen Sie sich nun in den Knie-Ellenbogenstand. Achten Sie darauf, dass Sie kein Hohlkreuz machen. Der Rücken fühlt sich fast rund an. Stellen Sie sich vor, dass Sie mit der Beckenbodenmuskulatur einen Pinsel festhalten, mit dem Sie an die Wand hinter sich große Kreise malen. Halten Sie gut fest, dann machen Sie eine kleine Pause, ehe Sie den «Pinsel» wieder ergreifen und die Kreise andersherum malen. Nehmen Sie den «Pinsel» erneut auf und malen Sie senkrechte Striche (auf und ab), dann nach einer kleinen Pause waagerechte Striche (hin und her).

«Schreiben» Sie Ihren Namen an die Wand hinter Ihnen.

Beckenrolle in Bauchlage

Legen Sie sich auf den Bauch. Die Schultern liegen flach auf der Unterlage auf. Eine Rolle oder ein festes Kissen unter dem Becken entlastet dabei die Brüste und schont den Rücken und den Nacken. Wie lange haben Sie schon nicht mehr auf dem Bauch gelegen? Genießen Sie diese Position eine Weile. Sie eignet sich auch gut als Ruhestellung und unterstützt die Rückbildung der Gebärmutter.

Dann kreuzen Sie die Füße übereinander, drücken Sie die Außenkanten der Füße fest gegeneinander, drücken Sie die Oberschenkel fest zusammen, spannen Sie den Beckenboden an.

Ziehen Sie die Spannung des Beckenbodens nach vorn zum Schambein und das Schambein in Richtung auf den Nabel, der Rücken rundet sich ein wenig.

Jetzt ziehen Sie die Spannung des Beckenbodens zum Kreuzbein. Wenn die Verlängerung des Steißbeins ein kleiner Schwanz wäre, würde er keck nach hinten herausragen.

Halten Sie die Spannung ein wenig, dann lösen Sie sie gründlich.

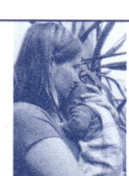

Die Flügel entfalten

Sie stehen im Vierfüßlerstand.

Die rechte Hand wird unter dem Rumpf hindurchgeführt zum linken Schulterblatt. Spüren Sie die Dehnung in den Seiten Ihres Körpers.

Dann führen Sie die Hand zurück, setzen die Bewegung fort und strecken den Arm zur Decke. Der Blick folgt der ausgestreckten Hand. Eine Weile dort bleiben, weiteratmen, dann die Bewegung wiederholen.

Eine kleine Pause, dann ist die linke Seite dran.

Diese Übung hilft bei Verspannungen im Nacken und im oberen Rücken. Außerdem fördert sie den Milchfluss.

Bauchmassage

1. Lehnen Sie sich in einer halb sitzenden, halb liegenden Stellung bequem an.

Legen Sie beide Hände auf den Bauch, eine Hand oberhalb des Nabels und eine darunter. Spüren Sie die weiche Fülle unter Ihren Händen. Fühlt es sich gut an?

Beide Hände fahren im Uhrzeigersinn über den Bauch, etwa zehn Mal. Wie fest darf die Berührung für Sie sein?

2. Die Hände streichen sternförmig von den Seiten und dann auch von unten und oben zum Bauchnabel hin. Dort heben sie das Gewebe etwas an und schütteln es sanft.

3. Die rechte Hand greift links in der Taille weit um den Körper herum und zieht dann kräftig zum Bauchnabel hin («Formen Sie sich eine Taille»). Dann mit der linken Hand rechts um den Körper herum fassen und ebenfalls zum Nabel ziehen. Einige Male abwechseln.

4. Die Finger beider Hände fassen nebeneinander unter der rechten Rippe eine Gewebefalte und lassen diese in Richtung auf das Becken rollen. Dann ergreifen Sie eine weitere Falte neben der ersten, lassen sie parallel zur ersten nach unten wandern, beginnen wieder unter der Rippe, ein weiteres Stück zur Mitte hin.

5. Zum Abschluss streichen Sie wieder mit beiden Händen kräftig im Uhrzeigersinn über den Bauch. Spüren Sie einen Moment nach. Fühlt sich Ihr Bauch wohl, ist er vielleicht warm und belebt?

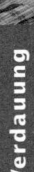

Das erste Lebensjahr

Das Baby
in den ersten Wochen

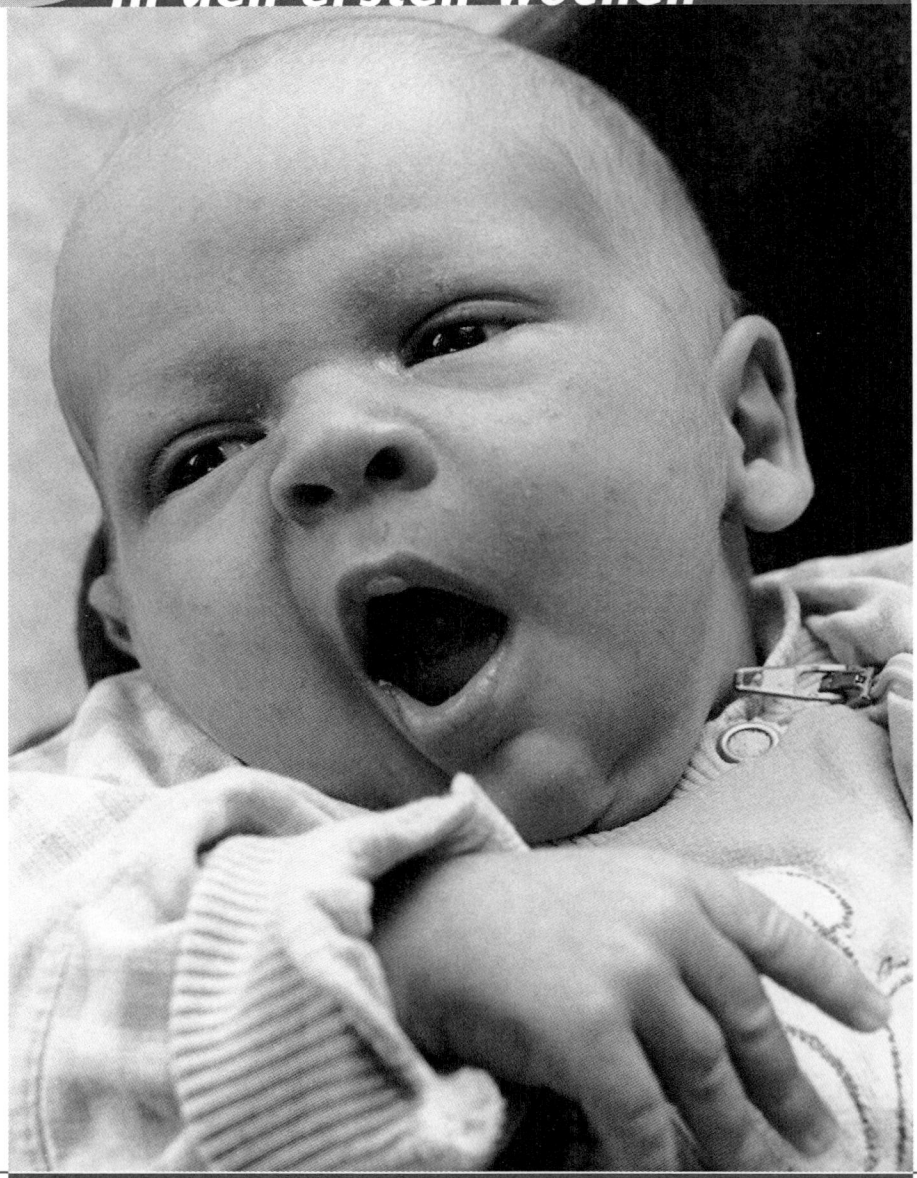

*M*it den ersten Stunden nach der Geburt hat Ihr Baby die größten Umstellungen auf das Leben außerhalb des Mutterleibes hinter sich. Aber seine Anpassung an dieses Leben ist noch längst nicht abgeschlossen.

Sie werden in den ersten Wochen allerhand an dem Kind entdecken, was so gar nicht zu dem allgemein verbreiteten Bild vom rosigen Baby passen will. Vielleicht hat es blaue Händchen und Füßchen oder wird abwechselnd blass und rot. Sobald Sie das Kind aufnehmen und bewegen, regen Sie den Kreislauf an, die Blaufärbung verschwindet. Die Haut eines Neugeborenen schält sich meist in den ersten Tagen. Das Kind sieht rot, faltig und schuppig aus. Das ist ganz normal. Sobald alle Hautdrüsen und Zellschichten ihre volle Funktion übernommen haben, werden sie schon den glatten Babypopo produzieren.

Der Kopf des Kindes kann von der Geburt noch recht verformt aussehen. Auch das wächst sich aus.

Auf die Fontanellen sollten Sie ein wenig achten. Oben am Kopf fühlen Sie deutlich die Stellen, wo die Knochenplatten des Schädels zusammengewachsen sind. Sie sind von einer festen Haut überzogen, und Sie brauchen nicht zu befürchten, das Kind zu verletzen, wenn Sie normal mit ihm umgehen. Im Allgemeinen haben es Neugeborene sogar sehr gern, wenn sie fest über den Kopf gestreichelt werden. Immerhin haben sie gegen Ende der Schwangerschaft wochenlang sozusagen auf dem Kopf «gestanden».

Die Augen des Babys können nach der Geburt noch sehr verschwollen aussehen, manche haben sogar geplatzte Äderchen auf dem Augapfel. Das kommt von dem starken Druck, dem sie ausgesetzt waren, es bildet sich von selbst zurück.

Aus der Nase niest das Neugeborene noch Tage nach der Geburt Schleimreste aus. Keine Angst, das ist kein Schnupfen.

Am Mund entwickeln die meisten Neugeborenen sehr bald Saugbläschen. Die Haut der Lippen muss sich an den intensiv saugenden Kontakt mit der Brust erst gewöhnen. Nach ein paar Wochen hört dieses Schälen an den Lippen auf.

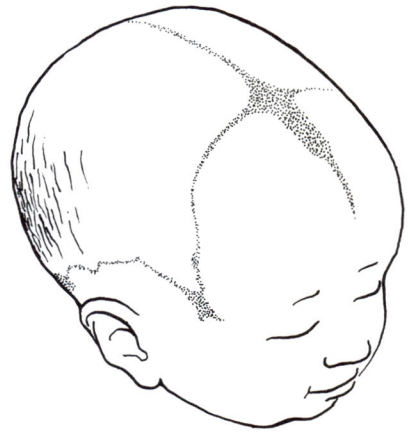

Die Fontanellen sind Knochenlücken im Schädel des Babys. Sie werden von einer festen Haut geschützt. Wenn sich das Gehirn – spätestens im 2. Lebensjahr – ausgedehnt hat, schließen sich die Fontanellen (s. S. 261).

Im Gesicht bekommen viele Babys in den ersten Wochen Pickelchen. Unsere Kinder sahen mit drei Wochen aus wie Streuselkuchen. Diese Pickelchen sind auf Umstellungsprobleme der Haut zurückzuführen, vielleicht auch auf Hormone. Drücken Sie nicht daran herum, sie verschwinden von selbst, ohne Narben zu hinterlassen.

Brüste und Geschlechtsorgane des Babys können in der ersten Zeit geschwollen sein, aus den Brüsten kann sogar etwas Milch austreten – auch bei Jungen! Der Volksmund nennt das «Hexenmilch».

Es kann auch passieren, dass Ihr kleines Mädchen ein wenig aus der Scheide blutet. Das und die geschwollenen Brüste gehen auf Hormone der Mutter zurück, die in den kindlichen Kreislauf übergetreten sind, es sind vollkommen harmlose Erscheinungen.

Ebenso normal ist es, dass Sie bei einem kleinen Jungen die Vorhaut nicht zurückschieben können. Eichel und Vorhaut trennen sich erst im Verlauf der ersten Lebensjahre. Am besten manipulieren Sie überhaupt nicht am Glied des Jungen. Zu frühzeitiges Zurückschieben kann winzige Verletzungen entstehen lassen, an denen später die Vorhaut mit der Eichel verwächst.

In den ersten drei Wochen verheilt auch die kleine Nabelwunde. Wie der Nabel gepflegt wird, zeigt Ihnen die Hebamme. Wichtig ist, dass der Nabel trocken gehalten wird. Alkoholische Kräutertinktur kann diesen Prozess unterstützen, aber meist ist das nicht nötig.

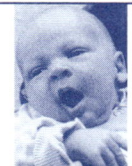

Neugeborene haben aber nicht nur seltsame Körpererscheinungen, sie können sich auch sehr merkwürdig verhalten. Zumindest erscheint das den Eltern so, vor allem beim ersten Kind.

Ich hatte unseren Erstling ganz schnell «Spötzchen» getauft – aus halb belustigter Hilflosigkeit gegenüber seiner ständigen Spuckerei. Kaum hatte er etwas getrunken, lief es ihm mit dem «Bäuerchen» gleich wieder aus dem Mund.

Jedes unserer Kinder hat es irgendwann auch fertig gebracht, in hohem Bogen Mengen der letzten Mahlzeit wieder auszuspucken, wenn das Bäuerchen mal etwas heftig ausfiel. Wenn das nicht regelmäßig vorkommt, braucht Sie das nicht zu ängstigen. Es hat jedenfalls nichts mit einem verdorbenen Magen zu tun.

Und wenn das Kind nicht schläft, trinkt, spuckt oder drückt – dann ächzt und stöhnt es vielleicht und zieht die abenteuerlichsten Grimassen. Unsere Clara war darin eine besondere Meisterin. Ihr ganzer winziger Körper erzählte davon, wie anstrengend es für sie war, mit sich selbst und der Welt zurechtzukommen. Da kann es schon passieren, dass Sie denken, Ihr Kind sei nicht ganz normal. Aber keine Sorge! Lassen Sie Ihr Kind ruhig stöhnen und Gesichter schneiden – es rückt sich nur in seinem Körper zurecht.

Kontrollbedürftig: die Neugeborenengelbsucht

Eine Erscheinung der ersten Lebenswochen eines Babys sollte genau beobachtet werden: die Gelbsucht. Im Mutterleib braucht das Baby wesentlich mehr rote Blutkörperchen als nach der Geburt, weil die Sauerstoffversorgung durch das mütterliche Blut nicht so effektiv ist wie die selbständige Atmung. Die überschüssigen roten Blutkörperchen werden nach der Geburt von der Leber abgebaut. Dabei wird gelber Blutfarbstoff frei, das Bilirubin. Es wird mit dem Urin ausgeschieden oder von der Haut unter Lichteinfluss abgebaut. Geht der Zerfall der roten Blutkörperchen schneller vonstatten als die Ausscheidung, lagert der Körper den Überschuss im Fettgewebe ab. Darum werden die meisten Neugeborenen nach ein paar Tagen mehr oder weniger gelb, je nach Reifungsgrad der Leber. Ist der Bilirubin-Überschuss sehr groß, lagert er sich im Gehirn ab, und dort können dann Vernarbungen auftreten. Ist das Weiße im Augapfel stark gelb gefärbt, muss das

Blut untersucht werden. Gegebenenfalls werden die Babys in den Krankenhäusern nackt unter spezielle Lampen gelegt, wo der Abbau durch die Lichteinwirkung beschleunigt wird.

Entbinden Sie zu Hause oder ambulant, können Sie einer Klinikeinweisung vorbeugen, wenn Sie das Kind häufig ans Fenster stellen (es muss kein UV-Licht sein!) und ihm reichlich Flüssigkeit geben, sei es durch häufiges Stillen oder zwischendurch ein bisschen Tee. Halten Sie es gut warm dabei durch dicke Söckchen und wollene Unterwäsche – oder Ihre Körperwärme! In den meisten Fällen genügt eine solche bewusste «Versorgung» mit Licht. Bei sehr mageren Babys oder zu früh geborenen, deren Leber wenig ausgereift ist, kann allerdings eine Behandlung unter der Speziallampe zusätzlich notwendig sein.

Ein unfertiger kleiner Mensch

In der allgemeinen Auffassung von Schwangerschaft, Geburt und Leben mit dem Säugling steckt eine verhängnisvolle Fehlannahme: dass nämlich die Schwangerschaft mit der Geburt zu Ende sei. Genau genommen ist der Prozess der Menschwerdung, der mit der Befruchtung eingesetzt hat, erst in dem Moment abgeschlossen, in dem das Kind sauber ist und alleine einschlafen kann. Vielleicht ist das eine Übertreibung. Aber eines ist wirklich erst dann «fertig»: dass das Kind seine Körperfunktionen selbständig steuern kann.

Für ein Baby im Mutterleib übernimmt der Körper der Mutter alles: Ernährung, Versorgung mit Sauerstoff, Abtransport von Stoffwechselschlacken, Temperaturausgleich, Fortbewegung, Stimulation der Sinnesorgane durch Geräusche, Bewegung und Berührung.

Mit der Geburt ändert sich daran gar nicht so viel. Die Sauerstoffversorgung wird vom Kind selbst übernommen, ebenso die Ausscheidungen. Nahrungsaufnahme und Verdauung sind aber nach wie vor vom Körper der Mutter abhängig. Von etwas anderem als vorverdauter Nahrung in Form von Milch kann das Kind gar nicht leben.

Verdauung und Bewegung hängen ihrerseits wieder eng zusammen: Kaum ein Säugling kann seine Verdauungsorgane problemlos in

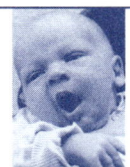

Gang setzen, ohne rhythmisch bewegt zu werden. Fortbewegung, überhaupt koordinierte Bewegung, muss nach wie vor die Mutter oder eine andere erwachsene Person für ihn übernehmen, ebenso die Aufrechterhaltung einer konstanten Temperatur. Auch das Einschlafen, das Hinübergleiten von einem körperlichen Zustand in einen anderen, schaffen die meisten Babys nur mit Hilfe.

Das Fehlen der Nabelschnur suggeriert eine körperliche Unabhängigkeit, die tatsächlich überhaupt noch nicht existiert.

Wenn einer Mutter von Beginn der Schwangerschaft an klar wäre, dass ihre körperliche Belastung mit der Geburt nicht zu Ende ist und dass das, was sie dann zu leisten hat, mit unserer gängigen Vorstellung von Arbeit wenig zu tun hat, wäre sie davon, was nach der Geburt auf sie zukommt, nicht so überrascht.

Sie muss ihre Körperfunktionen praktisch verdoppeln. Sie isst für zwei, sie geht für zwei, sie ordnet ihren Tag für zwei, sie denkt für zwei, sie schläft für zwei, oder besser: Sie wacht nicht nur auf, wenn es ihrem Schlafrhythmus entspricht, sondern auch noch, wenn das Baby wach wird. Dabei muss sie lernen, was die Signale des Babys bedeuten, und sie wird anfangs viel herumprobieren, bis sie seine Bedürfnisse trifft.

Menschliche Säuglinge werden praktisch noch als Föten geboren. Sie brauchen fast neun Monate, um ihren Körper so weit zu beherrschen, wie Menschenaffen es schon bei der Geburt können. Darum spricht man auch von der so genannten Exterogestation, also einer Entwicklung des Fötus außerhalb des Uterus. Der Anthropologe Adolf Portmann hat den Begriff des «sozialen Uterus» geprägt, auf den ein Säugling in seinen ersten Monaten angewiesen sei.

Die Idee, die Schwangerschaft nicht mit dem Tag der Geburt enden zu lassen, ist also gar nicht neu. Ich finde allerdings den Ausdruck «sozialer Uterus» noch missverständlich. Man denkt dabei viel zu leicht nur an die sozialen Beziehungen, die das Kind langsam aufbaut, als sei der körperliche Uterus sozusagen abgehakt. Dabei ist körperlich und sozial für das Kind noch eins. Ein Du kann es zunächst nur über körperliche Berührung wahrnehmen, Liebe erfährt es nur über höchst körperliches Stillen, Massieren, Geschaukeltwerden.

Unsere Kultur der Säuglingspflege hat diesen Uterus außerhalb des Mutterleibs vieler Qualitäten beraubt, die ihn für das Baby richtig kuschelig machen könnten.

Zwischen Kind und Mutter schieben sich immer mehr Utensilien: Flasche, Bettchen, Wagen, Kleidung (hierzulande unvermeidlich), Ställchen, Wippe, zunehmend die elektronische Überwachung. Das ist auch für die Mutter nicht nur Erleichterung, wenngleich diese Ausstattung unserer Idealvorstellung von körperlicher Unabhängigkeit entgegenkommt und darum zunächst unhinterfragt von den meisten jungen Eltern übernommen wird. Das Kind dagegen liebt nichts so sehr wie den *Körper* der Eltern – ohne jedes *Ding* dazwischen. Und auch Mütter verspüren meist den Wunsch, ihr Baby dicht bei sich zu haben. Videokontrolle ist ein magerer Ersatz!

Mir liegt sehr daran, Ihnen eine Vorstellung davon zu vermitteln, wie Sie dem Baby ein sanftes Hinübergleiten aus seinem weichen, bewegten vorgeburtlichen Leben in eine Welt ermöglichen, die sich nicht mehr von selbst bewegt, ohne allzu große Schocks für das Kind und ohne die kulturell geprägten Bedürfnisse der Eltern zu vernachlässigen.

Solche Überlegungen werden Ihnen sicherlich nicht die Anstrengungen ersparen, die es einfach mit sich bringt, wenn man so ein winziges Menschlein in sein Bewusstsein, seine Planung, seinen Tagesablauf eingliedern muss. Aber vielleicht fällt es Ihnen ein bisschen leichter, wenn Sie das unter dem Aspekt tun, ihm einen nachgeburtlichen Uterus zu gestalten, anstatt gleich davon auszugehen, es sei bereits körperlich autark.

Wenn das Baby schreit

Zweimal in meinem Leben als Schwangere und Mutter habe ich geglaubt, Babygeschrei würde es bei mir nicht geben: zuerst während meiner ersten Schwangerschaft und noch einmal, als ich mir kurz nach der Geburt meines zweiten Kindes die Weisheit angelesen hatte, dass Säuglinge «Traglinge» sind. Der erste Schub dieser Illusion fußte auf dem festen Vorsatz, mein Kind immer sofort zu trösten und zu füttern,

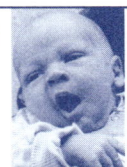

wenn es sich meldet, dann hätte es schließlich keinen Grund zum Schreien. Und der zweite Schub nährte sich aus der Vorstellung, nun auch noch das Letzte begriffen zu haben, was ein Baby braucht außer Muttermilch und Liebe, nämlich getragen zu werden. Warum sollte es dann noch schreien?

Die Wirklichkeit hat mich eines anderen belehrt. Babys schreien, die einen häufig, andere seltener. Es gibt sicher mehr oder weniger angemessene Reaktionen auf dieses Schreien, aber das Patentrezept für ein glückliches Kind rund um die Uhr, das gibt es nicht.

Denn die Anlässe zum Schreien sind meist nicht nur Hunger oder Einsamkeit. Babys werden in ihren ersten Lebensmonaten von so vielen fremden Empfindungen überschwemmt, dass für viele von ihnen immer wieder die Schwelle zur Überreizung überschritten wird. Das fängt mit den ungewohnten Verdauungsgefühlen im eigenen Körper an, setzt sich fort in der fremdartigen Starrheit der Möbelwelt, in der das Kind immer wieder abgelegt wird und wo es sich einsam fühlt, und der Kontakt mit unausgeschlafenen und manchmal ratlosen Eltern wirkt auch nicht eben beruhigend. Der moderne Alltag ist wenig ritualisiert, jeder Tag verläuft anders und ist oft noch unterlegt von einer Geräuschfolie aus Radio und Fernseher. Das Kind steht so vor der unerfreulichen Aufgabe, sehr viele «Reizeinheiten» in ein völlig unordentlich aufgebautes «Zeitregal» ordnen zu müssen. Kinder mit starken Nerven mögen das gelassen hinnehmen, aber sensiblere sind überfordert – und schreien.

Wenn Ihr Kind viel schreit, wird das sehr an Ihren Nerven zerren. Ich kenne das. Mein zweites Kind schrie zwei Monate lang jeden Abend von fünf bis elf. Das Schlimmste daran war, dass ich mich als Mutter abgelehnt fühlte. Ich weiß noch, wie ich einmal vor meinem Mann stand und verzweifelt jammerte: «Ich glaube, das Kind mag mich nicht!» Er tat das einzig Richtige: Mit den Worten «Du spinnst wohl!» nahm er mir das Kind ab und schickte mich ins Bett.

Denn das ist wirklich die absurdeste Interpretation für Babygeschrei. Vor allem die unwirksamste. Sobald Sie sich nämlich mit einer solchen unsinnigen Annahme innerlich für «gekündigt» erklären, wird sich das Kind noch mehr allein gelassen fühlen und noch mehr schreien.

Bei mir hat sich diese verfahrene Situation dann dadurch aufgelöst, dass ich begann, das Kind als «Tragling» zu behandeln und es mir einfach umzubinden, anstatt es irgendwo hinzulegen. Sicher wirkte die körperliche Nähe beruhigend, aber ich glaube, eine viel größere Rolle spielte meine Überzeugung, es jetzt *richtig* zu machen. Alle meine Babys haben hin und wieder geschrien, und bei allen habe ich durchaus auch öfter gerätselt, was nun der Grund sein könnte. Aber ich war mir immer sicher, mit Stillen und Tragen alles mir Mögliche und das Richtige getan zu haben. Wenn sie dann immer noch schrien, musste es genügen, dass ich sie in ihrem Schmerz nicht allein ließ, aber ich habe mich von dem Geschrei nicht mehr angegriffen gefühlt.

Wenn Ihr Baby viel schreit:

■ Klären Sie ab, ob es vielleicht krank ist und Schmerzen hat. (S.a. «Koliken» auf S. 337 ff.) Ist z. B. Bauchschmerzen nicht durch einfache Mittel wie Wärme und Massage beizukommen, wenden Sie sich an Ihren Kinderarzt.

■ Schreit Ihr Baby häufig ohne erkennbaren Grund, führen Sie einen regelmäßigen Tagesrhythmus ein. Auch wenn Ihnen eigentlich vorschwebt, sich nach dem Rhythmus des Kindes zu richten – versuchen Sie es. Bauen Sie dem Kind ein «Zeitregal», in das es seine vielen neuen Erfahrungen einordnen kann. Das heißt nicht, dass Sie stur daran festhalten müssen und z. B. Besuche absagen, bloß weil dann vielleicht gerade Baden angesagt ist, aber das Kind sollte nicht täglich von neuen Ordnungen überrascht werden.

■ Lassen Sie Radio und Fernseher ein Weile abgeschaltet. Gehen Sie lieber mit dem Kind spazieren, wenn Sie Signale aus der Außenwelt brauchen. Das Gedudel aus dem Radio durchzieht Ihren Alltag mit einem Rhythmus, der Ihrem eigenen und dem Ihres Kindes zuwiderläuft und Nervosität und Zerfahrenheit produziert.

■ Sorgen Sie dafür, dass in regelmäßigen Abständen jemand anders das Kind betreut, auch wenn es schreit. Auch wenn Sie in dem Augenblick vielleicht glauben, Ihr Kind werde einen seelischen Schaden davontragen, wenn es von Ihnen getrennt wird – keine Sorge! Kinderseelen sind nicht so zerbrechlich, wie uns Psychologen manchmal glauben machen wollen. Aus meinem Schreibaby ist ein selbstbewusstes, fröhliches junges Mädchen geworden!

■ Entlassen Sie das Baby aus dem Zentrum Ihrer Aufmerksamkeit.

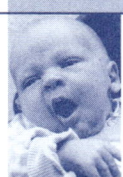

Das klingt merkwürdig in einem Buch, das aus der Absicht heraus geschrieben und gelesen wird, sich möglichst weitgehend in das Baby einfühlen zu können. Aber Einfühlung kann eben auch heißen: Zum richtigen Zeitpunkt in Ruhe lassen! Schreiende Babys sind oft nur genervt von zu viel Aufmerksamkeit. «In Ruhe lassen» ist dabei nicht gleichzusetzen mit «Allein lassen». Ein Kind, das einer Mutter auf den Rücken gebunden ist, die ihren eigenen Dingen nachgeht, ist nicht allein, wird aber in Ruhe gelassen. (Vgl. «Weltwahrnehmung – Selbstwahrnehmung – Erziehung», S. 401 ff.)

■ Kaufen Sie sich einen großen Gymnastikball. Mit dem Kind darauf zu sitzen und auf und ab zu wippen erspart Ihnen stundenlange Wanderungen durch die Wohnung, Sie können dabei lesen, telefonieren oder sich unterhalten. Auch Väter, Geschwister, Großeltern und Babysitter schaffen es auf einem solchen Ball viel leichter, ein Baby zu beruhigen, als wenn sie es einfach so auf dem Arm halten.

■ Es gibt Kinder, die tatsächlich immer schreien, wenn sie nicht ganz dicht bei der Mutter oder dem Vater sein dürfen. Ihre «Traglingsangst» vor dem Verlassenwerden ist stark ausgeprägt, ganz unabhängig davon, wie sich die Eltern verhalten. Wenn Sie so ein Baby haben, wird Ihnen früher oder später sicher jemand vorwerfen, Ihr Kind bereits verwöhnt zu haben. Lassen Sie das an sich abgleiten. Wenn Sie der Überzeugung sind, dass Ihr Kind zu diesen besonders liebebedürftigen Babys gehört, nehmen Sie es mit, wohin immer Sie gehen – aber versinken Sie nicht in der Welt des Kindes! Ich kam immer dann am besten zurecht, wenn ich es schaffte, im realen wie im übertragenen Sinne mit dem Kind auf dem Arm über dessen Kopf hinweg auf *meine* Welt zu schauen.

Wenn Sie mehr über «Schreibabys» wissen wollen, lesen Sie das Buch von Bettina Salis, die auch ausführlich über verschiedene erprobte Therapien informiert (s. Literaturliste im Anhang, S. 467).

Ein Baby verändert die Lebensperspektive

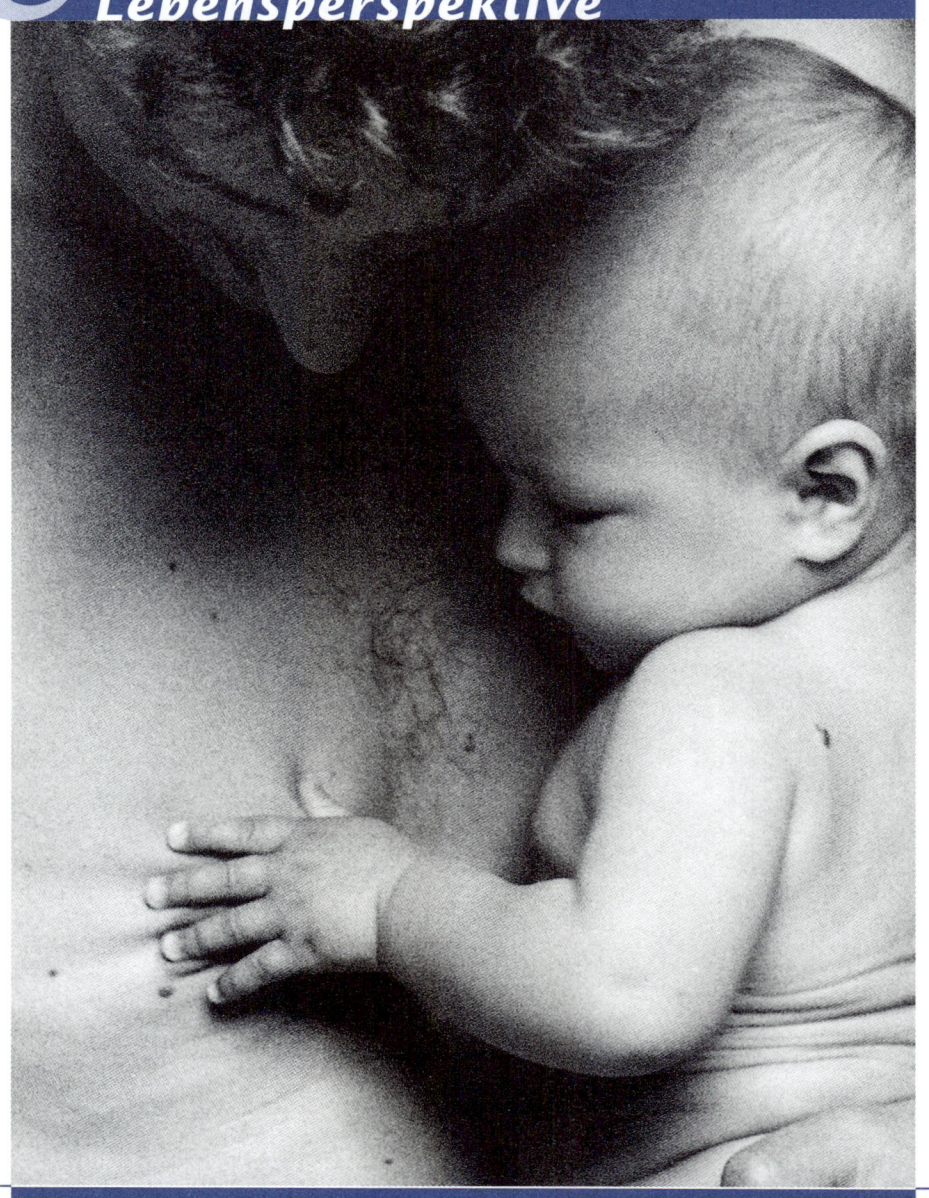

Nun ist der Strom der Besucher abgeebbt, Oma und Freundin sind wieder in den Zug gestiegen, Vaters letzter Urlaubstag ist vorbei, die Milch fließt, das Baby drückt dreimal täglich die Windel voll. Der Alltag ist eingekehrt und löst die Feststimmung der ersten Tage ab – wie kann man noch feiern, wenn man so hundemüde ist?

Alle anderen schafften es, nur ich nicht! Dachte ich bei meinem ersten Baby. Das war ein mindestens so großer Irrtum wie meine Vorstellung vor der Geburt, ich würde schon alles ganz locker erledigen. Den anderen geht es ganz genauso.

Denn die Forderungen, die dieser winzige Mensch an seine Eltern stellt, sind umgekehrt proportional zu seiner Körpergröße. Dass er so klein ist, ist im Grunde sein einziges Zugeständnis – wenn man ihn schon stundenlang herumtragen soll, dann belässt er wenigstens sein Gewicht in vertretbaren Grenzen.

Ansonsten ist das Baby ein ziemlich unverschämter Zeitgenosse. Würde unsereins sofort lauthals brüllen, wenn er Hunger hat? Nach der Mahlzeit rücksichtslos rülpsen und alles vollsabbern? Die großen und die kleinen Geschäfte verrichten, egal wo man sich befindet? Bei Müdigkeit hemmungslos lamentieren, aber lauthals schimpfen, wenn uns jemand ins Bett packt? Alle anderen aus dem Tiefschlaf reißen, nur weil man sich ein bisschen allein fühlt? Keinen Schritt von selber tun, sondern sich bloß herumtragen lassen? Wer sich unbedingt unbeliebt machen will, kann das ja mal ausprobieren.

Aber unsere Babys machen sich nicht unbeliebt. Sie belohnen uns mit einer Gabe, die jedes Erwachsenenherz dahinschmelzen lässt: ihrem Lächeln. Nichts wärmt das Herz so sehr, nichts lässt so sehr alle Unbill vergessen, als von einem Baby angelächelt zu werden. In diesem Lächeln liegen Hoffnung, Dank und Lebensfreude eines ganzen Menschen, so klein er auch ist. Gäbe es nicht diese Momente, in denen jede Anspannung wieder auf null heruntergefahren wird – kein Erwachsener würde die Versorgung eines Babys aushalten.

Aber Babylächeln hin oder her, die Anstrengung bleibt. Und sie ist für Mütter heutzutage trotz vieler technischer Hilfen keinen Deut geringer geworden als für Mütter früherer Generationen; wahrscheinlich ist sie sogar noch größer. Haben Frauen heute es halbwegs geschafft, ihren Alltag professionell zu managen, ihre Zeit geschickt zwischen Beruf, Partnerschaft und Haushalt aufzuteilen, kommt so ein Winzling daher und schmeißt alles über den Haufen. Er braucht nichts anderes als Ruhe, Geduld und Hingabe – Eigenschaften, die uns im Alltag und Berufsleben eher hinderlich waren. Dort kam es darauf an, möglichst viel zu erledigen, und nun hindert uns das Baby am Erledigen – und «erledigt» uns damit selber!

Dazu kommt, dass der Selbstbestimmung in unserer Gesellschaft ein hoher Wert beigemessen wird. Wir halten es für menschenunwürdig, von anderen herumkommandiert zu werden. Und was macht ein Baby mit seiner Mutter? Genau das: Von einem Tag auf den anderen werden wir zu Befehlsempfängerinnen. Dass Frauen, die vor der Geburt des ersten Kindes viele Jahre selbstbestimmt gelebt haben, mit dieser plötzlichen Unterordnung schwer zurechtkommen, ist eigentlich nicht verwunderlich. So kann der übermächtige Wunsch entstehen, endlich mal in Ruhe gelassen zu werden – auch wenn man das Kind innig liebt. Denn mit dem Kind selber hat das nichts zu tun. Die abgrundtiefe Müdigkeit, mit der sich viele junge Mütter plagen, ist nicht nur eine Folge von Schlafmangel, sondern auch darauf zurückzuführen, dass sie rund um die Uhr einem zweiten Willen gerecht werden müssen. Ich kenne diese Müdigkeit sehr gut vom ersten Kind. Bei den folgenden war sie viel schwächer ausgeprägt, obwohl ich bestimmt nicht mehr geschlafen habe. Aber ich konnte jetzt damit umgehen, praktisch ständig für einen zweiten Menschen mitleben zu müssen. Diese Müdigkeit kann übrigens auch den Vater überfallen, der sich in ähnlicher Weise beansprucht sieht.

Natürlich gibt es noch andere Komponenten, die es jungen Eltern heute besonders schwer machen, das erste Jahr ihres Kindes ganz selbstverständlich und entspannt zu erleben. Frauen sind heute mit ihren Säuglingen oft allein. Die Großmütter wohnen weit weg oder sind berufstätig, die jungen Mädchen in der Nachbarschaft müssen Hausaufgaben machen oder gehen nachmittags zum Jazztanz, die Freundin wohnt nicht um die Ecke, sondern am anderen Ende der

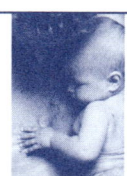

Stadt. Fachleute reden vom entscheidenden «ersten Lebensjahr» und züchten damit die Ängste junger Mütter, ihr Kind auch anderen Personen zu überlassen – was, wenn sie alles falsch machen? Von den Vätern wird erwartet, dass sie sich an der Säuglingspflege beteiligen. Meist bleibt ihnen aber nichts anderes übrig, als voll ihrem Beruf nachzugehen – dann ist die Frau von ihm und er von sich selbst enttäuscht, wenn er sie doch nicht wirklich wirksam entlasten kann.

Da kommt einiges zusammen. Das Eigentümliche daran ist, dass es kaum möglich zu sein scheint, sich auf diesen Zustand vorzubereiten. Sie versuchen es gerade, indem Sie dieses Kapitel lesen – oder lesen Sie es etwa schon zum zweiten Mal? Nachdem Ihr Kind geboren ist? Haben Sie es beim ersten Mal während der Schwangerschaft vielleicht gar nicht recht begriffen? Mir erzählte vor kurzem eine Geburtsvorbereiterin, sie versuche immer wieder, Schwangere ausdrücklich darauf hinzuweisen, dass sich ihr gesamtes Lebensgefühl nach der Geburt verändern wird – um dann nach der Geburt des Kindes den Vorwurf zu hören: «Warum haben Sie uns das nicht gesagt?» Schwangere scheinen auf diesem Ohr taub zu sein …

Wie schon gesagt – ich habe es auch nicht geglaubt. Und ich war beim ersten Kind auch überrannt von Chaos, Müdigkeit und Selbstzweifeln. Aber dann hat sich im Laufe der Jahre und mit jedem Kind ein bisschen mehr gezeigt, dass es doch ein paar Strategien gibt, mit den Anstrengungen des ersten Jahres besser fertig zu werden.

Erste Hilfe gegen den Baby-Schock:

■ Sind Sie müde? Dann schlafen Sie, sobald das Kind schläft. Versuchen Sie, unter allen Umständen so viel Schlaf wie möglich zu bekommen – auch wenn die Wohnung dringend aufgeräumt werden müsste!

■ Fühlen Sie sich vom Stillen über die Maßen in Anspruch genommen? Vielleicht hilft es, dabei Dinge zu tun, die Ihnen Spaß machen: Sich unterhalten, Lesen, Telefonieren, Essen, Dösen, auch (mal) Fernsehen. Sie werden in manchen Ratgebern lesen und vielleicht auch von Stillberaterinnen hören, so etwas sei mit wahrer Mutterliebe nicht vereinbar. Vergessen Sie es. Dieser hohe Anspruch ist im Alltag kaum einzulösen und führt höchstens dazu, dass Sie bald abstillen. Sie nehmen ja auch Ihren Liebespartner nicht sechs Stunden am Tag in den Arm und schauen ihm dabei beim Essen zu! Was keineswegs ausschließt, dass Sie immer wieder ein romantisches Essen zu zweit bei Kerzenschein arrangieren ... Mit dem Stillen ist es nicht anders. Machen Sie es alltagstauglich, das erhält Ihnen die Freude daran und beschert Ihnen dadurch viele Stunden glücklicher Zweisamkeit – viel mehr, als wenn Sie früh zur Flasche übergehen, nur weil Sie den Anspruch der intensiven Nähe nicht ertragen.

■ Machen Sie sich bewusst, dass es nicht schändlich ist, wenn Sie die Betreuung Ihres Kindes mit der Erledigung von anderen Pflichten koppeln. Kinderbetreuung ist eine Aufgabe, die zwar immer Aufmerksamkeit und Reaktionsbereitschaft eines Erwachsenen verlangt, nicht aber seinen vollen Einsatz. Wer seine Aufmerksamkeit ausschließlich auf ein Kind richtet, wird sich bald einerseits unterfordert, aber gleichzeitig auch überanstrengt fühlen, und das Kind wird erstickt und überreizt von so viel Zuwendung. Anfangs mag es Ihnen so vorkommen, als seien Sie rund um die Uhr nur mit dem Kind beschäftigt, weil Sie noch nicht an seine ständige Gegenwart und an die durchgehend eingeschaltete «Antenne» gewöhnt sind. Aber je eher Sie es schaffen, diese Doppelexistenz gelassen in Ihr Unterbewusstsein sinken zu lassen, umso eher wird der Stress abflauen.

■ Teilen Sie den Alltag mit dem Baby! Mithilfe eines Tragetuches geht das ganz einfach. Wenn Sie sich Ihr Kind an den Körper binden (wie, das sehen Sie ab S. 396), können Sie Ihr Kind zufrieden stellen und gleichzeitig Dinge tun, die Ihnen wichtig sind. Das ist die Methode, mit der seit Jahrtausenden Mütter die Bedürfnisse ihres Kindes und ihre eigenen unter einen Hut gebracht haben. (Mehr dazu auf S. 410 ff.)

■ Gehen Sie viel mit dem Kind aus dem Haus. Lassen Sie sich eine transportable Wickelunterlage schenken, die immer griffbereit ist (eine einfache Wolldecke tut es aber auch), und stillen Sie möglichst lange, dann sind Sie sehr mobil. Besuchen Sie Freunde, suchen Sie Anschluss an andere Frauen mit Kindern. Auch Mütter brauchen Kontakt mit «Kolleginnen». Solange Sie sich nicht durch Konkurrenzen unter Druck setzen lassen («Schau mal, was meines schon kann!»), wirken solche Kontakte dem «Mutterfrust» entgegen.

■ Nehmen Sie Hilfe anderer Menschen in Anspruch! Leisten Sie sich einen Babysitter, auch wenn Sie ihn nur brauchen, um einen aus-

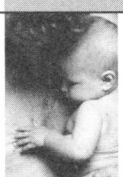

giebigen Mittagsschlaf zu halten. Junge Mädchen in Ihrer Umgebung sind dankbar für derlei kleine Jobs – und noch dazu wird so wenigstens ein kleines bisschen Wissen im Umgang mit kleinen Kindern an die Mütter der Zukunft weitergegeben. Haben Sie keine Oma in erreichbarer Nähe, gibt es vielleicht auch eine ältere Frau, die sich ab und zu als «Leihoma» zur Verfügung stellt.

■ Machen Sie sich klar, dass alles vorübergeht. Das Jahr, das wie eine Ewigkeit vor Ihnen zu liegen scheint, wird Ihnen irgendwann später wie ein kurzer Augenblick vorkommen. Genießen Sie bewusst die schönen Momente – auf die kommt es in Ihrer Erinnerung an!

Väter im Abseits? *(Ralf Ruhl)*

Zu den häufigsten Auseinandersetzungen, wenn aus dem Paar eine Familie geworden ist, gehören die Themen «Haushalt», «Raum und Zeit» und «Erziehungsstile». «Eines Abends kam ich nach Hause und wollte meine Jacke aufhängen», erzählt Walter, «aber es war kein Bügel frei. Also suchte ich, und mir fiel auf, dass in allen Schränken Klamotten von meiner Partnerin und vom Kind lagen, aber nur wenig von mir. Im Bad sah es genauso aus. Tiegel und Fläschchen mit Kosmetika und Tinkturen für die zarte Haut von Frau und Baby. Ich musste einiges beiseite räumen, um Platz für meinen Rasierpinsel zu finden.» Solche Entwicklungen geschehen nicht von heute auf morgen, und selbstverständlich muss es Platz für die Utensilien des Kindes geben. Es ist verständlich, wenn die Frau, die den Tag zu Hause mit dem Kind verbringt, dafür den Platz sucht, der ihr genehm ist.

Walter war sauer. «Ich hatte den Eindruck, an die Wand gedrängt zu werden.» Die Auseinandersetzung mit seiner Partnerin war heftig. «Sie warf mir vor, ich hätte kein Verständnis für ihre Situation, sie wäre immer alleine mit dem Kind, und ihr Frust über ihre Überlastung kam raus.» In solchen Auseinandersetzungen, besonders in Belastungssituationen, werden oft verschiedene frustrierende Ereignisse und Situationen vermischt. Es kommt zu einer «Generalabrechnung». Dann ist es schwer, das aktuelle Thema zu bewältigen. Walter und seine Partnerin haben es geschafft, denn Walter konnte zuhören und ihr so das Gefühl geben, dass er ihre Belastung versteht. Am nächsten Tag haben sie die Winterkleidung in einen Sack gepackt und auf dem Speicher gelagert und so das aktuelle Problem gelöst.

Walter hat ein aktuelles Problem angesprochen und damit seiner Partnerin die Möglichkeit gegeben, auch ihrerseits Frust abzulassen. Bei der Raumfrage geschieht das selten. Viele Männer neigen dazu, sich aus der Wohnung zurückzuziehen, einen Hobbykeller oder ein Arbeitszimmer einzurichten, vernünftig begründet und kinderfrei. Ihren Raum innerhalb des Bereichs, in dem sich das Familienleben hauptsächlich abspielt, behaupten sie nicht, gehen der Auseinandersetzung mit der Partnerin aus dem Weg. Auch für die Kinder sind sie in deren Alltag nicht präsent. Was Vater tut und wie er es tut, ist so nur schwer nachzuvollziehen. Daher kann ich Väter nur dazu ermuntern, ihren Raum in der Wohnung zu behaupten.

Mehr Hausarbeit – nur für die Frau?

Verschiedene Untersuchungen belegen, dass Männer nach der Geburt des Kindes weniger Hausarbeit verrichten als vorher, obwohl die Menge der zu erledigenden Arbeiten gestiegen ist und sie sich selbst als partnerschaftliche Männer sehen. Männer erledigen eher «saubere» Tätigkeiten außerhalb der Wohnung wie Gartenarbeit oder Einkäufe, delegieren «schmutzige» Arbeiten wie Wäsche waschen oder Geschirr spülen eher an Frauen. Die «Grünen» wollen daher sogar die Mitverantwortung des Ehemannes für die Haushaltsführung im Bürgerlichen Gesetzbuch verankert wissen.

In der Tat fordern viele Frauen mehr alltägliches Haushaltsengagement von Männern. Wie das konkret aussieht, muss das Paar verhandeln. Theoretisch wäre eine 50/50-Prozent-Aufteilung gerecht. Praktisch ist das bei der heutigen Arbeitsteilung kaum durchzusetzen. Es wäre ungerecht, vom allein verdienenden Vater nach mehr als zehn Stunden arbeitsbedingter Abwesenheit von zu Hause zu verlangen, genauso häufig zu bügeln und zu putzen wie die Hausfrau, die ihren Alltag in der Wohnung verbringt.

Gerald kommt normalerweise gegen 17 Uhr nach Hause, oft geht er auf dem Heimweg noch zum Supermarkt. «Dann dusche ich und

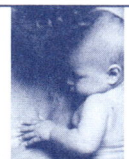

brauche eine halbe Stunde Pause. Dann spiele ich mit dem Kind, oder wir machen einen Spaziergang. Wickeln, Abendessen, nochmal spielen und ab ins Bett. Das ist oft erst gegen 21 Uhr. Danach hänge ich vielleicht noch Wäsche auf, aber oft will meine Frau lieber mit mir reden oder fernsehen und macht das am nächsten Tag.»

Jan übernimmt die «Morgenschicht» mit seinem Kind. Nach dem ersten Stillen beschäftigt er sich mit dem Kleinen, wickelt ihn, bringt seiner Partnerin das Frühstück, bevor er zur Arbeit fährt. «Wir hatten auch schon Streit darüber, wer was und wie viel im Haushalt macht. Klar, sie ist den ganzen Tag zu Hause und hat daher den Eindruck, alles würde an ihr hängen bleiben. Wir haben dann Strichliste geführt, dabei kam heraus, dass ich sogar häufiger abwasche und Staub sauge als sie. Das hat sie sehr überrascht.»

Gerade weil das gesellschaftliche Bild besteht, Frauen seien eher für den Haushalt zuständig und Männer würden ihn eher vernachlässigen, ist es wichtig, sich über die konkreten Tätigkeiten auszutauschen. Wer nicht weiß, was der andere tut, wird ihn eher mit dem gesellschaftlichen Bild identifizieren. Strichlisten sind sicher keine Dauerlösung, aber es ist gut, sich selbst und der Partnerin zu versichern, was man heute im Haushalt oder für die Familie getan hat. Das hilft auch gegen den Eindruck, den ganzen Tag nichts geschafft zu haben, denn Geschirr in den Schrank räumen, einkaufen, Wäsche abnehmen und das Kind in den Schlaf wiegen sind wichtige Basistätigkeiten. Im Zweifelsfall ist die Zeit für das Paar am Abend und das gemeinsame Gespräch wichtiger als ein Korb ungewaschener Wäsche.

Väter – aus der Familie gedrängt?

Wenn die Frau nicht sieht oder nicht gesagt bekommt, was der Mann für Haushalt und Familie tut, wird sie ihn nicht ausreichend wertschätzen. Unterschiedliche Erziehungsstile von Mann und Frau können ebenfalls zu einer Abwertung des Vaters durch die Mutter beitragen. «Ich bin nicht sofort gesprungen, wenn das Kleine mal gequäkt hat», sagt Dietmar. «Länger als fünf Minuten hat das nie gedauert. Kinder müssen auch die Chance haben, sich selbst zu beruhigen. Meine Partnerin rannte gleich zum Bettchen, nahm ihn heraus und bedachte mich mit vorwurfsvollen Blicken. Als uns Freunde besuchten, meinte sie, ich sei ein schlechter Vater, denn ich würde das Kind ja immer schreien lassen. Das habe ich nicht auf mir sitzen lassen, und wir haben uns richtig gefetzt.»

Der Streit führte zu einer grundsätzlichen Auseinandersetzung über Erziehungsfragen. Sie beobachteten ihr Verhalten mit dem Kind gegenseitig und gaben sich Rückmeldung. Ganz traditionell hatte es sich eingespielt, dass Dietmar eher für die körperliche, wildere Seite und das Grenzen-Setzen zuständig war, seine Partnerin eher für die versorgende, sanfte, behütende Seite. «Eigentlich passt das gut zusammen», meint Dietmar. «Das Kind bekommt alles, was es braucht, aber nicht alles von der gleichen Person.» Durch Beobachtung und Rückmeldung lernten sie, sich selbst und den anderen in seiner Art mit dem Kind zu akzeptieren, erkannten, dass sie sich ergänzten und sich niemand in seiner Art des Umgangs mit dem Kind zu verbiegen braucht.

Hugo fühlte sich nach einer Weile aus dem Umgang mit dem Kind herausgedrängt. Zunächst schob er es auf seine unregelmäßigen Arbeitszeiten als Musiker. Aber jedes Mal, wenn er etwas mit dem Kind machen wollte, sei es wickeln, zu Bett bringen oder spielen, war seine Partnerin schon dabei. Er übernahm dafür mehr Arbeit im Haushalt. Einmal schaute ihn das Kind ganz erschreckt an, als es auf dem Arm der Mutter war und er mit ihm Späßchen machte. Da hatte er den Eindruck, dem Kind fremd zu sein. Im Gespräch sagte die Mutter, sie würde eben schneller auf das Kind reagieren, würde es besser kennen, durch das Stillen sei sie näher dran. Auf Nachfrage sagte sie, sie würde das Zusammensein mit dem Kind sehr genießen, das Stillen habe auch eine erotische Komponente, durch das Kind würde sie erfahren, dass sie gebraucht werde, sie habe dadurch einen Lebenssinn gefunden. Auf Hugos Eindruck, sie würde ihm das Kind entfremden, reagierte sie zunächst erschrocken, aber auch befriedigt. Das Kind brauche die Mutter jetzt eben mehr als den Vater.

Der symbiotische Kokon, in den sich Mutter und Kind oft einspinnen, gibt beiden eine tiefe, exklusive Nähe. «Wenn das Kleine gesaugt hat, diese tiefe Zufriedenheit in den Augen, das kann ich ihm nicht geben», sagt Hugo. Hier ziehen sich viele Männer zurück. Warum sollten sie auch in diese tiefe Verbundenheit eindringen, den beiden etwas nehmen? Der Frust, als Vater nicht gebraucht zu werden, bleibt.

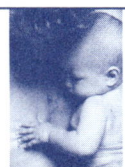

Hugo hat sich nicht zurückgezogen, sondern seine Partnerin mit ihrem Verhalten konfrontiert. Beiden war klar, dass die Zukunft ihrer Familie auf der Kippe stand. Sie entschieden sich, zusammen zu bleiben. Sie kamen überein, dass Hugo das Morgenritual mit dem Kind übernehmen solle, waschen, wickeln, spielen, bis er zur Orchesterprobe muss. Das funktionierte gut, seine Partnerin freute sich über eine Stunde mehr Schlaf, nahm sich auch stärker als eigenständige Person wahr. Dass Hugo die Zeit mit seinem Kind genoss und das Kleine ihn morgens fröhlich anstrahlte, braucht kaum noch erwähnt zu werden. Die erste Zeit war schwierig, schließlich mussten sich alle umgewöhnen. Sie haben es geschafft, einen Weg aus der Mutter-Kind-Symbiose zu finden und den Wert des anderen für das Kind und die Familie zu erkennen und zu bejahen.

Zeit für das Paar einplanen

Pufferzeiten, in denen man noch ein wenig herumtrödelt, sich durch die Programme zappt oder einfach abhängt, sind rar mit einem Kind. Auch das erhöht den Stresspegel. Kaum ein Paar mit einem Neugeborenen klagt nicht über Zeitmangel, Zeit für sich selbst, Zeit für gemeinsame Unternehmungen der Partner. Jede kinderfreie Minute wird für das Erledigen wichtiger Dinge oder zum Schlafen genutzt. «Wann haben wir noch Zeit für uns?», klagen meist die Frauen. Wichtige Bedürfnisse bleiben unbefriedigt. Über einen längeren Zeitraum kann das zu heftigen Vorwürfen und zum Ende der Partnerschaft führen. Planen Sie, wenn es nicht anders geht, gemeinsame Zeit im Kalender ein. Ihre Partnerin will wissen, dass sie Ihnen nicht gleichgültig geworden ist!

Aus der Sicht von Frauen sollten Männer vor allem lernen, ihnen zuzuhören. Das ist eine Grundaussage aller marktgängigen Beziehungsbücher. Wem nicht zugehört wird, der fühlt sich nicht ernst genommen, nicht anerkannt, nicht wertgeschätzt. Darauf weist ein Spruch hin, der in der Küche meiner Großeltern hing: «Heute schon die Köchin gelobt?» Daher mein Tipp für alle Arbeitsheimkehrer: Nach der wohlverdienten Pause erkundigen Sie sich nach dem Tag der Frau. Nehmen Sie sich Zeit dafür. Sie bekommen wichtige Informationen über den derzeitigen Stand Ihrer Beziehung und über die Entwicklung des Kindes. Die Frau spürt Ihr Interesse an ihr und ihrem Tagesablauf. Wenn sie stöhnt und Probleme anspricht, setzen Sie nicht gleich die «Heimwerkermütze» auf. Von der lösungsorientierten Sichtweise von Männern fühlen Frauen sich schnell bevormundet, so als ob sie selbst zu keiner Lösung ihres Problems kommen könnten. Sie will es sich eben erst einmal von der Seele reden und über das Gespräch zu einer eigenen Einschätzung kommen. Das heißt nicht, dass Ihre Meinung und Ihre Vorschläge nicht gefragt sind. Aber geben Sie Ihrer Partnerin erst Gelegenheit, ihre Seite darzustellen. Sie hat sich eine Menge Gedanken gemacht, auch über Erziehungsfragen. Zeit für das Paar kommt der Familie zugute. Gönnen Sie sich ausreichend davon, möglichst jeden Tag.

Männer hingegen nervt es, wenn die Frau sie nicht in Ruhe lassen kann. «Was ist denn mit dir? Ich sehe doch, dass etwas mit dir ist. Nun sag doch mal!», und Ähnliches bewirkt meist nur ärgerliche Abwendung. Die meisten Männer empfinden das als unerwünschtes Eindringen in ihre persönliche Sphäre. Sie brauchen Zeit für sich, zum Nachdenken, um Gespräche und Gefühle in sich wirken zu lassen. Sie ziehen sich dann in ihre Höhle zurück – real wohl eher das Arbeitszimmer oder den Hobbykeller. Es ist gut, wenn die Partnerin das Vertrauen hat, dass er auf ein angesprochenes Problem schon zurückkommen wird. Nötigenfalls hilft es, sich für ein weiteres Gespräch zu verabreden.

Die Beziehung zum Partner

Ein Baby ändert vieles, damit rechnen junge Eltern. Sie werden ihre Zeit anders einteilen müssen, die Wohnung umräumen, zeitweise mit einem Einkommen leben, das ist ihnen klar. Aber dass diese Veränderungen gleich ihre ganze Beziehung mit umfassen, damit rechnen sie nicht.

Es ist auch wirklich sehr schwer, wenn nicht unmöglich, sich vorher auszumalen, was nach der Geburt des Babys alles passieren wird.

Der berühmte Baby-Schock besteht eben nicht nur aus dem erschreckten Registrieren, wie viel Arbeit und Energie dieses Kind ver-

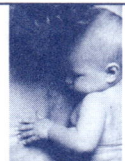

langt, sondern auch aus der Überraschung, dass sich plötzlich das gesamte Beziehungsgeflecht, in dem man bisher lebte, verändert.

Das häufigste Phänomen der Paare, die zum ersten Mal Eltern werden, ist wohl, dass sich der Vater aus der Mutter-Kind-Dyade («Zweieinigkeit») ausgeschlossen fühlt, und das von einem Tag auf den anderen.

Dieses Problem hat sich in den letzten Jahren eher zugespitzt, weil sowohl Vater als auch Mutter etwas anderes erwartet haben. Die Vorstellung, dass Männer mit kleinen Babys nichts anfangen können und Kinder und Küche die Domäne der Frau seien, kommt zum Glück aus der Mode. Die meisten Väter sind bei der Geburt ihres Kindes dabei und haben schon von daher eine von Anfang an sehr intensive Beziehung zu ihm, die sie gerne durch Gefühle von Kompetenz und Gebraucht-Werden ausfüllen würden.

Gleichzeitig ist aber ihr eigener Körper nicht beteiligt. Schwangerschaft und Geburt haben dagegen die Mutter körperlich stark beansprucht, und durch das Stillen setzt sich diese körperliche Bindung an das Kind fast ungebrochen fort.

So müssen viele Väter eine doppelte Frustration ertragen: Ihr intensiver Wunsch, für das Kind zu sorgen, stößt bei jeder Mahlzeit an seine Grenzen. Ein Gebrüll gibt es, das sie nicht abstellen können: das Hungergebrüll. Und da die Brust über das Nuckeln auch direkte Trösterfunktion hat, fühlt sich der Vater schnell im Abseits.

Versucht er nun, von der anderen Seite der Dyade emotionale Befriedigung zu erlangen, nämlich von der Mutter, ergeht es ihm kaum besser. Seine Frau, sonst vielleicht ganz Ohr für ihn und voller Zärtlichkeit, kann sich kaum noch auf ihn konzentrieren.

Ihre Brüste, sonst Quellen gemeinsamer Lust, tun ihr bei jeder Berührung weh und bleiben sorgsam eingepackt. Und von all der ungewohnten Arbeit und Anspannung ist sie so müde, dass sie viel lieber schlafen als schmusen will.

Wo bleibt die Zeit für gemeinsame Gespräche, für körperliche Zärtlichkeit, für gemeinsame Unternehmungen?

Wo bleibt der Energiepuffer, Probleme des Partners aufzufangen?

Wo bleibt der Freiraum, sich auch hin und wieder vom Partner zu distanzieren?

Die Hoffnung, in dem Kind eine gemeinsame Erfüllung zu finden, die das Glück des Paares noch steigert, zerplatzt nur zu leicht unter dem Druck des fordernden Babygeschreis.

Ich kann Ihnen nur aus eigener Erfahrung zu Gelassenheit in Anbetracht des Babystresses raten. Noch beim ersten Kind war es auch uns kaum vorstellbar, wie sehr man durch Kinder wieder in überaus rasche Lebensveränderungen hineingezogen wird. Jeder Zustand, der auftrat, wurde von uns gleich mit Ewigkeitscharakter ausgestattet: Sollen wir denn nie mehr durchschlafen können? Nie mehr in Ruhe Mittag essen können, weil Sohnemann so kleckert? Nie mehr ein Buch lesen können, weil er vor zehn nicht schlafen will?

Unnötige Sorgen. Alles kommt wieder. Manches nach einem, manches nach zwei, manches nach drei Jahren. Wer, wie wir eine Zeit lang, alle drei Jahre ein Kind bekommt, zieht das natürlich in die Länge. Aber es wächst ja auch die Übung, und das zweite und dritte Kind kosten tatsächlich unterm Strich weniger Kraft als das erste.

Wenn der Umgang mit den Kindern langsam in Fleisch und Blut übergegangen ist, dann ist es auch wieder möglich, andere Dinge zu betreiben. Wir haben uns z. B. zwei Jahre lang intensiv politisch engagiert. Das brachte zwar Probleme mit sich, aber immerhin war es möglich, den Kopf so weit wieder «frei» zu bekommen von Wickelkram und Kindergeschrei, dass sogar uns schon wieder die Eltern auf die Nerven gingen, die über nichts anderes als ihre Kinder reden konnten.

Wie Sie Ihre Partnerschaft pflegen können:

■ Jeder Mensch braucht für jede neue Tätigkeit Übung, auch fürs Eltern-Sein. Es erwartet auch niemand von einem Berufsanfänger Perfektion vom ersten Augenblick an. Nur als Eltern erwarten wir das von uns selbst und glauben auch noch, andere könnten es, bloß wir nicht. Seien Sie also geduldig mit sich und Ihrem Partner.

■ Im Augenblick mag es uns als Katastrophe erscheinen, dass ein Paar für Zärtlichkeiten meist zu müde ist. Aber irgendwann später bleibt nur die Erinnerung an ein Jahr Durststrecke – oder ein bisschen mehr oder weniger. Mehr nicht. Voraussetzung: Sie schaffen es, Ihre Paarbeziehung nicht vom Elternsein ersticken zu lassen.

■ Anfangs sind es vielleicht nur winzige Gesten, mit denen Sie Ihrem Partner mitteilen können, dass er Ihnen wichtig ist. Ein mür-

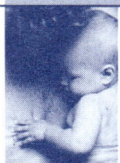

risch genervtes: «Du weißt doch, dass ich dich liebe!», bringt da allerdings nicht viel. Eher schon eine überraschende Packung Pralinen (schädlich, aber süß!), ein (leicht zu lesendes!) Buch, ein Kärtchen mit einem netten Gruß in die Aktentasche oder zwischen die Windeln geschoben – Signale, dass der Faden nicht abgerissen ist.

■ Jeder von Ihnen hat in dieser Umbruchsituation seine Probleme. Sie werden dadurch nur schlimmer, dass jeder glaubt, seine wären die ärgsten und der andere solle sich nicht so anstellen.

■ In unserer Kultur drücken Männer und Frauen ihre Zuneigung oft unterschiedlich aus. Frauen sprechen gerne über ihre Gefühle, Männer tun lieber etwas. Wenn Sie solche Tendenzen bei sich feststellen, versuchen Sie, die unterschiedlichen Bedürfnisse zu respektieren. Eine Frau, die ihrem Mann lang und breit erzählt, wie anstrengend das Kind am Vormittag war, will ihn nicht nerven und will auch keinen guten Rat hören – sie will nur verstanden werden. Und ein Mann, der stundenlang an einem Kinderzimmerregal herumbastelt, entzieht sich nicht der Gemeinschaft mit Frau und Kind, sondern er lässt seine Zuneigung Gestalt werden.

■ Verletzen Sie nicht sich selbst und den Partner in ihrer Selbstachtung. Wie Sie Ihr Leben organisieren, wer sich hauptsächlich ums Kind kümmert, wer überwiegend arbeiten geht, wie der Haushalt erledigt wird, das werden Sie ohnehin individuell regeln. Und stehen Sie zu einer solchen Regelung. Messen Sie sich nicht an den Erwartungen, die andere – sei's die Oma, seien es die «neuen Väter», sei's die Freundin, sei's der Chef – an Sie stellen. Im Allgemeinen wird heutzutage leichter dem Berufstätigen in einer Paarbeziehung der höhere Rang eingeräumt. Es kann aber auch umgekehrt passieren, dass sich der Berufstätige für die häusliche Idylle ausgenutzt fühlt, an der er nicht teilhaben darf.

Lassen Sie solche Gefühle nicht auflaufen, ohne darüber zu sprechen. Kommt das Gleichgewicht an Wertgefühl in Ihrer Beziehung durcheinander, dann haben Sie schlechte Karten. Und wenn Sie darüber sprechen, dann vergessen Sie den Zeitfaktor nicht. Betrachten Sie das anstrengende erste Jahr mit dem Baby als eine Übergangszeit, auch wenn es Ihnen noch so ewig erscheint.

Der Alltag verändert sich

Am Anfang wird gefeiert

Während der Wochenbettzeit ist nicht nur das Interesse von Mutter und Vater am Baby groß – Bekanntschaft und Verwandtschaft wollen das neue Menschlein auch begrüßen. Mir war Besuch jedes Mal ganz recht. Konnte ich doch stolz mein Baby vorzeigen und immer wieder erzählen, wie es war, die Geburt und alles Drum und Dran. Dieses wiederholte Erzählen ist wichtig, es befreit von dem überwältigenden Erlebnis, und man kann sich dann dem Neuen zuwenden, das jetzt im Leben mit dem Kind auf Mutter, Vater und Geschwister zukommt.

Als Mutter im Wochenbett stehen Sie im Mittelpunkt, und ich denke, das sollten Sie auch ruhig genießen. Man empfindet die Bewunderung, die dem Kind entgegengebracht wird, als unmittelbares Lob für sich selbst, und wenn sich dann das Zimmer mit Blumensträußen füllt, dann kann schon Flitterwochenstimmung aufkommen. Hochzeit ist ja auch etwas, das man doppelt feiert: Mit allen Freunden und Verwandten und zu zweit im stillen Kämmerlein.

Wenn Sie Ihr Kind taufen lassen wollen, haben Sie die Gelegenheit zu einem richtig großen Fest. Das werden Sie aber sicher erst dann in Angriff nehmen, wenn Sie sich schon gut erholt haben. Die Neugierde der engen Freunde werden Sie auf andere Weise stillen müssen.

Das ist nicht zuletzt eine Platzfrage. Haben Sie Rückzugsmöglichkeiten oder können Sie den Besuch mit Ihrem Partner in ein anderes Zimmer schicken, wenn Ihnen der Trubel zu viel wird, lassen Sie der Neugier Ihrer Freunde ruhig ihren Lauf. Haben Sie weniger Platz, sollten Sie ein wenig organisieren.

Was Sie auch dann praktizieren können: den Baby-Begrüßungstag. Die Bekannten und Freunde erfahren, dass sie am Soundsovielten ab, sagen wir, elf Uhr willkommen sind. So tauchen nicht alle gleichzeitig auf, bleiben auch nicht gleich lang. Sie können sich mit Getränken und einem kleinen Imbiss darauf einstellen und an den anderen Tagen unbehelligt im Bademantel rumlaufen.

Oder Ihre Freunde organisieren eine kleine Party, auf der Sie und Ihr Baby die Ehrengäste sind. Wenn Sie jemand fragt, was er Ihnen schenken kann, können Sie sich ja auch so etwas wünschen. Meine großen Töchter lehren mich das zurzeit: In ihrem Freundeskreis kommt es immer häufiger vor, dass nicht das Geburtstagskind einlädt, sondern eingeladen wird. Die Vorbereitung verteilt sich so auf mehrere, und die Hauptperson kann alles ohne Hektik genießen. Ich finde das eine wunderbare Idee!

Über Hausarbeit und Zeitplanung

Äußerlich sichtbar wird für viele der «Baby-Schock» am Zustand ihrer Wohnung. Wo bisher allenfalls ein paar Illustrierte herumlagen und ein Weinglas vom Vorabend stand, breiten sich Haufen noch nicht zusammengelegter Wäsche aus, überall liegen vollgespuckte Mullwindeln herum, der Staubsauger steht im Flur, der Frühstückstisch ist noch nicht abgeräumt, weil um halb zehn der Kinderarzt-Termin war, das Kleine aber kurz vorm Losfahren noch unbedingt die Windel bis zum Anschlag füllen musste ...

Man hat nicht nur das *Gefühl*, nichts mehr zu schaffen, man *sieht* es peinlicherweise sogar.

Auch dagegen gibt es ein paar Strategien.

Zehn Tricks gegen das Chaos im Haushalt

1. Das Gesundschrumpfen
Vereinfachen Sie Ihren Haushalt! Benutzen Sie nur noch Wäsche, die Sie nicht bügeln müssen, lassen Sie das Fensterputzen ausfallen, verschenken Sie pflegeintensive Zimmerpflanzen (oder geben sie in «Pension»), packen Sie sich einen Vorrat an Fertiggerichten in die Tiefkühltruhe oder wünschen sich von Freunden als Geburtsgeschenk eingefrorenes Gulasch oder Ratatouille.

2. Der Katzenwäsche-Trick
Ein findiger Betriebswirtschaftler hat herausgefunden, dass bei fast allem, was man tut, 20 % des Aufwandes 80 % des Ergebnisses hervorbringt. In 20 % eines Textes finden sich 80 % der Information, bei

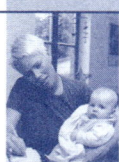

einer Konferenz sind in 20 % der Zeit 80 % der Inhalte abgehakt, 20 % der Kunden einer Firma bringen 80 % des Umsatzes. Für den Haushalt heißt das: Sie können in kurzer Zeit das Wichtigste erledigen, Sie müssen nur herausfinden, was für Ihr Gefühl das Wichtigste ist. Z.B. kann ein grundsätzlich aufgeräumter Eingangsbereich und eine konsequent frei gehaltene Essecke den Eindruck einer aufgeräumten Wohnung aufrechterhalten, auch wenn Sie wenig Zeit dafür aufwenden müssen und woanders durchaus noch Kram herumliegt.

3. Das «Pigeon-Hole»-Prinzip

«Pigeon-Holes» nennen die Engländer die Wandfächer, in die in Betrieben oder Hotels die Post eingeordnet wird: «Taubenlöcher». Sorgen Sie dafür, dass es für alles, was Sie vom Sofa, vom Boden oder sonst woher aufheben, auch ein «Taubenloch», sprich einen Platz gibt. Das gilt vor allem für Babysachen, die Sie wahrscheinlich noch nicht ganz konsequent in Ihren Haushalt integriert haben. In jedem Zimmer ein Körbchen für Spucktücher oder Papiertaschentücher, eine ausreichende Anzahl Wäschekörbe, Garderobenhaken auch schon für Babys Ausgehgarnitur – solche Kleinigkeiten verhindern, dass man das Zeug von einem Ort zum andern legt wie ein Hoteldiener, der einen Brief in der Hand, aber kein Adressatenfach in der Wand hat.

4. Legostein-Logistik

Schaffen Sie Transportmöglichkeiten für Dinge, die sich in der Wohnung verbreiten und wieder an ihre Ursprungsorte zurückgebracht werden müssen. Ein Korb in der Küche für alles, was in den Keller muss, ein Korb im Bad für alles, was ins Schlafzimmer muss, ein Korb auf dem Treppenabsatz für alles, was in den ersten Stock muss, eine Schürze (oder Bluse oder Hose) mit großer Tasche für verstreutes Kleinspielzeug und Brötchenreste, die man hinter dem Sessel findet. Konsequent benutzt, spart das Wege und verhindert, dass das Zeug, auf den Transport wartend, weiter herumliegt.

5. Training mit wachsenden Gewichten

Erledigen Sie den Kleinkram Ihres Tagespensums zuerst. Dann haben Sie früh das Gefühl, schon eine Menge geschafft zu haben, das motiviert für die «großen» Aufgaben.

6. Das Pferd vom Schwanz aufzäumen

Wenn Sie im Laufe des Tages Termine einzuhalten haben, bereiten Sie das, was Sie dafür brauchen, als Erstes am Morgen vor. Wollen Sie am Nachmittag zu einer Geburtstagsfeier, packen Sie schon am

Morgen das Geschenk ein und legen Wickeltasche und Babymützchen bereit. Haben Sie einen Behördengang vor, suchen Sie als Erstes am Tag die Unterlagen heraus. Verschieben Sie das auf die letzte halbe Stunde vor dem Aufbruch, wird wahrscheinlich gerade dann das Kleine drücken oder spucken oder unbedingt noch trinken müssen.

7. Kartoffelschälmethode

Versuchen Sie, jede angefangene Arbeit zu Ende zu machen. Eine Kartoffel schält man ja auch nicht nur halb, die nächste nur zum Viertel, dann das nächste Viertel von der ersten … Das ist natürlich mit Baby oft schwierig. Aber je mehr Sie Ihr Augenmerk darauf richten, so wenig angefangene Arbeiten wie möglich herumliegen zu haben, umso seltener wird sich das Gefühl einstellen, mit nichts mehr zurande zu kommen. Machen Sie lieber eine Arbeit ganz und die nächste gar nicht, als dass Sie zwei Arbeiten anfangen, aber nicht zu Ende bringen.

8. Herrenbrille

Dies ist eher ein mentaler Trick, den manche Menschen von sich aus beherrschen, andere müssen ihn lernen. Wenn ein Wäschekorb herumsteht, sagen Sie sich nicht «Den muss ich ja auch noch aufräumen!» – das ist die Perspektive des Dieners. Sagen Sie «Ich will, dass dort kein Wäschekorb steht!» – so sieht es der Herr! Natürlich werden Sie ihn selber wegräumen müssen, aber wenn Sie es unter der Vorfreude tun, dass dann die Ecke wieder frei ist, wird es Sie weniger Kraft kosten, als wenn Sie es zähneknirschend und unter der Last der Arbeit gebeugt tun.

9. Heinzelmännchen-Trick

Damit können Sie sich ebenfalls mental selber austricksen. Liegt die Windel neben dem Klo, sagen Sie sich: «Ach, käme doch ein Heinzelmännchen!» Lassen Sie Ihre Linke nicht wissen, was die Rechte tut, räumen Sie sie schnell beiseite und reden sich ein, das wäre das Heinzelmännchen gewesen. Natürlich ist das ein bisschen kindisch, aber man kann so den Ärger umschiffen, den man angesichts von Unordnung empfindet. Dieser Ärger kostet nämlich mindestens genauso viel Kraft wie das Aufräumen selber.

10. Karussell-Prinzip

Ein Haushalt dreht sich im Kreis, jede Arbeit, die man erledigt, kommt irgendwann wieder. Dieses Karussell dreht sich mit Kindern viel schneller als ohne, das merken Sie schon in den ersten Tagen.

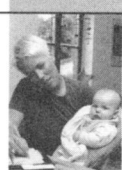

In unserer vorwärts strebenden Gesellschaft haben wir Erwachsenen allerdings weitgehend den Blick dafür verloren, dass Arbeit nicht immer nur linear neue Werte schafft, sondern zyklisch alte Werte erhält. Unsere Großmütter wussten das noch und hatten Donnerstag Waschtag, Freitag gab es Eintopf, und Samstag wurde geputzt. Wenn Sie solche Regelmäßigkeiten einführen, entlasten Sie sich von vielen Entscheidungen. Sie fühlen sich nicht von jedem Staubbällchen in der Ecke aufgefordert, jetzt zum Besen zu greifen, weil Sie wissen, dass dieses Zimmer am nächsten Dienstag wieder dran ist. Machen Sie sich Wochenpläne, in denen Sie sich für jeden Tag eine oder höchstens zwei umfangreichere Haushaltsarbeiten vornehmen – und denken Sie dabei an das Katzenwäscheprinzip! (Weitere Tipps zur Haushaltsführung mit Kindern finden Sie in meinem Buch «Mehr Zeit für die Familie – Wie Sie den Alltag richtig organisieren».

Die anderen und das Baby

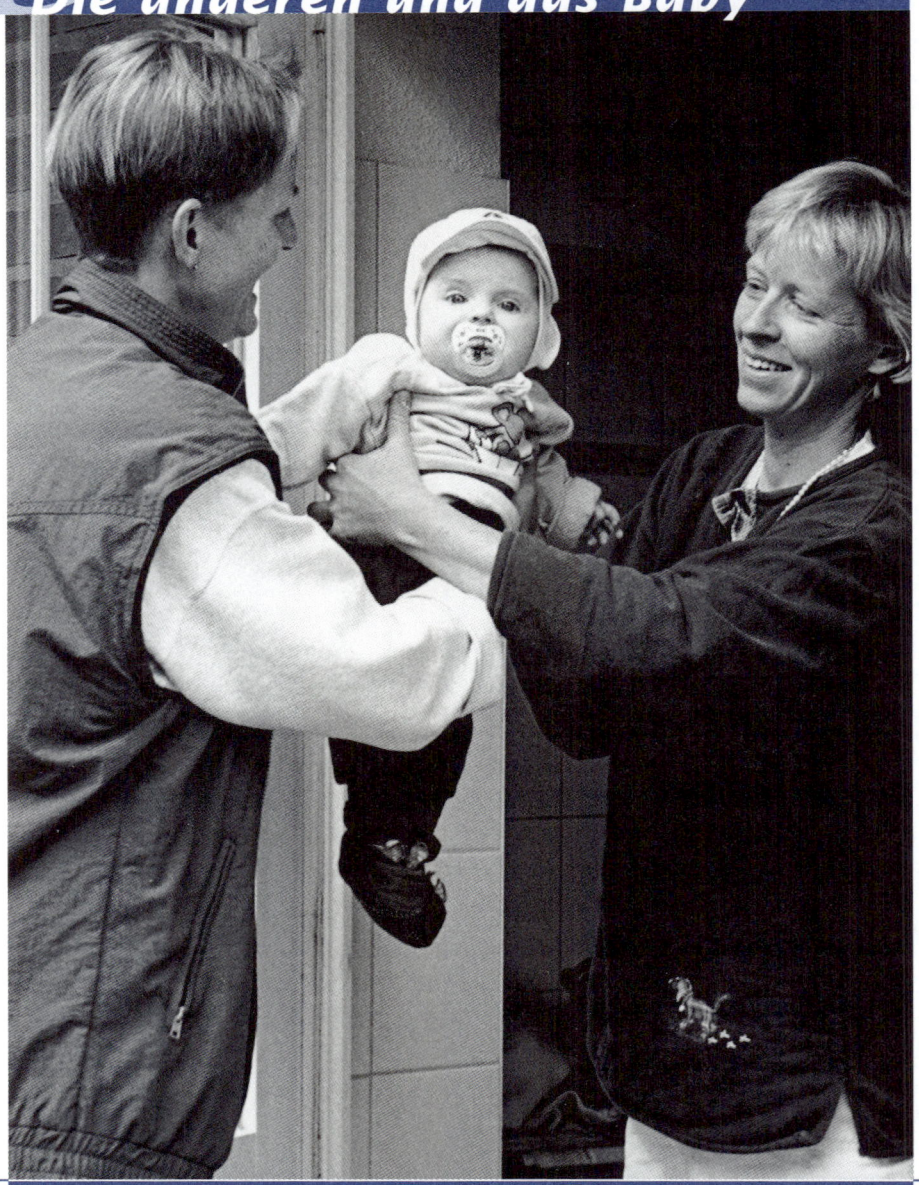

Die Geschwister

Kinder, die keine Geschwister haben, werden oft bedauert. Aber Kinder, die gerade ein Geschwisterchen bekommen haben, werden auch bedauert – nicht ganz zu Unrecht.

Sosehr sie in der weiteren Zukunft vielleicht gegenüber den Eltern von geschwisterlicher Solidarität profitieren werden, so sehr müssen sie im Augenblick draufzahlen. Das ist inzwischen allgemein bekannt, macht es aber jungen Familien nicht unbedingt leichter.

Um zu zeigen, dass sie zu kurz kommen, fällt den Kindern so allerhand ein: Wieder nuckeln, wieder in die Hose machen, wieder nachts aufwachen, nicht mehr alleine einschlafen können, nicht mehr spielen können, nicht mehr richtig essen, das Baby in die Mülltonne werfen wollen, das Baby schlagen, dem Baby alles wegnehmen, das Baby angeblich streicheln, in Wahrheit aber zwicken, nicht mehr bei der Oma bleiben, die kleine Freundin nicht mehr besuchen wollen, der Mutter hinterherlaufen wie ein Hündchen, notfalls bis aufs Klo ... Vielleicht fallen Ihrem Kind noch ganz andere Sachen ein!

Alle diese Verhaltensweisen lassen sich drei Motiven zuordnen:
■ Das ältere Kind sieht, welche Zuwendung ein hilfloses Menschlein erhält und wird darum selber wieder hilflos.
■ Das ältere Kind erkennt das Baby als Ursache des Verlustes an Zuwendung und will es bestrafen oder wieder loswerden.
■ Das ältere Kind hat erlebt, dass die Mutter ihm eine ungeheure Veränderung seiner Lebensumstände zugemutet hat, und muss nun aufpassen, dass sie so einen Blödsinn nicht wieder macht.

Natürlich lässt sich all das nicht lupenrein voneinander trennen. Ein Zweijähriger, der mit der Nuckelpulle in der Hand den ganzen Tag hinter seiner Mutter herrennt und die Pulle dem Baby ab und zu auf den Kopf haut, schlägt ganz genial gleich drei Fliegen mit einer Klappe.

Im Allgemeinen werden solche Verhaltensweisen als «Rückfall in die Unselbständigkeit» interpretiert. Aber ich denke, ein Kind, das sich so verhält, zieht folgerichtig Konsequenzen, die in ihrer Rationalität alles andere als unselbständig sind. Angenommen, Kollege X erhielte ein paar Vergünstigungen, würden dann nicht auch wir ein paar seiner Verhaltensweisen kopieren? Sind nicht auch wir darauf bedacht zu verhindern, dass die unsägliche Kollegin Y den Schreibtisch neben unserem zugewiesen bekommt? Und würden nicht auch wir einen Menschen ein bisschen mehr kontrollieren, der in einem unbeobachteten Augenblick ein Wesen angeschleppt hat, das alles Gewohnte über den Haufen wirft?

So können Sie Ihr Kind unterstützen:

■ Sparen Sie sich die Reden vom lieben Geschwisterchen, mit dem das ältere Kind bald spielen kann. Probleme jetzt zu ertragen in dem Wissen, dass es später besser werden soll, ist Kleinkindern völlig fremd.

■ Versuchen Sie zu stillen. Eine stillende Mutter hat eine Hand frei für das ältere Kind und spart viel Zeit für die Zubereitung der Nahrung und das Reinigen der Flaschen.
Machen Sie weder das Stillen noch das Fläschchen-Geben zu einer «heiligen Handlung». Ein Baby, das die Mutter nicht nur äußerlich, sondern auch innerlich «entführt», ist für ein Kleinkind doppelt bedrohlich. Sie werden trotzdem auch Gelegenheiten des seligen Stillens zu zweit finden.

■ Lassen Sie das ältere Kind ruhig auch mal an der Brust (oder der Flasche) trinken. Je weniger Exklusivität der Versorgung des Babys eingeräumt wird, desto uninteressanter sind diese Quellen auf lange Sicht für das ältere Kind.

■ Binden Sie sich auch im Haus das Baby mit einem Tragetuch auf den *Rücken*. Dann spürt es Ihre Nähe und ist zufrieden, und das ältere Geschwisterkind sieht ganz buchstäblich, dass das Baby nicht zwischen ihm und seiner Mutter steht. (S. a. S. 395 ff.)

■ Weit verbreitet ist der Rat, die Geschwister in die Pflege des Babys einzubeziehen, um ihnen die Möglichkeit zu geben, sich «groß» zu fühlen. Meine haben sich allerdings nicht viel daraus gemacht, dem Baby den Po abzuwischen, ihnen reichte das «tatenlose» Zusehen.

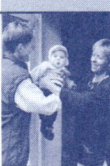

Die (kinderlosen) Freunde

Ich erinnere mich noch genau, wie uns eines Tages eine alte Bekannte meines Mannes besuchte, als Jan wohl so um die acht Monate alt war.

Wir unterhielten uns.

Jan schmiss ein Spielzeug auf die Erde. Andreas hob es auf.

Wir unterhielten uns weiter.

Jan manschte ein Stück Banane auf seinen Pulli.

Andreas wischte es ab, nahm die Unterhaltung wieder auf. Jan drückte, es roch lieblich. Also ging er ihn wickeln.

Wir versuchten, uns weiter zu unterhalten.

Jan wollte an die Brust.

Und so weiter und so fort.

Bis die Gute entnervt feststellte, so etwas könnte sie nicht aushalten.

Ich habe feststellen müssen, dass es zwischen Eltern und Leuten ohne Kinder regelrechte Kulturbarrieren gibt, die jede Verständigung sehr schwer, wenn nicht manchmal unmöglich machen.

Leute mit Kindern gehen anders mit Zeit um. Sie haben irgendwann notgedrungen gelernt, Dinge pragmatisch in einer halben Stunde zu erledigen, anstatt sie drei Stunden lang philosophisch zu erörtern. Der Glaube daran, dass man durch genügend Diskussionen etwas verändern kann, ohne sich die Finger schmutzig zu machen, verschwindet langsam im ökologisch auf jeden Fall bedenklichen Windeleimer.

Aber nicht nur der Ernst des Lebens, auch seine unterhaltsamen Seiten werden von Kinderlosen anders erlebt. Spontane Trips, lange Sitzungen in gemütlichen Lokalen, das nächtliche Kino am Wochenende, das regelmäßige Tennisspiel, der Camperurlaub in Schottland, der gemütliche Einkaufsbummel – all das ist für Eltern von kleinen Kindern eine Sache umständlicher, oft kostspieliger Organisation, für

Kinderlose dagegen eine Selbstverständlichkeit. Dann kann die alte Freundschaft Risse bekommen, bricht vielleicht sogar auseinander.

Dafür werden auf einmal ganz andere Leute interessant, nämlich die, die auch Kinder haben:

Nicht nur, dass sich die Interessen gleichen, auch der Kommunikationsstil unter Eltern ähnelt sich eher.

■ Da ist auf beiden Seiten die Fähigkeit, sich unterbrechen zu lassen und dann im Gespräch fortzufahren.

■ Keiner fühlt sich gleich beleidigt, wenn der Gesprächspartner einen Teil seiner Aufmerksamkeit auf die Kinder richtet.

■ Beide Seiten haben gelernt, Zeit mit Kindern zu teilen, die an den Gesprächspartner Ansprüche stellen. Eltern verstehen, wenn der Besuch um halb elf gehen will, weil der Babysitter nach Hause muss und das Baby vermutlich einen Teil der Nachtruhe stehlen wird.

Wollen Sie Ihren kinderlosen Bekanntenkreis aufrechterhalten, wird Ihnen nichts anderes übrig bleiben, als sich rigoros Freiräume zu verschaffen, in denen Sie Ihre Kinder am besten auch aus Ihrem Kopf verbannen.

Ob Ihnen das gelingt, ist eine andere Frage. Ich glaube, den meisten Eltern gelingt es nicht.

Dennoch ist es ganz gewiss nicht verkehrt, sich hin und wieder ein paar Stunden zu verschaffen, die man ungestört für sich allein gestalten kann. Man kann sogar notwendige Arbeiten dabei erledigen. Allein die Tatsache, dass man seine Aufmerksamkeit nicht teilen muss und dass man nicht unterbrochen wird, hat schon einen gewaltigen Erholungswert.

Allerdings ist das nicht immer leicht und leider meist auch teuer. Daran sind in unserer Familie meist Konzert-, Theater- oder Kinobesuche gescheitert.

Gut ist, wenn sich eine Gruppe von Familien findet, die einen Kinderaustausch organisieren kann. Dann gibt es kinderlose Zeiten auch mal kostenlos – und wenn es nur darum geht, in dieser Zeit die alte Freundin zu besuchen, die eben keine Kinder hat …

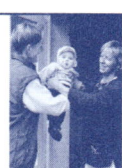

Von Babysittern, Tagesmüttern und Mütterzentren

Selbst wenn Sie ein noch so inniges Verhältnis zu Ihrem Baby haben, irgendwann wollen und müssen Sie es auch einmal anderen überlassen.

Dass das für viele von uns ein gefühlsmäßiges Problem ist, ist eher eine kulturelle Erscheinung als ein Naturgesetz. Die Vorstellung, nur die leibliche Mutter könne richtig und angemessen mit einem Kind umgehen, ist kaum älter als 200 Jahre. Erst zur Zeit der Französischen Revolution appellierten die Sozialphilosophen an die Mütter, ihre Kinder selbst zu stillen und sie nicht an Ammen abzugeben, wie es bis dahin in weiten Kreisen üblich war. Böse Zungen behaupten, zu diesem Sinneswandel sei es hauptsächlich deshalb gekommen, weil die bürgerlichen Männer ihre Frauen, die nicht mehr als Handwerkers- und Bauersfrau mit anpacken mussten, zu Hause beschäftigen wollten, damit sie ihnen beim Aufbau der Industriegesellschaft keine Konkurrenz machten. Und die Frauen, denen es sonst langweilig geworden wäre, hätten die neue Aufgabe demütig dankend angenommen.

Hundert Jahre später tat die moderne Psychologie das Ihre dazu. Viele, wenn nicht alle Fehlentwicklungen des menschlichen Charakters wurden darauf zurückgeführt, dass einem missratenen Menschen nur eine hingebungsvolle Mutter gefehlt habe. Und nun fühlen wir Mütter uns in der Pflicht …

Heute wird von manchen der Spieß umgedreht, und es werden Frauen zitiert, denen das Muttersein überhaupt keinen Spaß macht: «Rabenmutter – na und?» Das soll dann als Beweis dafür gelten, dass die «natürliche» Mutterliebe nur deshalb proklamiert wird, damit die Frauen in der Familie eingesperrt werden.

Ich selber kann mit beiden Argumentationsrichtungen nichts anfangen. Kinder leiden sicher nicht, wenn sie von anderen als von ihrer leiblichen Mutter betreut werden. Aber es will mir auch nicht in den Kopf, dass eine Beziehung, der die Natur durch ein perfektes Zusammenspiel von körperlichen Prozessen den Weg gebahnt hat, für Mutter und Kind eigentlich bedeutungslos und nur zu antiemanzipatorischen Zwecken aufgebläht sein soll.

Warum ich diese sehr allgemeinen Gedanken einem Kapitel über Babysitter vorausschicke?

Weil ich vermute, dass es Ihnen kaum anders gehen wird als mir, die ich anfangs nur mit Bauchschmerzen meine Babys bei anderen lassen konnte. Denn auch an mir sind die Reden von der Verletzlichkeit der Kinderseele und der überragenden Rolle der Mutter nicht vorbeigegangen. Und anfangs hatten mich ja auch meine heranwachsenden Kinder noch nicht belehrt, dass seelische Gesundheit aus viel mehr erwächst als nur einer innigen Mutter-Kind-Beziehung und viel mehr Zeit zum Reifen hat als die paar Kleinkindjahre.

Wir Mütter können uns eine Menge Stress ersparen, wenn wir der Tatsache ins Auge sehen, dass unsere Kinder zwar besonders eng mit uns verbunden sind, aber im Laufe ihres Lebens unendlich viele selbständige Beziehungen zu anderen Menschen knüpfen werden – und damit sehr früh anfangen. Es entlastet Sie als Mutter und stärkt Ihr Kind, wenn Sie grundsätzlich darauf vertrauen, dass es durchaus in der Lage ist, auch mit ungewohnten und manchmal unbequemen Verhaltensweisen anderer zurechtzukommen.

Wenn Sie die Hilfe anderer in Anspruch nehmen

Das gibt es zum Nulltarif: Verwandten- und Nachbarschaftshilfe, Mütter unter sich

■ Nutzen Sie Kontaktmöglichkeiten in Mütterzentren oder Familienbildungsstätten. Sie werden dort andere Mütter (manchmal sogar Väter!) kennen lernen, mit denen sich meist eine wechselseitige Kinderbetreuung verabreden lässt.

■ Omas, sofern sie nicht berufstätig sind, sind oft begeisterte Babysitter. Natürlich haben sie manchmal andere Erziehungsvorstellungen und oft genug auch zu viele Süßigkeiten in der Tasche. Aber gehören nicht das bisschen Altmodischkeit und die Bonbonschachtel in der Küchenschublade zu Großeltern einfach dazu?

■ Vielleicht gibt es in Ihrer Umgebung auch eine ältere Dame, die gerne ab und zu Oma spielen würde?

Das kostet wenig: Babysitter und Krabbelgruppen

■ Wenn Ihnen daran gelegen ist, über mehrere Jahre dieselbe Babysitterin zu haben, suchen Sie eine zuverlässige Dreizehnjährige, die schon Ihr kleines Baby ab und zu spazieren fährt oder auch im Tragetuch

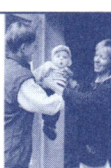

trägt. Wird Ihr Baby älter, ist auch dieses Mädchen in einem Alter, in dem es mehr Verantwortung übernehmen kann. Engagieren Sie gleich eine Sechzehnjährige, ist sie in zwei oder drei Jahren auf und davon. Dann müssen Sie Ihr Kleinkind an ein neues Gesicht gewöhnen, und das ist dann wesentlich schwieriger als im ersten Lebensjahr.

■ Babysitter brauchen genaue Anweisungen, was sie mit dem Baby tun sollen. In manchen Städten gibt es einen «Babysitterführerschein». Wer den hat, hat schon ein bisschen übers Wickeln und Trösten gelernt und auch, was in eventuell auftretenden Notfallsituationen zu tun ist. Andernfalls sollten Sie Klarheit schaffen darüber, was das Baby essen und trinken soll oder darf, übers Wickeln und Anziehen, Spielzeug und Schlafgewohnheiten und eine Telefonnummer hinterlassen, wo Sie zu erreichen sind. Fernsehen sollte Ihre Babysitterin nur, wenn das Baby schläft!

■ Mancherorts gibt es Krabbelgruppen in Mütterzentren, in denen auch kleine Kinder für ein paar Stunden bleiben können.

Das kostet richtig Geld: Tagesmütter und Kinderkrippen
Die Tagesmutter oder Kinderkrippe ist die Alternative, wenn Sie bald wieder arbeiten gehen wollen. In vielen Fällen wird es so sein, dass der Verdienst der Mutter zu einem großen Anteil durch Kinderbetreuungskosten wieder aufgefressen wird. Der Sinn liegt dann eher darin, dass die Mutter den beruflichen Anschluss nicht verliert, als dass das Familieneinkommen spürbar profitieren würde.

■ Die «Nobelversion» ist die Tagesmutter, die ins Haus kommt. Sie ist für Kind und Eltern insofern angenehm, als die Unbarmherzigkeit morgendlicher Zeitpläne entfällt. Das Kind darf ruhig mal länger schlafen oder langsam frühstücken, und die Eltern müssen nicht mit Babyflasche und Aktentasche jonglieren. Außerdem kann eine solche Hilfe auch einen Teil der Hausarbeit erledigen.

■ Die «externe» Tagesmutter betreut oft mehrere Kinder, und wenn sie das gut macht, hat das Kind den Vorteil einer Kindergruppe gleich noch dazu.

■ Diesen Vorteil hat auch eine gut geführte Kinderkrippe. Krippenplätze sind hierzulande allerdings rar, und die Qualität der Betreuung ist sehr unterschiedlich.

Allgemeine Ratschläge lassen sich hier kaum geben, weil Angebot und Bedarf in jedem Einzelfall anders aussehen. Mehr dazu finden Sie in Verena Sommerfelds Buch «Babysitter, Tagesmutter, Krippe» (s. Literatur, S. 468).

Wenn das Kind bei der Trennung weint

Sobald Ihr Kind ein Alter erreicht hat, in dem es Sie von anderen Personen bewusst unterscheiden kann, müssen Sie mit herzzerreißendem Wehgeschrei rechnen, wenn Sie es anderen überlassen. Und gepeinigt von dem Gefühl, dem Kind einen schrecklichen Schaden zugefügt zu haben, werden Sie den Berichten kaum Glauben schenken, dass nach zwei Minuten das Geschrei vorbeigewesen sei. Ich konnte das anfangs auch nicht glauben, bis ich selbst Kinder anderer Leute betreut hatte.

Betrachtet man die Entwicklung von Säuglingen und Kleinkindern als eine Art biologisches Programm, erklärt sich dieses Phänomen. Schreien ist der Reflex auf Kontaktverlust eines kleinen Traglings. Dass es eigentlich unangebracht ist, weil dem Kind ja gar keine Gefahr droht, wenn die Mutter mal geht, davon weiß dieser Instinkt nichts.

Wir müssen alle in uns eine Menge «Instinkte» übergehen, die sich unter unseren Lebensbedingungen nicht mehr ausleben lassen. Das ist auch eine kulturelle Leistung. Natürlich leidet ein Kind in dem Augenblick wirklich, in dem es nur unter Tränen die Mutter gehen lassen kann, aber es trägt keinen größeren seelischen Schaden davon als Sie, wenn Sie jeden Morgen um sechs aufstehen müssen, obwohl Sie eigentlich ein Abendmensch sind. Einen Schaden kann es erleiden, wenn es lieblos betreut wird – aber das ist ein ganz anderes Kapitel. Das Grundgefühl eines Lebens, nicht allein gelassen zu sein, hat zwar seine ersten Wurzeln in der Säuglingszeit, aber es setzt sich aus Jahren der Verlässlichkeit zusammen – durch ein paar Tränen auf den Armen des Babysitters oder der Tagesmutter ist es nicht zu Fall zu bringen. Viel wichtiger ist die Beobachtung, wie es dem Kind *nach* der Betreuung durch andere geht. Ist es dann ausgeglichen und zufrieden, brauchen Sie sich keine Gedanken zu machen, wirkt es aber quengelig und unglücklich, sollten Sie nach einer anderen Lösung suchen.

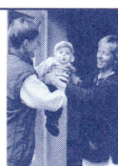

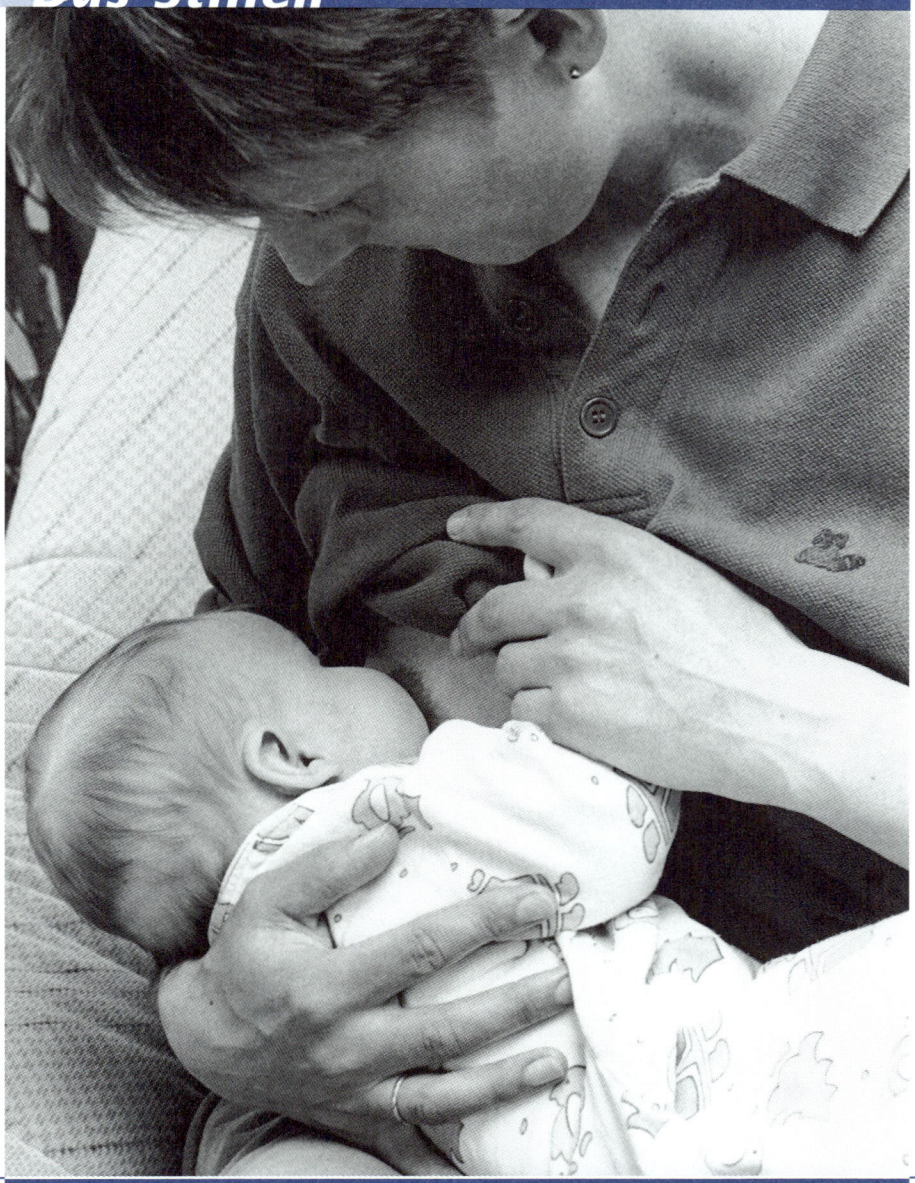

Muttermilch ist durch nichts zu ersetzen

Warum wird eigentlich so viel Aufhebens um das Stillen gemacht? Es ist die von der Natur vorgesehene Fortsetzung der Schwangerschaft.

Es gibt wohl Probleme in der Schwangerschaft, vielleicht zu einem ähnlichen Prozentsatz, wie es ja tatsächlich Stillprobleme geben kann. Aber (noch?) niemand käme auf die Idee, ein Kind darum auf anderem Wege bekommen zu wollen. Wenn Schwierigkeiten auftreten, wird mit allen Mitteln um die Aufrechterhaltung der Schwangerschaft gekämpft – bei Stillschwierigkeiten dagegen oft kurzerhand abgestillt.

Gut, die Folgen sind nicht so gravierend. Jedenfalls heutzutage. Aber noch vor 100 Jahren war Mangel an Muttermilch oft das Todesurteil für das Kind. Erst seit uns die Biochemie Erkenntnisse über die Zusammensetzung der Muttermilch beschert hat und daraufhin die Industrie gut verträgliche Ersatznahrung herstellen kann, ist das Versiegen der Muttermilch scheinbar unproblematisch geworden.

Inzwischen wissen wir aber, dass die Aufbaustoffe wohl imitiert werden können, nicht aber die Bestandteile, die lebendig von der Mutter zum Kind übertragen werden und ihm damit helfen, sich in dieser Welt körperlich zurechtzufinden.

Säugetiermilch ist von Art zu Art jeweils optimal auf die Bedürfnisse des Jungen eingestellt. Ein Kälbchen, das in sehr viel kürzerer Zeit eine viel größere Masse an Gewebe aufbauen muss als ein Menschenbaby, erhält mit seiner Milch große Mengen an Eiweiß und Mineralstoffen, die den menschlichen Säugling nur überlasten würden.

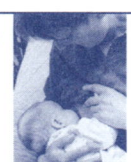

Aber die Einzelbestandteile unterscheiden sich untereinander noch einmal:

■ Das **Eiweiß** setzt sich zusammen aus Casëin und Molkenprotein. Frauenmilch enthält mehr Molkenprotein als Casëin. Das Casëin in der Frauenmilch gerinnt zu viel kleineren Flocken als das Kuhmilch-Casëin und ist darum leichter verdaulich.

Das Eiweiß in der Muttermilch ist für den Aufbaustoffwechsel des Säuglings ideal. Der menschliche Organismus braucht eine bestimmte Kombination von Aminosäuren und nimmt immer nur so viel von dem angebotenen Eiweiß auf, wie die am wenigsten vorhandene Aminosäure es erlaubt. Bleibt von den anderen Aminosäuren dann noch etwas übrig, so werden sie über die Nieren zu Harnstoff abgebaut und ausgeschieden. Bei Muttermilch bleibt der Säuglingsniere diese Arbeit erspart, bei Kuhmilchernährung, und sei sie noch so ausgeklügelt, ist sie unumgänglich.

■ **Milchzucker** aus Muttermilch wird sehr viel langsamer verdaut. Das hat für den Säugling zwei Vorteile: Der Insulinstoffwechsel ist weniger belastet (Insulin ist ein Ferment, das bei der Zuckerkrankheit fehlt), und es gelangen noch Milchzuckerbestandteile in den Enddarm, die dort dafür sorgen, dass der «Lactobazillus bifidus», der Milchzuckerbazillus, sich entwickelt. Verdauung der Brustmilch findet dann als Milchsäuregärung statt – eine sehr gesunde Sache. Sauerkraut ist schließlich auch durch diesen Bazillus vorverdaut. Dagegen findet Verdauung der Kuhmilch über Zersetzungsprozesse durch Coli-Bakterien statt. Das riecht man auch!

■ Der **Fettgehalt** von Kuhmilch und Muttermilch ist zwar etwa gleich, wird aber nicht gleich gut vom Baby aufgenommen. Vom Muttermilchfett kann es 95 % verdauen, vom Kuhmilchfett nur knapp 50 %. Die Fette der Muttermilch bestehen auch zu weitaus größeren Teilen aus ungesättigten Fettsäuren, die den Stoffwechsel weniger belasten.

■ **Mineralstoffe.** Eisen ist in Muttermilch zwar nur in geringen Mengen vorhanden, wird aber durch das Lactoferrin so gut aufgenommen, dass die Eisenversorgung des Babys gesichert ist. Im zweiten Lebenshalbjahr kann das Weiterstillen zusätzlich zur Beikost die Eisenversorgung sicherstellen. Auch Kalzium enthält die Muttermilch bei vernünftiger Ernährung der Mutter genug, und es wird wie das Eisen besser aufgenommen als das Kalzium der Kuhmilch.

■ **Vitamine** sind in der Muttermilch bis etwa zum sechsten Monat ausreichend vorhanden. Das ist aber ohnehin die Zeit, zu der der Säugling schon von selbst aus purer Neugierde nach anderem Essen verlangt und problemlos Obst und Gemüse zur Ergänzung der Vitaminversorgung annehmen wird.

Nun ist die Muttermilch aber nicht nur von anderen Säugetiermilcharten unterschieden, sie verändert sich auch im Laufe der Stillzeit.

Direkt nach der Geburt produziert die Brust das Kolostrum. Diese Vormilch sieht gelblich-cremig aus und enthält wesentlich mehr Eiweiß als reife Frauenmilch. Der hohe Eiweißgehalt hängt hauptsächlich damit zusammen, dass die Mutter sozusagen einen Stoß Immunstoffe bereithält, mit dem das Kind zu Beginn seiner eigenständigen Verdauungstätigkeit sich von Mundschleimhaut bis After innerlich «eincremen» kann. Außerdem hat das Kolostrum abführende Wirkung und erleichtert dem Kind die Ausscheidung des Kindspechs.

In den ersten Wochen, vermutlich sogar den ersten sechs Monaten, ist die Darmschleimhaut für diese relativ großen Eiweißkörper durchlässig, damit die Immunglobuline und andere zur Krankheitsabwehr notwendige Stoffe auch in den Blutkreislauf übertreten können. Wird jetzt artfremdes Eiweiß zugeführt, wird es natürlich auch von der Darmwand durchgelassen, ohne angemessen verdaut zu sein, und kann so Allergien auslösen. Dazu genügen schon winzige Mengen. Es ist also gar nicht ausgeschlossen, dass das gehäufte Auftreten von Allergien in den letzten Jahren nicht nur auf die zunehmende Umweltvergiftung zurückzuführen ist, sondern auch darauf, dass die jetzige Erwachsenengeneration als Erste hauptsächlich mit der Flasche ernährt wurde und so schon sehr früh eine Allergiebereitschaft entwickelte.

Wenn die Vormilch in den nächsten zwei bis drei Wochen langsam in reife Frauenmilch übergeht, wird der Eiweißgehalt niedriger, Fett- und Milchzuckergehalt steigern sich. Auch der Salzgehalt sinkt stark, aber alle anderen Mineralstoffe bleiben sich im Wesentlichen gleich.

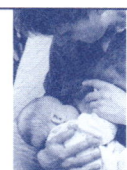

Immunstoffe enthält auch die reife Frauenmilch noch, und auch die Aufnahmebereitschaft für große Eiweißmoleküle im Darm des Kindes bleibt so lange bestehen, bis sein Immunsystem selbständig funktioniert. Das ist erst im zweiten Halbjahr der Fall.

	Kolostrum	reife Muttermilch
Energie (Kalorien)	67	70
Fett	3 g	4,2 g
Laktose	5,7 g	7,4 g
Eiweiß	2,3 g	1,07 g
Eisen	0,1 mg	0,1 mg
Kalzium	48 mg	35 mg
Phosphor	16 mg	15 mg
Natrium	50 mg	15 mg
Kalium	75 mg	60 mg

(aus: Messenger 1982, S. 26)

Das Stillen bedeutet übrigens auch einen gewissen Schutz vor einer neuen Schwangerschaft. Allerdings – hundertprozentig sicher ist dieser Schutz nicht. Die Unterdrückung des Eisprungs durch das Stillen hängt erfahrungsgemäß eher von der Häufigkeit des Stillens als von der produzierten Milchmenge ab. Bei Intervallen zwischen den einzelnen Stillmahlzeiten von vier bis fünf Stunden ist ein Eisprung sehr unwahrscheinlich. Schläft Ihr Baby aber nachts regelmäßig länger als fünf Stunden am Stück, können Sie damit rechnen, bald wieder Ihre Periode zu bekommen.

Ich war mit dem Stillen immer sehr freigiebig und habe oft nur zum Trost auch zwischen den eigentlichen Mahlzeiten gestillt. Nachts schliefen die Kinder alle im ersten Jahr nicht durch. So kam es, dass meine Periode erst sehr spät wieder einsetzte. Stillen Sie aber seltener, sollten Sie auf alle Fälle noch zu anderen Verhütungsmitteln greifen. Ratsam ist das auch bei häufigem Stillen, wenn Sie ganz sichergehen wollen, dass die Natur nicht gerade bei Ihnen die Ausnahme von der Regel macht. Immerhin findet der erste Eisprung nach der Geburt *vor* der ersten Regelblutung statt!

Stillen als Gesundheitsvorsorge

Stillen ist das Beste für Ihr Baby – diese Erkenntnis bezweifelt im Ernst niemand mehr. Muttermilch ist dem Verdauungssystem des Babys vollkommen angepasst, die Bausteine, die ihm zum Wachsen zur Verfügung stehen, passen nahtlos aneinander. Aber nicht nur das Wachsen wird ihm leicht gemacht, auch die Abwehr von Krankheiten gelingt einem gestillten Kind besser als einem nicht gestillten.

Muttermilch schützt vor Infektionen
Über die Muttermilch erhält das Kind direkt Antikörper gegen Keime, die sich im Umfeld seiner Mutter herumtreiben. Besonders hoch ist der Gehalt an Immunglobulinen im Kolostrum, verdünnt sich dann durch die größeren Milchmengen, die in den folgenden Monaten gebildet werden, und steigt mit abnehmender Milchmenge wieder an. Ein Einjähriges, das schon feste Mahlzeiten bekommt, aber immer noch gestillt wird, kann in dem bisschen Muttermilch, das es noch zu sich nimmt, so hohe Konzentrationen an Immunglobulinen vorfinden wie im Kolostrum!

Wie sehr sich vor allem auch langes Stillen auf die Häufigkeit von Krankheiten auswirkt, hat Chandra Kanada mit einer Studie an Kindern belegt, die alle unter guten sozialen und hygienischen Bedingungen lebten. Die Studie lief über einen Zeitraum von 24 Monaten, erfasste also auch lang gestillte Kleinkinder. Er fand:

bei **Atemwegserkrankungen** kamen auf 10 gestillte Kinder
                                                            23 Flaschenkinder
bei **Durchfällen** kamen auf   10 gestillte Kinder
                                                            35 Flaschenkinder
bei **Mittelohrentzündungen** kamen auf   10 gestillte Kinder
                                                            95 Flaschenkinder.
(nach E. Hormann, Tagungsbericht des 2. Aachener Stillkongresses 1994)

Genauso unbestritten ist die vorbeugende Wirkung des Stillens gegen Allergien.

Dringen Fremdstoffe in den menschlichen Körper ein, werden sie normalerweise von körpereigenen Abwehrstoffen unschädlich ge-

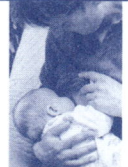

macht. Beim Allergiker begnügen sich nun diese Abwehrstoffe nicht damit, die Eindringlinge zu bekämpfen, sondern greifen in sozusagen blinder Wut auch körpereigene Zellen an. Je später ein menschlicher Körper mit solchen Fremdstoffen in Kontakt kommt, umso eher hat er die Möglichkeit, seine Abwehrzellen so in Schach zu halten, dass sie sich auf ihre eigentliche Aufgabe beschränken.

Bei einem Baby, das in den ersten sechs Monaten *ausschließlich* gestillt wird, ist die Gefahr am geringsten, dass sein unausgereiftes Verdauungssystem in Kontakt mit Stoffen kommt, die es noch nicht verarbeiten kann. Sind Magen und Darm nach etwa einem halben Jahr so weit entwickelt, dass sie beginnen können, normale Nahrung zu verdauen, sind sie auch in der Lage, ihre «Waffen» differenzierter auszuwählen und nicht neben dem Feind auch noch den Freund mit zu vernichten.

Natürlich weiß man nicht im Voraus, ob ein bestimmtes Kind nun eine Allergie entwickeln wird oder nicht. Aber man kann es eben im Voraus auch nicht ausschließen. Und so ist es auf jeden Fall die verantwortlichere Lösung, streng darauf zu achten, dass das Kind im ersten halben Jahr *nichts außer Muttermilch* bekommt.

Kommen in Ihrer Familie gehäuft Allergien vor, spricht auch nichts dagegen, das Kind länger als sechs Monate voll zu stillen. Wenn es gedeiht, kann eine reine Muttermilchernährung auch ein ganzes Jahr lang ausreichend sein. Und selbst dann noch kann die Muttermilch die Ernährung am Familientisch schützend ergänzen.

Belastung durch Schadstoffe, Medikamente und Genussgifte

Stillen ist zwar das Beste fürs Baby – aber … Es ist noch nicht lange her, da geisterte dieses «Aber» durch alle Medien. Muttermilch sei so stark schadstoffbelastet, dass sie keine Lebensmittelkontrolle passieren würde. Um dem Kind nicht zu schaden, solle das Stillen auf vier Monate beschränkt werden. Darüber hinaus gebe es «keine Vorteile» mehr, ja, es sei wegen der Schadstoffbelastung regelrecht gefährlich.

Die Liste dessen, was da in der Milch gefunden wurde, war in der

Tat lang: Nicht nur Pflanzenschutzmittel, PCB und Dioxine, auch Duftstoffe aus Kosmetikartikeln, Lösungsmittel und Bestandteile von Putzmitteln wurden nachgewiesen.

Dieser Alarm hat – wie sicher auch die unterschiedlichsten anderen Bestrebungen in ökologischer Hinsicht – mit dazu geführt, dass der Einsatz von Pflanzenschutzmitteln in Deutschland stark reduziert wurde.

Inzwischen ist die Belastung der Muttermilch so weit zurückgegangen, dass die Nationale Stillkommission am Robert-Koch-Institut in Berlin generell Entwarnung gegeben hat. In einer öffentlichen Verlautbarung heißt es, es gebe «kein gesundheitliches Risiko für den Säugling und somit keinen Anlass für irgendwelche Einschränkungen des Stillens». (Beschluss der Nationalen Stillkommission vom 20. 11. 1995)

Das sollte natürlich kein Grund sein, nun zufrieden die Hände in den Schoß zu legen und die Bemühungen um eine giftfreie Umwelt aufzugeben. Nach wie vor ist Aufmerksamkeit vonnöten, und Sie werden vielleicht von anderer Seite auch durchaus Beunruhigenderes hören. **Aber Ihr persönliches Verhältnis zu Ihrem Baby brauchen Sie durch derlei Befürchtungen im wahrsten Sinne des Wortes nicht «vergiften» zu lassen.**

Es ist sicher richtig, die Entwicklung der Muttermilchbelastung durch Schadstoffe als empfindlichen Indikator für die Gesamtbelastung unserer Umwelt anzusehen. Aber es ist ebenso richtig, dass unter den gegebenen Umständen gestillte Kinder noch immer gesünder sind als nicht gestillte.

Bei den Empfehlungen für kürzeres Stillen ging man auch einfach davon aus, dass die Belastung der Muttermilch während der ganzen Stillzeit konstant blieb. Inzwischen haben aber Langzeitbeobachtungen gezeigt, dass die Schadstoffkonzentration mit zunehmender Stilldauer abnimmt und beim zweiten und dritten Kind geringer ist als beim ersten.

Ist das Stillen in Gang gekommen, werden die Fettpolster, in denen sich die Schadstoffe angesammelt haben, mit der Zeit verbraucht, und das nötige Fett wird nun zunehmend der täglich zugeführten Nahrung entnommen. Die ist zwar nicht rückstandsfrei, aber die Konzentratio-

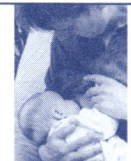

nen sind weitaus geringer als in dem langjährigen Sammelbecken der mütterlichen Fettdepots.

Darum sollten Sie während der Stillzeit auch keine Schlankheitskur machen. Je schneller körpereigene Fette abgebaut werden, umso mehr Schadstoffe gelangen in den freien Stoffwechsel und stehen so als Rohstoff für die Milchproduktion zur Verfügung. Ein bisschen Abnehmen während der Stillzeit ist zwar angenehm für die Mutter, aber unter dem Gesichtspunkt der Muttermilchbelastung sollten Sie doch darauf achten, dass Sie nicht mehr als 0,5 bis 1 kg pro Monat an Gewicht verlieren.

Sie brauchen aber nicht nur auf diese defensive Art darauf zu achten, Ihre Milch von schädlichen Stoffen möglichst frei zu halten. Versuchen Sie im Alltag, möglichst Putzmittel, Körperpflegemittel, Baustoffe und selbstverständlich auch Nahrungsmittel aus ökologisch orientierter Produktion zu verwenden, so halten Sie sich selber eine Menge Schadstoffe buchstäblich vom Leib, und außerdem leisten Sie Ihren Beitrag dazu, umweltverträglich produzierende Betriebe zu unterstützen und so langfristig die Belastung der Muttermilch auch bei folgenden Generationen zu senken.

Mit **Medikamenten** sollten Sie ebenfalls sehr zurückhaltend sein. Im Zweifelsfall lassen Sie den Arzt die Unbedenklichkeit für stillende Mütter nachprüfen oder wenden sich an eine Stillberaterin. Diese besitzen in der Regel Listen mit stillverträglichen Medikamenten.

Genussmittel

Nun kann nicht nur die Umwelt, sondern auch die Mutter ihre Milch mit so allerlei anreichern, was eigentlich nicht hineingehört: Alkohol und andere Rauschmittel, Nikotin, Koffein.

■ **Alkohol** geht ungehindert und sofort in die Muttermilch über, auch in geringen Mengen. Folgen hat das bei Mutter und Kind. Bei der Mutter geht unter Alkoholgenuss der Milchspendereflex zurück, das Stillen wird für das Kind schwieriger. Da das Baby seinerseits durch den Alkoholgehalt der Milch eher träge und trinkfaul wird, kann es auch seinen Beitrag für eine befriedigende Stillmahlzeit nicht leisten.

Hält ein solcher Zustand an, kommt es beim Kind zu mangelhafter Ernährung, gepaart mit einem Rückstand in der Bewegungsentwicklung und damit auch der geistigen Entwicklung.

Ein einzelnes Gläschen Wein oder Bier wird nun sicher keine bleibenden Schäden oder Entwicklungsverzögerungen beim Kind verursachen.

Die Frage ist hier, ob Sie sich selber schaden, wenn Sie darauf verzichten? Wahrscheinlich auch nicht.

■ Mit Sicherheit schädlich, auch schon in geringen Mengen, ist **Nikotin**. Anders als Alkohol erscheint es in der Muttermilch in stärkerer Konzentration als im Blut der Mutter (dreifach!).

Nikotin ist ein starkes Nervengift und kann beim Säugling zu Durchfällen und Erbrechen führen; in leichteren Fällen zu Unruhe und Bauchschmerzen. Dazu kommt durch das Passivrauchen eine erhöhte Infektanfälligkeit der Luftwege – und jeder Schnupfen, jeder Husten beeinträchtigt das Gedeihen des Babys. Es ist also in jedem Fall dringend anzuraten, auf Zigaretten ganz zu verzichten und auch die Partner und Besucher zu bitten, in der Wohnung nicht zu rauchen.

Wenn eine Raucherin es schon nicht geschafft hat, mit Rücksicht auf die eigene Gesundheit das Rauchen aufzugeben, wird vielleicht doch die viel zartere Konstitution ihres Kindes Grund genug sein, dass sie damit Schluss macht.

■ Ganz so rigoros müssen Sie nicht mit sich umgehen, wenn es um die morgendliche Tasse **Kaffee** geht.

Zwar ist das Koffein wie auch das Teein aus dem Tee ebenfalls rasch in der Muttermilch nachweisbar, aber es wirkt nicht so unmittelbar schädlich auf den Organismus des Kindes. Allerdings kann es durchaus zu Unruhe und schlechtem Schlaf führen. Sie können also einen richtigen Teufelskreis in Gang setzen, wenn Sie versuchen, sich durch Kaffee aus der Müdigkeit zu reißen, die Ihnen das unruhige Kind beschert hat – es wird möglicherweise nur noch unruhiger.

Ob Ihr Kind es besser verträgt, wenn Sie schwarzen **Tee** trinken, werden Sie durch Beobachtung selbst herausfinden. Manchem Erwachsenen bekommt Tee besser als Kaffee, was vor allem auch mit dem Säuregehalt des Kaffees zusammenhängt. Ob das zugleich auch

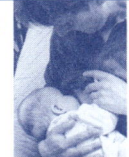

bedeutet, dass das Kind darauf weniger reagiert, kann sich nur von Fall zu Fall zeigen.

■ Nachgewiesen ist, dass der dem Koffein verwandte Stoff Theobromin, der in **Schokolade** vorkommt, nur in sehr geringen Mengen in die Milch übergeht. Das heißt nicht, dass Schokolade nun besonders gesund ist – aber wenn Sie sie gerne essen, brauchen Sie wegen des Stillens darauf nicht zu verzichten.

■ Was sich von selbst verbietet: die Einnahme von (ohnehin illegalen) **Drogen** aller Art. Eine Mutter, die sich während der Stillzeit die Frage stellt, ob sie Drogen konsumieren kann, hat das wahrscheinlich auch schon während der Schwangerschaft getan. Möglicherweise wird ihr Kind nach der Geburt schwere Entzugserscheinungen zeigen. Ein solcher Fall gehört in sorgfältige ärztliche und psychologische Betreuung.

Sollten Sie davon betroffen sein, scheuen Sie sich nicht, jede mögliche Hilfe in Anspruch zu nehmen – und vergessen Sie nicht, dass letzten Endes *Sie* dafür verantwortlich sind, dass diese Hilfe die erhoffte Wirkung zeigt!

So stillen Sie im Alltag

Eigentlich ist Stillen einfach.

Aber am Anfang ist es vor allem neu, und an alles Neue muss man sich erst gewöhnen. Ich fand den Anfang zwar leicht, weil ich, wie schon beschrieben, das Bild meiner stillenden Mutter vor Augen hatte. Dennoch war ich über manches verblüfft. Noch auf dem Entbindungsbett, als ich Jan in den Arm gelegt bekam, wackelte er so seltsam mit dem Kopf, bis er schließlich die Brustwarze schnappte. Mich überraschten auch die Kraft, mit der er saugte, und die intensiven bis schmerzhaften Gefühle in meiner Brust, vor allem, nachdem am dritten Tag die Milch «eingeschossen» war, wie man so schön sagt. Wenn Sie aber für gute Bedingungen beim Stillen sorgen, werden Sie sich entspannt auf diese «Überraschungen» einlassen können.

So machen Sie es sich bequem beim Stillen

■ Wie Sie am besten **im Liegen** stillen können, habe ich unter «Stillen im Wochenbett» auf S. 246 f. bereits beschrieben. Wichtig ist: Stützen Sie mit Kissen gut Ihren Kopf und Rücken ab, damit Sie nicht während des Stillens Schulter- und Bauchmuskulatur anspannen müssen. Wollen Sie die Brust wechseln, müssen Sie sich entweder mitsamt dem Kind auf die andere Seite rollen. Oder Sie versuchen möglichst bald das, was ich schließlich beim dritten Kind herausfand: Man kann sich nämlich so weit über die geleerte Brust überbeugen, dass das Baby die obere, noch volle Brust erreicht. Da die untere Brust dann schon leer getrunken ist, geht das auch in den ersten Wochen schon recht gut.

■ **Im Sitzen** sollte der Arm, der das Baby hält, genau so abgestützt sein, dass das Baby gut die Brustwarze erreichen kann. Sie verkrampfen sonst die Schulter- und Halsmuskeln, und diese Verspannung kann sich bis in die Brüste fortsetzen und den Milchfluss behindern.

■ Fassen Sie Ihre Brust entweder mit der ganzen Hand (Daumen über der Brustwarze, die restlichen Finger darunter, der C-Griff) oder zwischen Zeigefinger und Mittelfinger (V-Griff), um sie dem Baby in den Mund zu dirigieren. Beim C-Griff ist die Gefahr geringer, dass Sie die Milchgänge abdrücken, der V-Griff ergibt eine angenehmere Handhaltung für die Mutter. Machen Sie es, wie es Ihnen am bequemsten ist, nur sorgen Sie dafür, dass das Baby die Brustwarze so weit wie möglich in den Mund bekommt!

■ Sehr junge Säuglinge finden manchmal die Brustwarze nicht. Versuchen Sie dann nicht, seinen Kopf mit der Hand zur Brust hin zu lenken. Sein Suchreflex lässt das Kind den Kopf nur dahin drehen, von wo es berührt wird. Streicheln Sie mit der Brust seine Wange, dann wird es bald den Kopf zur richtigen Seite drehen.

■ Soll es die Brustwarze loslassen, schieben Sie ihm den kleinen Finger in den Mundwinkel. Das Kind kann dann die Brust nicht mehr saugend festhalten, und Sie können ihm die Brust aus dem Mund ziehen, ohne dass es Ihnen wehtut.

Wie viel Ruhe brauchen Sie zum Stillen?

Gerade so viel, wie Sie wollen. Ich hatte meist keine Lust, wegen des Stillens eine gemütliche Runde zu verlassen, und als schon ältere Kin-

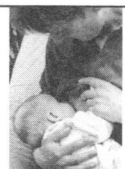

der da waren, habe ich ihnen beim Stillen vorgelesen oder ein Spiel mit ihnen gemacht. Natürlich habe ich auch immer wieder in trauter Zweisamkeit gestillt und das auch sehr genossen. Aber es heißt doch, die Unabhängigkeit von Küche und Kochgeschirr, die das Stillen nun einmal bietet, gleich wieder aufzugeben, wenn man sich stattdessen auf den Schaukelstuhl im Schlafzimmer fixiert.

Ich habe auf Bänken, im Gras sitzend, in Gaststätten, auf Treppenstufen, im Auto, auf gefällten Baumstämmen, in fremden Betten, in der Eisenbahn, im Liegestuhl, ja sogar einmal im Weihnachtsgottesdienst gestillt. Die Babys fanden gar nichts dabei.

Gerade in der ersten Zeit, wenn Sie noch wenig Routine haben, ist es sicherlich gut, sich in Ruhe aufs Stillen konzentrieren zu können, und wenn es Ihnen auch später in Gesellschaft keinen Spaß macht, bleiben Sie bei dem ruhigen Plätzchen. Aber glauben Sie nicht, es schade irgendjemandem, wenn Sie auch unter turbulenten Bedingungen stillen – es sei denn, das Baby trinkt vor lauter Ablenkung nicht mehr.

Wie lange soll eine Stillmahlzeit dauern?

Mir war ausreichend Zeit immer wichtiger als Ruhe. Auch in diesem Punkt finden Sie häufig die strikte Anweisung: Nicht länger als 20 Minuten! Vergessen Sie es. Am Anfang mag es wirklich gut sein, das Baby jeweils nur kurz an jeder Seite anzulegen, um die Brustwarzen langsam an die Beanspruchung zu gewöhnen. Aber Sie werden bald selber am besten wissen, wie lange Ihre Brust das Nuckeln verträgt, wie lange Sie selbst und das Baby Spaß daran haben. Das können mal fünf Minuten sein und mal eine Stunde. Auch unsereins isst ja mal ein Brot zwischendurch oder lässt sich zu einem ausgedehnten Festmahl nieder.

Längeres Nuckeln dient natürlich der Lust, nicht mehr der Ernährung. Das war lange Grund genug, es zu untersagen, aber warum? Lust macht die Seele satt!

Eine lange Stillmahlzeit bedeutet allerdings nicht, dass das Kind auch besonders viel trinkt. Die größte Milchmenge bekommt es in den ersten fünf bis zehn Minuten. Eine Stillmahlzeit beginnt normalerweise damit, dass das Baby kräftig saugt und so den Inhalt der Milchseen direkt hinter der Brustwarze zu sich nimmt (vgl. S. 148). Diese

Milch wirkt ziemlich wässrig, wenn man sie abpumpt und so auch mal sehen kann. Das heißt aber nicht, dass sie qualitativ schlecht oder zu dünn ist.

Der Milchflussreflex

Durch den Saugreiz angeregt, produziert die Hirnanhangdrüse der Mutter einen Schub Oxytozin, das die Muskeln um die Milchbläschen dazu veranlasst, sich zusammenzuziehen und die auf Vorrat produzierte Milch zur Brustwarze hin zu drücken. Das ist deutlich zu spüren, anfangs kann es regelrecht wehtun.

Nun läuft die Milch fast von selbst. Manchmal spritzt sie dem Kind geradezu in den Mund, sodass es sich regelrecht verschluckt. Da der Milchflussreflex auf beide Brüste gleichzeitig wirkt, vermischt sich jetzt in der Brust, an der das Baby nicht trinkt, die wässrige Anfangsmilch mit dieser dickflüssigeren, gehaltvolleren Milch, sodass das Baby beim Brustwechsel noch einen nahrhaften Nachtisch bekommt.

Meistens tropft es auch kräftig aus dieser Brust, eine saugfähige Stilleinlage ist also sinnvoll. Sie können das Herausspritzen auch unterbinden, indem Sie während der «Brustkontraktion» mit der freien Hand die Brustwarze etwas flachdrücken oder abknicken.

Ist diese «Spritzphase» vorbei und hat das Baby alle Milch getrunken, die in den Milchgängen war, hat es die größte Menge der Mahlzeit erhalten. Sie können jetzt die Brust wechseln, dann kann es an der anderen Brust noch einmal ebenso viel bekommen, aber das Angebot wird es in den seltensten Fallen ganz ausnutzen.

Der Milchflussreflex wird übrigens nicht nur durch Saugen ausgelöst. Sie werden merken, dass allein beim Anblick des Babys oder wenn Sie es schreien hören die Milch schon läuft! Manchmal reicht sogar schon der bloße Gedanke an das Kind!

Das «Bäuerchen»

Beim Essen und Trinken schluckt jeder Mensch etwas Luft mit, die er dann durch mehr oder weniger dezentes Aufstoßen wieder hinausbefördert. Bei Babys ist das nicht anders. Sie scheinen davon allerdings oft Magendrücken zu bekommen, darum ist ein wenig Hilfestellung fürs «Bäuerchen» angebracht. Den kleinen Säugling können Sie mit

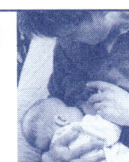

beiden Händen etwas hochhalten, oder aber Sie legen sich ein Spucktuch auf die Schulter, lehnen das Baby bäuchlings daran und klopfen
ihm sacht den Rücken. Durch die Erschütterung sammelt sich die mit-
geschluckte Luft im Magen und wird dann durch Aufstoßen hinausbefördert. Bei manchen Babys kommt dabei regelmäßig Milch mit, das
ist ganz normal.

Will das Bäuerchen gar nicht kommen, brauchen Sie es auch nicht
zu erzwingen. Legen Sie dann das Kind auf die Seite ins Bett, dann
kommt auch ein verspätetes Bäuerchen problemlos. Oder binden Sie
sich das Kind mit dem Tragetuch um, dann kommt es irgendwann
auch von selbst.

Wie häufig soll das Baby gestillt werden?

Stellen Sie sich darauf ein, dass Ihr Kind in den ersten Wochen sehr oft
und sehr unregelmäßig die Brust verlangt. Wenn es schon bald einen
erkennbaren Rhythmus zeigt, haben Sie Glück, dauert es ein paar Monate, brauchen Sie sich auch keine Sorgen zu machen.

Es ist normal, wenn ein Baby in den ersten Monaten 8–12 Mahlzeiten am Tag verlangt. Das ist natürlich sehr anstrengend, vor allem,
wenn Sie der Meinung sind, beim Stillen nichts anderes tun zu dürfen.
Denn abgesehen von der körperlichen Energie, die man als junge Mutter ins Stillen stecken muss, ist es ja die viele «herumgesessene» Zeit,
die uns so nervös macht. Ich würde Ihnen empfehlen, sich bei drei
oder vier Mahlzeiten am Tag wirklich Zeit und Muße für Ihr Kind zu
nehmen, am besten zu den üblichen Essenszeiten. Möchte das Kind
zwischendurch trinken, erlauben Sie sich ruhig, dabei auch zu lesen,
zu telefonieren oder sich zu einem Schwatz zur Nachbarin auf die
Bank zu setzen. Wahrscheinlich wird das Kind diese «beiläufigen
Mahlzeiten» als Erste auslassen, sodass Sie nach einer Weile bei einem
Rhythmus angekommen sind, der an den Mahlzeitenrhythmus Ihrer
Familie angepasst ist. (Vgl. «Perspektive teilen», S. 410 ff. und «Erziehung», S. 423)

Wird das Kind auch wirklich satt?

Wie viel Milch das Baby bekommt, ist meist der Angelpunkt aller Be-
sorgnisse rund um das Stillen. Nun ist die Erkenntnis, dass sich die

Milchmenge nach Angebot und Nachfrage richtet, längst kein Geheimtipp mehr. Dabei versteht die Brust nur Anlegen als Nachfrage – eine metaphysische Verbindung zum Kind besteht nicht. Wenn Sie das Gefühl haben, es wird nicht satt, müssen Sie es öfter anlegen, notfalls fast rund um die Uhr. Dann kann es bis zu drei Tagen dauern, und die Brust produziert mehr Milch. Im Allgemeinen entwickeln Babys nach etwa zehn Tagen, nach vier bis sechs Wochen und nach dem dritten Monat einen Bedarfsschub. Viele Mütter meinen dann, ihre Milch ginge zurück, und stillen ab. Das ist ein Irrtum. Drei Tage gute Nerven, und alles ist wieder im Lot.

Die Menge der Milch, die Ihrem Baby zur Verfügung steht, hängt nicht damit zusammen, wie prall sich die Brust anfühlt. Ein Baby kann aus einer weichen, gut eingespielten und relativ kleinen Brust nach einigen Monaten Stillzeit leicht mehr Milch bekommen als aus den geschwollenen Brüsten kurz nach der Entbindung. Freuen Sie sich lieber, wenn Ihre Brust wieder weich und nicht mehr so schwer ist. Die Befürchtung, nun wäre es aus mit der Milch, ist unangebracht.

Sie können natürlich auch mit einer Babywaage kontrollieren, wie viel das Kind bei einer Mahlzeit trinkt – aus Neugier. Eine Aussage über Ihre Stillfähigkeit ergibt das nicht. Das ängstliche Nachwiegen, ob das Kind auch genug getrunken hat, macht manche Mutter so nervös, dass die Milch nicht mehr recht fließen mag. Außerdem trinkt kein Kind bei jeder Mahlzeit dieselbe Menge. Sinnvoller ist, seine Gewichtszunahme alle ein bis zwei Wochen zu kontrollieren. Die sollte etwa so aussehen:

1. – 3. Monat knapp 200 g pro Woche
4. – 6. Monat zwischen 150 und 180 g pro Woche
7. – 9. Monat knapp 100 g pro Woche
10. – 12. Monat zwischen 50 und 100 g pro Woche

Aber auch das müssen Sie nicht jede Woche kontrollieren. Ist Ihr Kind zufrieden, macht einen runden Eindruck in jeder Beziehung und mehrmals am Tag seine Windel nass, dann können Sie es bei der Gewichtskontrolle durch den Kinderarzt im Rahmen der Vorsorgeuntersuchungen belassen.

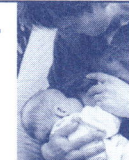

Soll man bei einer Mahlzeit eine oder beide Brüste geben?
Das können Sie selbst entscheiden. Wird Ihr Kind an einer Brust für eine gewisse Zeit satt und die andere Brust hält den doppelten Mahlzeitabstand schmerzlos aus, ist das in Ordnung.

Ich fand es angenehmer, bei einer Mahlzeit eine Brust (fast) leer trinken zu lassen und aus der anderen wenigstens den Überdruck loszuwerden.

Diese «angetrunkene» Brust war dann beim nächsten Mal als Erste dran. Nach einer Weile fühlt man, welche Brust die vollere ist; sind Sie anfangs unsicher, binden Sie sich ein Bändchen an die BH-Seite, die als nächste dran ist.

Das beidseitige Trinken bei jeder Mahlzeit hat den Vorteil, dass beide Brüste durch den Saugreiz stimuliert werden, neue Milch zu bilden. Die Milchbildung reagiert nämlich weniger auf das Leertrinken der Brust als auf den häufigen Saugreiz.

Die Pflege der Brustwarzen
Hier gilt wie fast überall – weniger ist mehr. Duschen Sie regelmäßig (dabei die Brust nicht einseifen!) und halten Sie Ihre Hände sauber, das genügt vollkommen. Die Milch enthält keimtötende Substanzen, und wenn Sie einfach ein paar Tropfen auf der Brustwarze trocknen lassen, ist sie optimal geschützt. Wie heilend Muttermilch ist, können Sie auch beobachten, wenn Sie sie zur Pflege eines wunden Babypopos, des abheilenden Nabels oder als Nasentropfen bei einem Schnupfen anwenden.

Sie werden, zumindest in den ersten Monaten, Stilleinlagen brauchen, wenn Sie nicht ständig Milchflecken auf den Kleidern haben wollen. Es gibt sie in Apotheken, Drogerien und den entsprechenden Abteilungen in Supermärkten. Meist haben sie eine hauchdünne Plastikeinlage, damit die Milch nicht durchschlägt. Das kann zu einem Feuchtigkeitsstau führen, der zarte Brustwarzen zusätzlich aufweicht. Also häufig wechseln!

Besonders angenehm und schonend für die Brustwarzen sind Stilleinlagen aus Seide, da Seide eine hautverwandte Substanz ist. Sie werden nur in warmem Wasser ausgedrückt und immer wieder verwendet. (Bezugsquellen im Anhang)

Ob Sie einen Still-BH benutzen wollen oder einen normalen, elastischen, sollte Ihr Bequemlichkeitsgefühl entscheiden. In einem elastischen dünnen BH lässt sich jede Art von Stilleinlage einlegen, und sie sind beim Stillen mit einem Handgriff von der Brust zu streifen. Dass sie nicht auskochbar sind, spielt keine Rolle, die empfindlichen Brustwarzen sind ja ohnehin von der Stilleinlage bedeckt. Ist Ihre Brust aber sehr schwer, bietet sich wohl eher ein Still-BH an.

Kleidung

Sie brauchen beim Stillen nicht die berühmten Blusen, die von vorn zu öffnen sind. Alle zweiteiligen Bekleidungen sind geeignet. Pullover krempeln Sie einfach auf der Stillseite hoch. Das ist auch die dezenteste Art des Stillens in der Öffentlichkeit. Weiter vorn auf S. 111 habe ich eine Methode beschrieben, wie Sie auch Ihre Lieblingskleider während des Stillens tragen können.

Ich habe beim Stillen in den ersten Monaten dem Baby eine Mullwindel über die Schulter gelegt, sodass von Brust und Babymund nichts auf meine Kleidung tropfen konnte und diese Windel dann als Spucktuch fürs Bäuerchen verwendet.

Ernährung während der Stillzeit

Für die Ernährung gilt dasselbe wie während der Schwangerschaft: Jede gesunde Ernährung ist richtig. Sie brauchen natürlich ein bisschen mehr von allem, aber dieses «Mehr» brauchen Sie nicht an Kalorientabellen abzuzählen. Sie werden ein bisschen mehr Hunger haben, und Ihr Körper wird langsam schon während der Schwangerschaft aufgebaute Vorräte abbauen.

Wichtig ist mehr Flüssigkeit. Das kann alles sein, was Ihnen schmeckt. Kaffee und schwarzer Tee können Ihr Baby allerdings unruhig machen (s. a. S. 308).

Es kann sein, dass Ihr Baby auf manche Dinge hin, die Sie essen, wund wird oder Ausschlag bekommt. Unsere Lena hat mit sechs Monaten einmal von einer einzigen Mandarine rote Stippchen am ganzen Körper gehabt. Gerade bei Zitrusfrüchten kann das vorkommen.

Das drei Monate alte Kind einer Freundin bekam jedes Mal Blähungen, wenn die Mutter Lauch oder Zwiebeln aß – meine haben das gut

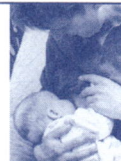

vertragen. Sie müssen also etwas experimentieren, grundsätzlich verbotenes Essen gibt es nicht.

Ausführlichere Informationen finden Sie in dem Buch «Was stillende Mütter essen sollen» von Bettina Salis und Claudia Muir (rororo Nr. 60321).

Probleme beim Stillen

Wunde Brustwarzen

Sicherlich werden Sie den Ratschlag hören, dass Sie in einem solchen Fall seltener und kürzer stillen sollten, damit sich die Brustwarzen erholen können. Denn angeblich weichen die Brustwarzen auf. Wund werden Brustwarzen aber eher dann, wenn sie gezerrt oder gerieben werden. Das tritt bei richtigem Anlegen gar nicht oder in nur sehr geringem Maße auf.

Bei seltenem Stillen kann die Brust so voll sein, dass das Kind sie nicht richtig ansaugen kann und nur die Brustspitze zu fassen bekommt. Das führt nun erst recht zum «Zerren».

Und stillen Sie bei einer Mahlzeit nur kurz, kann es sein, dass entweder der Milchspendereflex gar nicht ausgelöst wird oder aber das Kind nur so kurz saugt, dass es kaum etwas von der fetthaltigen Hintermilch erhält. Es wird nur umso schneller wieder hungrig und entsprechend gierig – die Folge: Siehe oben!

■ Überprüfen Sie, ob Sie in entspannter Position stillen und das Kind die Warze samt Warzenhof weit genug im Mund hat.

■ Sorgen Sie dafür, dass das Kind Bauch an Bauch mit Ihnen liegt, den Kopf also nicht zur Brustwarze hindrehen muss.

■ Befühlen Sie Ihre Brust, ob sie nicht zu voll ist. Spannt die Brustwarze, kann das Kind sie nicht richtig fassen und zieht an der Warzenspitze. Pumpen oder drücken Sie etwas Milch ab.

■ Überprüfen Sie, ob das Kind überhaupt richtig saugt. Nimmt es die Warze weit genug in den Mund? Klickt und schmatzt es, wenn Ihr Kind saugt? Dann hat es nicht richtig angesaugt. Nehmen Sie es ab, indem Sie ihm einen Finger in den Mundwinkel stecken und lassen Sie es einen neuen Versuch machen.

■ Versuchen Sie, das Kind so anzulegen, dass die wunde Stelle nicht im Bereich des Unterkiefers liegt, denn hier ist die Reibung am stärksten. Das kann zu abenteuerlichen Haltungen führen, z. B. einem Baby, das von oben der Mutter über der Schulter liegt.

■ Legen Sie immer an der Seite zuerst an, die weniger wund ist, und wechseln Sie an die andere Seite, sobald der Milchspendereflex eingesetzt hat. Dann zieht das Kind nicht mehr so stark, und es tut weniger weh.

■ Die beste Medizin sind der *Speichel des Babys* und ein *paar Tropfen Milch*, die Sie auf der Brustwarze trocknen lassen.

■ *Luft und Sonne* – notfalls auch eine Höhensonne – tun ein Übriges.

■ Haben Sie keine Möglichkeit, Ihre Brüste eine Weile unbedeckt zu lassen, können Sie *Plastik-Teesieben* die Griffe abschneiden und sie in den BH einlegen. Das hat auch noch den Effekt, dass der Warzenhof etwas von der Brustwarze weggedrückt wird und somit der Übergang zwischen Warze und Warzenhof gut trocknen kann. Diese Stelle ist nämlich besonders gefährdet, denn wenn die Brustwarze vom BH flach gedrückt wird, liegt hier Haut auf Haut und trocknet nicht richtig aus.

■ Verwenden Sie Stilleinlagen aus Wolle oder Seide. Sie sind luftdurchlässig und fördern die Heilung.

■ *Vermeiden* Sie *Seife* und auch seifenfreie Duschlotionen, sie trocknen die Haut aus.

■ Machen Sie *Brustbäder in Salbeitee*. Er bewirkt, dass Zellen weniger Flüssigkeit aufnehmen und so wenig Nährboden für Krankheitserreger bieten.

■ *Vermeiden* Sie *Salben und Cremes*, sie weichen die Haut auf.

■ Bekommen Sie erst nach einigen Wochen wunde Brustwarzen, lassen Sie den Arzt klären, ob es sich um eine Pilzerkrankung handelt, die sich beim Kind durch kleine weiße Flecken im Mund zeigt und auf die Brust der Mutter übertragen werden kann. Kind und Mutter müssen gleichzeitig mit demselben Medikament behandelt werden.

■ Manche Hebammen empfehlen Frauen mit Warzenproblemen ein Saughütchen, das beim Stillen auf die Brust aufgesetzt wird. Die Haut wird nicht unmittelbar gereizt, und das Baby kann doch saugen und die Milchproduktion in Gang halten. Andere lehnen das strikt ab, weil das Kind sich u. U. so daran gewöhnt, dass es an der bloßen Brust nicht mehr richtig saugt. Also möglichst vermeiden – und wenn, dann so kurz wie möglich benutzen!

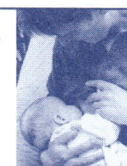

Der Milchstau

Sie werden beim Stillen merken, dass die Brust nicht immer ganz gleichmäßig geleert wird. Ab und zu bleiben kleine Bereiche der Milchdrüsen etwas hart und druckempfindlich. Solche etwa kirschgroßen Verhärtungen kamen bei mir hin und wieder an den Außenseiten der Brüste vor, denn die Brust wird immer da am besten geleert, wo das Baby mit seinem Unterkiefer liegt, bei normaler Stillhaltung also hauptsächlich die Innenseite der Brust. Solche Verhärtungen können Sie beim nächsten Stillen mit Ihrer freien Hand zum Babymund hin ausstreichen oder nach dem Stillen mit sanftem (!) Druck Richtung Brustwarze verteilen.

Helfen diese kleinen Maßnahmen nicht, kann es sich um einen *Milchstau* handeln. Dann ist wahrscheinlich der Milchflussreflex gestört. Denken Sie nach: Gibt es vielleicht etwas, was Sie bedrückt?

Lockern Sie alles, was einengt, buchstäblich und im übertragenen Sinne. Atmen Sie tief durch und stellen Sie sich vor, in Ihren Brüsten würden zwei behutsame Hände dem Baby sein Lebenselixier sanft zuschieben, dann wird die Milch schon fließen.

Wenn es trotz einfacher Maßnahmen schlimmer statt besser wird

Haben Sie noch wenig Erfahrung mit dem Stillen, wenden Sie sich am besten gleich an Ihre Hebamme oder eine Stillberaterin. Sie wird Ihnen raten, wie Sie vermeiden können, dass aus dem Milchstau eine Brustdrüsenentzündung wird. Dann ist die Brust nicht nur hart, sondern auch rot und heiß, und auch Ihr Allgemeinbefinden ist beeinträchtigt.

Wichtig ist vor allem: Gönnen Sie sich Ruhe. Organisieren Sie sich jemanden für den Haushalt und legen sich mit dem Baby ins Bett. Die Brust ist jetzt Ihr wichtigster Körperteil, der drei Tage Bettruhe wirklich wert ist!

Bekommen Sie Fieber, ist das kein Grund zum Abstillen. Halten Sie die Milch am Fließen, durch häufiges Stillen und notfalls Abpumpen, sodass infizierte Milch immer wieder entleert wird. Dem Baby schadet das nichts. Die Bakterien werden von seiner Magensäure abgetötet, es wird sich nicht an der Milch anstecken.

Man kann eine fiebrige Brustentzündung mit Quarkwickeln oder

Umschlägen mit Weißkohlblättern behandeln, kombiniert mit häufigem Anlegen und einem sehr niedrig dosierten Abstillmedikament, das hier nicht zum Abstillen, sondern lediglich zur Milchdrosselung eingesetzt wird.

Falls Ihnen das Stillen anfangs durch solche schmerzhaften Begleiterscheinungen verleidet sein sollte, denken Sie daran: Wir hören ja auch nicht auf zu essen, wenn wir uns mal den Magen verdorben haben. Es geht ganz bestimmt vorbei. Ihr Baby, Ihre Bequemlichkeit und nicht zuletzt Ihr Geldbeutel werden Ihnen ein bisschen Durchhaltevermögen danken.

Die beste Vorbeugung gegen Stillprobleme aller Art: Lassen Sie sich im Wochenbett von einer Hebamme betreuen. Sie wird Ihnen gerne auch später noch bei Stillproblemen mit Rat und Tat zur Seite stehen. Stillgruppen, die oft von Stillberaterinnen geleitet werden, sind ebenfalls eine gute Quelle für Informationen und Rückenstärkung, falls Sie sich einmal entmutigt fühlen sollten.

Das Abstillen

Sechs Monate lang reicht die Muttermilch für alle Bedürfnisse des Säuglings aus. Jede andere Kost, vor allem Getreide und Kuhmilchprodukte, sind in dieser Zeit für das Verdauungssystem des Babys noch zu belastend oder können Allergien auslösen. (Vgl. «Stillen als Gesundheitsvorsorge», S. 304)

Dann aber kommt die Zeit, in der das Baby schon aus purer Neugier nach anderem Essen verlangt und es auch verträgt. Das ist der Anfang des Abstillens – das sich manchmal über Jahre hinziehen kann.

Normalerweise wird Abstillen als ein allmähliches Ersetzen der Brust- durch Flaschenmahlzeiten beschrieben. Das funktioniert nur problemlos, wenn das Baby noch ziemlich klein ist, höchstens bis zum siebten oder achten Monat.

Danach wird der Verlust der Brust als Tröster zum eigentlichen Problem des Abstillens.

Denn im normalen Alltag ist die Brust ein unfehlbares Mittel, Ruhe einkehren zu lassen. Vor allem das Einschlafen wird den Babys durch die Brust sehr erleichtert. Wenn man keinen Schnuller anbieten will, wird die Brust häufig zum Bestandteil des Einschlafrituals.

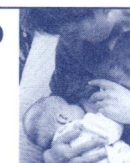

Ich denke, dass diese körperliche Begleitung des Kindes zwei bis drei Jahre lang bis zu dem Zeitpunkt, an dem es ja auch sauber wird, für seine Entwicklung eine besondere Qualität hat. In anderen Erdteilen und auch bei uns früher ist und war eine Stilldauer von drei Jahren völlig normal, und es gehörte zum Reifungsprozess eines Kindes dazu, das Abstillen auch ziemlich bewusst zu erleben.

Notwendig ist es sicherlich nicht. Wenn Sie sicher sind, nicht länger als ein halbes oder ein Jahr stillen zu wollen, ist wohl die beste Vorbeugung gegen Abstillprobleme, von vornherein einen Einschlafritus ohne Brust zu finden und ihn gegen jede eigene momentane Bequemlichkeit durchzusetzen. Schnuller, Streicheln, Herumtragen und Singen oder ein Glockenspiel sind auch brauchbare «Sandmännchen» (vgl. Kapitel «Schlafen», S. 339 ff.).

Für das Abstillen selbst nehmen Sie sich eine Zeit vor, in der das Kind möglichst keine Veränderungen anderer Art verkraften muss und zu der Sie Zeit und Energie haben, es abzulenken. Oder Sie fahren ganz weg und überlassen es eine Weile dem Vater. Ein Kind unter einem Jahr sollten Sie nicht gerade im Hochsommer abstillen, da dann die Gefahr von Verdauungsstörungen am größten ist.

Für Sie selbst ist im ersten Jahr langsames Abstillen sinnvoll, damit die Brüste allmählich die Milchproduktion drosseln können. Je älter das Kind ist und je seltener es nur noch trinkt, umso schneller können Sie abstillen.

Wird Ihre Brust hart und Sie wollen das Kind nicht mehr anlegen, pumpen Sie immer nur gerade so viel ab, bis die Brust nicht mehr schmerzt. Der Rest der Milch wird dann vom Körper wieder resorbiert, sobald die Brüste «in den Ruhestand versetzt» sind.

(Ausführliches zum Stillen, vor allem auch zum Langzeitstillen und zum Abstillen, finden Sie in meinem Buch «Stillen – das Beste für Ihr Baby», ebenfalls erschienen in der Reihe «Mit Kindern leben» bei rororo)

Von Flasche, Breiteller und Brotrinde

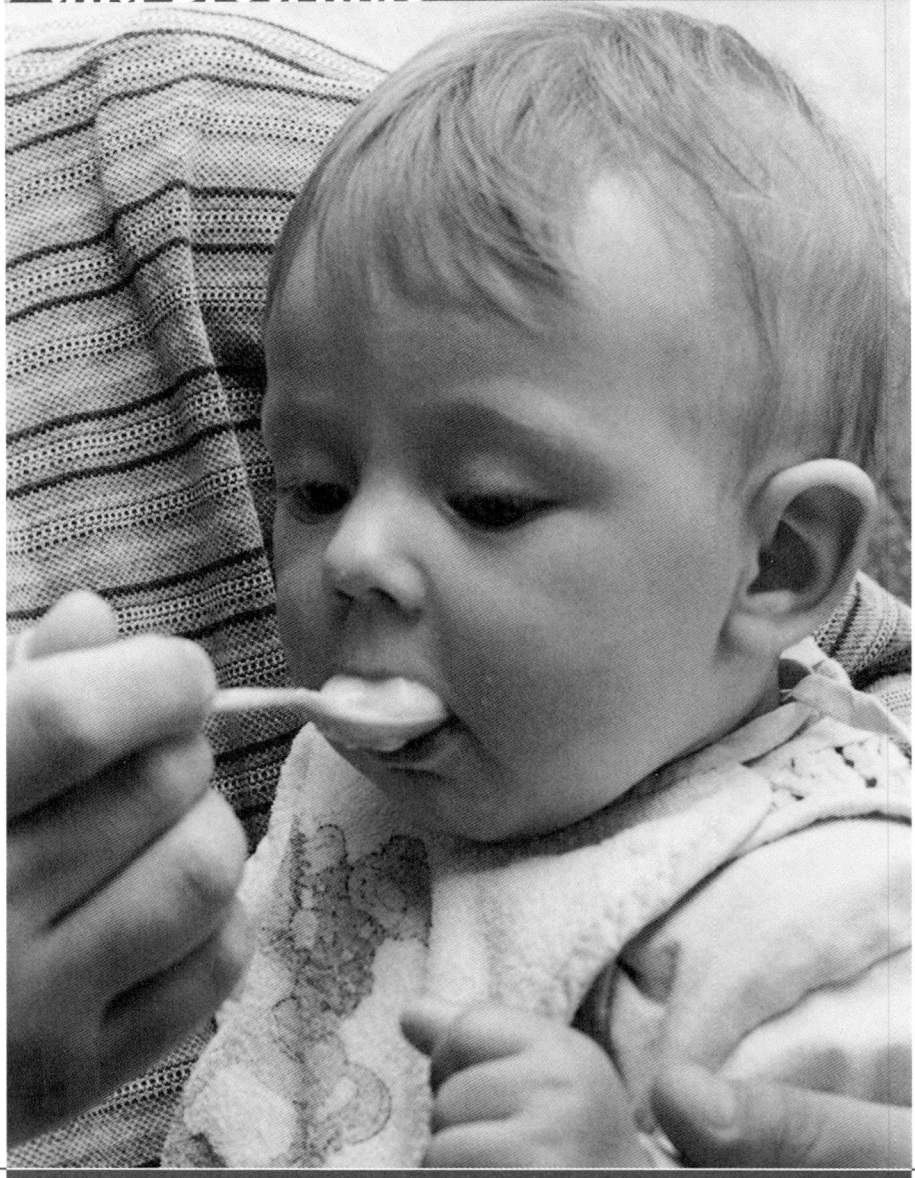

Künstliche Babynahrung

Nun kann man das Stillen noch so befürworten – in dem einen oder anderen Fall ist eben doch die Flaschenernährung der beste Weg.

Langsam abstillen sollten Sie in jedem Fall, egal ob Sie es nach vier Monaten oder einem Jahr tun. Zunächst ersetzen Sie eine Brustmahlzeit pro Tag durch eine Flasche mit **voll adaptierter Säuglings-nahrung**. Diese Milch wurde durch verschiedene industrielle Prozesse der Zusammensetzung der Muttermilch weitgehend angepasst.

Teiladaptierte Säuglingsmilch enthält mehr Stärke und ist etwas sämiger. Außerdem darf bei teiladaptierten Nahrungen der Zuckeranteil auch aus Traubenzucker, Malzzucker und Haushaltszucker bestehen anstatt ausschließlich aus Milchzucker wie bei den voll adaptierten Nahrungen. Sie ist für Säuglinge ab dem dritten Monat gedacht. Da sie schwerer verdaulich ist, werden die Pausen zwischen den Mahlzeiten unter Umständen etwas länger, der Vorteil liegt also eher auf Seiten der Mutter. Besser ernährt als mit einer voll adaptierten Milchnahrung werden die Babys damit nicht.

Auf **Folgemilchen** sollten Sie ganz verzichten. Sie sind erst ab dem fünften Lebensmonat geeignet und entsprechen eher «entschärfter» Kuhmilch als angeglichener Muttermilch.

Ist Ihr Kind allergiegefährdet und Sie können unter keinen Umständen länger stillen, sollten Sie nach Rücksprache mit dem Kinderarzt eine so genannte **hypoallergene Säuglingsnahrung** füttern. Hier sind bestimmte Getreide- und Kuhmilchbestandteile durch andere Kohlehydrate und Eiweiße ersetzt, die weniger allergieauslösend wirken.

Manche Mütter geben Ihren Kindern **selbst zubereitete Ersatznahrung**. Es hat etwas Verlockendes an sich, aus Zutaten, die man kennt, selbst die Nahrung zuzubereiten, vor allem, wenn sie von einer Ernährungslehre vorgeschlagen wird, die einem selber als gesund und erstrebenswert einleuchtet. «Frischkornmilch» oder «Mandelmilch» – klingt das nicht viel schöner als irgendein registrierter Markenname für ein farbloses Pulver? Aber Vorsicht: Im Haushalt lässt sich kaum die Präzision der Mengenabstimmung erreichen wie bei der professionellen Herstellung. Und auch der Vitamingehalt der selbst gekochten Säuglingsnahrung bleibt hinter der industriell hergestellten zurück. Zudem sind Rezepte, die früh Getreide einführen, skeptisch zu beurteilen. Das gilt vor allem für ungekochte Nahrung, da der Säuglingsdarm sich erst langsam auf die Verdauung von Stärke und Ballaststoffen einstellen muss.

Ihre Lust am Selberkochen können Sie ausleben, wenn es darum geht, dem Baby Gemüsebrei zuzubereiten. Dazu mehr im Kapitel «Beikost im zweiten Halbjahr» (s. S. 326 f.).

Wenn Sie Ihr Baby bereits im ersten halben Jahr auf Ersatznahrung umgestellt haben, sollten Sie sich darauf einstellen, ihm schon früher als dem Stillkind Beikost geben zu müssen. Richtlinien dafür finden Sie in dem Buch «Was mein Baby essen soll» von Beate Daas und Britta Ludwig (s. Literatur, S. 467).

Was Sie zur Flaschenernährung brauchen

Als Ausstattung:
- 6 Flaschen aus Glas oder Kunststoff
- 4–6 Sauger aus Latex oder Silikon
- eine gute Flaschenbürste
- einen großen Kochtopf oder Dampftopf zum Auskochen von Flaschen und Saugern oder ein Dampfsterilisiergerät für Babyflaschen
- einen Flaschenwärmer

Das Wasser:
Das Wasser zur Zubereitung der Säuglingsnahrung sollte nicht mehr als 10 mg Nitrat pro Liter enthalten. Erkundigen Sie sich bei Ihrem Wasserwerk – auch wenn Sie auf dem Land wohnen und davon ausgehen, gutes Wasser zu haben. Oft liegen die Wassereinzugsgebiete unter überdüngten Weiden!

Auch die Wasserrohre in Ihrem Haus (Kupfer-, vor allem aber alte Bleirohre) können das Wasser für Ihr Baby unbekömmlich machen.

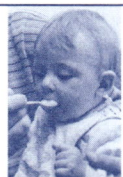

Viele Gesundheitsämter bieten Familien mit Babys eine kostenlose Überprüfung ihres Leitungswassers an.

Ist das Wasser für Säuglingsnahrung nicht geeignet, verwenden Sie Mineralwasser mit der Aufschrift «Für Säuglinge geeignet».

Die Zubereitung:

Richten Sie sich genau nach den Angaben auf der Milchpulverpackung. Rühren Sie die Milch keinesfalls dickflüssiger oder dünner an, in der Hoffnung, das Kind wäre länger satt oder würde nicht dick. Das kann zu gefährlichen Entgleisungen seines Flüssigkeitshaushaltes führen.

Verwenden Sie nur abgekochtes Wasser. Sie können 2 x täglich eine größere Menge Wasser im Voraus abkochen und im Kühlschrank in der ebenfalls abgekochten Flasche aufbewahren, Sie müssen sie dann auf Trinktemperatur erwärmen. Kochen Sie das Wasser frisch, müssen Sie das Abkühlen abwarten – die Gefahr, dass die Milch zu heiß gefüttert wird, ist dabei weitaus größer. Die Temperatur ist richtig, wenn Sie einige Tropfen auf Ihrem inneren Handgelenk gut aushalten können.

Das Füttern:

Sehr wichtig ist die richtige Größe des Saugerloches. Ist es zu klein, muss sich das Kind übermäßig anstrengen, ist es zu groß, trinkt es zu schnell und kann sein Saugbedürfnis nicht befriedigen. Die Milch soll langsam aus dem Loch tropfen, nicht fließen.

Bei voll adaptierten Säuglingsnahrungen können Sie nach Bedarf füttern, bei teiladaptierten sollten Sie den angegebenen Fütterungsplänen möglichst nahe kommen. Beim Füttern nach Bedarf kann es leicht vorkommen, dass das Kind vor Hunger brüllt, Sie aber noch die Flasche zubereiten müssen. Dennoch sollten Sie die Milch nicht auf Vorrat zurechtmachen und auch keine Reste aufwärmen, die Gefahr ist zu groß, dass sich Bakterien darin vermehren.

Nach dem Füttern:

Sofort die Flasche heiß ausspülen und den Sauger innen und außen mit Salz abreiben. Einmal am Tag alle benutzten Flaschen und Sauger auskochen.

Obst, Gemüse, Milchbrei –
Beikost im zweiten Halbjahr

Wann die erste feste Kost fällig ist – darüber brauchen Sie nicht zu grübeln. Ihr Kind wird Ihnen schon zu verstehen geben, wenn es sich für das Essen der Großen interessiert!

Sie brauchen nicht zu befürchten, dass Sie dieses Signal verpassen. Es kommt bestimmt, aber wahrscheinlich später, als die Aufdrucke auf den Babykostgläschen vermuten lassen. Wenn dort steht «ab 4. Monat» heißt das keineswegs, dass ein Kind ab dem 4. Monat diese Kost braucht, sondern allenfalls, dass es sie verträgt.

Die meisten Kinder werden sich nach etwa einem halben Jahr für das Essen der Großen interessieren. Bis zu diesem Zeitpunkt ist ein gestilltes Kind mit allen Nährstoffen ausreichend versorgt. Selbst wenn Ihr Kind noch mit neun Monaten voll gestillt werden will und dabei ausreichend zunimmt, brauchen Sie keine Unterversorgung zu befürchten (s. a. S. 314). Bekommt Ihr Kind allerdings die Flasche, sollten Sie das Interesse des Babys nach einem halben Jahr zu wecken versuchen, wenn es noch nicht von selber Neugierde zeigt.

Der erste Gemüsebrei

Zunächst führen Sie nur eine einzige Gemüsesorte ein, am besten Karottenmus. Lassen Sie dem Kind Zeit, sich an den neuen Geschmack zu gewöhnen, ruhig eine Woche oder mehr. Ihnen mag das langweilig erscheinen, aber für ein Baby ist Abwechslung eher eine Überforderung als eine Bereicherung.

Zunächst wird das Kind nur wenige Löffel voll essen. Wird es etwas mehr, kann die Gemüsemahlzeit eine ganze Stillmahlzeit ersetzen. Sie können dann auch beginnen, dem Karottenmus entweder ein wenig Kartoffel beizufügen oder direkt Kartoffelbrei zu füttern.

Nun braucht das Kind auch noch zusätzlich etwas Tee oder abgekochtes Wasser. Das geben Sie mit einem Fläschchen oder besser noch aus einem kleinen Becher. Anfangs wird das Kind die Flüssigkeit eher aus dem Becher lecken, aber so besteht nicht die Gefahr, dass es sich durch den Flaschensauger eine Saugtechnik angewöhnt, die das Brusttrinken erschwert.

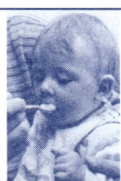

Damit ist der Speisezettel für die ersten vier Wochen des Zufütterns schon komplett. Wollen Sie später weitere Gemüsesorten einführen, verwenden Sie sie möglichst frisch und möglichst aus biologischem Anbau. Lange gelagertes Gemüse oder mehrfach aufgewärmtes kann große Mengen Nitrat enthalten. Dieses Nitrat wird im Magen eines Säuglings zu Nitrit umgewandelt, welches rote Blutkörperchen so blockiert, dass kein Sauerstoff mehr transportiert werden kann. In dem winzigen Organismus eines Babys bleibt das nicht ohne Folgen. Verzichten Sie darum zunächst auf Gemüse, die leicht Nitrat speichern (Blattsalat, Spinat, Fenchel, Rote Bete).

Der erste Getreidebrei

Ab dem siebten Monat können Sie zusätzlich einen Getreidebrei anbieten, zunächst ausschließlich aus erhitztem Getreide. Beginnen Sie mit Reisflocken oder feinem Reisschrot, Hirseflocken oder Maisgrieß. Damit mindern Sie die Gefahr eines frühzeitigen Ausbruchs einer Zöliakie (Unverträglichkeit von Gluten). Etwas später können Sie auch Dinkel und Grünkern verwenden. Am Ende des ersten Lebensjahres erweitern Sie die Palette um Weizen, Hafer, Roggen und auch Gerste, die Sie nun, fein gemahlen und eingeweicht, in kleiner Menge auch als Frischkornbrei zubereiten können.

Das erste Obst

Obst verträgt ein Baby recht früh. Vor allem geriebene Äpfel können Sie bald füttern. Sehr säurehaltige Früchte sind weniger geeignet, aber alles, was süß und saftig ist, wird Ihr Kind gern annehmen. Vorsicht bei Erdbeeren, sie können Allergien auslösen. Ist Ihr Kind allergiegefährdet, schaffen Sie es vielleicht, die ersten zwei Jahre Erdbeeren ganz von ihm fern zu halten. Bananen sind sehr beliebt bei Kindern und Eltern, sie sind süß, weich und schnell zu einem leckeren Brei zerdrückt.

Das erste Eiweiß

Mit der Einführung von tierischem Eiweiß, sei es in Form von Milch, Fleisch oder Eiern, können Sie bis zum Beginn des zehnten Monats warten. Wenn Sie noch stillen, ist der Bedarf bis dahin gedeckt. Es wird vermutlich in den meisten Fällen nichts passieren, wenn Sie auch schon früher den Brei mit Milch anrühren oder mal den Kartoffelbrei mit einem Eigelb anreichern, aber wenn Ihr Kind allergiegefährdet ist oder Sie einfach sicher gehen wollen, warten Sie lieber ein Dreivierteljahr ab.

Milchprodukte bieten Sie am besten zunächst in Form von Quark oder mildem Joghurt an. Das geronnene Milcheiweiß ist besser verträglich als Vollmilch.

Fleisch braucht Ihr Kind im ersten Lebensjahr nicht, wenn Sie stillen, denn das Eisen aus der Muttermilch ist sehr gut verwertbar. Ernähren Sie Ihr Kind mit der Flasche, sollten Sie ihm kleine Mengen püriertes Fleisch geben, mager und aus ökologischer Erzeugung. Möchten Sie Ihrem Kind auch dann kein Fleisch geben, müssen Sie darauf achten, dass es Milchprodukte und ausreichend Vollwertnahrung, Hirse und Hülsenfrüchte erhält.

Den Gemüsebreien sollten Sie bald einen kleinen Löffel Keimöl oder auch einen Stich Butter zufügen, da so die fettlöslichen Vitamine besser aufgenommen und essenzielle Fettsäuren zugeführt werden.

Die folgende Liste hängen Sie am besten in Ihre Küche – vielleicht auch an Omas Küchenbrett?

Wann darf das Baby was essen?

Ab dem 6. Monat
■ Gemüsebreie, vorzugsweise Möhren und Kartoffeln. Gemüsebreie mit hochwertigem Pflanzenöl anreichern, später auch mit Butter
■ geriebene Äpfel, auch andere, nicht zu saure Obstsorten
■ Reis, Hirse, Mais, als Zahnungshilfe ausnahmsweise auch Brotkanten aus anderem Getreide

Ab dem 10. Monat
■ Weizen, Roggen, Hafer, Gerste
■ Vollkornprodukte fein ausmahlen
■ Milch, Ei, Fleisch, bei Allergiegefahr noch später
■ Milchprodukte zuerst in geronnener Form geben (Quark, Joghurt)
Grundsätzlich: wenig salzen, kein Zucker

Das Kochen von Babykost ist keine Kunst
Gemüsebreie

Die ersten Gemüsebreie bestehen aus weich gedünstetem püriertem oder mit der Gabel zerdrücktem Gemüse, vielleicht mit etwas Wasser und etwas Öl oder Butter. Auf Salz und andere Gewürze können Sie verzichten.

Geschälte und in Scheiben geschnittene Möhren oder geschälte, in kleine Stücke geschnittene Kartoffelstückchen in einem Dämpfeinsatz garen und mit einer Gabel in einem Schälchen zerdrücken. Dämpfeinsätze gibt es in Haushaltswarengeschäften, sie passen in fast alle Topfgrößen. Die kleinen Gemüsestückchen sind in fünf bis zehn Minuten weich.

Bei älteren Kindern püriertes oder klein geschnittenes Fleisch, Eigelb, etwas Milch oder Sahne unter das Gemüse rühren.

Getreidebreie

Für Getreidebreie Flocken oder frisch gemahlenes Getreide mit Wasser kurz aufkochen und etwas nachquellen lassen. Dann frisches Obst und / oder Milch oder Sahne unterrühren. Anfangs wird das eine einfache Wassergrütze mit einem geriebenen Apfel sein, und später kann daraus ein Müsli mit Obst, geriebenen Nüssen und Milch werden. Für Müsli brauchen feine Flocken nicht mehr aufgekocht zu werden.

Für Frischkornmüsli das Getreide zunächst recht fein mahlen und es 30 bis 60 Minuten einweichen. Bei kürzeren Einweichzeiten wird das Getreide nicht genügend «vorverdaut», bei längeren können sich unerwünschte Bakterien vermehren.

Brot

bekommt das Kind zunächst als trockene Brotkruste in die Hand. Auf einem schönen «Knust» kann es mit seinen zahnlosen Kiefern wunderbar kauen und ihn weich lutschen. Ein sechs Monate altes Kind kann diese geringen Mengen Gluten gut verkraften. Wenn es dann anfängt, Brotbröckchen ganz zu essen, bekommt es zunächst einfaches Mischbrot oder Vollkornbrot aus fein gemahlenem Schrot. Grobes Vollkornbrot verträgt es erst gegen Ende des ersten Lebensjahres.

Gewürze und Zucker

Gewürze sind in der Kleinkindernährung überflüssig, gesalzen wird, wenn überhaupt, äußerst sparsam. Zum Süßen eingeweichte Trockenfrüchte oder Obst verwenden.

Mitkochen fürs Baby

Im Alltag werden Sie bald von fast allen Familienmahlzeiten einen kleinen Teil Kartoffeln, Reis, Nudeln oder Gemüse für das Baby abzweigen und eine Babymahlzeit daraus zubereiten können. Nehmen Sie vor dem Würzen ein paar Löffelchen ab und zerdrücken das fein, schon ist Ihre Babymahlzeit perfekt.

Gläschenkost

Industriell gefertigte Babykost ist in vielen Fällen praktisch und durchaus nicht in jedem Fall schlechter als selbst zubereitete Babynahrung. Das Gemüse wird sorgfältig auf Spritz- und Düngemittelrückstände kontrolliert, und es wird unter immer gleichen Bedingungen schonend gegart. Aber: Gläschenkost ist teuer und enthält in sehr vielen Fällen Bindemittel, Zucker und zu viel Salz. Die angebotene Vielfalt soll auch eher die Kauflust der Mütter wecken, als dass das Kind sie brauchen würde. Zudem ist in den Gläschen relativ wenig Kartoffel verarbeitet, aber gerade Kartoffeln enthalten hochwertige Nährstoffe für das Kind in leicht verdaulicher Form.

Gegen Produkte mit wenig oder keinem Zucker, Bindemitteln oder Salz spricht nichts. Vor allem unterwegs ist die Gläschenkost praktisch.

Was soll das Baby trinken?

Solange Sie Ihr Baby voll stillen, braucht es keine zusätzliche Flüssigkeit. Lediglich im Hochsommer, wenn es sehr heiß ist, kann etwas Tee sinnvoll sein. Den Tee in einer Flasche zu geben liegt zunächst nahe. Sehr kleine Säuglinge können dadurch aber eine so genannte «Saugverwirrung» entwickeln, wenn sie Brust und Flasche parallel angeboten bekommen. Die Gefahr besteht nicht, wenn Sie das Kind den Tee aus einem Becher «lecken» lassen. Etwas ältere Säuglinge lernen dann auch rasch, richtig aus dem Becher zu trinken. Meine Kinder haben etwa gleichzeitig das Essen erwähnenswerter Mengen vom Löffel und

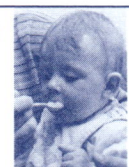

das Trinken aus der Tasse gelernt, die beiden «Kleinen» haben praktisch nie aus der Flasche getrunken.

Sie sollten dem Baby sein Getränk aber nicht vor dem Essen anbieten. Kinder greifen zwar gern als Erstes zum Getränk, sie sind dann aber schnell satt, essen wenig und werden schnell wieder hungrig.

Gut geeignet für Fläschchen sind Fencheltee oder (anfangs abgekochtes) Leitungswasser, wenn das Kind aus der Tasse trinkt auch (verdünnte) Fruchtsäfte. Flaschen werden von den Kindern gern zum Dauernuckeln verwendet, sobald sie sie selber halten können. Dann müssen Sie besonders darauf achten, dass sie keine gesüßten oder säurehaltigen Getränke enthalten, sie greifen die Zähnchen der Kinder an.

Wie viel müssen Kinder essen?

Wenig. Zumindest viel weniger, als Mütter und vor allem Großmütter denken.

Essen hat sehr viel mit Beziehungen zu tun, vor allem dem Reichen von Nahrung. Es scheint ein tief sitzender menschlicher Trieb zu sein, Kontakte darüber zu knüpfen, dass wir dem Gegenüber etwas zu essen geben. In dem Maße, in dem das Kind Nahrung von uns annimmt, fühlen wir uns von ihm angenommen, und – schlichte Rechnung – je mehr es isst, umso mehr werden wir von ihm wertgeschätzt. Denken wir.

Nun merken Kinder sehr rasch, dass sie ihre Mütter zur Verzweiflung treiben können, wenn sie nicht richtig essen. Und da sie ja so viel Essen herumstehen sehen, ist ihre Angst zu verhungern weit geringer als ihre Lust, Macht über die Gefühle der Mutter auszuüben.

Solche Spielchen können damit beginnen, dass eine Mutter glaubt, ihr Kind würde viel zu wenig essen, wenn sie die winzigen Mengen sieht, die es anfangs vom Löffel lutscht. Sie fängt an zu drängen und zu locken – und das Baby merkt, dass es beim Nicht-Essen viel mehr von der Mutter hat, als wenn es brav schluckt, was sie ihm vorsetzt.

Wenn Sie möglichst lang stillen, können Sie geduldig zuschauen, wie Ihr Kind mit kleinen Mengen Beikost experimentiert – den Rest holt es sich aus Ihrer Brust. Und auch später sollten Sie sich weniger Gedanken über die Menge dessen machen, was Ihr Kind zu sich nimmt, als darüber, *was* es isst. Wie beim Stillen gilt: Wächst es, ist körperlich fit und bei guter Laune, dann isst es schon genug – auch wenn es nur halb so viel wie das Nachbarskind verdrückt.

Wie das Baby essen lernt

Babys Tischsitten

Bei seinen ersten Breimahlzeiten wird Ihr Kind mit einem abwechslungsreichen Unterhaltungsprogramm aufwarten: Löffel unbedingt selber halten wollen, ihn auf der Nase abschmieren, ihn auf dem Tisch ausklopfen, in die Schüssel hauen, ihn falsch herum nehmen, ihn zur Seite legen und doch lieber die Finger benutzen. Es braucht Geschick, Geduld und Einfallsreichtum, um das Löffeln trotzdem für beide Seiten zu einer angenehmen Beschäftigung zu machen.

So wird die Breimahlzeit zum Vergnügen:

■ Wollen Sie Ihrem Kind bereits im Alter von 3–4 Monaten Mahlzeiten mit dem Löffel füttern, wird es wahrscheinlich reflexartig Löffel und Brei mit der Zunge wieder aus dem Mund schieben. Dieser Reflex verliert sich bis zum 5. Monat von selbst, wegtrainieren können Sie ihn nicht. Warten Sie dann einfach noch ein paar Wochen.

■ Binden Sie dem Kind ein großes Lätzchen um, legen Sie ein großes (!) Stück Wachstuch unter seinen Teller und am besten auch noch eines unter den Kinderstuhl. (Ich habe dazu ausrangierte Tischdecken benutzt.) Gar nicht schlecht sind Lätzchen aus Plastik, die unten eine Auffangschale für heruntergefallenes Essen haben.

■ Setzen Sie das Kind auf den Schoß, kann es schon selbständig sitzen, auch in ein Kinderstühlchen, und geben Sie ihm einen zweiten Löffel in die Hand. Dann wird es nicht immer wieder nach dem frisch gefüllten Löffel greifen, den Sie ihm zum Mund führen.

■ Wann Sie ihm gestatten, seinen Löffel selbst in den Brei zu tunken, hängt von Ihrer Chaostoleranz ab. Im Allgemeinen machen Kinder mit etwa zwölf Monaten die ersten Versuche, die Großen beim Essen nachzuahmen, also Löffel und Tasse selber zum Mund zu führen.

■ Etwa mit neun Monaten wird das Kind gerne dünn mit Butter oder Frischkäse bestrichene Brotbrocken nehmen und selber in den Mund stecken.

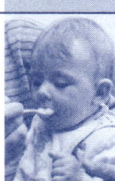

■ Mit etwa zehn Monaten kann Ihr Kind beginnen, allein aus der Tasse zu trinken. Geben Sie ihm anfangs keine zerbrechlichen Trinkbecher, viele Kinder zerbeißen sie. Trinklernbecher mit Schnabel sind unnötig, haben allerdings den Vorteil, dass nicht gleich alles über den Tisch schwappt, wenn der Becher umfällt.

Die Essenszeiten

Es gibt keine festgelegte Tageszeit, zu der Ihr Baby seine ersten Beikostmahlzeiten erhalten sollte. Das erste Probieren wird wahrscheinlich sowieso ganz plötzlich zwischendurch passieren.

Ansonsten sollten Sie für die ersten Breimahlzeiten einen Zeitpunkt wählen, an dem das Baby und Sie selber nicht zu müde sind. Und nehmen Sie sich Zeit nur für das Kind. Mitessen am Familientisch ist eine feine Sache, aber anfangs ist das Baby von all den vielen Tellern, Schüsseln und Speisen, ganz zu schweigen von den anwesenden Personen, so abgelenkt, dass das Essen selber ganz unwichtig wird.

Und bedenken Sie: Anfangs weiß das Baby noch nichts davon, dass Essen und Hunger miteinander zu tun haben. Hunger ruft nach Brust oder Flasche, nicht nach dem Löffel! Ein hungriges Kind wird an seinen ersten Löffeln Gemüsebrei wenig Vergnügen haben, wenn ihm dabei der Magen knurrt. Lassen Sie es ruhig zuerst ein paar Schluck trinken und wagen dann das große Abenteuer mit den Karotten.

Wann Sie diesen ersten Brei füttern, hängt ganz von Ihnen ab. Vielleicht nimmt das Kind seinen ersten Brei am ehesten abends vom Vater, oder es hat am Nachmittag Vergnügen an einer Teezeit mit der großen Schwester. Halten Sie ein Mindestmaß an Regelmäßigkeit ein, überfallen Sie das Kind nicht gleich zu Beginn zu den verschiedensten Tages- und Nachtzeiten mit neuen Speisen, und Sie werden merken, dass es völlig unproblematisch in Ihre Essgewohnheiten hineinwächst.

Verdauung

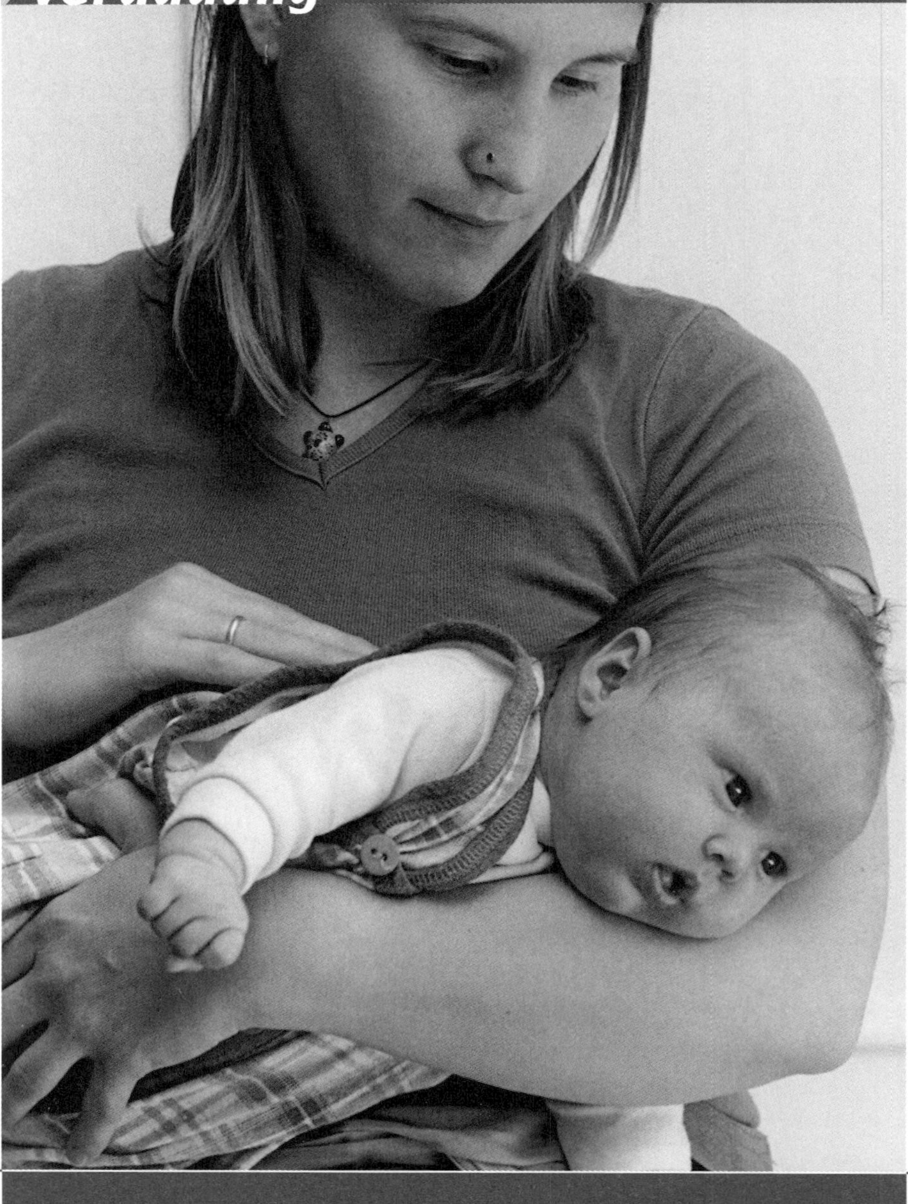

Die normale Verdauung

Nun hat das Kind gegessen, nun muss es auch verdauen.

Was das für eine Arbeit ist, hatte ich mir vor der Geburt von Jan nicht träumen lassen. Erwachsenen sehen wir beim Essen zu, dann tut sich weiter nichts, und irgendwann verschwinden sie mal auf der Toilette.

So ähnlich hatte ich mir das mit dem Baby auch vorgestellt: Trinken, spielen, schlafen – und beim nächsten Wickeln zeigt sich, ob zwischendurch ein Geschäftchen fällig war.

Doch es kam ganz anders: Trinken, spucken, aufstoßen, drücken, strecken, schreien, pupsen, spielen, schlafen, schreien, starr werden, Tränen in den Augen, pinkeln, auf den Arm wollen, ächzen, stöhnen, Brodeln in der Hose, es läuft bis in den Strampler, schnell zum Wickelplatz …

Ganz offensichtlich spürt das Baby bei der Verdauung viel mehr ungewohnte und heftige Bewegungen im Bauch als ein Erwachsener. Und weh tut es wohl auch hin und wieder.

Da ist vor allem Bewegung gut. Bauchweh und Blähungen lassen sich durch Herumtragen lindern. Vor allem, wenn man sich den sehr jungen Säugling bäuchlings auf den Unterarm legt, Kopf in die Armbeuge und die Hand unter seinen Bauch. So wird er manches Lüftchen los, das ihn sonst plagen würde.

Das, was das Kind nun mit mehr oder weniger Bauchweh hinausbefördert, sieht je nach Nahrungsart verschieden aus.

Muttermilchstuhl ist gelb bis grün, cremig weich, manchmal auch klumpig-schleimig und riecht ganz angenehm säuerlich. Es ist ganz normal, wenn ein Kind mehrmals täglich oder auch nur alle paar Tage Stuhlgang hat. Und dieses dünnflüssige Zeug ist kein Durchfall, der ist bei Stillkindern extrem selten.

Trockener, klumpiger, grüner Muttermilchstuhl kann darauf deuten, dass das Kind zu wenig Milch bekommt. Grüne Farbe allein trat bei meinen Kindern auf, wenn sie Schnupfen hatten. Das war wahrscheinlich auf eine Belastung von Leber und Galle durch den Infekt zurückzuführen.

Der Muttermilchstuhl ändert sich schon mit den winzigsten Häppchen Zusatznahrung und geht mit zunehmender Beikost in normale Stuhlbeschaffenheit über – einschließlich des unangenehmeren Geruchs.

Der Stuhl von Flaschenkindern ist von vornherein fester und riecht nicht so gut, ist auch aggressiver auf der Haut wegen des höheren PH-Wertes und sollte sich einmal täglich in der Windel finden.

Häufiges Urinieren ist normal. Je jünger das Baby ist, desto verdächtiger sind über längere Zeit trockene Windeln.

Der Urin des Babys sollte eher wässrig sein und nicht zu gelb und konzentriert. Das kann auf Flüssigkeitsmangel deuten, der sich durch etwas Tee oder abgekochtes Wasser beheben lässt.

Mir kam es oft so vor, als würden sich die Babys sehr mit ihrem Stuhlgang quälen. Ich habe sie dann über einer Schüssel, die ich ins Waschbecken stellte, abgehalten. Meist kam es dann schnell und problemlos, und sie hatten wieder Ruhe. Wir legen uns auf der Toilette schließlich auch nicht auf den Rücken und packen uns zusätzlich noch ein dickes Paket zwischen die Beine.

Ich habe auch den älteren Babys, vor allem nachts, manchmal ein kleines Klistier gemacht (nur lauwarmes Wasser in einem kleinen Bällchen). Das wirkte jedes Mal Wunder für den darauf folgenden Schlaf. Wahrscheinlich kamen sie wegen des langen Stillliegens in der Nacht mit ihrer Verdauung nicht recht vorwärts, und ein bisschen warmes Wasser hat sie erleichtert.

Mit Sauberkeitserziehung hat das natürlich nichts zu tun, ich erwartete ja keine selbständige Darmkontrolle. Sie müssen das «Abhalten» auch nicht nachmachen, es ist nicht jedermanns Sache. (Vgl. auch S. 358 ff.)

Sie können Ihrem Baby auch mit sanfter Massage bei seiner schweren «inneren» Arbeit helfen – mehr dazu im Kapitel «Babys mögen Massage» ab S. 382.

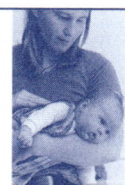

Koliken

Manche Babys plagen sich in den ersten Monaten ganz besonders mit ihrer Verdauung. Das heißt dann «Drei-Monats-Koliken», weil es meist nach einem Vierteljahr damit vorbei ist, und man glaubt, wenn man der Sache einen Namen gegeben hat, dann habe man sie erklärt. Das ist leider ein Irrtum. Denn dann könnte man ja auch etwas dagegen tun. Tatsächlich ist es aber so, dass viele Kinder allen Bemühungen zum Trotz drei Monate lang schrecklich viel schreien – und dann von einem Tag auf den anderen damit aufhören.

Für diese Erscheinung gibt es verschiedene Erklärungsversuche, die aber allesamt nur Hypothesen sind. Zum Beispiel:

■ Der Darm des Kindes müsse sich erst an seine Funktion gewöhnen. Da er noch nicht gleichmäßig arbeite, könne sich Stuhlgang stauen oder Luft ansammeln und so zu heftigen Leibschmerzen führen.

■ Das Kind trinke noch zu ungeschickt oder hastig und schlucke viel Luft.

■ Bei gestillten Kindern könne das Kind etwas nicht vertragen, was die Mutter gegessen hat.

■ Es soll Kinder geben, die den Milchzucker in der Milch schlecht vertragen.

■ Ist die Mutter nervös und unsicher, würden sich Spannungen auf das Kind übertragen und so Verkrampfungen hervorrufen.

■ Es gibt auch die Ansicht, dass Koliken nicht etwas sind, was das Kind *hat*, sondern was es *tut*. Sie seien eine aktive Reaktion von Kindern, die sich nur langsam auf ihre veränderte Umwelt einstellen können. Nach dieser Interpretation ist das Kolikgeschrei eine Art Wutausbruch von Babys, die in den ersten zwei bis drei Wochen ihres Lebens, in denen sie noch pflegeleicht waren wie die meisten Neugeborenen, zu wenig körperliche Nähe spüren durften.

Für jede dieser Hypothesen gibt es Beweise und Gegenbeweise. Es bleibt also nur auszuprobieren, womit dem Kind geholfen werden kann.

So können Sie bei Koliken Linderung verschaffen:

■ Versuchen Sie es mit Wärme und Massage. Legen Sie dem Kind ein warmes (nicht heißes) Hot-Cold-Pack (gibt es in der Apotheke) oder ein warmes Kirschkernsäckchen auf den Bauch und massieren Sie danach das Bäuchlein vorsichtig im Uhrzeigersinn. (s. a. «Babys mögen Massage», S. 382 ff.)

■ Tragen Sie Ihr Kind so auf dem Unterarm, dass Sie seinen Bauch in der Hand haben und sein Gesicht neben Ihrem Ellenbogen nach unten schaut. Mit der Hand können sie sanften Druck auf seinen Bauch ausüben.

■ Lassen Sie Ihr Kind während des Trinkens öfter aufstoßen.

■ Wenn Sie stillen, überprüfen Sie Ihren eigenen Speisezettel. Unter Umständen können blähende Gemüsesorten, geschmolzener Käse oder frisches Hefebrot das Geschrei verstärken. Wenn Sie aber merken, dass solche Einschränkungen nichts bringen, erhalten Sie sich lieber diese Genüsse. Selbstkasteiung erhöht nur noch zusätzlich den Stress!

■ Halten Sie Ihr Kind ab, wenn Sie merken, dass es Stuhlgang hat. Es kommt mehr Stuhlgang auf einmal, und die Luft gleich mit!

■ Notfalls können Sie auch einem jungen Säugling schon einen kleinen (!) Einlauf machen. Dabei spielt eher die Reizung der Aftermuskulatur eine Rolle, als dass der Darm gespült wird, das sollten Sie anfangs vermeiden. Es kann auch schon genügen, den After ein wenig mit dem angefeuchteten kleinen Finger zu stimulieren.

■ Lassen Sie Ihr Kind auch mal in Ruhe! Versuchen Sie nicht zu viele Maßnahmen auf einmal, die Verwirrung des Kindes kann dann zu noch mehr Geschrei führen.

■ Lassen Sie zu Ihrer eigenen Beruhigung bei der Kinderärztin klären, ob wirklich keine Erkrankung dahinter steckt. Wenn Sie diese Beruhigung haben, dann können Sie dem geduldigen Arzt «Dr. Zeit» die Heilung überlassen – er wird es schaffen!

■ Beziehen Sie das Geschrei nicht auf sich. Es ist nicht *Ihre* Unfähigkeit, Ihr Kind zu trösten, sondern es ist *seine* schwere Arbeit, sich an die Welt zu gewöhnen!

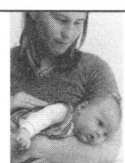

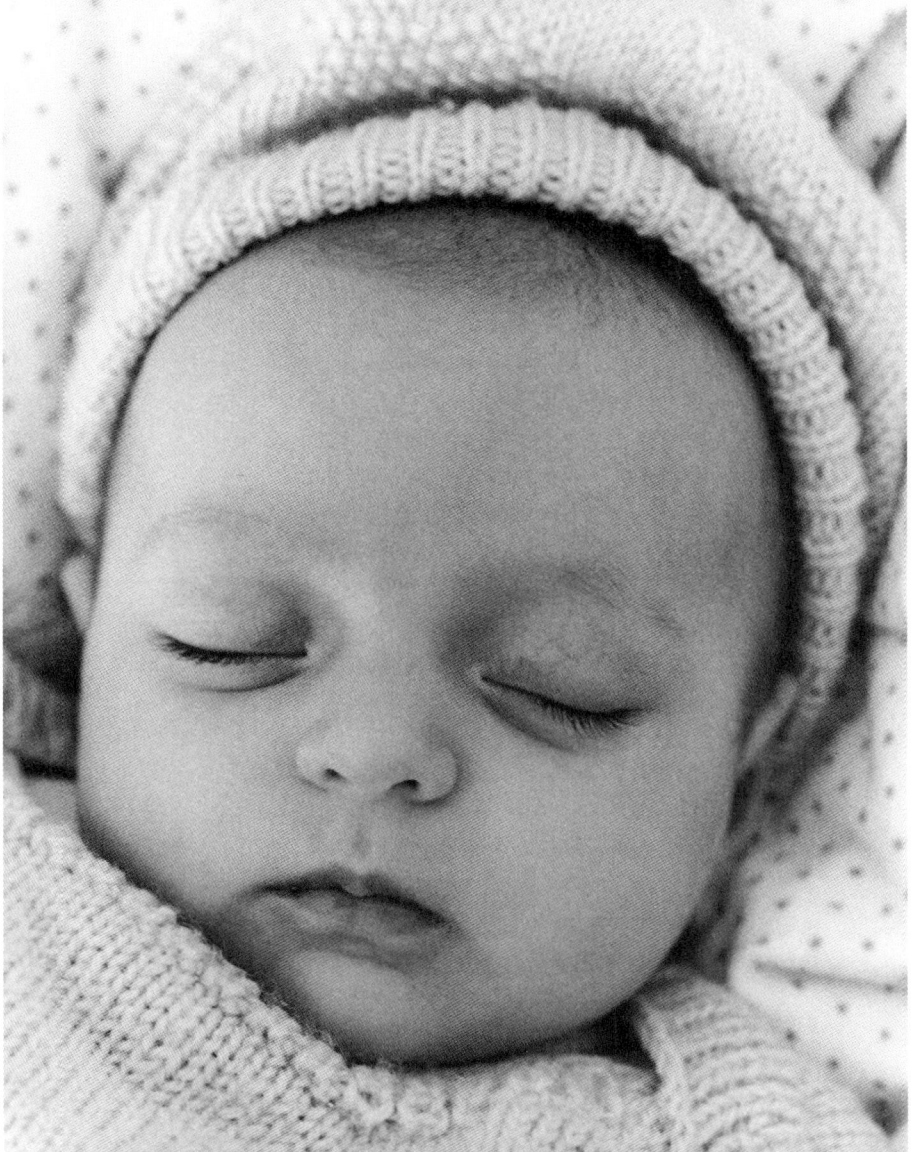

*B*ei unserem ersten Kind hatten wir uns auf allerlei vorbereitet, nur auf eines nicht: dass ein Baby schlafen lernen muss. Jedenfalls das Einschlafen. Was sollte denn am einfachen Nichtstun so schwierig sein?

Und was haben wir dann nicht alles versucht, um unseren Jan zum «Nichtstun» zu bringen! Herumtragen, vorsingen, stillen, streicheln, in Ruhe lassen und nicht in Ruhe lassen – es war zum Verzweifeln. Zum Verzweifeln vor allem deshalb, weil es uns so unnormal vorkam.

Bis mir dämmerte, dass ja auch bei uns das Einschlafen nicht so einfach ist. Ich hatte es nur schon so gut gelernt, dass mir der komplizierte Ablauf gar nicht ins Bewusstsein drang. Ich lege mich also hin und mache die Augen zu. Nun habe ich optische Reize abgeschirmt, wickele mich in die Decke – und fange an nachzudenken. Zuerst gezielt über irgendetwas, Pläne für den nächsten Tag oder Ereignisse des vergangenen oder das Buch, in dem ich gerade gelesen habe. Langsam fangen die Gedanken an, sich selbständig zu machen, sie gehen über in Bilder und Klänge, die ich nicht mehr steuere – und irgendwann bin ich eingeschlafen.

Und das Kind? Beim Augenschließen fängt es schon an. Ein kleines Kind kann nicht bewusst die Augen schließen, um sich zu entspannen. Es muss sich *erst* entspannen, und dann fallen ihm die Augen zu. Es scheint, als ob die wenigen gespeicherten Eindrücke aus der Zeit vor der Geburt nicht ausreichen, um über aktive Erinnerung eine schützende Hülle aus Gedanken zu bilden.

Da liegt das Baby im Bettchen, ist unruhig und müde, steht aber vor der unglückseligen Alternative, entweder ständig von der ungewohnten Umgebung aufgeregt zu werden oder in ein inneres Loch zu fallen. Also bleibt es wach und schreit vor Müdigkeit. Nimmt die Mutter es auf den Arm und trägt es umher, kann es sich beruhigen, weil es bekannte Reize wahrnimmt. Seine innere Anspannung lockert sich, die Augen fallen ihm zu.

Sie müssen davon ausgehen, dass die Begleitung in den Schlaf einen erheblichen Teil der Zeit in Anspruch nimmt, die Sie für Ihr Baby auf-

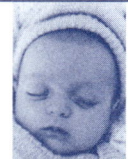

bringen müssen. Sie werden dabei Ihren eigenen Weg suchen müssen. Ein paar Möglichkeiten schildere ich weiter unten in diesem Kapitel.

Was nun im Kopf eines Menschen vor sich geht, der eingeschlafen ist, darüber hat auch die Schlafforschung noch keine endgültige Klarheit gebracht. Vermutlich wird das Gehirn im Wachzustand durch vielfältige neue Reize «aufgeladen». Der so entstandene Spannungszustand entlädt sich im Schlaf, indem die Eindrücke, die in einer Art Aufnahmefilter festsitzen, in ihre endgültigen «Lagerplätze» transportiert werden. Die Aufnahmekapazität ist dann wieder frei für einen neuen Tag. So gesehen ist es gar nicht erstaunlich, dass Säuglinge so viel schlafen. Die Menge dessen, was sie zu «verstauen» haben, ist ungleich größer als beim Erwachsenen, und die Wege im Gehirn, auf denen diese «Aufräumarbeiten» vonstatten gehen, sind noch nicht ganz ausgebaut.

Nun macht nicht nur das Einschlafen, sondern auch das Durchschlafen häufig Kummer. Verständlich ist noch, dass sehr kleine Säuglinge nachts aufwachen, weil sie Hunger haben. Aber nach vier bis sechs Monaten sind Babys eigentlich in der Lage, eine längere Schlafphase ohne Mahlzeit zu überstehen. Trotzdem schlafen durchaus nicht alle durch.

Genau genommen sind auch das Einschlafprobleme. Jeder Mensch durchläuft in der Nacht mehrere Schlafphasen, zwischen denen er immer wieder aus dem Tiefschlaf auftaucht oder tatsächlich aufwacht. Ein Erwachsener blinzelt kurz, freut sich, dass das Weckerrasseln vermutlich noch eine Weile auf sich warten lässt, und schläft weiter.

Ein Baby steht sofort wieder vor seinem Einschlafproblem – und schreit. Und dann ist es endgültig wach vom eigenen Gebrüll. Da das Baby wegen seines früheren Hungers in der Nacht an das Saugen zur Beruhigung gewohnt ist, bleiben Brust oder Flasche bei vielen Kindern noch lange das Mittel, es wieder zum Schlafen zu bringen.

Wenn Sie sich klarmachen, dass das Baby Ihre Unterstützung beim Schlafenlernen braucht, werden Sie auch die nötige Geduld dazu aufbringen.

Wo das Baby schläft

Das Babybettchen

Es ist normalerweise das Kernstück der Babyausstattung.

Bei uns war es das am wenigsten benutzte Utensil. Das Baby lag meistens in unserem Bett. Dabei haben wir ein wunderschönes Bettchen, ein echtes Erbstück. Aber es fehlt ihm doch einiges: Es bewegt sich nicht, es wärmt nicht, es macht keine Atemgeräusche, es hat keine Brust.

Ich habe meine Kinder vor allem aus eigener Bequemlichkeit mit in mein Bett genommen. Ich brauchte nachts zum Stillen nicht aus dem warmen Bett heraus. Ich brauchte auch das Baby nicht hochzunehmen. Das nächtliche Wickeln habe ich schon nach wenigen Tagen aufgegeben, es sei denn, das Kind hatte Stuhlgang. Aber die Ruhigstellung in der Nacht stellt auch die Verdauung ruhig, und so kam es selten vor, dass wir beide wirklich aufstehen mussten. Und wenn das Kind nicht einmal richtig wach wird, ist es auch viel schneller wieder eingeschlafen.

Auch tagsüber lag das Kind oft in meinem Bett. Ich konnte es dort gemütlich in den Schlaf stillen, hatte selbst noch ein Ruhepäuschen dabei und konnte mich wegschleichen, ohne das Kind noch einmal bewegen zu müssen.

Für uns war das eine gute Lösung. Im Laufe der Zeit kamen noch ein paar Ideen hinzu, die auch Sie zu eigenen Lösungen ermutigen können.

Der Stubenwagen

Stubenwagen sind so etwas wie Schmuckkästchen für eine unglaubliche Kostbarkeit: das Baby. Für das Baby haben Stubenwagen allerdings einen ähnlichen Stellenwert wie ein schönes Umstandskleid: Die Erwachsenen haben Lust, es hineinzulegen, das Baby findet ganz andere Dinge behaglich. Ein bisschen schaukeln sollte es, weich und warm sollte es sein, nicht zugig und nicht zu laut. Diese Bedingungen erfüllen auch andere Schlafgelegenheiten. Eine Wiege statt eines starren Stubenwagens ist schon ein bisschen mehr nach Babys Geschmack, oder auch eine Hängematte. Andererseits: Was immer Ihre

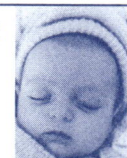

Freude am Elternsein hebt, und sei es ein Stubenwagen, kommt auch dem Kind zugute – auch wenn es letztlich doch mehr auf Ihrem Bauch, auf Ihrem Rücken oder in Ihrem Bett schläft.

Das Kinderbett

Normalerweise folgt auf den Stubenwagen das Kinderbett mit Gitterstäben gegen das Herausfallen – oder? Ich bin mir nicht ganz sicher, was sie wirklich bedeuten. Sind sie nicht auch ein bisschen der Käfig, in den die Eltern dieses drängende kindliche Bedürfnis nach elterlicher Nähe einsperren?

Sicher verhindert ein Gitterbett, dass das Kind, wenn es aufwacht und allein ist, aus dem Bett steigt und allerlei Unsinn macht. Im Zeitalter der Babyphone halte ich diese Vorsichtsmaßnahme allerdings für überflüssig. Ein Kind, das aufwacht, macht so viele Geräusche, dass man es entweder sowieso hört, oder das Babyphon meldet umgehend «Baby wach!».

Das Herausfallen im Schlaf ist eigentlich auch nicht Grund genug für Gitterstäbe, es lässt sich auch durch ein knapp über die Matratze überstehendes Brett verhindern.

Natürlich kann man in einem Gitterbett ganze Herden von Kuscheltieren unterbringen, an dem Gitter eine Spieluhr aufhängen oder zum Spielen eine Decke drüberhängen, das ergibt eine wunderschöne Höhle. Das ist das wichtigste Argument für ein Gitterbett: die Möglichkeit, dem Kind einen kuscheligen Ort zu schaffen. Wenn Sie das wollen, können Sie die Anschaffung überlegen.

Das große Bett

Wir haben das Gitterbett (fast) ganz übersprungen. Und ich kenne etliche Familien, die zwar eines besaßen, aber es stand mindestens die halbe Nacht leer.

Um dem Wunsch des Kindes nach ausgiebigem Kuscheln und unserem Wunsch nach unserem eigenen Reich gerecht zu werden, bekamen unsere Kinder schon nach wenigen Monaten ein großes Bett. Gegen das Herausrollen brachten wir an der Vorderkante ein Brett an, das etwas über die Matratze überstand. Da rollte das Baby nicht drüber weg, und derjenige von uns, der mit dem Kind kuschelte, kam gut aus dem Bett rein und raus. So fand ich mich oft genug nach einer nächtlichen Störung morgens im Bett des Kindes wieder …

Sie werden vielleicht das Argument hören, ein Baby fühle sich in einem großen Bett verloren. Ich habe einfach die Decke so um das Baby herumgelegt, dass es wie in einem Nestchen lag. Das war ihm gemütlich genug.

Auf einer Matratze, die auf dem Fußboden neben dem Bett liegt, ist es ebenfalls unproblematisch, wenn das Schlafzimmer für alle Fälle kindersicher gemacht worden ist.

Sie sollten sich selber ehrlich befragen, auf wie viel körperliche Nähe mit dem Kind Sie sich einlassen wollen. Wenn Sie es genießen, Tag und Nacht Ihr Kind eng an sich zu spüren, wird die Lösung mit dem großen Bett Ihrem und dem Kuschelbedürfnis Ihres Babys entgegenkommen.

Brauchen Sie aber mehr Raum für sich und wollen von vornherein Einschlafgewohnheiten vermeiden, bei denen Sie den Kuschelbär für Ihr Kind spielen müssen, ist wahrscheinlich das Gitterbett die Alternative, die dem Bedürfnis des Kindes nach einem geschützten Raum beim Einschlafen eher entspricht.

Tipps für das richtige Gitterbett:

■ Die Gitterstäbe sollten nicht mehr als 7,5 cm auseinander stehen, damit das Baby nicht den Kopf darin verklemmen kann.
■ Alle Eckverbindungen und die Aufhängung des Matratzenrostes müssen so fest sein, dass das Kind später auch darin herumhopsen kann.
■ Ein paar Gitterstäbe sollten herausnehmbar sein, damit das Kind ab dem Krabbelalter selbständig aus dem Bett heraus und hinein kann. Es braucht dann gar nicht auf die Idee zu kommen, eine gefährliche Gitterbesteigung zu wagen.
■ Ecken und Kanten sollten abgerundet und klemmsicher sein.
■ Hat das Bett Rollen, müssen sie feststellbar sein.

Die richtige Matratze

Von der richtigen Babymatratze hieß es bislang, sie sollte eher hart als zu weich sein. Nach neueren Erkenntnissen schadet aber auch eine

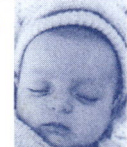

weiche Matratze dem Babyrücken nichts, sofern sich nicht in kürzester Zeit eine unelastische Kuhle bildet. Am besten ist sicherlich eine Natur- oder Naturkautschuk(Latex)-Matratze, auf die Sie noch ein Schaffell als Schlafunterlage legen. Über Federkernmatratzen bilden sich elektromagnetische Felder, aus Schaumstoffmatratzen können Ausdünstungen austreten.

Über die Matratze für ein großes Bett legen Sie am besten einen Gummischoner, um diese langfristige Anschaffung nicht allzu oft zu durchtränken. Das Baby liegt auf seinem Schaffell trotzdem noch luftig genug.

Ist das Schaffell feucht geworden, genügt Trocknen und Lüften, Uringerüche setzen sich nicht fest. Sollte es trotzdem nötig werden, waschen Sie das Fell mit einem milden Wollwaschmittel, das möglichst wenig entfettend wirkt. Dass die Unterseite dabei ihre Geschmeidigkeit etwas verliert, beeinträchtigt nicht den Gebrauchswert. Felle mit sehr langen Haaren sind ungeeignet, das Baby krallt sich darin fest und hat ständig Fäden zwischen den Fingern. Um das zu vermeiden (und auch gegen das Einatmen von Staub und Wollhaaren), können Sie das Fell unter das Laken legen.

Die richtige Decke

Die Bettdecke sollte möglichst leicht sein. Es gibt vollwaschbare Synthetikdecken, leichte Daunendecken und Wolldecken. Für den Wärme- und Feuchtigkeitsausgleich sind Wolldecken am besten, besonders, wenn die Schafwolle mit Lama-, Kamel- oder Kaschmirhaar gemischt ist. Daunen nehmen nicht so viel Feuchtigkeit auf. Eine solche Decke sollten Sie in Normalgröße im Kinderbett liegen haben, wenn Sie sich auch selbst dazulegen wollen.

Für das Kind ist, je nach Heizungsverhältnissen, die Kombination von Schlafsack und bezogener Wolldecke (oder einem Ende der großen Decke) besser. Wir hatten den Schlafsack anfangs als Knebelinstrument für das Kind verdammt, bis sich unser Sohn bei größter Kälte blank strampelte und eine Lungenentzündung bekam. Da kaufte die Oma kurz entschlossen einen Schlafsack. Der Erfolg hat uns überzeugt. Unsere Kinder haben erst mit vier, fünf Jahren den Schlafsack abgelegt, als sie nicht mehr reinpassten. Aber selbst dann dauerte es noch eine ganze Weile, bis sie sich im Schlaf selbst die Decke wieder überzogen. Kleinkinder wachen von Kälte nicht auf, eher verkühlen sie sich.

Die Vorzüge des Schlafsacks:
- Strampelbewegungen treten nicht gleich die Decke weg, sie verfangen sich im Sack.
- Selbst wenn die Decke abrutscht, bleibt das Kind warm.
- Durch wenig verrutschende Decken verändert sich nicht ständig das Umgebungsgefühl des Kindes, es kann ruhiger einschlafen.
- Die leichte Einengung wirkt nicht fesselnd, sondern beruhigend.
- Der Schlafsack wärmt am besten, wenn er aus Naturfasern ist.

Ein Kopfkissen brauchen Sie im ersten Jahr nicht. Der dicke Babykopf liegt flach besser. Legen Sie eine Windel unter, die Sie je nach Sabbermenge häufiger auswechseln können. Liegt das Baby in Ihrem Bett oder in einem eigenen großen Bett, wo Sie schlecht die Enden der Windel feststopfen können, können Sie zwei bis drei alte Handtücher zu einem 40 x 80 cm großen Rechteck versteppen und mit einem normalen Kopfkissenbezug beziehen, das knautscht nicht so leicht und ist gut waschbar.

Die richtige Schlaflage
In den ersten Monaten ist es angebracht, das Baby möglichst stabil in Seitenlage mal auf die rechte und mal auf die linke Seite zu legen. Dabei stützen Sie es mit einem zusammengerollten Handtuch im Rücken ab. Von der Bauchlage wird heutzutage abgeraten, weil Statistiken darin ein erhöhtes Risiko für den plötzlichen Kindstod sehen (s. a. S. 447 ff.). Meine Kinder haben alle auf dem Bauch geschlafen, weil es damals hieß, auf dem Rücken könnten sie an Erbrochenem ersticken. Diese Befürchtung lässt sich aber statistisch nicht erhärten.

Allerdings: Sobald das Kind sich selber drehen kann (und das wird es sehr bald können!), wird es sich ohnehin immer wieder in seine Lieblingslage drehen. Ob Ihr Kind auf den Bauch oder auf dem Rücken schläft, wird sich also letztlich nach den Vorlieben Ihres Babys entscheiden, kaum nach den Richtlinien besorgter Kinderärzte.

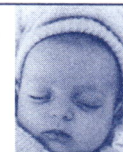

Baby in Hörweite

Sorgen Sie dafür, dass Sie Ihr Kind hören, wenn es aufwacht. Dann können Sie gleich hingehen, und es braucht keine Angst vor Einsamkeit zu haben, keine gewagten Klettereien zu veranstalten oder sich verzweifelt in den Decken zu verwursteln.

Im Rahmen der Nachbarschaftshilfe oder bei einer großen Wohnung ist ein «Babyphon» zu empfehlen. Manche funktionieren sogar kabellos, Sie können sie sich wie ein Handy an den Gürtel stecken. Sie geben keine Nebengeräusche ab, solange das Kind ruhig ist, stellen sich aber bei dem geringsten Geräusch ein. Allerdings verführen sie dazu, das Baby so weit ab vom Familienleben schlafen zu legen, dass ihm die beruhigende Geräuschkulisse «seiner» Menschen fehlen kann. Stille kann für Babys beängstigender sein als ein bisschen hörbares Leben!

Einschlafrituale

Nachdem Jan, unser Ältester, die Brust als Einschlafhilfe nicht mehr hatte, legte er ein für mich zunächst rätselhaftes Verhalten an den Tag: Er bestand auf einer genauen Abfolge von Schlafliedern. Und wehe, ich sang mal eine Strophe zu wenig!

Ich brauchte einige Zeit, bis ich verstand, wozu diese Gleichförmigkeit diente. Der täglich gleiche Ablauf ließ den Strom der neuen Reize abklingen und ersetzte sie durch bekannte. Der Erwachsene schließt zu diesem Zweck die Augen und lässt nur noch bekannte Gedanken zu. Das Kind braucht dagegen noch lange einen äußeren Ablauf, den es irgendwann in sein Inneres verlagern kann, um damit von den Äußerlichkeiten unabhängig zu werden.

In den meisten Fällen schleicht sich so ein Ritual ganz von selbst ein: Ein bestimmtes Kuscheltier, ein Glockenspiel, der Zipfel einer Decke, Daumen, Schnuller oder Brust, bestimmte Lieblingslieder oder das Naserubbeln im Fell. Sie können versuchen, das ein bisschen zu steuern, z. B. das Kind möglichst wach und ohne Brust ins Bett legen, um ein Stück Unabhängigkeit zu wahren. Sie müssen dann allerdings damit rechnen, dass es ohne Daumen oder Schnuller nicht geht. Das Baby, das einschlafen kann, ohne dabei etwas im Mund zu haben oder

geschaukelt zu werden, scheint noch nicht geboren zu sein. Bei Über-
müdung kann das vorkommen, beim normalen Einschlafen sollten Sie
das nicht erwarten.

Unsere Lena schlief unproblematisch mit Daumen ein und lutschte
mit sechs Jahren noch immer. Clara schlief zweieinhalb Jahre nur an
der Brust ein, erlebte ein paar traurige Abende, als ich sie ihr schließlich verweigerte und nur noch kuschelte – und lutschte an nichts. Sie
brauchte zum Einschlafen allerdings eine Puppe oder ein Tier.

Ein solches Übergangsobjekt gehört zu dem Ritual meist dazu. Damit bezeichnen Psychologen ein «Ding», auf das das Kind zeitweise
seinen «Anker» wirft, der es ansonsten mit Mutter oder Vater verbindet. Ihn in sich zu senken, das können die meisten Kinder erst irgendwann zwischen sechs und zehn Jahren, wenn sich in ihnen ein ausreichend tiefer Grund an Weltvorstellung und Selbstbewusstsein gebildet
hat. Solche Übergangsobjekte sind oft Kuscheltiere oder weiche Puppen, aber auch Kleidungsstücke, Läppchen oder Decken.

Nun können solche Einschlaftröster verloren gehen oder vergessen
werden – Katastrophe! –, und sie nutzen sich auch ab. Dem Ersteren
entgeht man nur durch erhöhte Aufmerksamkeit, dem Letzteren ist
kaum zu entrinnen. Vielleicht teilen Sie das gute Stück und heben eine
Hälfte auf, bis die andere verschlissen ist. Eine Freundin von Jan nahm
noch mit neun Jahren ein etwa 10 cm langes Stoffstreifchen zur Hand,
wenn sie müde wurde – es war ehemals ein Nicky!

Sie müssen selber herausfinden, was für Ihr Kind und Sie hilfreich
ist. Wenn es Ihnen nichts ausmacht, beim Einschlafen eine gewisse
Zeit mit dem Kind zu verbringen, dann kann In-den-Schlaf-Stillen
und / oder -Streicheln für Sie beide eine schöne Sache sein. Wahrscheinlich wird es im ersten drei viertel Jahr auch kaum anders gehen.

Wenn es Ihnen aber wichtig ist, dass das Einschlafen relativ schnell
geht und auch von anderen Erwachsenen begleitet werden kann,
führen Sie beizeiten ein möglichst personenunabhängiges Ritual ein
und fördern Sie die Bindung an ein Kuscheltier. Sie bauen damit ein
Schild auf, mit dem sich das Kind vor Einsamkeitsgefühlen selber
schützen kann.

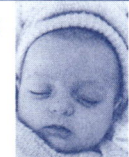

Wann ist ein Baby überhaupt müde?

Müde Babys gähnen selten. Manchmal reiben sie sich die Augen oder die Nase. Vor allem werden sie ungnädig in jeder Beziehung – denken aber nicht daran einzuschlafen.

Ich gewöhnte mir an, sie in diesem Zustand auf dem Rücken ins Tragetuch zu packen. Dort schliefen sie ein, während ich meine Hausarbeit machte. Bei Clara sah das so aus: Bis zum Alter von zwei Monaten wachte sie regelmäßig wieder auf, wenn ich sie ins Bett legen wollte. Dann veränderte sich innerhalb weniger Tage irgendetwas in ihr, und ich konnte sie problemlos in ihr Bett oder den Kinderwagen legen, wo sie bis zu drei Stunden weiterschlief. Als sie größer wurde und öfter Lust hatte, auf dem Boden zu spielen, brauchte ich nur zu beobachten, wann sie anfing, sich über den Kochlöffel zu ärgern und öfter mal umzufallen. Dann packte ich sie wieder auf den Rücken, bis sie schlief, und legte sie dann mitsamt dem Tuch ins Bett.

Das war für mich angenehm, und auch für die Kinder scheint es ein guter Weg zu sein, sich vertrauensvoll dem Schlaf hingeben zu können. Lena, die ich mit vier Monaten anfing herumzutragen, ist bereits mit eineinhalb Jahren von sich aus zum Bett gestiefelt und einfach eingeschlafen, wenn sie müde war. Ihr machte es der Daumen zusätzlich leicht.

Damit waren die vielen Stimmen widerlegt, die mich davor gewarnt hatten, das Kind durch zu vieles Herumtragen zu verwöhnen. Auch Clara konnte für sich entscheiden, wann das Bett dran war. Sie hat sich in den ersten acht Wochen eben nicht meinen Rücken als Schlafplatz angewöhnt, sondern ihn ganz freiwillig verlassen, als sie innerlich dazu bereit war.

Was ist von Einschlaftraining zu halten?

Vielleicht haben Sie von den ausgeklügelten Programmen gehört, mit denen Kinder das Schlafen lernen sollen. Solche Anleitungen sind in den letzten Jahren regelrechte Bestseller geworden, obwohl sie etwas beinhalten, was für Eltern lange tabu war: Man lässt die Kinder schreien. Nicht stundenlang, sondern geht immer wieder hin, um zu zeigen, dass man da ist, aber die Kinder werden beim Einschlafen bewusst allein gelassen.

Diese Programme funktionieren offensichtlich häufig und haben anscheinend viele verzweifelte Eltern vor dem endgültigen Kollaps gerettet. Allerdings gibt es eine wichtige Einschränkung: Sie sind für ältere Kinder gedacht, bei denen sich bereits Einschlafgewohnheiten eingeschliffen haben, die auf längere Sicht für Eltern unerträglich sind. Ist es dazu gekommen, dass ein Vierjähriger nur einschläft, wenn die Mutter zwei Stunden am Bett sitzt, seinen Rücken krault und Lieder singt und er dann noch dreimal in der Nacht nach einer Flasche Tee verlangt, dann muss man handeln, das ist keine Frage.

Nun empfinden aber viele Eltern das Schlafverhalten ihres Säuglings bereits als ebenso nervenaufreibend. Sie halten Einschlafschwierigkeiten und mehrfaches Aufwachen in der Nacht schon im ersten Lebensjahr ihres Kindes für eine «Schlafstörung», der durch rigoroses Konditionieren entgegengewirkt werden muss. Das halte ich für einen fatalen Irrtum. Das ältere Kind, das lernen soll, alleine einzuschlafen, weiß, dass die Eltern sich nicht in Luft aufgelöst haben, wenn sich die Tür hinter ihnen geschlossen hat. Ein Säugling weiß das nicht. Ein neun Monate altes Kind kann wohl ein Klötzchen unter einem Becher hervorholen, weil es voll Verwunderung begriffen hat, dass er unter diesem Becher noch immer existiert. Aber diese Erkenntnis auf seine Mutter hinter der Tür zu übertragen fällt ihm schwer, vor allem, wenn es müde ist.

Hat sich ein älteres Kind in der Fehlannahme verrannt, dass die Eltern nach seiner Pfeife zu tanzen haben, kann es für alle Beteiligten gut sein, dies zurechtzurücken, auch wenn es schmerzt. Einen Säugling aber durch punktuelles Trösten und ritualisiertes Weggehen zum Durchschlafen bringen zu wollen, wird ihn resignieren lassen. Er schläft dann zwar möglicherweise auch eher durch, aber er hat das durch echtes Leid bezahlt.

Ich denke, wenn Sie sich von Anfang an bemühen, die Unsicherheitsgefühle Ihres Babys beim Einschlafen durch klare Handlungen aufzufangen, wird es gar nicht erst Gewohnheiten entwickeln, die Sie an den Rand des Wahnsinns treiben.

Den kleinen Säugling können Sie tagsüber an Ihrem Körper schlafen lassen. Nachts behalten Sie ihn dicht bei sich – entweder in Ihrem

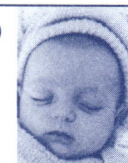

Bett oder in einem Bettchen dicht bei Ihnen –, sodass Sie bei nächtlichen Störungen am besten nicht einmal Licht zu machen brauchen. Lassen Sie ihn trinken, aber nicht so lange nuckeln, bis er wieder im Tiefschlaf liegt. Sie brauchen ihn auch nicht bei jedem Ton hochzunehmen. Ich habe meine Kinder meist ein wenig «maunzen» lassen, bis ich sie zu mir holte oder mich zu ihnen legte. Oft hörte das Maunzen auch von selber wieder auf. Das ist kein Schreien-Lassen, sondern eher ein Abwarten, ob die Geräusche aus dem Kinderbett nicht doch eher als Ächzen im Schlaf einzuordnen sind. Als Mutter wacht man nun mal bei jedem Geräusch auf, und wenn man das Kind dann jedes Mal hochnimmt, bringt man ihm das nächtliche Aufwachen ungewollt erst richtig bei.

Ein älterer Säugling sollte zwar spüren, dass Sie sich um ihn kümmern, dass er Sie aber in seiner müden Fahrigkeit nicht von einer Aktion in die andere treiben kann. Ein müdes Kind kann sich auf nichts mehr konzentrieren, verlangt nach diesem und jenem, will mal so gehalten werden und mal anders. Wenn man versucht, all dem gerecht zu werden, lernt das Kind nichts anderes, als dass die Eltern zu seinem Hampelmann werden, sobald die Bettzeit herangerückt ist. Bemühen Sie sich, das Kind auf möglichst gleich bleibende Art ins Bett zu bringen, auch wenn es dabei mal meckert, behalten Sie das Heft in der Hand – dann werden Sie auch in seiner Kleinkindzeit kein nervenaufreibendes Schlaftraining nötig haben.

Babypflege
und Babys Kleidung

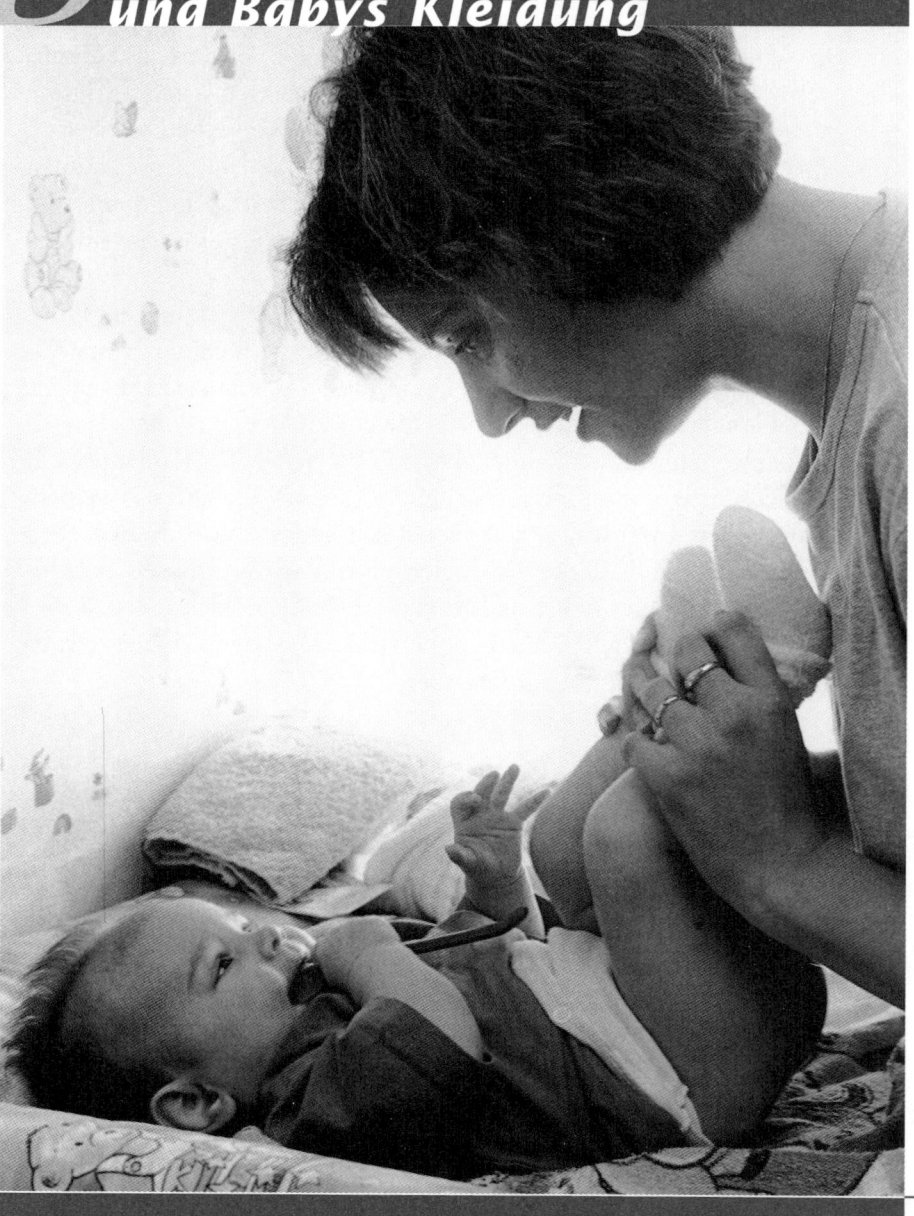

Füttern, Wickeln, Baden. Füttern, Wickeln, Spazieren gehen. Füttern, Wickeln, Herumtragen …

So oder ähnlich sieht der Tagesablauf im Leben mit einem Säugling aus. Dabei spielt die Pflege des Babys eine wichtige Rolle – nicht nur, weil es sauber und gesund bleiben soll! All die kleinen Handreichungen, die dazu gehören, sind der wunderbarste gemeinsame Spielplatz für Eltern und Kind. Liebevoll und mit Lust baden und mit Zärtlichkeit und Humor die Windeln wechseln, die Nase prustend in den Bauch des Kindes bohren, bis es quiekt vor Vergnügen, bevor die Windel alles wieder zudeckt, Fingerspiele am großen Zeh, Windelwedeln vor der Nasenspitze – damit können Sie sich den Alltag mit dem Kind vergolden.

Wickeln und Baden

Mit der Windel fängt es an

Es gibt verschiedene Möglichkeiten: die Wegwerfwindel, die Kombination von Stoffwindel mit einer wasserdichten Windelhose oder Wickelfolie oder die Stoffwindel, kombiniert mit einer Windelhose aus nicht entfetteter Wolle.

Über die Wegwerfwindel braucht man nicht viel Worte zu verlieren. Es gibt verschiedene Marken, verschiedene Größen, verschiedene Qualitäten und verschiedene – in der Regel hohe – Preise. Wenn Sie sie benutzen, werden Sie nie genau wissen, welche Bleichmittel, Parfüme oder andere Zusatzstoffe in den Windeln sind, und Sie müssen selbst entscheiden, ob Sie denen glauben, die das für unbedenklich halten, oder denen, die davor warnen. Windelhersteller sind erfindungsreich, sie haben inzwischen auch das wichtigste Argument gegen die Höschenwindel aufs Korn genommen, nämlich die luftdichte Plastikverpackung – es gibt mittlerweile sogar luftdurchlässige Varianten.

Von Wickelfolien und Gummihosen möchte ich Ihnen abraten. Das

Windelpaket ist schwierig so zu binden, dass nicht doch an etlichen Stellen die Plastikfolie direkt auf die Haut zu liegen kommt und dort Reizungen hervorruft.

Eine gute Lösung ist die Stoffwindel, kombiniert mit einer Wollhose darüber. Nicht entfettete Wolle hält die Feuchtigkeit der Windel eine gute Weile zurück, und sie kann ein Drittel ihres Eigengewichts an Nässe aufnehmen, ohne sich feucht anzufühlen. Ist das Wollfett nicht ausgewaschen oder ist die Hose nachgefettet, werden die Bestandteile des Urins von dem Fett chemisch so umgewandelt, dass der Geruch verfliegt und sich Bakterien kaum vermehren. Die Wollhöschen brauchen nur selten gewaschen zu werden, wichtig ist, sie regelmäßig zu lüften. Erhältlich sind sie als Slips, als Bindehöschen oder mit Klettverschlüssen. Man kann sie auch sehr gut selber stricken.

Die Baumwollwindeln gibt es in den verschiedensten Versionen, mit verstärkten Zonen oder aus Baumwollstrick. Je nach Größe des Kindes genügt eine einzige Windel für ein Neugeborenes, später brauchen Sie eine Einlage oder extra Windel zwischen den Beinen. Ich habe immer einen Baumwollschlüpfer über das Windelpaket gezogen, um es zusammenzuhalten, bevor die Wollhose darüber kam. Hatten diese Höschen nicht zu enge Beinöffnungen, passten sie nach der Windelzeit immer noch als Schlüpfer. Verwenden Sie eine Wollwindelhose mit Klettverschluss, ist der Schlüpfer entbehrlich, weil Sie das Windelpaket beim Anziehen der Wollhose nicht loslassen müssen.

Bezugsquellen für Windeln und Wollhöschen finden Sie im Anhang auf S. 469.

Nehmen Sie einen Windeldienst in Anspruch, werden Sie dort genaue Wickelanleitungen und alles Zubehör erhalten. (Kontaktadresse im Anhang.)

Aber für welche Wickelmethode soll man sich nun entscheiden? Grundsätzlich gibt es fünf Bereiche zu bedenken: die Gesundheit, die Umweltverträglichkeit, die Zeit, das Geld – und das Gefühl.

Welche Windel ist gesund?

Gar keine. Am gesündesten ist der freie Po! Meine Kinder waren alle, egal ob sie gerade in Mullwindeln steckten oder in Höschenwindeln, irgendwann mal kräftig wund. Es half eine Salbe (manchmal eine

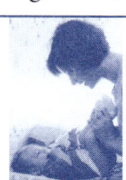

Anti-Pilz-Salbe) und häufiges Wickeln. Sie werden sicher von mancher Seite die Warnung hören, die luftdichte Verpackung von plastikumhüllten Wegwerfwindeln fördere Pilzinfektionen, Baumwolle und Wolle seien viel «gesünder». Im statistischen Durchschnitt mag das stimmen, aber es gibt auch Kinder, die in der Mullwindel ständig wund sind und mit der Höschenwindel keine Probleme haben. Es führt kein Weg am Ausprobieren vorbei!

Eine Windeldermatitis entsteht nämlich weniger durch die Staunässe als durch die Verbindung von Urin und Stuhl. Dabei bildet sich Ammoniak, was zu Hautreizungen führen kann. Ist die Haut dann schon infiziert, tut die feuchte Packung natürlich noch das ihre. Vom gesundheitlichen Standpunkt aus ist es also am besten, häufig zu wickeln – ökologisch, praktisch und billig ist das nicht.

Welche Windel ist umweltverträglich?
Gar keine. Das Beste für die Umwelt ist der freie Po! Wegwerfwindeln produzieren riesige Müllberge und Umweltverschmutzung bei der Zellstoffherstellung. Baumwollwindeln werden aus importierter Baumwolle hergestellt, sie belasten die Kläranlagen durch die Waschmittel, verbrauchen beim Waschen (Atom-)Strom und beim Herumfahren der Windeldienste Treibstoff.

Welche Windelmethode ist besonders praktisch?
Die Höschenwindel. Keine Frage.

Nehmen Sie allerdings einen Windeldienst in Anspruch, der die schmutzigen Windeln abholt und dabei einen Stapel frische hinterlässt, haben Sie auch bei Stoffwindeln keine Arbeit mit dem Waschen. Sie brauchen nur etwas mehr Geduld und Geschick beim Wickeln selbst, aber den Dreh hat man schnell heraus. Und Sie müssen damit leben können, dass Ihre Windeltonne, in der es auch mal übel riecht, nicht täglich in die Waschmaschine geleert wird.

Bei meinen Kindern hat die Wollwickelmethode etwa ein bis eineinhalb Jahre funktioniert. Dann wurden die Urinmengen so groß und die Kinder so schwer, dass sie die Windel wie einen Schwamm durch die Wollhose hindurch ausdrückten, wenn sie sich setzten. Ich entsinne mich auch an feuchte Hüften meinerseits, weil ich die Kinder viel trug. Neulich erzählte mir ein sehr umweltbewusster Vater, sein aktives Söhnchen habe alle Wollhosen so schnell durchgeweicht, dass nicht nur seine Windeln, sondern auch seine Strampler und die Kleidung der Eltern ständig gewaschen werden mussten. Bei einem älteren Kind kommt noch dazu, dass es sich beim Anlegen einer Stoffwindel hinlegen muss, es sei denn, die Eltern sind wahre Künstler im Halten von umgeschlagenen Stoffzipfeln an zappeligen Kindern. Aber bringen Sie mal ein quirliges Achtzehnmonatskind dazu, geduldig auf dem Rücken liegen zu bleiben, wo doch sein ganzer Stolz darin besteht, aufrecht stehen zu können! Eine Höschenwindel ist schnell im Stehen angezogen, auch schnell ausgezogen, um das Kind abzuhalten oder auf die Toilette zu setzen, und dann wieder angelegt.

Welche Windelmethode ist die billigste?
Durchgerechnet habe ich es nicht, aber die Stoffwindel, die für mehr als ein Kind benutzt wird, und das über viele Monate, in Verbindung mit selbst gestrickten Wollwindelhöschen ist sicher die billigste Methode.

Und was sagt Ihr Gefühl?
Das ist die wichtigste Frage! Mir hat es immer Spaß gemacht, frisch gewaschene Windeln an die Wäscheleine zu hängen und wollene Windelhöschen zu stricken. Ein Säugling im Haus und keine Windeln auf der Leine – für mich unvorstellbar! Die Windeln waren die Jubelfahnen, die ich hisste, sie flatterten im Wind und sammelten Luft und Sonne für den Po meines Babys. Eine Windelhose strickte ich sogar aus selbst gesponnener Wolle von unseren eigenen Schafen – sie hielt wunderbar dicht, sie roch nach Schaf und Stall und selbst gemolkener Schafsmilch, und alle Plastikwindeln der Welt konnten mir gestohlen bleiben. Bis zum vierten Kind, da schaffte ich es nicht mehr. Nach ein paar Wochen schon ging ich zu den Wegwerfwindeln über. Zwei Kinder, die in weit entfernte Schulen gingen und oft gefahren werden mussten, ein Kindergartenkind, ein noch immer nicht fertig renoviertes Haus, ein großer Garten und der Anspruch, sich auch Zeit für die Kinder zu nehmen, ließ mich die Schwerpunkte anders setzen.

Wir gehen im Leben immer wieder Kompromisse ein. Aber jeder

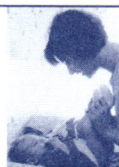

kann entscheiden, an welcher Stelle er konsequent sein möchte. Sie können Ihr Kind in Wollhosen wickeln und zweimal jährlich samt seinen Stoffwindeln mit dem Flugzeug in den Süden fliegen – ist das ökologisch einwandfreier, als Ihr Kind in Wegwerfwindeln bei Oma auf der Terrasse spielen zu lassen?

Sauberkeitserziehung – schon beim Säugling?

Sauberkeitserziehung war lange Zeit ein heikles Thema. Wer nur den Mund aufmachte und darüber redete, wurde schon unterdrückerischer Erziehungsmethoden bezichtigt. Aus den Erkenntnissen der Psychologen, dass man bei Kindern großen seelischen Schaden anrichten kann, wenn man sie zwingen will, schon frühzeitig ihre Ausscheidungen zu kontrollieren, hat sich ein Umgang mit «Pipi» und «A-A» entwickelt, der in vielen Fällen zur Folge hat, dass die Kinder viel später sauber werden, als sie eigentlich könnten. Man lässt sie einfach, wickelt sie geduldig und verkneift sich jedes Toilettentraining. Und wenn man dann noch die praktischen Höschenwindeln benutzt, merken die Kinder oft genug nicht einmal, dass sie nass sind, weil die chemische Ausrüstung der Windel die Nässe weitab vom Po aufsaugt.

Dabei könnte unser offenerer Umgang mit Körperlichkeit, der sich in den letzten Jahrzehnten entwickelt hat, doch auch dazu führen, dass in den Familien das «geheime Örtchen» nicht mehr gar so geheim gehandhabt wird. Dadurch kann es in den Wahrnehmungshorizont der Kinder geraten und in den Sog ihres Nachahmungstriebs. Das spielt sicher im ersten Lebensjahr noch keine große Rolle. Aber wenn Sie selber schon ab und zu mit dem Baby auf dem Rücken auf der Toilette gesessen haben, fällt es Ihnen vielleicht nicht so schwer, dem Kind später als Rückenlehne zu dienen, damit es bei seinen ersten eigenen Versuchen nicht in die Schüssel rutscht. Wenn das dann kein zuwendungsreiches, lustvolles Toilettentraining ist …

Aber auch wenn Ihnen das zu weit geht, sollten Sie etwa ab dem Alter von 18 Monaten dem Kind bewusst machen, dass Ausscheidungen kontrollierbar sind, z. B. indem Sie in seiner Gegenwart seinen Stuhlgang aus der Windel in die Toilette spülen. Das entlastet die Mülldeponie und zeigt dem Kind, wo seine Häufchen eigentlich hingehören.

Je eher es sich bemüht, sie voll Stolz auch direkt dort «abzulegen», umso eher können Sie auf die Windel verzichten. Wenn Sie keine Scheu haben, sich auch selber in Gegenwart des Kindes auf die Toilette zu setzen, und ihm bald einen Kindertoilettensitz verschaffen, können Sie eine bewusste, lustvolle Sauberkeitserziehung beginnen. Das angeblich obligatorische «Töpfchen» ist gar nicht nötig. Wir hatten zwar eines, die Kinder haben es aber selten benutzt. Das Schemelchen vor dem Klo und der Kindersitz darauf waren viel besser, und noch besser war, wenn Mama sich dahinter setzte oder sich davor hockte und das Kind hinterm Po hielt. Dass Sauberkeitserziehung in den Ruch der Kinderquälerei gekommen ist, ist auf Drill und Schimpfen bei Misserfolg zurückzuführen, das müssen Sie ja nicht nachmachen. Übermäßiges Lob ist allerdings auch unangebracht – entscheidend ist der Wunsch des Kindes, es zu machen wie die Großen!

Ein Wort zum Abhalten: Es ist die Art, wie Mütter ihre Babys sauber gehalten haben, bevor es Windeln gab. Ein Kind von hinten unter den Knien zu fassen und über eine Stelle zu halten, wo es sich erleichtern kann, ist weder unnatürlich noch unbequem. Es beschmutzt sich wenig dabei und drückt durch die angewinkelten Beine so viel wie möglich aus sich heraus – was den Abstand zum nächsten Geschäft verlängert. Probieren Sie es aus, es wird Ihnen viele Windeln ersparen!

Noch ein Ausblick auf das Ende der Windelzeit: Ist Ihr Kind fast trocken, hin und wieder geht aber doch noch etwas daneben, kann es billiger und sinnvoller sein, das Kind dann frisch anzuziehen, als prophylaktisch immer noch in Windeln herumlaufen zu lassen. Ein paar nasse Kinderklamotten verschwinden in der Familienwäsche, und das Kind macht jedes Mal die Erfahrung, dass es letztlich doch angenehmer ist, vorher zur Toilette zu gehen.

Praktische Tipps zum Wickeln:

■ Wickeln Sie das Kind möglichst gleich, nachdem es Stuhlgang hatte. Wenn Sie es viel tragen oder um sich haben, werden Sie das nicht verpassen, man sieht einem Kind deutlich an, wenn es drückt! Auch wenn es keinen Stuhlgang hatte, wickeln Sie es rechtzeitig, bevor es ganz durchgeweicht ist. Die zwei Windeln mehr sind immer noch weniger Wäsche als ein kompletter Satz Kleidung.

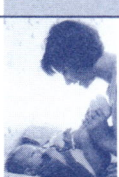

■ Wenn Sie Stoffwindeln verwenden, benutzen Sie ein hautfreundliches, biologisch abbaubares Waschmittel. Es braucht keine Bleichmittel zu enthalten. Von einer fleckigen Windel ist noch kein Kind krank geworden.

■ Bei Wegwerfwindeln oder Zellstoffwindeleinlagen achten Sie darauf, dass sie nicht parfümiert oder mit sonstigen Zusätzen getränkt sind.

■ Die Ökobilanz einer Stoffwindel verbessert sich mit jeder Benutzung. Gute Stoffwindeln halten die Wickelzeit von zwei bis drei Kindern aus. Wenn Sie Secondhandwindeln benutzen können oder sicher sind, mehr als ein Kind wickeln zu wollen, ist die Stoffwindel ökologisch und kostenmäßig gesehen auf jeden Fall die bessere Wahl.

■ Decken Sie sich mit ca. 30 Stoffwindeln ein, dann müssen Sie höchstens alle drei Tage waschen.

■ Halten Sie schon das Baby hin und wieder ab, wenn Sie merken, dass gleich etwas «kommt».

■ Wenn Sie Ihr Kind viel tragen, werden Sie bald merken, wie es sich anfühlt, wenn es mal «muss». Dann können Sie wagen, es bei warmem Wetter auch mal ohne Windel herumzutragen.

Welche Methode Sie schließlich wählen, hängt auch davon ab, ob Sie gute Wasch- und Trockenmöglichkeiten haben. Wenn Sie einen Wäschetrockner brauchen, macht das die Mullwindel nicht gerade umweltfreundlicher.

Tipps zum Waschen: Ich habe die vollen Windeln einfach in der Badewanne mit einem kräftigen Duschstrahl ausgespült, gut ausgewrungen und ohne Einweichwasser in einem Eimer mit Deckel aufgehoben. (Das ist auch die Methode, die Windeldienste empfehlen.) Man kann die Windeln so bis zu einer Woche lagern, wenn es nicht zu warm ist, Desinfektionsmittel sind überflüssig. Ich habe sie oft nur mit 60° gewaschen, war das Baby wund oder hatte gar eine Pilzinfektion, mit 95°.

Achten Sie beim Wickeln darauf, dass die Oberschenkel nicht zu starr mit eingepackt werden, damit das Kind die Hüften spreizen kann. Das Wollhosen-Windelpaket wird recht dick. Darüber passen am besten Strampler im Pumphosenschnitt. Sie haben, kombiniert mit Strümpfchen und Strickschuhchen, auch noch den Vorteil, lange zu passen. Anfangs sehen sie, stark gebauscht, eher lustig als zu groß aus, und später sind es witzige Kniehosen.

Wenn Sie dem Baby die Windel unterlegen, ziehen Sie es nicht mit gestreckten Beinen nach oben. Der Griff ist ungünstig für die Entwicklung der Hüftgelenke. Heben Sie den Po des Babys lieber mit der flachen Hand an oder fassen Sie mit der linken Hand unter dem linken Bein durch den rechten Oberschenkel und heben so Po und Oberschenkel an. Das geht genauso gut und bewirkt keine unnatürliche Streckung der Hüftgelenke.

So säubern Sie den Po

Im Windelbereich muss das Kind bei jedem Wickeln gereinigt werden. Sie können das mit Wasser und Waschlappen, mit Wasser und einer Hand voll Toilettenpapier oder mit einem ölgetränkten Wattebausch machen. Verwenden Sie Wasser, können Sie danach die Haut zum Schutz entweder dünn eincremen oder ölen oder – besser noch – gar nichts machen. Auf Puder sollten Sie verzichten, er staubt und kann dem Baby in die Atemwege geraten. In Verbindung mit Öl oder Creme kann Puder außerdem Klümpchen bilden, die eher reizen als schützen.

Verwenden Sie Öl zum Reinigen, ist die dünne Ölschicht, die dabei zurückbleibt, oft schon Schutz genug. Bei empfindlicheren Kindern mag eine dünne Schicht abdeckender Creme zusätzlich angebracht sein. Je dünner Sie eincremen, umso weniger brauchen Sie die zarte Haut zu reiben, wenn Sie beim nächsten Wickeln die Reste wieder abwischen wollen. Es schont auch Ihren Geldbeutel. Wir haben von Kind zu Kind immer weniger Creme verbraucht. Bei Clara sind wir mit drei großen Dosen Creme für die gesamte Wickelzeit ausgekommen, für Nora, unsere Jüngste, war es nur noch eine! Als Öl können Sie Mandelöl oder andere gute Speiseöle verwenden. Dann sind Sie sicher, dass es keine Konservierungsstoffe und keine überflüssigen Duftstoffe enthält. Außerdem bestehen Babyöle meist aus Paraffinölen, also eher flüssigem Wachs, was die Hautfunktionen stärker beeinträchtigt als pflanzliches Öl.

Nach dem Reinigen ist vor allem das Trocknen wichtig. Lassen Sie das Baby noch eine Weile nackt – vielleicht macht es ihm Spaß, wenn Sie ihm ein bisschen auf den Po pusten?

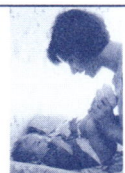

Was tun bei wundem Po?

Irgendwann ist (fast) jedes Kind mal wund. Das Beste: Nackt strampeln lassen.

Wenn Sie es dann doch wieder einpacken müssen, cremen Sie es etwas dicker mit Ihrer üblichen Creme, mit Zinksalbe oder Vitamin-B-Salbe (Bepanthen oder Panthenol) ein. Bessert sich nach zwei Tagen nichts, kann es sich um eine Pilzinfektion handeln. Damit müssen Sie zum Kinderarzt. Tritt die Pilzinfektion oder auch eine andere Form von Windeldermatitis öfter auf oder ist sie besonders hartnäckig, wechseln Sie probehalber die Wickelmethode oder auch die Windelmarke.

Kleinen Jungen kann man den Po ohne Probleme abwischen, Mädchen gerät hin und wieder etwas zwischen die Schamlippen. Wischen Sie sie vorsichtig von oben nach unten aus, aber bohren Sie keinesfalls tief hinein. Die Scheide reinigt sich von selbst.

Wann muss das Baby gewickelt werden?

Manche Ratgeber machen es zu einem Problem, ob das Kind nun vor oder nach den Mahlzeiten gewickelt werden soll. Dahinter steckt die Vorstellung, dass man sich in einem festen Zeitplan um das Baby kümmere, zwischendurch sei «pflegefreie Zeit».

Meine Methode: Es wird gewickelt, wenn das Baby nass oder voll ist. Mit den Mahlzeiten hat das gar nichts zu tun. Das kann natürlich häufig nach dem Trinken sein, weil viele Babys beim Saugen auch drücken, oder es ist häufig vorher, weil ein nasses Bündel hungrig aus dem Schlaf aufgewacht ist. Es kann auch sein, dass Ihr Baby zum Spucken neigt, wenn es nach dem Trinken viel hin- und hergerollt wird. Darauf zu achten ist sinnvoll, eine feste Regel überflüssig.

Das Baden

Die Pflege der übrigen Babyhaut ist ebenfalls keine hoch komplizierte Wissenschaft. Die Werbung für Babykosmetika suggeriert, dass ohne die Körperpflege der weiche Babypopo keiner wäre – Irrtum. Die Hautoberfläche des Kindes enthält Milchsäurebakterien, die sie vor der Angriffslust schädlicher Bakterien schützen. Wird sie zu oft gewaschen, werden diese natürlichen Bestandteile herausgelöst, und bei zu häufigem Baden werden auch die Vorstufen zum Vitamin D aus der Haut herausgewaschen (Rachitisprophylaxe, S. 428).

Das tägliche Bad ist also überflüssig bis schädlich. Ein- bis zweimal pro Woche genügt vollauf! Solange Babys noch nicht krabbeln können, machen sie sich, außer im Windelbereich, so wenig schmutzig, dass es genügt, ihnen hin und wieder Gesicht und Hände mit einem feuchten Lappen zu reinigen. Ich habe – ich gestehe es Ihnen hinter vorgehaltener Hand – meine Jüngste manchmal drei Wochen lang nicht gebadet. Ihre Haut hätte dennoch jeder Babyreklame Ehre gemacht.

Wenn das tägliche Bad Ihnen und Ihrem Kind Spaß macht, verwenden Sie einen Kleiezusatz zum Badewasser mit etwas Molke, das greift die Milchsäure in der Haut weniger an. (Töpfer Kinderbad oder einfach einen Esslöffel frisch gemahlenen Weizen und einen Schuss Trinkmolke ins Badewasser geben.) Auf Seife verzichten Sie besser, der meiste Babydreck geht mit reinem Wasser ab. Damit die Haut gerade in den ersten Wochen nicht allzu sehr austrocknet, können Sie einen Löffel Pflanzenöl ins Wasser geben. Das Baby kommt dann gleich zart eingeölt aus dem Wasser.

Und noch ein Tipp: Beim Abtrocknen brauchen Sie Ihr Kind nicht durch penibles Auswischen aller Hautfalten zu quälen. Trocknen Sie es ab, so gründlich es ohne Quälerei geht, und ziehen Sie ihm Unterwäsche aus Naturfasern an, die überschüssige Feuchtigkeit aufnimmt. Hautfalten sind dazu da, dass sie sich beim Bewegen entfalten. Sie werden schon hin und wieder offen liegen und von selber trocknen.

Stellen, wo tatsächlich immer Haut auf Haut liegt, können sich trotz besten Abtrocknens entzünden. Am besten untersuchen Sie Ihr Kind gründlich von oben bis unten, ob es solche tiefen Hautfalten hat. Unsere Kinder waren alle recht lange «feucht hinter den Ohren». Es kann notwendig sein, sich für solche nässenden Stellen Creme vom Kinderarzt verschreiben zu lassen. Niemals pudern! Puder auf Nässe gibt Klümpchen und ist eine Bakterienfalle.

Es kann auch sein, dass Ihr Baby das Baden überhaupt nicht mag. Clara schrie vom ersten Tag an, wenn sie gebadet wurde. Ich sah schon das Gespenst der totalen Wasserscheu auf uns zukommen. Die Befürchtung hätte ich mir sparen können, später patschte sie mit ihren

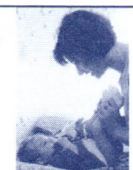

Schwimmflügeln im Schwimmbad herum, als hätte sie nie etwas anderes getan. Vielleicht haben wir zunächst nicht beachtet, dass sich die ganz kleinen Babys beim Baden gern mit den Füßen am unteren Wannenende abstützen.

Ist Ihr Kind auch zunächst wasserscheu, waschen Sie es einfach öfter mit dem Lappen und üben das Eintauchen in besonders lustvollen Situationen, z. B. mit Ihnen zusammen in der großen Wanne. Eine zweigeteilte Waschschüssel für oben und unten brauchen Sie nicht. Waschen Sie mit demselben Wasser von oben nach unten – fertig!

Wenn das Kind anfängt zu krabbeln, kann das Baden schon öfter nötig werden. Meiner Erfahrung nach werden aber wieder weniger Bauch und Beine dreckig als vor allem Strampler und Hände! Der Strampler wandert in die Waschmaschine, und für die Hände braucht man kein tägliches Vollbad.

Duschen ist bei Babys kaum möglich, sie rutschen dabei viel zu leicht in der Badewanne aus.

Eine lohnende Anschaffung, falls Sie in absehbarer Zeit etwas umbauen wollen, ist eine tiefe Duschwanne. Kinder können darin bis zum Schulalter baden. Gegenüber der großen Wanne spart sie Wasser, gegenüber der Babywanne viel Aufwand.

Sehr kleine Babys sind allerdings in einer Babywanne auf Tischhöhe einfacher zu baden. Es gibt dafür entsprechende Wannenaufsätze. Ich bin aber schon bald dazu übergegangen, die Babywanne in die große Wanne zu stellen und mich auf ein zusammengerolltes Handtuch davor zu knien. Denn schon mit vier bis fünf Monaten können die Kleinen so spritzen, dass das Badezimmer hernach unter Wasser steht.

Ist Ihr Bad nicht gut zu heizen, bringen Sie einen Infrarot-Wärmestrahler an. Babys finden Kühle immer unbehaglich und mögen schon allein deshalb das Bad mit Geschrei kommentieren.

Sie sollten sich vor dem Baden alles bereitlegen. Hat man das Baby erst einmal eingetaucht, kann man nicht mehr zum Regal springen und einen Waschlappen holen. Und ist es schließlich abgetrocknet und die Windel liegt noch im Nachbarzimmer, muss man aus dem warmen Bad raus und mit Kind durch die Wohnung flitzen. Das verdirbt den Spaß.

Abends, wenn die Großen im Bett waren, habe ich oft alles für das

Bad des Babys zurechtgelegt und noch gleich meinen Schlafanzug dazu. Dann konnten wir uns beide gleich nach dem Baden zum gemütlichen Stillen ins Bett packen.

Wann baden? Wählen Sie den Zeitpunkt des Badens so, wie es Ihnen am besten passt und wie Sie glauben, dass es dem Baby am besten bekommt. Der eisernen Regel «Niemals nach dem Füttern baden» bin ich niemals gefolgt. Denn ein hungriges Baby hat am Baden keinerlei Vergnügen. Ich ließ die Babys ihren größten Hunger stillen, dann konnten sie genüsslich baden. Der Nachtisch kam dann nach dem Bad, zur Beruhigung.

Kälte und Wärme: Babys Kleidung

Clara war gerade acht Tage alt, als sie plötzlich Fieber bekam, 39,2 °C. Der Kinderarzt untersuchte Blut und Urin, fand nichts. Er wollte kein Risiko eingehen und schickte uns in die Kinderklinik. Dort wurden wieder Blut abgenommen, Urin untersucht, Ohren und Hals kontrolliert, die Lunge geröntgt. Schließlich wurde der Rückenmarkskanal punktiert, um die Gehirnflüssigkeit zu untersuchen. Nichts. Auch meine Milch und ihr Stuhlgang wanderten ins Labor – nichts.

Vier Tage später war das Fieber weg.

Wochen später las ich in einem Buch des Wiener Kinderarztes Dr. Czermak, dass es innerhalb der ersten vierzehn Tage bei Säuglingen Fieberschübe geben kann, die auf nichts anderem als der Unfähigkeit beruhen, die Körpertemperatur zu regeln. So wie Kinder in einen unterkühlten Zustand kommen können, können sie sich auch überhitzen. Es war sicher richtig, sorgfältig alle anderen Ursachen auszuschließen, aber es hat mich doch auch verwundert, dass keiner der vielen Ärzte diese Möglichkeit in Betracht gezogen hat.

Liegt ein Säugling längere Zeit zu kühl, bekommt er kalte Hände und Füße und wird unruhig. Wenn Sie ihm in den Nacken fassen und er ist dort noch warm, genügt es, ihn etwas besser zuzudecken, etwas wärmer anzuziehen, in ein wärmeres Zimmer zu holen oder am Körper zu wärmen.

Ein wirklich unterkühlter Säugling schreit aber nicht mehr. Er ist

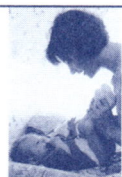

auch unter der Kleidung kalt, und seine Körperfunktionen laufen verlangsamt ab. Er ist jetzt nicht mehr in der Lage, selbst Körperwärme zu produzieren. Es nützt also nichts, ihn wärmer einzuhüllen, sondern er muss durch angewärmte Decken, eine warme Mahlzeit oder Tee oder die Körperwärme eines Erwachsenen wieder aufgewärmt werden, bis seine Temperaturregelung wieder funktioniert. Erst dann hat besseres Zudecken wieder einen Sinn. Eine starke Unterkühlung, die mit totaler Apathie einhergeht, muss in der Klinik behandelt werden. Der Bereich, in dem das Kind selber regulieren kann, ist einfach sehr viel kleiner als bei einem Erwachsenen oder auch beim älteren Kind. Darum sollte seine unmittelbare Umgebungstemperatur auch höher liegen.

Das heißt nun nicht unbedingt, dass Sie besonders heizen müssen. «Unmittelbare Umgebung» – das ist der Luftraum unter der Kleidung. Ziehen Sie ihrem Baby ein Wollhemdchen an, das wärmt entschieden besser als Baumwolle. Hat es sehr wenig Haare auf dem Kopf, kann es schon bei normaler Zimmertemperatur sinnvoll sein, durch ein Seiden- oder Baumwollhäubchen diese große Verdunstungsfläche «Kopf» zu bedecken. Draußen ist das Mützchen ohnehin ein Muss!

Andererseits brauchen Sie aber auch nicht überängstlich zu sein. Wie alle Körperfunktionen lernt auch der angeborene «Thermostat» des Kindes durch Anregung. Ich denke, dass auch hier der Körperkontakt eine wichtige Rolle spielt. Trägt man das Kind viel, so ist es ständig an eine Wärmequelle gekoppelt, kann also Wärme übernehmen, die es nicht selber zu produzieren braucht. Andererseits wird es durch das Umhergehen des Erwachsenen wechselnden Temperaturen ausgesetzt, an denen es üben kann sich anzupassen. Man kann so auch schnell durch einen Griff nach Händchen oder Fuß nachprüfen, ob das Baby noch warm ist.

Ich denke, dass Babys auch deshalb bei einem Erwachsenen im Bett meist ruhiger schlafen, weil sie die notwendige Wärme nicht selber produzieren müssen. Das ist zwar nicht viel Energie, die sie da unter ihrem Deckchen umsetzen müssen, aber auch ein kleines bisschen kann von dem winzigen, wenig gepolsterten Körper eines Neugeborenen schwer aufgebracht werden.

Nach etwa drei Monaten ist das Baby nicht mehr so empfindlich. Es ist nun in der Lage, Wärme auch kurzzeitig zu speichern. Wir können ja auch bei zehn Grad Kälte rasch zur Mülltonne laufen. So lange halten unsere Reserven vor. So macht es auch einem älteren Säugling nichts, in einem kühlen Zimmer gewickelt zu werden, sofern man keine stundenlange Prozedur daraus macht.

Die richtige Kleidung

Grundsätzlich: Mehrere dünne Hüllen wärmen besser und angenehmer als eine dicke.

Ärmel und Hosenbeine, die unten offen sind, lassen immer wieder angewärmte Luft entweichen. Behaglicher sind Puffärmel und Pumphosen.

Naturfasern aus Pflanzen (Baumwolle und Leinen) enthalten viele Kohlehydrate. Sie nehmen rasch Feuchtigkeit auf, bieten dann aber Keimen jeder Art guten Nährboden. Sie müssen also häufig gewaschen werden. Ihr Warmhaltevermögen hängt von der Webart ab, ist aber generell nicht so gut wie bei tierischen Fasern.

Tierische Fasern (Wolle, Seide) bestehen aus Eiweiß. Sie nehmen langsamer Feuchtigkeit auf, fassen sich aber im feuchten Zustand nicht gleich nass an und wärmen auch dann noch. Keime finden auf ihnen keinen Nährboden. Wolle und Seide regenerieren sich beim Lüften und müssen seltener gewaschen werden. Sie wärmen weitaus besser als Pflanzenfasern, vor allem gleichmäßiger.

Bei Wolle hängt die Hautverträglichkeit stark von der Verarbeitung ab. Dass Wolle grundsätzlich kratzt, stimmt nicht. Ich habe noch keinen Säugling erlebt, der sein zartes Wollhemdchen nicht vertragen hätte. Auch wenn Sie selber Wolle schlecht vertragen, machen Sie bei Ihrem Baby ruhig den Versuch. Vielleicht testen Sie selber mal, ob so ein Wollhemdchen wirklich kratzt.

Wenn Sie für Ihr Baby gerne viel Geld ausgeben, können Sie auch Oberbekleidung und Nachtwäsche aus Wolle und Seide kaufen. Da die Oberbekleidung nicht nur normal schmutzig, sondern auch häufiger vollgespuckt wird, muss man sie öfter waschen und braucht darum reichlich davon. Darum bin ich vor Woll- und Seidenstramplern, die von Hand gewaschen werden müssen, immer zurückgeschreckt, so optimal sie für Körper und Seele des Babys auch sein mögen.

Sie können den Waschaufwand stark eindämmen, wenn Sie schon

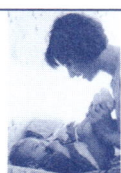

sehr früh viele Lätzchen zur Hand haben; sobald das Kind laufen kann, auch Schürzchen. Dann brauchen Sie bei Gespucke und Gesabber nicht gleich Jäckchen und Strampler zu waschen.

Beim Schnitt der Kindersachen achten Sie vor allem auf die notwendige Weite, hauptsächlich am Ärmelansatz und um den Po. Das Anziehen wird sonst eine Qual.

Sinnlos sind: Hosen ohne Träger, Strickanzüge mit kurzen Beinen oder Kleidchen für ein Krabbelkind. Hosen ohne Träger rutschen rettungslos ab, Strickanzüge mit kurzen Beinen wärmen in der Mitte viel und unten gar nicht, und ein Krabbelmädchen im Kleid wird sich ständig im Röckchen verfangen.

Wenn Sie Ihr Baby auch unterwegs viel tragen, braucht es einen wärmenden Anzug von Kopf bis Fuß, die normale «Ausfahrgarnitur» reicht nicht.

Ich habe mir für Übergangstemperaturen einen Poncho genäht, den ich um mich und das Baby auf den Rücken schlagen konnte. In «Eltern» fand ich den Tipp einer Leserin, die sich einen Pullover gestrickt hatte, der vorn ein aufknöpfbares Loch für den Kopf des nach vorn umgebundenen Babys hat. Eine weite Strickjacke oder ein weiter Mantel erfüllt denselben Zweck, wärmt nur nicht so gut das Dekolleté der Mutter.

Doch bei allem Nachdenken über warme Kleidung – das Baby wird nichts so schön finden wie die Wärme Ihres Körpers!

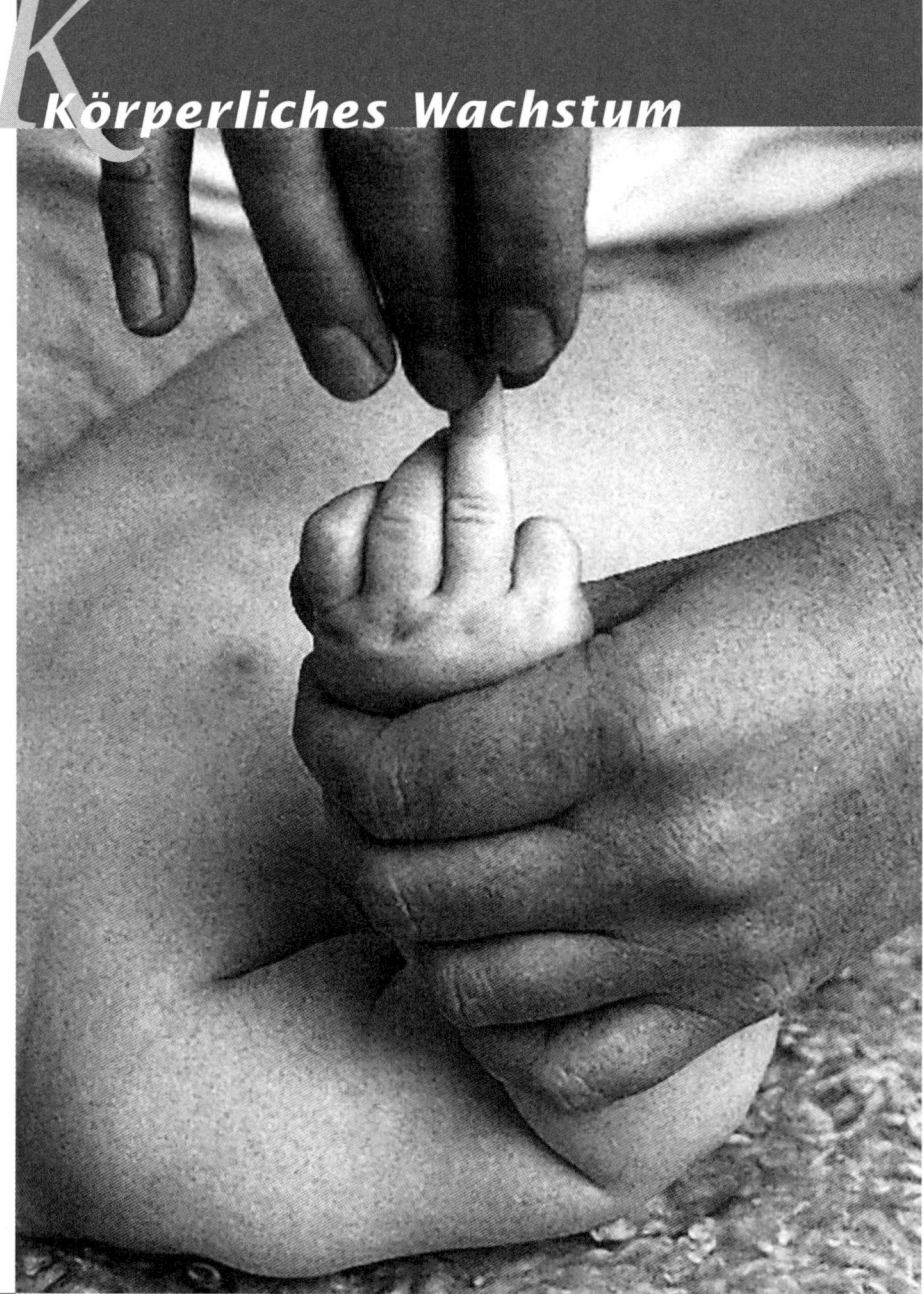

Körperliches Wachstum

Entwicklungstabellen – überall sind sie zu finden: beim Kinderarzt, bei der Freundin über der Wickelkommode, in Elternzeitschriften, in jeder Babypflegebroschüre.

Ich habe auf diesen «Wandschmuck» ohne schlechtes Gewissen verzichtet.

Ich ging mit dem Kind zu den Vorsorgeuntersuchungen (s. a. S. 426 ff.), und wenn der Kinderarzt zufrieden war, war ich es auch. Es war mir viel zu kompliziert, mir die verschiedenen Abfolgen von Reflexen und Beugungen und Streckungen zu merken, die er da durchcheckte. Ich konnte ja auch beobachten, dass die Kinder ständig etwas dazulernten, wacher wurden, kommunikationsfreudiger. Was sollte da schon schief gehen?

Mich interessierten ganz andere Dinge. Ich beobachtete ständig, was zwischen mir, dem Baby und den anderen Personen um uns herum vorging, wie das Baby langsam aus sich herauskroch, sich als Person entfaltete.

Das Baby «räkelt» sich ins Leben

Sehe ich mir unter diesem Gesichtspunkt Entwicklungstabellen an, dann dämmert mir, dass da doch eigentlich dasselbe passiert:

Das Baby, das zusammengekrümmt im Mutterleib saß und auch nach der Geburt noch von den Fäustchen bis zu den angezogenen Beinen alles gebeugt hält, streckt sich langsam, entfaltet sich, kriecht auch körperlich aus sich heraus.

Dazu braucht es zweierlei: Die reflexhaft angespannten Beugemuskeln müssen sich dehnen und lockern, und die Streckmuskeln müssen sich straffen und kräftigen.

Dabei arbeitet das Baby sozusagen von oben nach unten. Zuerst lernt es, den Kopf aufrecht zu halten. Dann kräftigt es den Oberkörper, bis es sitzen kann, und streckt schließlich die Beine bis zum Stehen und Laufen. Dazwischen liegt die Krabbelphase, während deren das Kind die rhythmische Abfolge von Beugung und Streckung der Beine übt, ohne gleichzeitig das Problem der Balance lösen zu müssen.

Parallel zu dieser Entwicklung, die das Herumlaufen in der Welt ermöglicht, bildet das Kind die Fähigkeiten aus, auf menschliche Art und Weise in die Welt einzugreifen: die Koordination von Auge und Hand.

Zuerst lockern und strecken sich die Finger, dann betasten sich die Hände gegenseitig, dann berühren sie Gegenstände, dann greifen sie nach ihnen, dann üben sie das Loslassen, das Hinüberreichen von einer Hand zur anderen, das Wegwerfen und das Aufheben. Schließlich, am Ende des ersten Lebensjahres, fangen die Finger an, einzeln aktiv zu werden: Das Kind greift mit Daumen und Zeigefinger nach kleinen Gegenständen.

Mir scheint diese Zielgerichtetheit in der Bewegungsentwicklung wichtiger zu sein als die einzelnen Etappen, die das Kind dabei durchläuft.

So bleiben manche Kinder lange an der einen oder anderen Zwischenstufe hängen, andere lassen sie dagegen ganz aus. Unser Jan z. B. wollte sich lange nicht vom Rücken auf den Bauch drehen. Diese Bewegung, die der zunehmenden Beweglichkeit des Rumpfes entspringt und diese auch trainiert, ist sozusagen eine Trainingsstufe zum Sitzen. Er zog es vor, lieber gleich zu sitzen. Die Kleine von nebenan hat dagegen das Krabbeln übersprungen und ist lieber gleich gelaufen.

Sitzen, Stehen und Gehen sind keine Zwischenstufen. Kein Kind, das nicht wirklich krank ist, wird sie auslassen. Das Herumrollen und Krabbeln machen Babys zwar normalerweise, aber wenn ein Kind das überspringt, ist es keineswegs krank.

Es gibt einfach sehr agile Babys, die diesen Prozess des Aufrichtens rasch und leicht durchlaufen, und andere, die mehr Zeit brauchen. Auch das Entwicklungstempo kann bei demselben Baby mal rasant und dann wieder bedächtig gehen, je nachdem, ob es gerade seine Hauptenergie in die motorische oder vielleicht in die soziale Entwicklung verlagert. Auch Krankheiten, schon ein kleiner Infekt, können ein Kind in seinem motorischen Fortschritt hemmen oder gar ein Stück

 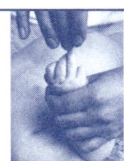

zurückwerfen. Aber solche Verzögerungen sind dann schnell wieder aufgeholt.

Körperbeherrschung

Erstes Vierteljahr

Die zunehmende Körperbeherrschung lässt sich etwa nach folgendem Programm in Vierteljahres-Schritten darstellen: Im ersten Vierteljahr braucht ein Säugling seine Hauptenergie dazu, es sich in seinem eigenen Körper bequem zu machen. Er muss sich erst an die Reize gewöhnen, die aus dem Inneren seines Körpers kommen, damit sie ihn nicht mehr von der Außenwelt ablenken. Ebenso müssen Auge und Ohr, die Sinnesorgane, die vor der Geburt noch nicht oder nur eingeschränkt funktioniert haben, noch ein wenig geübt werden. Tastsinn und Gleichgewichtssinn sind durch ausgiebige Berührung und Geschaukeltwerden im Mutterleib schon voll funktionsfähig.

Die Muskulatur und die Hirnreifung des Babys bereiten sich in dieser Zeit eher vor, als dass Fortschritte wirklich schon sichtbar würden. Überflüssige Muskelspannungen bauen sich ab, ebenso reflexhafte Bewegungen, die bei einer willentlichen Muskelkontrolle nur hinderlich wären. Das Baby lernt, sich so weit zu entspannen, dass es sich am Ende des Vierteljahres nicht mehr ständig unwillkürlich einrollen muss.

Der Greifreflex, der es zwingt, alles zu umklammern, was seine Handflächen berührt, baut sich ab. Er ist ein Überbleibsel aus der Zeit unserer behaarten Vorfahren und befähigte ein Junges, sich schon kurz nach der Geburt im Haarkleid seiner Mutter festzuklammern. Würde dieser Reflex nicht verschwinden, wäre das Kind niemals imstande, irgendetwas willentlich loszulassen.

«Stellt» man ein Neugeborenes auf eine feste Unterlage, fängt es an zu «laufen», es setzt einen Fuß vor den anderen. Zum Stehen und bewussten Gehen wäre dieser Schreitreflex äußerst hinderlich. Stellen Sie sich vor, jedes Mal, wenn Sie sich stellen, müssten Sie zwanghaft ein Bein anheben! Dieser Reflex verschwindet schnell, schon nach einer Woche sackt das Baby in die Knie, wenn man es auf die Unterlage stellt.

Der «Moro-Reflex» ist eine Schreckreaktion. Lässt man das Baby nach hinten fallen, wird es schnell die Arme ausbreiten und genauso schnell vor der Brust wieder zusammenführen. Er ist wohl auch als urtümlicher Klammerreflex zu deuten und verschwindet ebenfalls im Verlauf des ersten Vierteljahres.

Es gibt noch mehr reflexhafte Beugungen und Streckungen beim Säugling, deren Muster sich im Lauf der Zeit verändern. Der Kinderarzt macht allerhand «Turnübungen» mit einem Baby, die ihm zeigen, wie weit die Streckung des Muskelapparates schon vorangeschritten ist.

Parallel zu dieser generellen Lockerung beginnt das Baby mit dem Krafttraining bei den Halsmuskeln. Trägt man es senkrecht auf dem Arm, wird es immer häufiger den Kopf von der Schulter des Erwachsenen hochnehmen und zunehmend länger aufrecht halten, bevor es ihn wieder zum Ausruhen sinken lässt.

Im Liegen auf dem Rücken wird ihm allmählich nicht mehr der Kopf nach einer Seite fallen, sondern es kann gerade nach oben schauen.

Legt man es auf den Bauch, hebt es zuerst den Kopf nur so weit, dass es ihn mit dem Gesicht zur anderen Seite wieder ablegen kann. Dann hebt es den Kopf in der Mitte immer länger an, bis nach etwa drei Monaten Halsmuskulatur und auch Schultern und Oberarme so kräftig sind, dass das Baby, auf die Unterarme abgestützt, mit erhobenem Kopf um sich schauen kann. Dann ist das Foto auf dem Bärenfell fällig …

Beim Hochziehen aus der Rückenlage zum Sitzen kann es den Kopf dann auch schon mitnehmen, anstatt ihn wie zu Anfang hinten herunterhängen zu lassen.

Zweites Vierteljahr

Die körperlichen Voraussetzungen, sich der Welt zuzuwenden, sind also gegeben: Im Bauch drückt es nicht mehr so arg, im Liegen kann das Baby schauen, wohin es will, und wird es getragen, hat es ebenfalls die volle Kopfkontrolle. Die Arme und Beine sind von ihren Reflexen befreit, und Hören und Sehen klappen auch recht gut.

Im zweiten Vierteljahr bereitet sich das Sitzen vor und das, was man

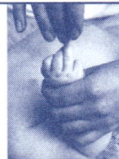

im Sitzen wunderbar tun kann: Mit beiden Händen alle möglichen Dinge untersuchen.

Die Oberkörpermuskulatur lernt Zentimeter für Zentimeter abwärts Schultern und Brustkorb zu halten, bis es gegen Ende des ersten Halbjahres nur noch nötig ist, den Beckengürtel zu stützen. Außerdem übt das Kind beim Strampeln, die Hüfte immer mehr zu beugen, bis es die Beine, auf dem Rücken liegend, senkrecht nach oben in die Luft strecken kann. Die Muskelgruppen, die jetzt die Beine bewegen und halten, halten später beim Sitzen den Körper in Position.

Auch das Stehen bereitet sich vor. Wurden im ersten Vierteljahr die Beine aus ihren Beugungsreflexen befreit, fängt das Baby gegen Ende des zweiten Vierteljahres an, seine Beine gegen eine feste Unterlage zu stemmen, wenn man es entsprechend hält. Es kann erst nur für Sekunden, dann immer länger auch sein eigenes Körpergewicht halten.

Außerdem fängt das Kind nun an, seine Hände als zu ihm gehörig zu erkennen und zu lernen, dass es sie willentlich steuern kann.

Zunächst rudert es mit ihnen unwillkürlich in seinem Gesichtsfeld herum und folgt ihnen interessiert mit den Augen. Irgendwann muss ihm wohl dämmern, dass es diese interessante Vorstellung selber inszenieren kann, und das tut es dann hingebungsvoll. Die Händchen werden zueinander geführt, in den Mund gesteckt, wieder herausgezogen, auseinander und wieder zusammengeführt, mit wachsender Zielsicherheit. Ist die Hand als eigener Körperteil akzeptiert, versucht das Kind, nach Gegenständen zu schlagen, die in seine Reichweite gehängt werden. Dass es diese zum Herumschaukeln bringen kann, versetzt es in Begeisterung. Schließlich lernt es auch noch, danach zu greifen, und gegen Ende des zweiten Vierteljahres ist es imstande, einen Gegenstand von einer Hand in die andere wandern zu lassen.

Drittes Vierteljahr

Jetzt lernt das Baby sitzen, und es bereitet das Stehen und nun auch noch das Krabbeln weiter vor. Die Beweglichkeit des Oberkörpers trainiert das Baby, indem es sich jetzt vom Rücken auf den Bauch dreht. Diese Schraubenbewegung ist später wichtig zum selbständigen Aufsitzen und für einen weiten Aktionsradius im Sitzen.

Irgendwann zwischen dem sechsten und dem zehnten Monat bringen die meisten Babys es fertig, die einzelnen geübten Bewegungen, nämlich die aufrechte Haltung des Oberkörpers, die Bewegung der Hüften und die Drehung des Rumpfes, zum freien Sitzen zusammenzubauen.

Die neue Freiheit für Arme und Hände erlaubt es ihm nun auch, die Geschicklichkeit seiner Arme und Hände zu verfeinern. Gleichzeitiges Greifen beider Hände und bewusstes Loslassen gehören zu den nächsten Errungenschaften, ebenso wie eine zunehmende Benutzung der Fingerspitzen.

Durch die Fähigkeit, sich auf der Unterlage herumzurollen, bekommt das Kind nun Geschmack an einer gewissen Mobilität. Und die Fähigkeit, nach Dingen zu greifen, lassen in ihm natürlich auch die Lust aufkommen, den Ball, der leider außer Reichweite liegt, trotzdem zu erreichen. Zunächst liegt das Kind noch platt auf dem Boden, drückt sich mit den Armen hoch und beugt und streckt die Beine abwechselnd auf der Unterlage. Dabei rutscht es vor oder zurück, je nachdem, ob es mal Kraft in die Beine oder in die Arme steckt und wie glatt die Unterlage ist.

Irgendwann merkt es, dass es sich auch mit den Knien ganz hochdrücken kann, dann ist der Ausgangspunkt für das Krabbeln erreicht.

Viertes Vierteljahr

In dieser Zeit übt das Kind weiter die «Laufvorstadien» Stehen und Krabbeln. Im Vierfüßlerstand wippt es immer wieder vor und zurück. Hat es dann so viel Balance erreicht, dass es sich erlauben kann, eine Hand oder ein Bein anzuheben und vorzusetzen, wird es bald krabbeln. Dabei trainiert es wiederum in der Waagerechten die Muskelgruppen, die die diagonale Wechselbewegung beim Gehen in der Senkrechten steuern, ohne die Balance halten zu müssen.

Zum Stehen zieht es sich auch bald selbständig hoch. Den Wechsel von einem Fuß auf den anderen übt es, indem es an den Möbeln entlang läuft, das freie Stehen, indem es erst eine, dann beide Hände loslässt.

Fünftes Vierteljahr

Nun kommt irgendwann der Punkt, an dem diese Vorübungen zusammengefasst werden und im freien Gehen ihre Krönung finden.

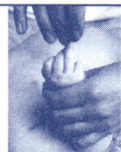

In der Zwischenzeit gehorchen die Hände mehr und mehr den Befehlen des Willens. Wenn ein Kind einen Gegenstand aus einem Becher herausholt, dann ist schon gar nicht mehr klar, ob das nun eine motorische oder eine Erkenntnisleistung ist. Genauso, wenn das Kind selbständig isst: Soll man nun mehr bewundern, wie es den Mund findet, dass es selber diesen Keks in den Mund stecken kann oder dass es wahrscheinlich schon vorher weiß, wie gut er schmeckt?

Die Hände sind zum Werkzeug geworden, das Kind kommt selbständig vom Fleck – die Welt hat sich geöffnet.

(Spielanregungen für die «Welteroberung» finden Sie in: Karin Mönkemeyer, Spiele für alle fünf Sinne.)

Das entwickelt sich im Körperinneren

Diese motorische Entwicklung baut natürlich auf körperlichen Veränderungen auf bzw. bedingt und fördert sie.

Die auffallendste ist die *Streckung der Wirbelsäule bis hin zur Doppel-S-Form* des Erwachsenen. Im Mutterleib lag das Kind zusammengerollt, der Rücken war rund vom Scheitel bis zum Po. Dem Säugling macht es anfangs darum auch überhaupt nichts aus, weiterhin mit einem runden Rücken gehalten zu werden. Er ist es gewohnt und kann sich dabei entspannen. Sobald er lernt, seinen Kopf aufrecht zu halten, ändert sich das im Bereich der Halswirbelsäule. Sie krümmt sich hier leicht in die andere Richtung.

Je besser das Kind seinen Oberkörper aufrecht halten kann, umso mehr streckt sich auch das restliche Rückgrat. Wenn das Kind schließlich steht und läuft, kippt das Becken leicht nach hinten und zieht die Wirbelsäule im Kreuzbereich ebenfalls in eine der ursprünglichen entgegengesetzte Krümmung. Dieser Prozess zieht sich über fünf Vierteljahre hin und ist in erster Linie von der Muskeltätigkeit des Kindes abhängig – nicht von der Festigkeit seiner Matratze! Es wird auch nicht dadurch behindert, dass es im Tragetuch zum Schrecken mancher Mitbürger einen runden Buckel macht.

Ebenfalls von der spezifischen Körperhaltung eines Säuglings abhängig ist die *Reifung seiner Hüftgelenke*. In den meisten Fällen sind sie zwar ausreichend ausgebildet, aber es gibt Fälle, in denen die Pfanne, in der sich der Kugelkopf des Oberschenkels bewegt, noch nicht weit genug um den Kopf herumgreift, sodass dieser leicht herausspringen kann. Die Froschhaltung eines Säuglings – weit gespreizte, angezogene Beine – sind nun genau das Richtige, um die Kugel genau mittig in die Gelenkpfanne zu drücken und diese dadurch zu veranlassen, schön weit um ihn herumzuwachsen.

Ein Säugling, der viel getragen wird, wird die Beine meist in dieser physiologisch günstigen Lage halten. Man hat auch beobachtet, dass in Ländern, in denen die Babys am Körper ihrer Mutter heranwachsen, Hüftgelenkschäden praktisch nicht vorkommen.

Eine absolut rasante physiologische Veränderung machen das *Gehirn und das Nervensystem* durch. Die Nervenzellen sind zwar bei der Geburt schon fast alle angelegt, nicht aber deren Verbindungen untereinander. Diese aber machen erst die Funktionsfähigkeit des Nervensystems aus. Gerade innerhalb des ersten Vierteljahrs geht die Vernetzung der Nervenzellen so rasch voran, dass nach drei Monaten schon der halbe Weg zum Erwachsenengehirn zurückgelegt ist, mit neun Monaten etwa drei Viertel des Weges. Mit drei Jahren schließlich ist dieser Prozess fast abgeschlossen!

Die Verbindungen zwischen den Nervenbahnen stellen sich dann her, wenn ein bestimmter Reiz das Kind trifft und zum Gehirn und dort in die entsprechenden Regionen geleitet wird. Ein Teil dieser Verbindungen ist schon im Mutterleib hergestellt, und zwar umso differenzierter, je mehr entsprechende Reize schon vorhanden waren. Tastsinn und Gleichgewichtssinn sind also schon relativ weit entwickelt.

Vielleicht ist die so genannte Reizschwelle, die ein Neugeborenes umgibt und die es relativ schwach auf Umweltreize reagieren lässt, nichts weiter als ein Ergebnis der weitgehend ungebahnten Wege, die die Umweltreize im Nervensystem des Kindes vorfinden. Und die Tatsache, dass es so unmittelbar auf Körperkontakt und Gewiegtwerden reagiert, ein Zeichen dafür, dass diese Reize bereits ungehindert wahrgenommen werden.

Das menschliche Gehirn besteht nun nicht aus Einbahnstraßen. Viele Bereiche im Gehirn sind miteinander verknüpft. So wirken sich tatsächlich rhythmische Stimulationen des Gleichgewichtssinns auf die Sprachentwicklung aus. Das wird z. B. in der Sprachtherapie ge-

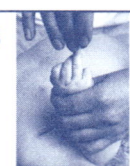

nutzt, wenn sprachbehinderte Kinder auf Schaukeln gesetzt oder zum Krabbeln angeregt werden.

Die Reize, für die ein Säugling im Gehirn sozusagen «Bahn frei» machen muss, dringen von den unterschiedlichsten Quellen auf ihn ein. Die Impulse aus seinem eigenen Körper müssen ebenso verarbeitet werden wie Geräusche, Bilder, Temperaturen von außen und die Berührungen und Bewegungen, die mit seinem Körper angestellt werden. Vor allem der Körper einer erwachsenen Pflegeperson übt auf das Kind vielfältige Reize aus, die es sich selber noch nicht verschaffen kann: die aufrechte Haltung (die übrigens alle Babys lieben!), den Rhythmus des Gehens, das Behagen der Nahrungsaufnahme beim Stillen, das beruhigende Gefühl des Nicht-allein-Seins beim Einschlafen.

So kann das Kind bereits mit Hilfe des Erwachsenen Empfindungsmuster in seinem Gehirn aufbauen, bevor es selber dazu in der Lage ist, den entsprechenden Reiz zu produzieren, und das immer mit dem beruhigenden Hintergrund des wohlbekannten Körperkontakts.

Es wäre sicherlich verstiegen, jetzt auch noch eine Entwicklungstabelle der Gehirnreifung aufstellen zu wollen. Ich denke trotzdem, dass es sinnvoll ist, sich diesen Prozess hin und wieder vor Augen zu führen, um sich klarzumachen, wie sehr sich das Kind anfangs an den Erwachsenen schmiegt, dessen Lebensmuster abtastet und dann, wenn es sich sozusagen einen Abdruck von ihnen in seinem eigenen Körper verschafft hat, langsam ablöst.

Wie notwendig dieses auch ganz körperliche Weitergeben von Stimulation ist, das ist bei René Spitz nachzulesen, der Säuglinge in einem Findelheim beobachtete, die mit einem Minimum an körperlicher und emotionaler Zuwendung auskommen mussten. Diese Kinder verfielen in einen eklatanten Entwicklungsrückstand und starben zu fast 40 % innerhalb der ersten zwei Jahre. (Vgl. Spitz 1967, S. 293)

Die Bedingungen, die eine Mutter ihrem Baby bietet, reichen in der Regel zu einer normalen Entwicklung aus. Ich frage mich nur manchmal, ob das Handwerkszeug zur Säuglingspflege, das bei uns im Allgemeinen verwendet wird, nicht viele Anregungen durch technische Stimulationen ersetzt, die auf dem Arm der Mutter warm und lebendig sein könnten: ihren atmenden Körper durch eine starre Matratze, den

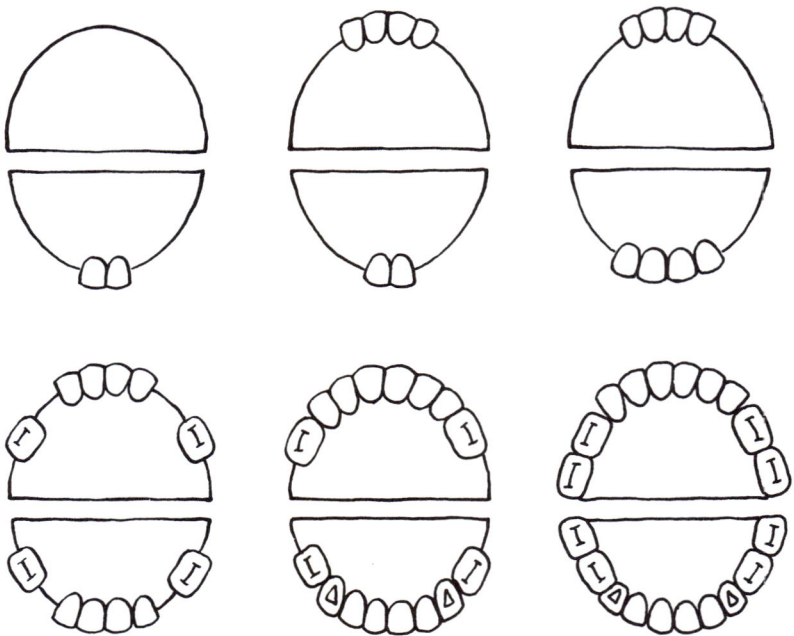

Die Entwicklung des Milchgebisses: 7. Monat, 12. Monat, 14. Monat, 18. Monat, 22. Monat und beim Kindergarten-Kind (die Zeitangaben sind lediglich Richtwerte)

Rhythmus ihres Ganges durch das Schütteln des Kinderwagens, die Weichheit ihrer Brust durch einen sterilen Gummisauger.

Es gibt aber neben diesen geheimnisvollen Dingen, die sich unsichtbar in Kopf und Körper des Kindes abspielen, noch eine sehr sichtbare körperliche Vervollkommnung: Die **Zähne** wachsen aus dem Kiefer heraus.

Der erste Zahn ist immer ein Ereignis. Jans ersten entdeckte ich, als der Löffel beim Füttern so klapperte – welche Begeisterung!

In der Regel kommen die ersten Zähne, wenn das Kind in der Lage ist, langsam auch anderes als nur Milch zu verdauen, also nach etwa sechs Monaten. Es kann aber auch sehr viel früher sein oder auch später. Hendrik, dem Sohn einer Freundin, wuchs sein erster Zahn mit drei Monaten, Lena und Clara waren älter als ein Jahr. In der Regel

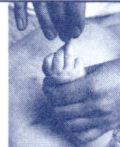

kommen zuerst die beiden unteren, dann die beiden oberen Schneidezähne durch, dann die restlichen Schneidezähne. Es folgen die vorderen Backenzähne, dann die Eckzähne und zuletzt die hinteren Backenzähne. Aber auch das kann von Fall zu Fall variieren.

Das Milchgebiss hat 20 Zähne, das Erwachsenengebiss dann 32 (s. Abbildung gegenüber liegende Seite).

Häufig werden dem Zahnen alle möglichen Begleiterscheinungen zugeschrieben: Fieber, Krämpfe, Durchfälle. Die Erfahrung stellt da einen Zusammenhang her, die Medizin nicht. Vermutlich ist es einfach so, dass das Zahnen Energie kostet, auch manchmal wehtut und die Mundschleimhaut reizt, die dadurch für Infektionen anfälliger wird. Medizinisch gesehen kann ein Zahn natürlich keinen Schnupfen verursachen, aber der Umweg über den Gesamtzustand des Kindes kann ihn zumindest begünstigen.

Tipps zum Zahnen:

■ Schieben Sie Fieber oder andere Krankheitszeichen nicht nur aufs Zahnen. Gehen Sie zum Arzt, es könnte etwas Ernsteres dahinter stecken.

■ Stillen Sie nicht ab. Mit den unteren Schneidezähnen kann das Kind Sie beim Saugen nicht beißen, weil es die Zunge darüber legt. Beißt es Sie einmal mit den oberen, genügt ein Schrei und sofortiger Brustentzug, und es wird es nie wieder tun. (Ich spreche aus Erfahrung!)

■ Geben Sie dem Kind allerlei zum Draufbeißen. Brotrinden, Apfelstücke, ausgekochte Knochen ohne Splitter, eine Veilchenwurzel aus der Apotheke (die Bestandteile der Wurzel wirken schmerzlindernd), Beißringe aus unbehandeltem Holz. Es gibt auch Beißringe aus Plastik, sogar solche, die mit Flüssigkeit gefüllt sind und die man kühlen kann. Ich blieb lieber bei den natürlichen Stoffen, bei Plastik weiß man letztlich doch nie, was drin ist und rausgelutscht werden kann.

■ Reinigen Sie die Zähne ab und zu mit einem Wattestäbchen oder dem Zipfel einer Mullwindel. Die Zahnbürste brauchen Sie erst im zweiten Jahr einzuführen, denn anfangs haben Sie ja auch noch die Kontrolle über die Ernährung, die Sie möglichst zahnfreundlich gestalten können.

■ Binden Sie dem Kind ein Lätzchen um, es wird viel sabbern. Zur Kariesvorbeugung durch Fluoride finden Sie mehr im Kapitel «Gesundheit und Krankheit» auf Seite 429.

Säuglingsgymnastik

Genau genommen tut ein Baby den ganzen Tag nichts anderes: Es turnt. Bewegungen, die es kann, führt es auch aus, immer und immer wieder.

Und wenn es nicht unnötig eingeschränkt wird, sucht es sich ganz von selbst geeignetes Turngerät: den Schoß der Mutter zum Hopsen, das Sofa, an dem es sich hochzieht, den Teppich, auf dem es herumrollt.

Entwickelt sich Ihr Kind normal, brauchen Sie vor allem Aufmerksamkeit und die Bereitschaft, selber körperlich mit dem Kind aktiv zu sein. Dann bieten Sie ihm automatisch eine Menge Gelegenheiten, sich zu üben. Sollte der Kinderarzt motorische Störungen feststellen, wird er – oder eine Krankengymnastin – Ihnen zusätzlich spezielle gymnastische Übungen zeigen, die individuell auf Ihr Kind zugeschnitten sind.

Ich habe mit meinen Kindern nie gezielte Säuglingsgymnastik gemacht. Mein Grundsatz war immer, gute Bedingungen für Entwicklungen zu schaffen. Aber ich glaube nicht, dass es notwendig ist, bestimmte Körperfunktionen gezielt zu schulen, weil sonst nichts daraus würde. Bei krankhaften Störungen ist das sicher notwendig, nicht aber bei einem sich normal entwickelnden Säugling.

Betrachten Sie «Säuglingsgymnastik» lieber als körperliches Spiel mit Ihrem Kind. Wenn Sie Zeit haben, sich mit ihm zu beschäftigen, dann gehen Sie eben nicht nur spazieren, sondern setzen sich zwischendurch auf die Parkbank und machen ein paar Hoppe-Reiter-Spiele.

Wenn Sie sich von dem Kind leiten lassen, werden Sie auch nicht in den Fehler verfallen, zu früh Bewegungen von ihm zu verlangen, für die es noch gar nicht bereit ist. Natürlich mag der Blick auf das Kind der Freundin, das schon mit elf Monaten läuft, während das eigene ge-

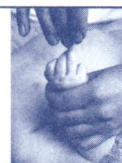

rade mal sitzen kann, an der eigenen Eitelkeit kratzen. Das ist ein normales mütterliches Gefühl. Aber wenn es Sie überkommen sollte, führen Sie sich vor Augen, dass spätestens im Kindergarten kein Hahn mehr danach kräht, ob das Kind mit elf oder mit sechzehn Monaten laufen gelernt hat. Jedes Kind hat sein eigenes Entwicklungstempo, und das zu respektieren ist das Beste, was Sie tun können.

Das bedeutet natürlich auch, dem Kind für das, was es üben will, reichlich Gelegenheit zu geben. Das ist durchaus manchmal lästig, weil man es nicht bei allen seinen Übungen unbeaufsichtigt lassen kann. Ein Baby, das übt, auf das Sofa zu klettern und wieder herunterzurutschen, sollten Sie im Auge behalten – aber nicht unterstützen! Dasselbe gilt für Treppen. Kinder, die man nicht mit Panikgeschrei von jeder Treppe wegzerrt, sind sehr gut in der Lage, eine Treppe auf ihre Art zu bewältigen, aber sie brauchen Zeit. Widerstehen Sie der Versuchung einzugreifen – Sie werden dadurch belohnt werden, dass Sie in Zukunft Leitern, Stühle und Treppen im Umkreis Ihres Kindes mit Gelassenheit betrachten können.

Von einer großen Verlockung, die vor allem auch Großeltern befällt, möchte ich Ihnen abraten: Animieren Sie Ihr Kind nicht zum Laufen, sobald es die ersten Anzeichen von sich gibt, dass es das möchte. Natürlich wird es irgendwann stolz von der Sofakante Ihnen in die Arme laufen, und es wird sicher auch mit Ihnen an der Hand ein paar Runden durch die Wohnung drehen. Aber Sie tun Ihren Nerven und den Beinchen des Kindes keinen Dienst, wenn Sie es zu früh auf den Geschmack bringen, an Ihrer Hand durch die Wohnung zu spazieren.

Tipps zum Turnen mit dem Baby:

■ Beim Tragen lassen Sie die Rückenstütze weg, sobald Sie spüren, dass das Kind den Rücken selber halten kann – es trainiert so die Rückenmuskulatur.

■ Tragen Sie das Kind ab und zu so, dass es von Ihnen wegschaut. Das ist ebenfalls eine phantastische Übung für die Rückenmuskulatur.

■ Auf dem Schoß schaukeln Sie es hin und her – es muss den Kopf ausbalancieren.

Seien Sie nicht zimperlich und werfen das Baby auch mal wie einen

Mehlsack über die Schulter oder klemmen es sich unter den Arm. Spielen und Knuddeln auf dem Schoß fügen dem noch einiges an körperlicher Anregung hinzu.

■ Rollen Sie mit ihm auf dem Teppich und kullern einen Ball vor seiner Nase herum – es wird sich immer wieder aufrichten.

■ Ein schönes Spielzeug ist ein großer Gymnastikball, auf dem das Kind bäuchlings liegen kann. Das massiert den Bauch und trainiert Gleichgewicht und Rückenmuskulatur.

■ Sehen Sie, dass es gern beim Krabbeln vorwärts kommen möchte, bieten Sie ihm mit den Händen Widerstand an seinen Füßen.

■ Wenn das Baby krabbelt, turnt es auf nichts lieber herum als auf Mama oder Papa. Das ist Bock und Barren genug für ein Kind!

Babys mögen Massage *(Margarita Klein)*

Die Haut, der Körper eines Babys lädt Eltern dazu ein, es zu berühren, es zu streicheln. Vielleicht kann ich Sie dazu ermuntern, ihrem eigenen Bedürfnis mit Vergnügen nachzugehen und mit dem Baby in seiner Sprache, der Sprache der Sinne zu sprechen. Schmusen, kosen, kuscheln Sie nach Herzenslust, oder lassen Sie sich von dem folgenden Text dazu anregen, Ihr Baby zu massieren.

Die früheste Sinneserfahrung, die ein Mensch macht, ist die, berührt zu werden. Während der ersten neun Monate des Lebens wird das Ungeborene von allen Seiten berührt, es wird gehalten, ist ständig im Kontakt mit den Wänden der Gebärmutter und mit seinen eigenen Gliedmaßen. Wenn das Baby dann durch den Geburtskanal geglitten ist – auch das ist intensivste Berührung mit dem Körper der Mutter –, wird es von Händen in Empfang genommen, es liegt auf dem Bauch der Mutter, wird von ihr gehalten, gestreichelt. Die ganze Babyzeit hindurch ist Berührung neben Gestik, Mimik und Lauten das bestimmende Element der Beziehung zwischen Eltern und Kind. Erst später, mit der Entwicklung der Sprache, tritt die Bedeutung des Hautkontakts ein wenig in den Hintergrund, ohne jemals unwichtig zu werden. Jede liebevolle, aufmerksame Berührung seiner Haut bestätigt in den

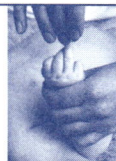

nun folgenden Jahren seiner Entwicklung und seines Wachstums die allererste Erfahrung im Mutterleib: «Ich bin geborgen, die Welt fühlt sich gut an.» Ein Kind zu massieren ist eine Möglichkeit, wie Eltern Sicherheit, Nähe und Geborgenheit geben können, wie sie sagen können: «Ich bin bei dir, ich liebe dich.»

Massage ist nicht auf das Babyalter begrenzt. Sie bereitet auch größeren Kindern viel Vergnügen, und sie kann trösten. Massage kann dazu beitragen, dass ein Kind kleine oder größere Krisen seines jungen Lebens besser bewältigt: Wenn es sich wehgetan hat oder krank ist und immer dann, wenn es einen Entwicklungsschub durchmacht, z. B. die Zähne kommen, kurz bevor es laufen kann, die Trotzphase beginnt, um nur einige verunsichernde Ereignisse aus der frühen Kindheit zu nennen. Später ist es vielleicht die Geburt eines Geschwisters, die Einschulung oder der Beginn der Pubertät, die das Kind aus der Fassung bringen.

Sie können schon bald nach der Geburt damit beginnen, Ihr Baby zu massieren. Sie finden hier eine Anleitung zur Schmetterlingsmassage, die besonders zart ist und schon für Neugeborene, auch für Frühgeborene oder erkrankte Kinder geeignet ist. Später können Sie vielleicht einen Babymassagekurs besuchen, denn in Gesellschaft macht es auch Spaß, weitere Techniken, z. B. die indische Babymassage, kennen zu lernen. Oder nehmen Sie weitere Anregungen auch für Massagespiele und Massagen zur Linderung von Beschwerden aus meinem Buch: Schmetterling und Katzenpfoten. Massagen für Babys und Kinder. Ökotopia Verlag.

Schmetterlingsmassage

Für Babys und immer, wenn sich ein Kind «klein» fühlt.

Lesen Sie sich den folgenden Text zunächst durch und machen Sie sich mit der Reihenfolge und den Techniken vertraut. Am besten probieren Sie sie an Ihrem eigenen Gesicht und an Ihrem Arm aus. Dann legen Sie das Buch zur Seite, wenden sich mit Ihrer vollen Aufmerksamkeit Ihrem Kind zu und massieren es so, wie Sie die Anleitung erinnern. Falls Sie etwas vergessen haben: Macht nichts, beim nächsten Mal können Sie es dann schon besser! Lassen Sie sich von Ihren Händen und von der Reaktion des Kindes leiten. Ihre zärtliche Aufmerksamkeit und ihr gemeinsames Vergnügen sind immer wichtiger als die Technik. Alles, was Sie mit dem Herzen tun, ist richtig.

Massieren Sie mit warmen Händen, in einer ruhigen Atmosphäre, zu einem Zeitpunkt, zu dem das Kind aufmerksam und ruhig ist. Sorgen Sie für eine wohlige Raumtemperatur. Die meisten Babys mögen es gern, wenn sie nackt sind. Aber auch über einem Hemd ist Massage schön. Das Kind liegt zunächst auf dem Rücken. Reiben Sie einige Male Ihre Hände fest gegeneinander, als ob Sie sie waschen wollten, und schütteln Sie sie dann leicht aus. Schauen Sie das Kind während der Massage an und sprechen Sie mit ihm oder singen Sie dabei. Diese Massage ist sehr zart, schmetterlingsleicht eben, aber manche Kinder mögen lieber etwas festeren Druck. Sie werden mit der Zeit herausfinden, wie zart oder fest Ihr Kind am liebsten berührt werden möchte.

Es gibt drei Arten von «Techniken» bei dieser Massage:

1. langes, verbindendes **Streichen** von oben nach unten und von der Mitte zur Seite. Die Finger sind leicht gespreizt, und das Kind wird gleichsam mit Schmetterlingsflügeln eingehüllt. Wenn Sie gerade beginnen, die Massage zu erlernen, beschränken Sie sich zunächst auf das Streichen über den ganzen Körper und nehmen Sie dann Schritt für Schritt die anderen Techniken dazu.

2. **Lockern** der Muskulatur: Mit der Hand oder den Fingern den Muskel großflächig umfassen und leicht schütteln. Stellen Sie sich vor, Sie versetzen einen Wackelpudding in leichte Schwingungen.

3. Kleine rüttelnde Bewegungen mit den Fingerspitzen (**Tüpfeln**): Malen Sie Ihrem Kind dicke Sahnetupfer auf die Haut.

Alle Bewegungen gehen vom Kopf des Kindes in Richtung auf seine Füße und von der Mitte des Körpers nach außen.

Jede wird drei Mal ausgeführt. Das schafft einen verlässlichen Rhythmus und sorgt dafür, dass die Massage insgesamt nicht zu lange dauert.

Begrüßung: Das Kind liegt auf dem Rücken mit dem Gesicht zu Ihnen gewandt. Streichen Sie einige Male sehr zart vom Scheitelpunkt des Kopfes ausgehend mit leicht gespreizten Fingern über den ganzen

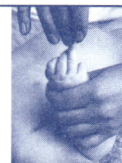

Körper des Kindes, bis zu den Zehen und darüber hinaus. Lassen Sie Ihre Hände dabei ganz weich und anschmiegsam jeder Rundung des Körpers folgen.

Dann wenden Sie sich nach und nach jedem einzelnen Körperteil zu:

Das *Gesicht* wird recht zügig behandelt, wenn es dem Kind deutlich unangenehm ist, sogar ausgelassen.

Streichen Sie jeweils drei Mal mit den Fingerspitzen auf der Stirn von der Mitte zur Seite bis in die Schläfen hinein,

um die Augen herum,

von der Nasenwurzel hinunter zu den Nasenflügeln, unter den Wangenknochen im Bogen bis hin zu den Ohren,

umrunden Sie die Ohren,

ziehen Sie Kreise um den Mund herum.

Tüpfeln auf den *Wangen* über den Kiefergelenken («Sahnetupfer»).

Schieben Sie beide Hände in den *Nacken* des Kindes, ohne seinen Kopf zu heben, und streichen Sie vom Hinterhaupt abwärts über den Nacken und die Rückseite der Schultern.

Streichen Sie über *Schultern, Arme und Hände.* Dann wenden Sie sich dem rechten Arm zu. Lockern Sie die Muskulatur des Oberarms («Wackelpudding»), dann die des Unterarms. Streichen Sie um das Handgelenk herum, dann ausführlicher über den Handrücken und die Innenfläche der Hand. Folgen Sie den einzelnen Fingern bis zur Spitze, als ob Sie Blütenblätter zupfen würden: Er liebt mich, er liebt mich nicht, er liebt mich ... Machen Sie dasselbe mit dem linken Arm, dann schließen Sie mit einhüllendem Streichen die Massage von Kopf und Armen ab und:

Beginnen Sie mit *Brust und Bauch.* Streichen Sie im Verlauf der Rippen vom Brustbein zu den Seiten des Brustkorbs. Sie beginnen damit am Hals und gehen jedes Mal eine Rippe tiefer, bis Sie schließlich die letzten Striche von der Spitze des Brustbeins der unteren Rippenkante folgen lassen. Hier etwa verläuft auch das Zwerchfell, und auf dieser Linie tüpfeln Sie von der Mitte zur Seite. Auf dem Bauch ziehen Sie einen großen Kreis im Uhrzeigersinn um den Bauchnabel herum und tüpfeln dann auch auf dieser Linie. Die «Bikinifalte» finden Sie am Unterbauch des Kindes, etwa da, wo die Oberkante eines gedachten

Bikinihöschens verlaufen würde. Streichen Sie der Falte folgend zunächst drei Mal von der Mitte zur Seite, dann tüpfeln Sie.

Streichen Sie schmetterlingszart von der Taille abwärts über die *Beine* bis zu den *Füßen* und darüber hinaus.

Beginnen Sie mit dem rechten Bein und lockern Sie die Muskulatur vom Oberschenkel hinunter zum Unterschenkel («Wackelpudding»). Streichen Sie um das Fußgelenk und die Ferse herum, über die Oberseite des Fußes und die Fußsohle, zupfen Sie leicht an den einzelnen Zehen («Blütenblätter») und wiederholen Sie den Vorgang am anderen Bein.

Beenden Sie die Massage der Vorderseite mit einhüllendem Streichen vom Scheitel des Kindes bis zu seinen Füßen und darüber hinaus (Schmetterlingsflügel).

Drehen Sie das Kind auf den Bauch.

Der *Rücken* wird wieder mit langem Streichen vom Kopf bis zu den Füßen begrüßt.

Dann streichen Sie über die *Schulterblätter* von oben nach unten und von der Mitte nach außen, lockern Sie die Muskulatur um die Schulterblätter herum. Streichen Sie den *Rippen* folgend von der Mitte zur Seite. Beginnen Sie am Nacken und wandern Sie Rippe für Rippe tiefer.

Ertasten Sie die Muskelstränge rechts und links der Wirbelsäule und lockern Sie sie vom Nacken beginnend bis zum Po.

Streichen Sie über den *Po* sternförmig von der Mitte ausgehend nach außen, dann legen Sie beide Hände weich auf die Pobacken und lockern Sie sie («Wackelpudding»).

Streichen Sie noch einmal die Rückseite der Beine und lockern Sie auch dort die Muskeln.

Beenden Sie die Massage, indem Sie drei Mal vom Scheitel aus über den ganzen Rücken, den Po, die Beine, die Füße und darüber hinaus mit Schmetterlingshänden einhüllend streichen.

Lassen Sie die Massage in Ruhe ausklingen. Hüllen Sie das Kind in eine Decke. Nehmen Sie es in die Arme, schaukeln Sie sanft hin und her, wenn Sie mögen, summen oder singen Sie dabei.

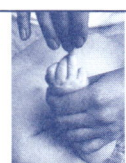

PEKiP-Gruppen und Babyschwimmen

Ihnen ist unter den Angeboten für Mütter mit Babys sicherlich auch schon der Begriff «PEKiP» aufgefallen. Er steht für «Prager Eltern-Kind-Programm» und basiert auf dem Konzept eines Prager Mutter-Kind-Heims Ende der fünfziger Jahre. Damals glaubte man gemeinhin, ein Baby brauche nichts als ein Bett, regelmäßige Mahlzeiten und trockene Windeln. Dem Psychologen Dr. Jaroslav Koch erschien das zu wenig, und er arbeitete ein Programm aus, mit dem Mütter durch bestimmte Spiel- und Bewegungsanreize die Entwicklung ihrer Kinder unterstützen konnten. Dieses Programm wird seit Anfang der siebziger Jahre von vielen Familienbildungsstätten in Deutschland angeboten. Im Unterschied zu dem Prager Vorbild, bei dem den Müttern einzeln einmal pro Woche gezeigt wurde, was sie dann täglich in der Pflege ihres Kindes anwenden konnten, wurde das Programm nun als Anleitung innerhalb einer Gruppe von Müttern und auch Vätern praktiziert und erhielt darüber eine ganz neue Qualität.

Eine PEKiP-Gruppenstunde findet in einem Raum statt, der so gut geheizt ist, dass die Babys nackt ausgezogen werden können. Er ist mit abwaschbaren Matten ausgelegt, und es steht so allerlei zur Verfügung, womit sich Babys gerne beschäftigen, vom Kissen bis zum Kochlöffel. Die Gruppenleiterin kennt sich sowohl in den grobmotorischen als auch den feinmotorischen Entwicklungsmustern von Säuglingen aus und kann für jedes Stadium Anregungen geben, die dem Baby Spaß machen und das üben, was das Kind gerade selbst als «Trainingsprogramm» in Angriff genommen hat. Da junge Frauen heute meist wenig Kontakt mit Babys haben, bevor sie selbst eines bekommen, können solche Hinweise die Beobachtungsfähigkeit der Mütter unterstützen und sie befähigen, aufmerksamer mit ihren Kindern umzugehen.

Der Austausch der Mütter untereinander und der Spaß, den die Babys an gleichaltriger Gesellschaft haben, sind ein wichtiges «Nebenprodukt» dieser Treffen. Die Anwesenheit einer geschulten Gruppenleiterin wird in der Regel auch das verhindern, was in selbst organisierten Baby-Treffs durchaus auftreten kann: die Konkurrenz der Mütter um das «beste» Baby. PEKiP-Leiterinnen haben schon viele Babys gesehen und bemerken manchmal schneller als die Mutter, dass das angeblich bewegungsfaule Kind besonders phantasievoll plappert oder besonders aufmerksam mit den Händen spielt.

Allerdings scheint sich in den letzten Jahren die Rolle der PEKiP-Gruppenleiterin etwas zu verschieben – von derjenigen «Fachfrau», die Mut zur Förderung macht, hin zu der, die Förderungswut auch mal bremsen muss. Das Programm stammt immerhin aus einer Zeit, in der sich erst herumsprechen musste, wie außerordentlich lernfähig Babys sind. Dagegen muss heute so manche Mutter, die von der enormen Lernkompetenz ihres Kindes weiß, davon abgehalten werden, es mit zu vielen Angeboten zu überschütten. Neben dem Anbieten lernen die Mütter auch das Abwarten und Aufhören – das ist nicht minder wichtig.

Das PEKiP-Programm wird mit allen Spiel- und Bewegungsanregungen in dem Buch von Liesel Polinski vorgestellt: «Spiel und Bewegung mit Babys» (siehe Buchtipps, S. 468).

Ein ähnlicher Ansatz liegt den *Babyschwimmkursen* zugrunde, die verschiedentlich angeboten werden. Sie sind nicht zu verstehen als Kurse, in denen Babys frühzeitig schwimmen lernen, sondern ihrer Freude am warmen Wasser wird spielerisch Raum gegeben. Im warmen Wasser zusammen mit der Mutter sich noch einmal fühlen wie in ihrem Bauch ist für viele Babys ein Genuss – eine sportliche Veranstaltung sollte es nicht sein!

Unterwegs mit dem Baby

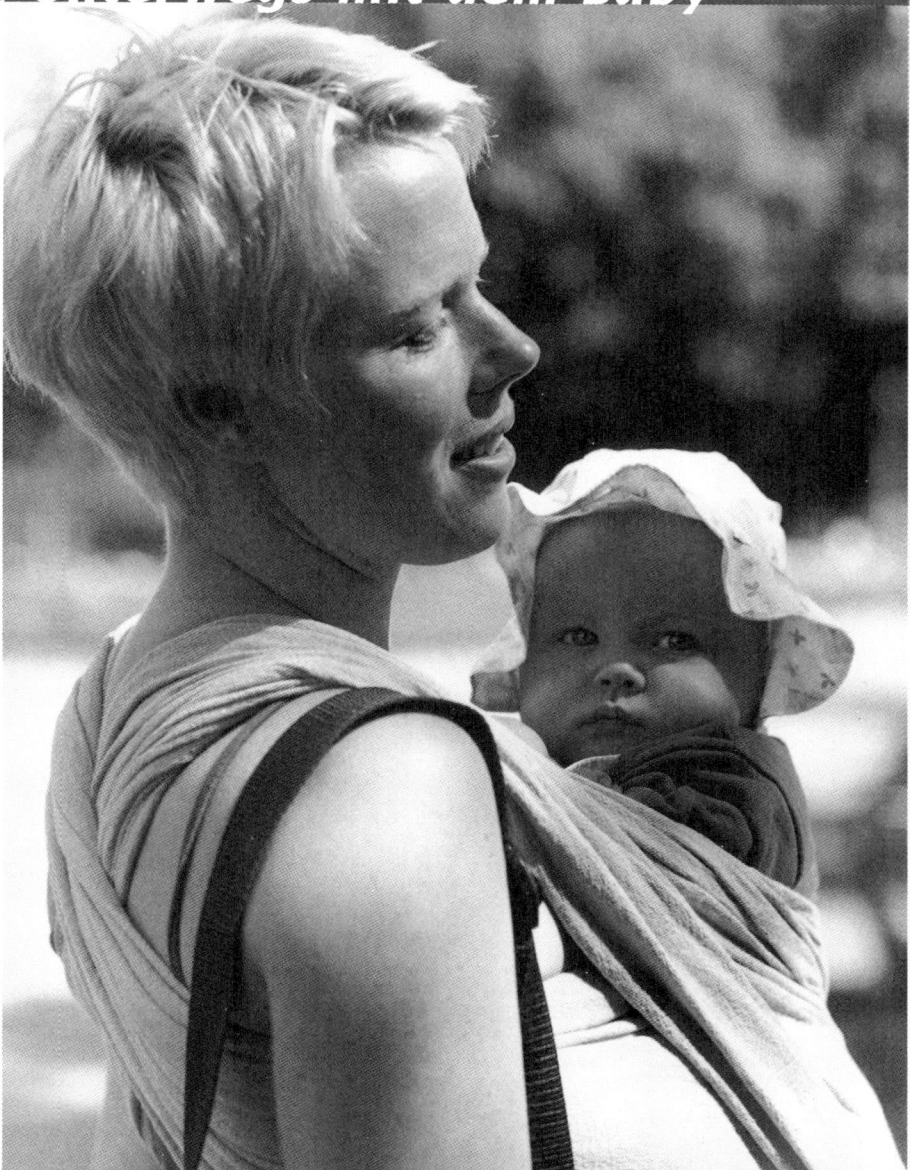

Kinderwagen

*D*as übliche Transportmittel außerhalb des Hauses ist bei uns der Kinderwagen. Es gibt ihn in den verschiedensten Ausführungen, von schlicht bis luxuriös, und wenn man ihn nicht erbt, geschenkt bekommt oder aus zweiter Hand kauft, ist er meist auch recht teuer. Aus dem Grunde kommen wohl auch die umbaubaren Modelle in Mode, die vom Neugeborenen bis zum Zweijährigen zu gebrauchen sind.

Bevor Sie weiter nachdenken, führen Sie sich kurz vor Augen, dass dieses Gerät gerade mal 150 Jahre alt ist. Überlebensnotwendig für die Menschheit sind Kinderwagen nicht.

Ich selbst habe lieber ein Tragetuch verwendet, der Kinderwagen war hauptsächlich Schlafgelegenheit für den Garten. Da machte es auch nichts, dass es sich um ein ziemlich altmodisches Erbstück handelte. Sie müssen selbst entscheiden, wie wichtig der Wagen für Sie ist und ob Sie sich mit einem bescheidenen Modell zufrieden geben können oder etwas mehr Komfort brauchen.

Tipps für den Kauf eines Kinderwagens

■ Der Schiebergriff sollte lieber etwas zu hoch als zu tief für Sie sein. Bei starken Steigungen kostet ein hoher Griff allerdings viel Kraft.

■ Wollen Sie den Wagen hauptsächlich auf geteerten Wegen benutzen, können die Räder klein sein. Soll es auch mal über Feldwege gehen, sind große Räder besser.

■ Je weicher gefedert, desto besser für das Kind.

■ Die Bremse muss leicht zu bedienen sein und auch beim Schaukeln und auf abschüssigen Wegen wirken.

■ Der Wagen muss kippsicher sein, auch wenn das Kind mal heftig schaukelt.

■ Die Seitenwände sollten mindestens 22 cm hoch sein, damit das Kind im Sitzen nicht aus dem Wagen fällt.

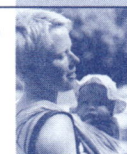

- Wollen Sie das Wagenoberteil als Tragetasche benutzen und öfter abnehmen, muss der Verriegelungsmechanismus leicht zu bedienen und doch sicher sein.
- Das Oberteil muss sich in dem Fall gut von einer Person tragen lassen, mit Baby! Beim Ausprobieren notfalls fünf kg Bücher hineinlegen!
- Der Mechanismus zum Zusammenklappen des Fahrgestells darf sich nicht von selbst lockern können.
- In Reichweite des Kindes sollten keine scharfen Kanten und quetschverdächtigen Verbindungen sein.
- Praktisch ist ein Einkaufskorb zwischen den Rädern.
- Empfehlenswert für große Geschwister sind kleine Rollbretter an der Hinterachse des Kinderwagens. Das größere Kind steht zwischen den Holmen des Schiebegriffs und wird mit spazieren gefahren. Es entfällt der akrobatische Akt, mit einer Hand den Kinderwagen zu schieben und mit der anderen ein mauliges Kleinkind hinter sich herzuziehen.
- Mit GS oder TÜV gekennzeichnete Kinderwagen genügen den Sicherheitsanforderungen.

Auf den Kinderwagen folgt der Sportwagen. Haben Sie ein umbaubares Modell, brauchen Sie nur die Tragetasche herauszunehmen und die Rückenlehne hochzustellen. Viele Wagen sind auch mit üppigen Verdecks ausgestattet, die die Kinder vor Sonne und Regen schützen sollen. Leider wirken sie häufig als Sichtbarriere zwischen dem schiebenden Erwachsenen und dem Kind, dann nämlich, wenn das Kind in Fahrtrichtung sitzt. Ich empfehle Ihnen dringend, ein Modell auszuwählen, in dem das Kind den Erwachsenen anschauen kann. Kleine Kinder brauchen eher den Anblick des vertrauten Gesichts als eine auf sie einstürmende Welt. Das bisschen Rückwärtsfahren macht ihnen nicht aus.

Einen Buggy sollten Sie erst benutzen, wenn Ihr Kind schon laufen kann. Diese leichten Konstruktionen geben wenig Halt und wenig Spielraum zum Bewegen. Als Karre für ein laufunlustiges Kleinkind ist ein Buggy allerdings phantastisch, zumal er schnell im Auto verstaut ist.

Buggys haben einen weiteren Nachteil: Der Sitz für das Kind befindet sich genau in Höhe der Auspuffgase. Sind Sie mit dem Buggy häufig an viel befahrenen Straßen unterwegs, sollten Sie möglichst lange den höheren Sportwagen benutzen. Da Auspuffgase schwerer sind als Luft, können tatsächlich zehn Zentimeter schon einen Unterschied machen.

Im Auto

Zum Babytransport im Auto müssen Sie nach der Straßenverkehrsordnung aus Sicherheitsgründen ein extra dafür entwickeltes Rückhaltesystem verwenden. Das ist unbedingt sinnvoll. Es braucht gar nicht erst zu einem Unfall zu kommen, schon eine Vollbremsung kann Ihr Kind heftig durchs Wageninnere schleudern, wenn es nicht angeschnallt ist.

Für Eltern und Kind angenehm und praktisch, wenn auch von der Sicherheit her noch nicht ganz optimal, sind die Sitzschalen für Kinder bis zu 10 kg, die mit einem Dreipunktgurt entgegen der Fahrtrichtung auch auf dem Beifahrersitz zugelassen sind. Sind Mutter oder Vater allein mit dem Kind unterwegs, haben sie es im Blick, und auch das Kind ist zufriedener, wenn es den Erwachsenen sieht. Gefährliches Herumfummeln in Richtung Rückbank entfällt, wenn das Kind eine paar Streicheleinheiten braucht. Ist Ihr Wagen mit Airbag ausgestattet, sollten Sie ihn bei Benutzung des Kindersitzes auf dem Beifahrersitz unbedingt deaktivieren oder zeitweise ausbauen lassen – es sind schon Säuglinge von Airbags erschlagen worden! Sind zwei Erwachsene mit dem Kind unterwegs, ist es auf alle Fälle besser, wenn sich einer neben dem Kind in der Schale auf die Rückbank setzt.

Diese Babyschalen lassen sich leicht mitsamt Kind herausnehmen, finden Platz im Einkaufswagen und lassen sich mit dem schlafenden Baby bei der Freundin ins Schlafzimmer stellen.

Für Kinder ab 9 kg sind Kindersitze auf der Rückbank gedacht. Dann sind sie alt genug, um sich sicher zu fühlen, auch wenn Sie nicht direkt daneben sitzen. Gehen Sie aber nicht zu früh zu einem solchen Sitz über. Sogar Kleinkinder sitzen eigentlich noch besser mit dem Rücken zur Fahrtrichtung, weil ihr schwerer Kopf dann im Fall eines

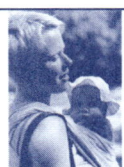

Aufpralls von der Lehne gehalten wird, anstatt nach vorn geschleudert zu werden.

Wichtig: Konsequent anschnallen! Kinder mögen das Anschnallen nicht, verständlicherweise. Am besten lassen Sie sie gar nicht auf die Idee kommen, dass man auch unangeschnallt im Auto fahren kann!

Bei der Anschaffung sollten Sie sich nach den neuesten Testergebnissen richten, die Sie bei den Geschäftsstellen der Verbraucherzentralen einsehen können.

Tragehilfen

Zum Spazierengehen und Einkaufen lässt sich das Baby auch in einem Tragetuch oder Tragesitz mitnehmen. Man ist um vieles beweglicher und braucht das Kind vor keinem Geschäft stehen zu lassen, auch nicht den unhandlichen Kinderwagen ins Auto zu hieven. Das Tragetuch ist auch im Haus vielfach zu gebrauchen. Ich habe es nie als reines Transportmittel empfunden. Zwischen dem Kind im Tuch und dem Träger spielt sich so unendlich viel ab, dass es mir eigentlich widerstrebt, es in einem Atemzug mit dem Kinderwagen zu nennen. Es ergänzt die unausgereifte Motorik und Wahrnehmungsfähigkeit des Babys auf viel umfassendere Weise. (S. a. S. 410 ff.)

Und man kann das Kind damit über Strecken transportieren, auf denen jede Kinderkarre versagt: quer durch den Wald, lange Treppen hinauf, in Gummistiefeln über aufgeweichte Feldwege. Auch im Gewühle von Kaufhäusern, bei Versammlungen und beim Einsteigen in die Straßenbahn ist man fast so beweglich und unabhängig wie die kinderlosen Mitmenschen drum herum.

Man hört hin und wieder das Argument, Babys fühlten sich im Tragetuch eingeengt und würden in ihrer motorischen Entwicklung behindert. Ich habe immer sehr schnell gemerkt, wenn sie Lust hatten, sich eigenständiger zu bewegen, dann habe ich sie herausgenommen. Außerhalb des Hauses war das im ersten Lebensjahr kaum der Fall. Auf der Straße und zwischen fremden Menschen genießen die Babys eher den hautnahen Schutz, als dass sie ihm entfliehen wollen.

Für mich war das Tragen die Möglichkeit, zwei Dinge auf einmal zu tun: das Baby zu beschäftigen und meiner Gegenwart zu vergewissern und gleichzeitig meine Wege und meine Arbeit zu erledigen. Außerdem war der «Funkweg» vom Baby zu mir sehr kurz. Ob es hungrig wurde, merkte ich nicht erst am Geschrei, sondern schon an seinen suchenden Kopfbewegungen. Wenn es drückte, spürte ich auch das genau und konnte oft durch Abhalten behilflich sein (s. a. S. 358). Bauchweh verzog sich durch Wärme und Bewegung, und wenn das Baby müde wurde, schlief es einfach ein. Es musste weniger schreien und bekam seine Bedürfnisse doch eher befriedigt, als wenn es mich von Bettchen, Decke oder Wippe aus hätte herbeiweinen müssen.

Welche Tragehilfe ist die richtige?

Babytragehilfen gibt es als Rohrgestelle mit eingehängten Sitzen für ältere Babys, fertig genähte Tragesitze und Tragetücher.

Die **Rohrgestelle** werden wie Rucksäcke auf dem Rücken getragen. Man sieht sie häufig auf dem Rücken von Vätern – ob das daran liegt, dass sie ein wenig technische Raffinesse ausstrahlen oder ob der männliche Rücken besser damit zurechtkommt, dass der Schwerpunkt der Last relativ weit ab vom eigenen Schwerpunkt liegt – wer weiß.

Vorteile:
- ◼ Einfache Handhabung, vor allem, wenn ein Standbügel ausgeklappt werden kann.
- ◼ Auch bei dicker Winterkleidung noch gut zu gebrauchen.
- ◼ Die Trageweise auf dem Rücken ist physiologisch günstig für den Träger.

Nachteile:
- ◼ Es besteht kein echter Körperkontakt zwischen Träger und Kind.
- ◼ Das Kind sitzt frei, es kann sich zwar anlehnen, wird aber nicht rundherum gestützt. (Tragegestelle sind aus diesem Grund erst zu empfehlen, wenn das Kind sicher allein sitzen kann, also etwa ab neun Monaten.)
- ◼ Der Schwerpunkt der Last liegt ziemlich weit vom Rücken des Trägers entfernt. Das stört das Balancegefühl des Erwachsenen.

 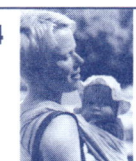

Die **genähten Tragesitze** werden meist vor dem Bauch, einige auch auf dem Rücken getragen.

Vorteile:
- Unproblematisches An- und Ablegen.
- Direkter Körperkontakt.
- Brauchbar auch für Babys, die noch nicht sitzen können.

Nachteile:
- Der Stützeffekt des Stoffes um den Babyrücken ist zwar in Grenzen regulierbar, aber doch nicht jeder Körpergröße und jedem Grad der Körperbeherrschung beim Säugling anzupassen.
- Beim Tragen auf dem Rücken sind die Gurte auf der Brust oft hinderlich, vor allem bei Frauen.
- Für das Baby ist nur eine Körperhaltung im Tragesitz möglich.

Die **Tragetücher** sind besonders vielseitig.

Vorteile:
- Man kann das Baby von den ersten Tagen bis zum dritten Lebensjahr in ein und demselben Tuch tragen, das nur jeweils anders geknotet werden muss.
- Mit ein bisschen Übung kann man den Stützeffekt des Tuches Faser für Faser dem Körper des Kindes anpassen.
- Das Tuch kann das Kind seiner Körperbeherrschung angepasst entweder ganz einhüllen oder weitgehend freilassen. Es kann in verschiedenen Körperhaltungen darin sitzen.
- Der Erwachsene kann das Kind vorn, seitlich oder auf dem Rücken tragen.
- Bei geschickt gemachten Knoten schneidet nichts ein, es gibt keine drückenden Schnallen.
- Es sieht einfach schön aus!

Nachteile:
- Man braucht Übung im Gebrauch. Mancher Mutter und manchem Vater gelingt es erst, wenn sie es sich von jemandem haben zeigen las-

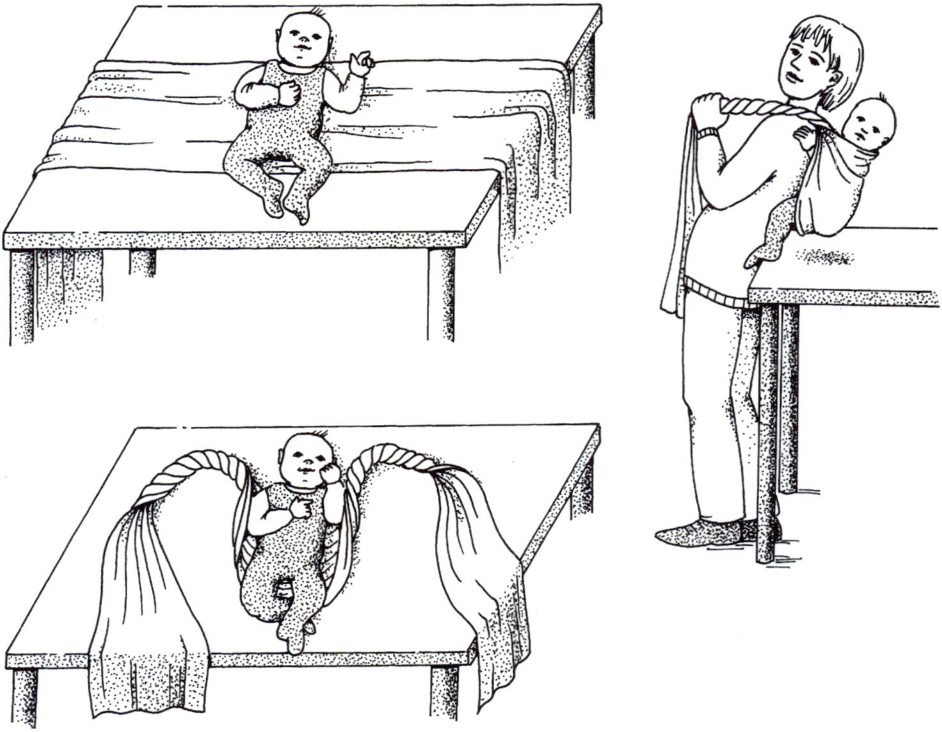

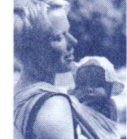

Rückentrage

sen. (Ich hoffe, die Illustrationen auf den Seiten 396–400 kommen einer echten Demonstration nahe!)

■ Die Trageweise auf der Hüfte kann Männern Schwierigkeiten machen, weil den meisten die richtige Rundung fehlt.

Ich selber (und meine Babys) haben das Tragetuch geliebt. Vielleicht wegen des Hauchs von Exotik, den es verbreitet? Ich glaube, nicht nur deshalb – tauschen Sie mal das «x» gegen ein «r» aus ...

So tragen Sie Ihr Kind richtig

Bevor Sie sich das Baby umbinden, ein paar Worte zu Ihrem eigenen Rücken.

Tragen Sie eine Last vorn, beugen Sie sich automatisch zurück. Die

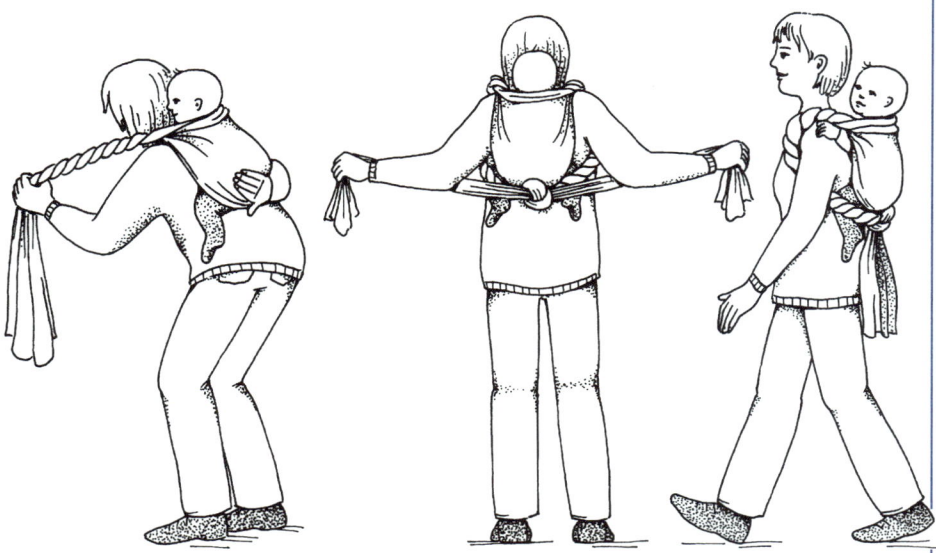

Krümmung im Kreuz verstärkt sich. Dabei kann es passieren, dass hinten am Rücken austretende Nerven gequetscht werden, Sie bekommen Rückenschmerzen. Tragen Sie eine Last hinten, beugen Sie sich etwas vor, die Krümmung schwächt sich ab, die Nerven bleiben unbehelligt. Das gilt natürlich auch fürs Babytragen.

Dass Sie beim Tragen auf dem Rücken keinen Blickkontakt zum Baby haben, braucht Sie nicht zu beunruhigen. Blickkontakt ist wichtig für den Säugling, aber nicht ununterbrochen notwendig, zumal für ihn der Körperkontakt «Kommunikation pur» ist!

Es gibt noch ein Argument für das Tragen auf dem Rücken: Tragen Sie Ihr Baby vorn und beugen sich ein wenig vornüber, lockert sich das Tuch um das Kind, es sackt ein wenig auf seine Wirbelsäule. Tragen Sie es hinten, liegt es beim Vorbeugen eher bäuchlings auf Ihrem Rücken, Tuch oder Sitz spannen sich stärker um das Kind. Sie können so auch wesentlich besser irgendwelche Arbeiten verrichten.

Für das Kind ist wichtig, dass Sie es fest genug binden, egal ob auf dem Rücken, vor dem Bauch oder auf der Hüfte. Es wird dann von allen Seiten gehalten und gestützt, und Sie brauchen nicht zu befürchten seinen Rücken zu überlasten.

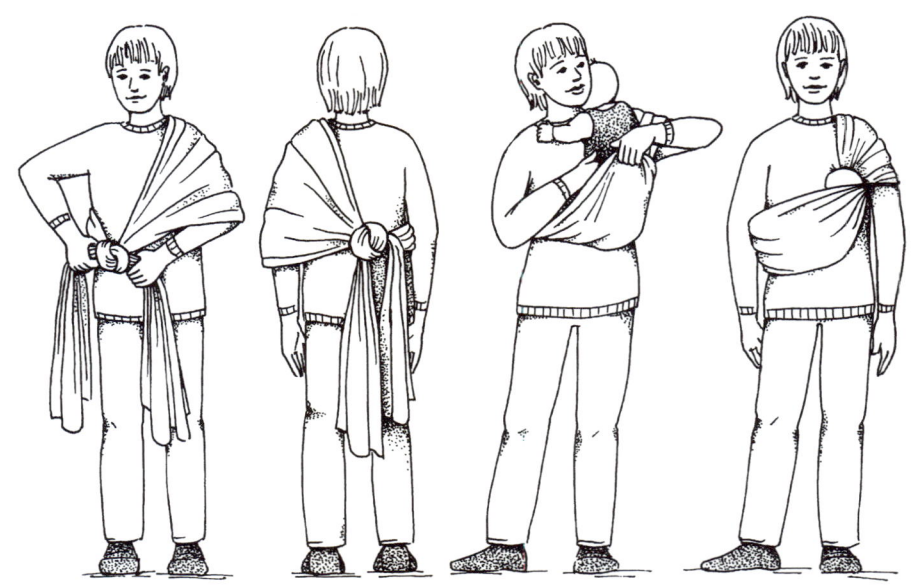

Wiege

Vielleicht haben Sie auch schon das Argument gehört, kleine Babys litten unter Sauerstoffmangel, wenn sie im Tuch säßen, darum wären sie so ruhig. Nur merkwürdig, dass in der Frühgeborenenversorgung mehr und mehr dazu übergegangen wird, die zarten Frühchen (!) den Müttern zwischen die Brüste zu binden, weil sie nachweislich so besser gedeihen …

Also: nur Mut! Ich habe bei Spaziergängen oder auch beim Einkaufen das Kind gern auf der Hüfte getragen, im Haus bei der Hausarbeit vorwiegend auf dem Rücken. Gab es Dinge zu transportieren, bin ich nach dem Motto vorgegangen: Das Kind an den Körper, die Räder unter die Sachen – also Einkaufsroller plus Tragetuch. Oder ich habe beim Wäscheaufhängen im Garten die Wäschewanne auf das Fahrgestell eines Kinderwagens gestellt und sie so die Leine entlang geschoben – das Baby hat mir dabei im Tragetuch über die Schulter geschaut. Die Alternative wäre gewesen: Kind auf der Wiese (zappel – quengel – Gras im Mund …) und ich mich nach Wäsche und Kind bückend. Und ich hätte zweimal laufen müssen, um Kind und Wäsche

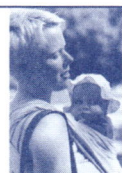

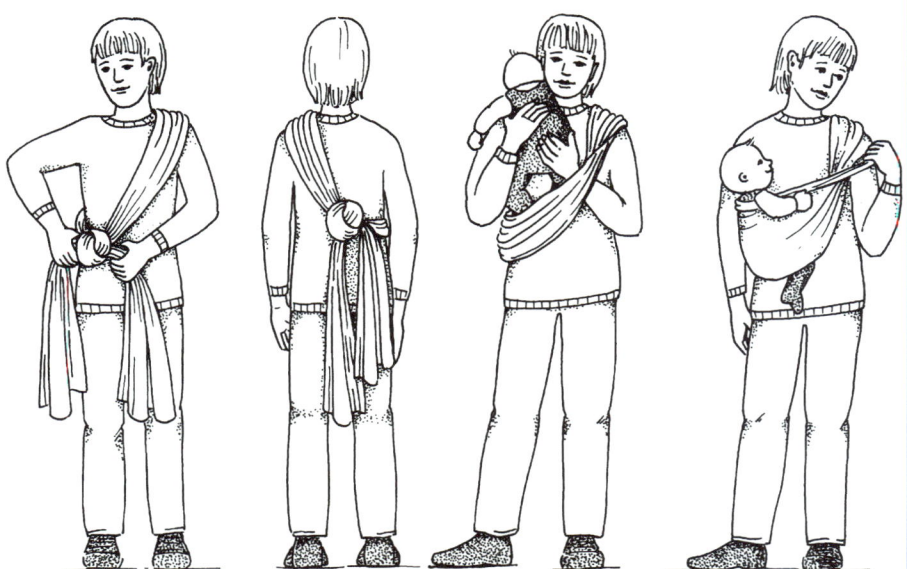

Hüftsitz

in den Garten zu befördern! Oder ich hätte gar noch den Buggy mit-nehmen müssen, wenn die Wiese zu feucht war.

Bezugsquellen für Tragetücher finden Sie im Anhang. Entschei-den Sie sich für einen Tragesitz oder ein Tragegestell, erkundigen Sie sich vorher bei der Stiftung Warentest und / oder bei der Zeitschrift Ökotest nach den neuesten Empfehlungen (auch im Internet). Gerade bei diesen technisch ausgefeilten Tragehilfen gibt es große Qualitäts-unterschiede und immer wieder neue Entwicklungen. Erhältlich sind sie bei Babyausstattern, sowohl in Geschäften als auch im Versand.

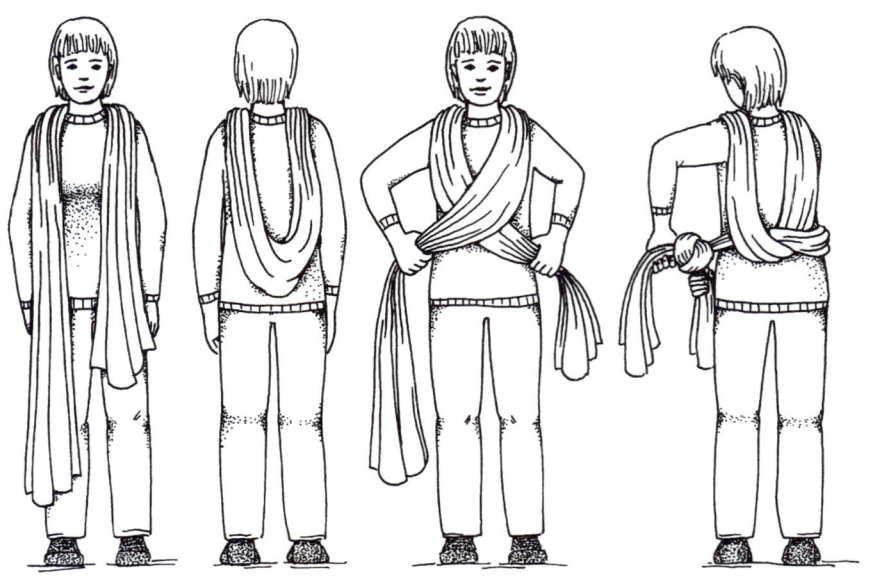

Für die Kreuztrage ist ein Tuch von ca. 4,20 m erforderlich!

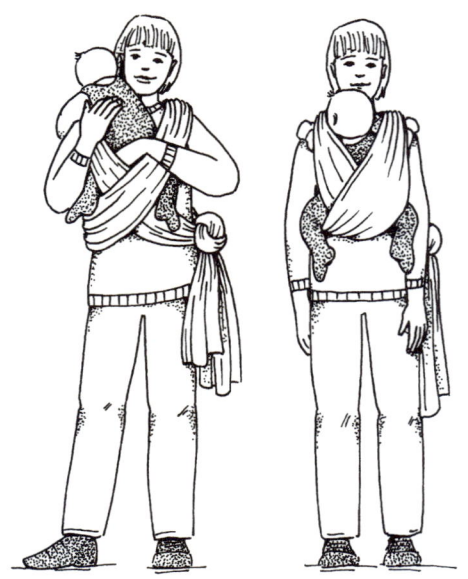

Weltwahrnehmung –
Selbstwahrnehmung –
Erziehung

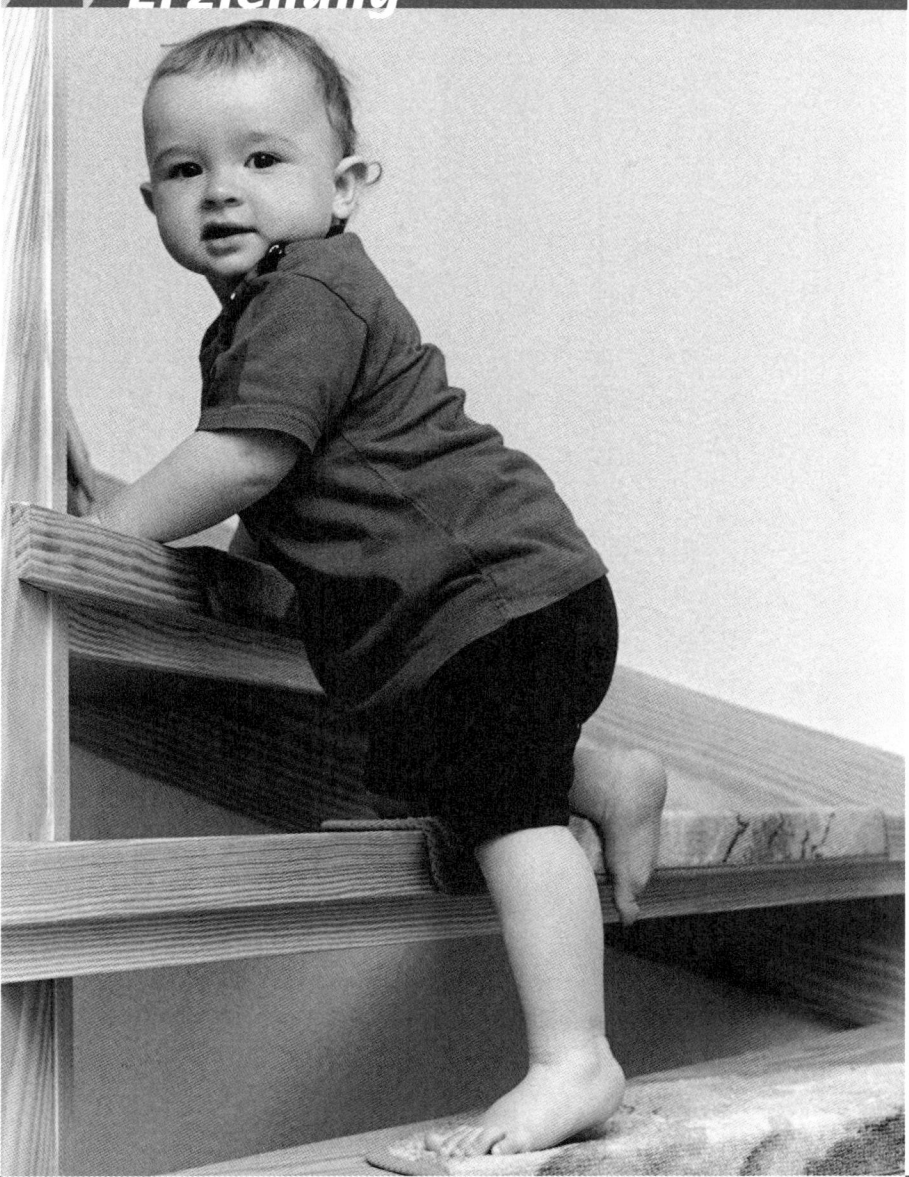

W«Wenn man nur wüsste, was in dem kleinen Kopf vor sich geht!»

Diese Frage habe ich schon hundert Mal gedacht und schon hundert Mal von anderen beim Anblick eines kleinen Kindes gehört.

Eine Antwort darauf kann man nur vermuten. Aber wenn man ein Baby und Kleinkind genau beobachtet, kann man sich doch ein Bild davon machen, wie ihm wohl im Augenblick zumute sein muss und wie sich aus seinen Wahrnehmungen langsam sein Weltbild zusammensetzt. Im Folgenden versuche ich, sozusagen als «Starthilfe» für Ihre eigenen Beobachtungen, aus dem Blickwinkel des Säuglings darzustellen, wie die Welt um ihn herum langsam Konturen gewinnt.

In dieser Welt spielt natürlich die Person, die das Kind am häufigsten versorgt, eine entscheidende Rolle. Meist ist das die Mutter. Sie ist ja auch diejenige, die das Kind während der Schwangerschaft körperlich geborgen hat und die es, wenn sie stillt, noch immer ernährt.

Wenn ich im Folgenden den Begriff «Mutter» benutze, wird er trotzdem eher symbolisch verwendet. Ich hätte auch von der «Hauptbezugsperson» oder «versorgenden Person» sprechen können. Denn wenn das Kind von anderen Personen versorgt wird, heißt das noch lange nicht, dass ihm etwas fehlt. Das Baby nimmt dann eben andere Personen wahr, lernt an ihnen, sich und der Welt zu vertrauen. Es wächst in seine Welt hinein, so wie sie ist. Und wenn in dieser Welt Vater, Tagesmutter oder Oma eine entscheidende Rolle spielen, dann sind eben sie Teil dessen, was ich hier als «Mutter» bezeichnet habe.

Wie viel «Autonomie» braucht ein Säugling?

Unser erstes Kind kam auf die Welt, als die Nachwirkungen der antiautoritären Erziehung noch nicht verebbt waren. Auch wir wollten dem Kind unter keinen Umständen etwas aufzwingen oder es an starre Regeln gewöhnen. Nichts erschien (und erscheint uns heute noch!) schrecklicher als unflexible Erwachsene. Also wollten wir ihm von Anfang an keine unbegründeten Anweisungen geben und es möglichst selbst Entscheidungen treffen lassen.

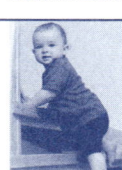

Was wir damit erreichten: unseren Jan gründlich zu verwirren. Er machte mir schließlich selbst klar, wie sehr ich ihn überforderte: Der Eineinhalbjährige bekam einen Schreikrampf, als ich von ihm verlangte, sich zwischen zwei Paar Socken zu entscheiden.

Offensichtlich müssen Kinder doch mit anderen Maßstäben gemessen werden als Erwachsene. Das heißt nicht, dass man sie nicht ernst nimmt oder keinen Respekt vor ihnen hat. Trifft man Entscheidungen für sie, nimmt man genau ihr Bedürfnis ernst, in diese Welt zuerst eingeführt zu werden, bevor sie selbst entscheiden müssen. Schließlich müssen sie die vielen Eindrücke erst ordnen – auch ein Erwachsener kann sich nicht entscheiden, wenn er seine Alternativen noch nicht kennt.

Ein Baby wird im Mutterleib neun Monate lang einfach mitgenommen. Es hat nicht die Wahl, einen anderen Weg einzuschlagen. Und nach der körperlichen Trennung von der Mutter hat es noch lange nicht die körperliche und geistige Reife, um einen eigenen Weg zu gehen.

Ich möchte auf den folgenden Seiten dem Prozess nachspüren, wie sich das Kind langsam von der Mutter ablöst, wie es allmählich die Einzelteile kennen lernt, aus denen sich sein Weltbild zusammensetzen wird. Und wie langsam aus einer Welt, die sich um das Kind als Mittelpunkt dreht, eine Welt wird, die fest steht und in der es sich selber bewegt.

Die Welt öffnet sich

Das Neugeborene hat ein Gehirn mit vielen bereits gespeicherten Eindrücken. Aber wie sehen sie aus? Es weiß nichts davon, dass es außer ihm noch andere Menschen gibt. Bekannt ist ihm eigentlich nur Wärme, Berührtwerden, Geschaukeltwerden, die Geräusche aus dem Darm der Mutter, ihr Herzschlag, ihre Stimme. Andere Geräusche mögen dazukommen, allerdings gedämpfter: Kindergeschrei bei Geschwistern, die Stimme des Vaters, Musik.

Alles andere ist fremd und neu. Temperaturschwankungen, Helligkeit, ungedämpfte Geräusche, die Vielzahl anderer Personen, die Empfindung von Kleidung auf der Haut, die Starre der unbelebten Welt. Auch aus dem eigenen Körper empfängt das Kind nun Reize, die es vorher nicht kannte. Hunger und Durst, Darmbewegungen und das Bedürfnis, den Darm zu entleeren. Die Bewegung der eigenen Gliedmaßen ist ungewohnt, sie stoßen nirgends mehr an – oder zumindest sehr viel seltener. Aber auf all diese Veränderungen ist das Baby vorbereitet. Die Unfertigkeit des Gehirns in den ersten drei Monaten mag eine Hilfe dabei sein. Es kann noch nicht so klar und differenziert wahrnehmen wie später, die Eindrücke prallen nicht auf das Kind auf, sondern es lässt sie nur langsam über die zunehmend durchlässigen Bahnen seines Nervensystems ein.

Den Zusammenhang von Hunger und Saugen begreift ein Säugling zuerst – aber auch nicht von Anfang an. Sehr junge Säuglinge können vor Hunger schreien, während sie die Brustwarze im Mund haben. Ihr eigenes Unlustgefühl, gepaart mit dem Schreien, um die Spannung zu entladen, lässt ihnen keinen Kanal mehr frei, auf dem sie die Nahrungsquelle registrieren könnten. Je mehr Kanäle dem Baby im Verlauf der Reifung seines Gehirns zur Verfügung stehen, umso mehr kann es auch seine Eindrücke auseinander halten.

So wird das Gesicht der Mutter, das immer dann auftaucht, wenn ein misslicher Zustand behoben wird, mit der Zeit zum Signal: Gleich wird es besser! Nach ein paar Wochen genügt oft schon dieses Signal, das Wehgeschrei abzustellen. Noch früher wird ihre Stimme zum Zeichen ihrer Gegenwart, das Kind beruhigt sich. Unzählige Wiegenlieder verdanken dieser Tatsache ihre Existenz.

Die Mutter als Spiegel

Es dauert auch gar nicht lange, da wird das Gesicht zu viel mehr als nur einem Signal. Da ziehe ich meine Mundwinkel hoch, und gleich macht das Gesicht da oben das auch! Jetzt ziehe ich an einem anderen Muskel – siehe da, das Gesicht da oben sieht auch auf einmal anders aus! Sollte das bei mir etwa auch so aussehen? Sollte ich am Ende gar auch so ein Gesicht haben? Sollte ich gar so etwas Ähnliches sein wie dieses liebe große Wesen dort?

So bewusst geht es in dem kleinen Kopf natürlich nicht zu. Dennoch: Das Baby schaut sich selbst an der Mutter ab. In der Fachliteratur heißt das «Spiegelung». Das Kind «spiegelt» sich in der Mutter. All seine Verhaltensweisen und Reaktionen, all seine Gefühle muss es mit

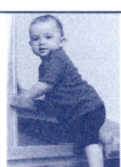

der Mutter rückkoppeln, um ihre Wirklichkeit überhaupt wahrnehmen und einordnen zu können. Je gleichmäßiger die Mutter auf die Äußerungen des Kindes reagiert, umso klarer lernt das Baby, was mit ihm selber los ist.

Auch die Signale aus seinem eigenen Körper lernt das Kind langsam einzuordnen. Die Bewegungen der Gliedmaßen spürt es als unterschiedliche Muskelspannungen, und es schaut sich selber zu!

Seine eigene Hand z. B. entdeckt es zunächst als etwas außerhalb von sich selbst. Langsam lernt es, dass dieses Ding, das immer von einer Seite her vor das Gesicht wandert, nie ganz weg ist. Es kann es sogar herbeiholen – aha, so fühlt sich das an, wenn es ins Blickfeld kommt! Noch spannender wird es, wenn dieses Ding schließlich im Mund landet. Das krabbelige Gefühl ist ganz anders als die Brust, es kommt zwar nichts raus, aber in dem krabbeligen Ding selbst spüre ich ja auch noch was, das Saugen und Lecken streichelt ja so schön!

So lernt das Baby langsam, was zu ihm gehört und was zur Welt um es herum, was es mit sich anfangen kann und wie andere auf es reagieren.

Vertrauen durch Wiederholung

Dabei werden wiederkehrende Reaktionen dem Kind bestimmt nicht zu langweilig. Es hat zunächst noch gar kein Bedürfnis nach Abwechslung. Lust auf Abwechslung ist ein Ergebnis von Sättigung. Wovon sollte ein Baby wohl übersättigt sein?

Alles ist neu, und jeder neue Eindruck ist zunächst erschreckend.

Erwachsene können Mühe haben, das zu verstehen. Wir genießen doch alles Neue – warum soll das Kind das nicht auch tun? Aber: Wir müssen nur selten Eindrücke verarbeiten, für die wir im Kopf noch gar keine Kategorie gebildet haben. Alles Unbekannte sortieren wir blitzschnell in ein bekanntes Raster ein und können so damit umgehen.

Ein Säugling muss dieses Raster erst aufbauen, bevor er Vielfalt wirklich genießen kann. Es fängt an mit Hunger und Sattheit, Tag und Nacht, Mensch und Nicht-Mensch, kalt und warm, nass und trocken, laut und leise, hart und weich und und und …

Anfangs macht Freiheit Angst

Babys haben auch weniger ein Freiheits- als ein großes Anklammerungsbedürfnis. All die gut gemeinten Ratschläge, die dahin zielen, das Baby nicht zu sehr in seiner Freiheit einzuschränken, sind viel zu allgemein gefasst. Natürlich sollten Eltern ihr Kind nicht verschlingend einengen. Es ist lebenswichtig für das Kind, Schritt für Schritt in die Freiheit entlassen zu werden. Aber Schwimmen kann man bekanntlich auch anders lernen, als einfach ins kalte Wasser geworfen zu werden. Wer es langsam lernt, lernt es auch – und ohne Angst.

So halte ich den Rat, ein Baby nicht in seiner Bewegungsfreiheit einzuschränken, für zweischneidig. Natürlich braucht ein Kind Bewegungsfreiheit, um seinen Körper zu erforschen und seine Möglichkeiten zu erproben. Dennoch ist ihm enges Eingehülltsein viel vertrauter. Vor lauter Glorifizierung der Bewegungsfreiheit ist ganz die altbekannte Erfahrung in Vergessenheit geraten, dass fest eingewickelte Kinder ruhiger schlafen. In dem Zustand nämlich, in dem sie keine neuen Reize verkraften können, ist das feste Umhülltsein wesentlich beruhigender als die Strampelfreiheit unter der leichten Decke.

Meist wird auch aus der Tatsache, dass ältere Kinder ein eigenes Reich für sich brauchen, die Notwendigkeit eines eigenen Zimmers für das Baby abgeleitet – das sich dort unendlich einsam fühlt.

Körperkontakt – das erste Vokabular des Kindes

Dass die Mutter wirklich da ist, glaubt der Säugling in den ersten drei Monaten nur, wenn er sie auch berühren kann. Alle anderen Kontaktangebote wie Anschauen, Plaudern oder gar die Versicherung, man ginge gar nicht weit fort und käme auch gleich wieder, sind für ihn Vokabeln einer Sprache, die er erst noch lernen muss. Er will und wird sie lernen. Aber je sorgsamer er Unbekanntes auf Bekanntem aufbauen kann, umso lustvoller und angstfreier kann er es tun. Kann er z. B. den Anblick der Mutter in sich aufnehmen, während er von ihr auf dem Arm getragen wird, bedeutet das für ihn etwas anderes, als wenn er auf der Decke liegt und die Mutter anschaut. Dann muss er gleichzeitig mit der Erkenntnis, dass seine Mutter eine von ihm getrennte Person ist, auch noch die Gefühle der Einsamkeit auf der Decke verkraften.

Die Körperlichkeit der Mutter ist wie ein Schutzschild, hinter dem

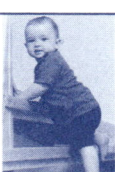

sich das Kind immer genauso viel hervorwagt, wie es Lust auf Welt hat. Sie ist der zutiefst bekannte Urgrund, aus dem das Baby aufgetaucht ist und wohin es strebt, wenn es von all dem Neuen ermüdet ist. Steht einem Baby dieser Schutzschild zur Verfügung, dann kann es ungehindert sein ganzes Potenzial an Neugier entfalten. Je mehr «Welt» das Kind als «ungefährlich» kennen lernt, umso unwichtiger wird der Körper des Erwachsenen als Ort der Sicherheit.

Vom Urgrund zum Du

Das Neugeborene wird durch die Wärme und die Bewegung des Erwachsenenkörpers darin unterstützt, sein eigenes Körperinneres in Gang zu bringen und sich daran zu gewöhnen. Dazu macht es auch Bekanntschaft mit der unbewegten Fläche – Bett oder Fußboden –, bis es diese so weit kennt, dass es sich ohne Angst darauf räkeln und seinen Körper untersuchen kann.

Die Aufmerksamkeit und Neugier des Kindes wandert dabei von ihm selbst als Zentrum hinaus in die Welt, parallel zu seiner motorischen Entwicklung. In den ersten Monaten der körperlichen Hilflosigkeit konzentriert es sich auf die Verarbeitung von Nahrung und unmittelbaren Sinnesreizen. Kann das Kind seinen Oberkörper so weit beherrschen, dass es beim Tragen den Kopf drehen und die Arme frei bewegen kann, interessiert es sich für seine unmittelbare greifbare Umgebung. Es schlägt nach Gegenständen, greift nach Brust oder Flasche.

Kann es frei sitzen und gezielt greifen, ist auch der Zeitpunkt gekommen, an dem es in seiner Wahrnehmung von sich selbst als unabhängigem Menschen und von seiner Mutter als von ihm getrennten Wesen so weit fortgeschritten ist, dass es vor anderen Menschen zurück schreckt – es «fremdelt».

Das erscheint auf den ersten Blick merkwürdig. Warum sollte das Baby, je unabhängiger es von der Mutter wird, umso mehr Angst vor anderen Menschen haben? Auf andere Nahrung wird es doch auch neugierig, sobald es nicht mehr ausschließlich auf Milch angewiesen ist.

Im Verhältnis zur Mutter spielt sich aber etwas anderes ab. Hier wird aus einem «Nutzungsverhältnis» eine menschliche Bindung. Ein sehr junger Säugling braucht seine Mutter als Versorgungsquelle. Er bevorzugt zwar diese eine, denn jede andere, so zuverlässig sie auch sein mag, riecht anders und bewegt sich anders und spricht anders, aber im Prinzip ist ihm das egal. Er liebt nicht diese Frau, sondern diese Ansammlung von gewohnten Eigenarten, die ihm ein Höchstmaß an Nicht-beunruhigt-Sein gewährleistet.

Für den Säugling sieht es wohl so aus:

Anfangs ist da ein großes, warmes Etwas. Es schaukelt und wärmt, spendet Nahrung, lindert Bauchweh, klingt und riecht vertraut, umhüllt ihn auf angenehme Art – nicht mehr so eng wie noch vor kurzem die Gebärmutter, aber irgendwie rundherum.

Dann reißt die Hülle auf. An einer Stelle. Das Kind sitzt auf Mutters Schoß, sieht nach vorn, tastet sich nach vorn in die Welt. Dreht es sich um, sieht es die Mutter. Aus der Umhüllung ist eine Höhle mit Ausgang geworden. Die Höhle ist nicht mehr die Welt. Die Höhle kann erforscht werden, die Welt kann erforscht werden. Das Baby kann sich selber zwischen beiden hin- und herbewegen.

Später zieht sich das Baby zum Stehen hoch. Die Mutter steht dahinter, nur noch eine Wand zum Abstützen, keine Höhle mehr. Das Baby krabbelt. Es krabbelt an der Wand entlang, um die Ecken herum – und langsam wird die Mutter zur Säule inmitten einer Welt, in der sich das Baby aus eigener Kraft bewegen kann.

Andere Menschen hatte das Baby schon viel früher als solche begrenzten «Säulen» wahrgenommen. Um sich nicht in diesem Säulenwald zu verirren, prägt es sich die Merkmale der Säule «Mutter» ein und passt genau auf, dass sie ihm nicht entwischt.

Vor Fremden nimmt sich das Kind in Acht!

Die Erkenntnis, wie sehr sich die Menschen voneinander unterscheiden, ist zunächst beängstigend für das Kind. So wie es in den ersten Monaten beängstigende Sinneseindrücke abgewehrt hat, wehrt es nun fremde Menschen ab, die auf es eindringen, es fremdelt. Dabei ist bezeichnend, dass die meisten Kinder auf andere Menschen nur dann negativ reagieren, wenn diese allzu rasch auf sie zugehen. Fremde, die sich zunächst gar nicht um das Kind kümmern, geben ihm so Gelegenheit, sie zuerst zu betrachten und kennen zu lernen und erst dann

 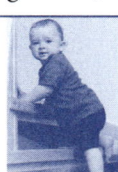

eine Beziehung zu ihm aufzunehmen. Wer ein Kind in diesem Stadium mit Zuwendung überfällt, ohne ihm die Möglichkeit des Kennenlernens zu geben, überfordert es und erntet Geschrei.

Babys sind langsam. Ein Erwachsener kann einen Menschen in Sekundenbruchteilen «abchecken». Kleidung, Gestik, Mimik, Haartracht, Gang und Stimme verraten uns blitzschnell, ob das ein Mensch ist, über den wir uns freuen oder den wir lieber auf Abstand halten. Ein Baby braucht für dieses «Abchecken» unter Umständen stundenlang, bis es schließlich einige Kanäle öffnet, über die es mit diesem Unbekannten zu kommunizieren bereit ist.

Zur Mutter sind alle Kanäle offen. Sie ist sozusagen der Blitzableiter, wenn ein neuer Reiz auf es eingedrungen ist und seine inneren Spannungen aus dem Gleichgewicht gebracht hat. Ein Neugeborenes ist durch sein unausgereiftes Nervensystem vor Reizüberflutung noch weitgehend geschützt. Aber schon nach wenigen Wochen sinkt diese Schwelle, ohne dass die Fähigkeit, Spannungen zu ertragen, gleichermaßen gewachsen wäre. Nun tritt der «Blitzableiter» in Funktion. An Mutters Körper kann ein Säugling viel Neues verarbeiten, ohne in unerträgliche Spannung zu geraten.

Andere Menschen können natürlich auch solche Blitzableiterfunktion übernehmen. Je bekannter die Person, umso besser funktioniert das. Wobei es manchmal unergründlich ist, was das Baby als «bekannt» einstuft. Meine Eltern haben bei einem unserer Kindergeburtstage zwei Besuchsbabys stundenlang im größten Trubel herumgetragen, sehr zum Erstaunen der Mütter. Vielleicht waren die Lust und Gelassenheit dieser eigentlich fremden Großeltern schon «Bekanntheit» genug. Ein vom Arbeitstag gereizter Vater oder eine von den Geschwistern genervte Mutter können da unter Umständen viel «unbekannter» sein.

Je älter die Babys werden, umso mehr Möglichkeiten haben sie, Spannungen selbst zu entladen oder eine Weile zu speichern, bevor sie sie bei jemand anderem loswerden müssen. Dadurch erweitert sich der Aktionsradius des Kindes erheblich, wenngleich es noch lange die Mutter als «Bodenstation» braucht, um nach seinen Streifzügen zu ihr zurückzukehren und neue Kraft zu tanken.

Die Basis des Selbstvertrauens

Babys sind schlau und dumm zugleich. Sie wissen sehr genau, welcher Zustand für sie richtig ist und welcher falsch – aber mit welchen Mitteln der richtige Zustand herbeizuführen ist, das wissen sie nicht. Sie geben nur hinterher ihren Kommentar ab, durch zufriedenes Glucksen oder durch Geschrei. So lehren sie ihre Eltern, das Richtige für sie zu tun.

Dabei gibt sich das Baby dem großartigen Gefühl hin, selber angemessen für sich sorgen zu können. Denn es kann überhaupt nicht erkennen, dass es nicht selbst durch seine Äußerungen sein Wohlgefühl wiederhergestellt hat, sondern andere Personen.

Es kann sich selbst Hilfe beschaffen – hat es nicht Macht über alle Widerwärtigkeiten der Welt? Das Selbstvertrauen schlägt die ersten Wurzeln.

So nervend Babygeschrei sein kann – im ersten Jahr sollten Sie es unter diesem Gesichtspunkt betrachten. Das Baby will Sie ganz gewiss nicht ärgern. Und wenn Sie auf sein Schreien nicht reagieren, werden Sie nicht erreichen, dass es lernt, auf andere Rücksicht zu nehmen, es wird höchstens an sich selber verzweifeln. Denn es erkennt noch nicht, dass *Sie* ruhiger und besser gelaunt sind, wenn es weniger schreit, sondern nur, dass *es selbst* unfähig ist, für sein eigenes Wohlbefinden zu sorgen. Aber dieses Selbstvertrauen ist wichtig, wenn es später zuversichtlich in seinen Kindergarten spazieren soll, guten Mutes, dass es der Welt gewachsen sein wird.

Perspektive teilen

Was immer Ratgeber zur Säuglingspflege unterscheidet, in einem sind sie sich einig: Das Baby braucht Zuwendung. Recht haben sie. Aber: Dieses Wort dürfte für fast ebenso viel mütterliche Verzweiflung verantwortlich sein wie der Rat, das Kind schreien zu lassen, um es nicht zu verwöhnen. Ich zumindest, ich war ganz schön verzweifelt.

Da lag mein Baby in der Wippe, ich machte irgendetwas in der Küche und erwartete, dass es mir stillvergnügt mit den Augen folgte oder mit seinen Händchen spielen würde. Stattdessen meckerte es vor sich hin und war nur zufrieden, wenn ich ununterbrochen mit ihm redete oder mit ihm schäkerte.

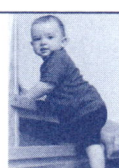

So gestaltete sich ein simpler Abwasch oft zu einem Hindernislauf: Ich drücke dem kleinen Jan einen Holzlöffel zum Untersuchen in die Hand und lege los. Nach drei Gläsern fällt der Löffel runter. Ich hebe ihn auf und spüle die Tasse. Da haut sich Jan den Löffel an den Kopf und brüllt. Ich trockne die Hände ab, um ihn erst mal zu trösten, und ersetze den Holzlöffel durch eine Rassel. Nach den Tellern und der Salatschüssel ist die Rassel unter seinen Beinen verschwunden, er schimpft. Hände abtrocknen, Rassel rausholen. Kaffeekanne, Kochtopf – jetzt fliegt sie auf den Boden …

Ich fand es ungeheuer anstrengend, auf diese Art Haushaltsarbeit zu erledigen. Aber ich wollte dem Baby auch die nötige Zuwendung geben. Letztlich kamen wir dabei alle zu kurz. Das Kind, weil es mich immer loslassen musste, sobald es sich wieder halbwegs beruhigt hatte, ich, weil ich ständig meine Arbeit unterbrechen musste, der Haushalt, weil ich durch die Unterbrechungen kaum damit zurande kam.

Als ich mir Jahre später Lena bei der Hausarbeit auf den Rücken band, löste sich dieses Problem in Luft auf. Sie war zufrieden, mich zu spüren und von ihrem schaukelnden Sitz aus die Welt zu betrachten; ich konnte ohne Unterbrechungen kochen, abwaschen, Tisch decken, Wäsche aufhängen, Betten machen und Staub saugen – und am Ende war ich gar mit der Arbeit fertig.

Ich gab ihr zwar keine Zuwendung, aber allein war sie auch nicht. Als die Leiterin unseres Kindergartens feststellte, die Babys im Tuch würden es wohl offensichtlich genießen, die Welt so aus der menschlich aufrechten Perspektive zu sehen, da hatte ich meinen Begriff gefunden: «Perspektive teilen.»

Ich glaube inzwischen, dass das Perspektive-Teilen für die Entwicklung eines Kindes außerordentlich wichtig ist.

Ein Kind, das vom Rücken eines Erwachsenen aus seine Arbeit sozusagen mitmacht, taucht in seine Welt ein, anstatt ihm nur von außen zuzusehen. Es bewegt sich durch die Welt wie seine Mutter, es sieht, womit sie hantiert, es sieht die Veränderungen, die sie durch ihre Tätigkeit bewirkt. Lange, bevor es selber dazu in der Lage ist, hat es die Möglichkeiten des tätigen, aufrechten Menschen schon in seinem kleinen Kopf.

Und es lernt noch etwas sehr Wichtiges: *Es kann geborgen und zu-*

frieden sein, ohne dass sich jemand um es kümmert. Hatte ich Lena auf dem Rücken, war ja nicht sie das Ziel meiner Aufmerksamkeit. Ich schaute woanders hin, ich dachte an andere Dinge, ich hantierte mit Geräten, die mit ihr nichts zu tun hatten. Ich sprach sie auch nicht ständig an, wie ich es mit Jan neben mir gemacht hatte. Lena an mir hatte diesen Zuspruch auch gar nicht nötig.

Ich denke, dass das Perspektive-Teilen ein guter Weg ist, ein Baby weder zu frustrieren noch zu verwöhnen. Durch den Körperkontakt ist sein Grundbedürfnis, in dieser fremden Welt gehalten zu werden, befriedigt. So kann es leicht ertragen, dass es nicht im Mittelpunkt des Interesses steht.

Ein Kind, das man abseits vom eigenen Körper lückenlos zufrieden halten will, macht dagegen die Erfahrung, dass Zufriedenheit immer mit direkter Zuwendung gekoppelt ist, und es kann daraus sehr anstrengende Ansprüche entwickeln.

Was ist «Verwöhnen»?

«Angewohnheit» – «Verwöhnung»: Beide Wörter haben mit «Wohnen» zu tun. Indem man einen Säugling versorgt, hilft man ihm gleichzeitig, es sich in seinem Körper, seinem Selbst, wohnlich zu machen. Dabei ist es etwas anderes, ob er immer wieder seine Tür öffnen und um Hilfe von außen bitten muss oder ob man ihn noch zeitweise in die eigene Wohnung einlädt, damit er sich ein bisschen abgucken kann, wie man es sich im Leben einrichtet.

«Ver-wöhnt-Werden» kann man sich dann so vorstellen, als ob sich jemand sein Leben mit unpassenden Vorstellungen einrichtet. Die Lebenswohnung wird ver-räumt, ver-stellt, ver-baut. Ein verwöhntes Kind hat keinen Platz, wo es sich ruhig in sich selber niederlassen kann, und keinen Platz, wohin es andere einladen und freundlich mit ihnen umgehen kann. Wenn z. B. der stete Kontaktwunsch, den Babys nun einmal verspüren, nicht durch Körperkontakt, sondern durch ständiges Nahrungsangebot befriedigt wird, weil die Mutter meint, ein quengeliges Kind müsse wohl hungrig sein, dann baut das Kind in sein Schmusezimmer statt der Kuschelecke eine Küche ein. Es wird sich sein Leben lang um die Kuschelecke betrogen fühlen und doch bei jedem Frust zum Kühlschrank eilen. Ein bisschen Spekulation, natürlich.

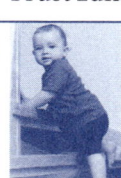

Ich versuche ja auch nur, ein Bild davon zu entwickeln, wie sich das Selbstbild eines Babys ordnen könnte. Und meiner Erfahrung nach ist das Perspektive-Teilen für alle Beteiligten eine sehr wenig anstrengende Art, diesen Einrichtungsprozess zu bewältigen.

«Ein-richten» – auch hier gibt das Wort eine plastische Vorstellung davon, was da vor sich geht. Ein Baby auf dem Rücken der Mutter «richtet» langsam seinen Blick parallel zum Blick der Mutter aus. Anfangs fühlt es sich noch diffus eingebunden, aber nach ein paar Monaten schaut es höchst interessiert der Mutter über die Schulter. Seine Aufmerksamkeit hat eine «Richtung» bekommen, und zwar eine, die seiner sozialen Umgebung bestens angepasst ist.

Die Mutter braucht in diesen Prozess kaum steuernd einzugreifen. An ihrem Körper hat das Kind die Möglichkeit, sich neue Reize selber zu dosieren.

Wird es müde, schlüpft es einfach zurück in einen vielleicht längst verlassenen Zustand embryonaler Umhülltheit und schläft ein, obwohl es vielleicht fünf Minuten vorher noch sehr interessiert die Mutter beim Wäscheaufhängen beobachtet hat. Die Mutter braucht dabei weder das Kind zu beobachten, noch aus seinem Quengeln Schlüsse zu ziehen und daraus Konsequenzen abzuleiten, die wieder eine Unterbrechung ihrer Arbeit bedeuten würden. Sie hängt einfach weiter Wäsche auf.

Körperkontakt bedeutet viel – aber nicht alles

Die Konsequenz aus diesen Überlegungen ist nun durchaus nicht, dass ich Ihnen raten will, das Baby 24 Stunden am Tag mit sich herumzutragen. Wenn Sie und das Baby Spaß daran haben, können Sie es natürlich tun, aber dieser Spaß dürfte beiderseits kaum mehr als ein paar Wochen anhalten.

Perspektive-Teilen ist nur eine unter mehreren möglichen Erlebensweisen eines Säuglings, allerdings eine, die in unserem Kulturkreis weitgehend in Vergessenheit geraten ist. Die Selbsterfahrung auf dem festen Boden, der Blickkontakt und der Dialog mit der Mutter und anderen Menschen, das Untersuchen der gegenständlichen Welt – all das ist natürlich auch wichtig und darf nicht zu kurz kommen.

Sie werden sicher auch spüren, woran das Baby im Verlauf seiner

Entwicklung gerade besonderes Interesse hat. Das kann sehr schwanken. Clara hatte z. B. Phasen, in denen sie auf dem Rücken sehr ungeduldig wurde und die Wippe oder die Spieldecke vorzog. Später, wohl als sich ihr Horizont etwas erweitert hatte, genoss sie es wieder stundenlang, mir über die Schulter zu schauen.

Sie brauchen bei zeitweiser Unzufriedenheit im Tragetuch nicht auf eine generelle Abneigung des Kindes gegen diesen Aufenthaltsort zu schließen, noch brauchen Sie zu glauben, Sie müssten Ihr Kind über Jahre weg tragen, nur weil es sich mit vier Monaten im Tuch offensichtlich wohl fühlte. Das ist ja die Angst derjenigen, die meinen, ein Kind würde durch Herumtragen «verwöhnt». Ein Kind will werden wie die Großen – und die laufen schließlich auf ihren eigenen Beinen durch die Welt! Es wird mit ein bis eineinhalb Jahren gerne vom Tragetuch Abschied nehmen, wenn es selber in der Lage ist, sich frei in der Welt zu bewegen.

Spielende Erfahrung

Nun haben Sie aber auch mal Zeit und Lust, sich mit Ihrem Baby zu beschäftigen. Haben Sie Angst, dass Ihnen dabei nichts einfällt?

Zunächst einmal braucht Ihnen auch gar nichts einzufallen. Ihr Baby ist einfallsreich genug. Sie brauchen sich bloß von bestimmten Vorstellungen frei zu machen, die Sie vielleicht von Babyspielzeug haben.

Wenn Sie aufmerksam beobachten, worauf Ihr Kind sein Interesse richtet, werden Sie mit ein bisschen Phantasie immer Wege finden, ihm auch Stoff für seine Neugier zu bieten.

Fängt es z. B. im Alter von drei Monaten an, mit seinen Händchen zu spielen, werden Sie ihm vielleicht besonders sorgfältig die Ärmel zurückkrempeln, damit es sein Spielzeug gut erkennt. Entdecken Sie, dass es anfängt, gezielt nach etwas zu schlagen, können Sie ihm allerlei Dinge an einer Schnur in Reichweite halten oder festbinden. Das muss nicht die obligatorische Rassel sein, eine alte Garnrolle oder ein Flaschenöffner sind genauso geeignet. Stellen Sie dann fest, dass das Baby zugreifen kann, wird es Spaß an einem Lappen haben, einem Löffel, einem glatten Stein, einem Stöckchen oder einer Plastikschüssel.

Diese Gegenstände wird es wahrscheinlich zunächst hin und her

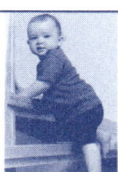

wenden, nach einer Weile auch von einer Hand in die andere reichen, aber bald fallen lassen und nach etwas Neuem verlangen. Ein gewisser Vorrat solch interessanter Dinge ist also ganz nützlich.

Natürlich kommt jetzt auch Babyspielzeug zu seinem Recht. Aber was immer Sie Ihrem Kind geben: Achten Sie darauf, dass es sich keine spitzen Kanten an den Kopf schlagen oder an zweifelhaften Oberflächen herumlutschen kann. Anfangs bewegen sich die Kinder noch sehr ruckartig, und ein harmloses Stöckchen hat schnell einen Kratzer auf der Backe hinterlassen.

Wenn ein Kind etwas in den Mund steckt, was auf dem Boden gelegen hat, ist das meist harmlos, auch wenn wir Erwachsenen dabei gleich schlimme Infektionen befürchten. Wirklich infektionsträchtig sind eigentlich nur herumliegende Essensreste, in denen sich Bakterien vermehren können. Wir haben unsere Kinder mit allem spielen lassen, was im viel benutzten Kinderzimmer auf dem Fußboden herumlag – ohne üble Folgen.

Konsequent haben wir darauf geachtet, dass Holzspielzeug nicht mit giftigen Lacken behandelt war. Rotes und gelbes Plastikspielzeug, das nicht ausdrücklich als kadmiumfrei deklariert ist, haben wir verschwinden lassen. (Über unbedenkliches Babyspielzeug informiert das Öko-Test-Buch «Ratgeber Kleinkinder», s. Anhang S. 467.)

Je geschickter das Kind mit seinen Händchen wird, umso mehr wird es sich für die Dinge interessieren, mit denen Sie umgehen. Unsere Kinder haben von dem Moment an, in dem sie sitzen konnten, jedes Kinderspielzeug zugunsten eines Teesiebes oder eines Topfdeckels links liegen lassen. Ein altes Portemonnaie oder ein Schlüsselbund sind um vieles reizvoller als Bauklötze und Teddybären. Mir schien es immer wieder so, als würden diese kleinen Kinder schon sehr genau registrieren, wann ihnen die Erforschung der spannenden Welt der Großen gewährt oder wann ihnen eine künstliche Kinderwelt vorgesetzt wurde.

Beim zweiten und dritten Kind war es dann auch gar nicht mehr möglich, auf «altersgerechtes» Spielzeug zu achten. Dabei habe ich beobachtet, dass ja eigentlich nicht das Spielzeug altersgerecht ist, sondern dass das Baby altersgerecht damit umgeht – und das tut es schließlich von selber.

So kann es durchaus passieren, dass ein neun Monate altes Kind hingebungsvoll mit Playmobil spielt («Geeignet ab 3 Jahre»), indem es die Figürchen in einen Becher wirft und den dann wieder auskippt, wie das eben neun Monate alte Babys zu tun pflegen. Oder ein Spielzeugauto wandert von einer Hand in die andere und wird dann genüsslich abgelutscht, während auf der Packung steht «Ab drei Jahre». «Bestimmungsgemäß» ist dieser Gebrauch nicht, wohl aber «altersgemäß». Die Altersangabe wird natürlich in erster Linie gemacht, um die Hersteller vor eventuellen Regressansprüchen zu schützen, wenn z. B. ein Säugling ein spitzes Playmobilteil schluckt und sich verletzt.

Betrachten Sie unter diesem Aspekt das Inventar Ihrer Wohnung, so haben Sie, ohne einen Pfennig Geld auszugeben, eine umfassende Sammlung von Spielzeug beisammen: Korken, Papier zum Reißen (keine Zeitungen und Zeitschriften: Druckerfarbe ist giftig!); leere Cremedosen; Kastanien, Steine und Wurzelstücke; Kochtöpfe jeder Art; Kochlöffel, Tortenheber, Teigrollen; einen sauberen Schuh; ein Messband aus einem Nähkästchen; einen Schwamm und vor allem Schachteln und Dosen mit allerlei Geklapper darin.

Es gibt eigentlich nur zwei Gründe, warum Sie Ihrem Kind ein Spielzeug verbieten sollten. Entweder es ist wirklich zu gefährlich, oder Sie wollen nicht, dass es von dem Kind beschädigt wird. Solche Dinge sollten Sie möglichst frühzeitig aus seiner Reichweite schaffen. Sie können ihm auch das eine oder andere verbieten, sofern das nicht dazu führt, dass es nur noch von einer Mauer von Verboten umgeben ist.

Unsere Kinder waren alle nicht im Geringsten von der Zerstörungswut besessen, die Kleinkindern so oft nachgesagt wird. Uns wurde nur ein einziges Buch zerfetzt – von einem fremden Kind. Sie hatten viele Freiheiten (und auch ihre eigenen Bücher und Papierberge). So konnten sie wohl auch Grenzen respektieren und auf unsere Bücher gut verzichten.

Und was die Gefährlichkeit angeht – darüber entscheidet oft eher die Ängstlichkeit der Eltern als der objektive Gefährdungsgrad. Der ist tatsächlich oft sehr schwer auszumachen.

Leichtsinnig sollte man natürlich nicht sein. Aber sollte Ihr Kind mal eine Perle, ein Geldstück oder Ähnliches verschluckt haben, ist das

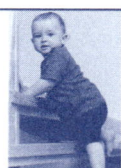

kein Grund zur Panik, sofern es nicht zu Erstickungserscheinungen kommt (vgl. auch «Sicherheit im Haus», S. 438 ff.). In der Regel kommt derlei auf natürlichem Wege wieder heraus.

Nun spielt das Kind nicht nur mit Spielzeug, es spielt auch mit sich selbst – und mit Ihnen! Wenn das Kind gelernt hat, seine Hände gezielt zu gebrauchen, dann fasst es nach den eigenen Beinen und Füßen, reibt sich die Augen oder kratzt sich am Ohr – es «begreift» sich buchstäblich von oben nach unten. Jeder Kontakt mit Dingen und Menschen lässt das Kind durch den Widerstand seine eigene Gestalt fühlen, und jeder Muskelzug wird als Möglichkeit des eigenen Körpers ausgekostet.

Und dann, im zweiten Halbjahr, beginnt das Spiel mit Ihrem Körper. Ihr Baby patscht Ihnen ins Gesicht, kneift Sie in die Nase, zieht an Ihren Haaren, stopft Ihnen seine Hand in den Mund – und amüsiert sich dabei königlich. Es hüpft auf Ihren Knien, und gestillte Kinder ziehen an der Bluse und patschen auf die Brust. Das Baby packt Ihre Hand und knabbert darauf herum. In dieser Zeit sollten Sie auf aufwendiges Schminken, baumelnde Ohrgehänge und kostbare Ketten verzichten. Selbst wenn Sie es eigentlich nicht wollen, wird die Angst um das Make-up Ihren spontanen Spaß an der schlabberigen Zärtlichkeit Ihres Kindes beeinträchtigen. Und es wäre schade um den Schmuck und um Ihre Ohrläppchen.

Auch an Ihre Frisur sollten Sie denken. Ich habe, als Clara ein Baby war, immer wieder ihre feuchten Babyfinger aus meinen langen Haaren gezogen. Hatte ich sie hochgesteckt, krallte sie sich von hinten hinein, wenn sie im Tragetuch saß, und zog das ganze kunstreiche Gesteck herunter. Ich wollte die Haarlänge nicht dem einen Jahr Baby im Tragetuch opfern, aber am Ende war ich so genervt, dass das nächste Baby eine kurzhaarige Mutter hatte.

Die Spiele Ihres Kindes an Ihnen und mit Ihnen können Sie ganz nach Lust und Laune ausbauen. Zur Anregung empfehle ich Ihnen die «Spiele für alle fünf Sinne» von Karin Mönkemeyer.

Die Ohren – ein Tor zur Welt

Ihr Baby hat bereits als winziger Fötus hören können. Gewiss hörten sich Stimmen oder Musik im Mutterleib anders an als draußen, aber Lautabfolgen und Sprachmelodie sind dieselben. Deshalb kennt das Baby Ihre Stimme und Ihre Sprache bereits. Neu ist ihm seine eigene Stimme, die konnte es im Mutterleib nicht ausprobieren.

Daraus erklärt sich, dass es wohl sehr früh hörend auf menschliche Stimmen reagiert, mit dem Produzieren sprachähnlicher Laute aber erst beginnt, wenn es sich mit seinem Bauch und dessen merkwürdigen Empfindungen halbwegs abgefunden hat.

Mit zwei bis drei Monaten fängt das Baby an, Gespräche zu führen, sowohl mit sich selbst als auch mit der Mutter oder anderen Personen, die sich ihm freundlich nähern.

Zunächst sind das Gurr-Laute, deren Farbklang mehr zufällig entsteht, indem das Kind in entspanntem Zustand Luft durch die Stimmbänder strömen lässt. Daraus wird ein zufriedenes «Örre-örre». Das erinnert daran, wie sich die Sprache der Mutter schon im Bauch anhörte. Wenn sie redete, machte sie hin und wieder Pausen, darum macht das Baby sie jetzt auch. Und in diese Pausen hinein antwortet die Mutter, das macht auch Spaß. So nähert sich das Baby langsam einem Sprachmuster an, das es passiv schon lange in sich aufgenommen hat und das es jetzt aktiv mit Leben füllt. Diese Anregungen aus dem Mutterleib, die das Kind im Mutterleib nicht nur über das Gehör, sondern auch über eine allgemein gespürte Vibration empfängt, reichen auch noch bei taub geborenen Kindern aus, um sie etwa ein halbes Jahr vor sich hin plaudern zu lassen. Da sie die Reaktionen der Umwelt aber nicht wahrnehmen können, versiegt dann der Strom, das Kind verstummt, sofern ihm nicht durch Hörgeräte geholfen werden kann.

Wie können Sie Hörschäden feststellen?

■ Wenn Ihr Kind bei lautem Knallen nicht erschrickt und mit sechs Monaten nicht den Kopf nach einer Geräuschquelle dreht, sollten Sie sein Gehör vom Kinderarzt untersuchen lassen. Das wird in der Regel auch schon bei früheren Vorsorgeuntersuchungen geschehen,

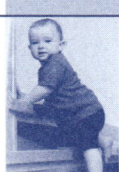

aber Sie haben als Eltern natürlich einen viel besseren Überblick darüber, ob und wie Ihr Kind auf Geräusche reagiert.

Lassen Sie das Gehör des Kindes lieber einmal zu viel als einmal zu wenig untersuchen, wenn Ihnen irgendetwas merkwürdig vorkommt.

■ Diese Vorsichtsmaßnahme sollten Sie auch bei Ohrenerkrankungen anwenden. Ein langwieriger Schnupfen mag lästig sein, eine chronische Mittelohrentzündung aber kann üble Folgen haben.

■ Denken Sie daran: Sowohl das Sozialverhalten als auch die Intelligenzentwicklung können durch schlechtes Hören stark beeinträchtigt werden.

So wird aus Geplapper Sprache

Hat das Kind erst einmal herausgefunden, dass seine Stimme ein wunderbares Spielzeug ist, probiert es immer neue Lautfolgen aus, variiert die Sprachmelodie, juchzt zwischendurch und fängt schließlich mit etwa neun Monaten an, Silben zu verdoppeln, sodass es schon manchmal wie «Mama» oder «Papa» klingt.

Dabei ist für Babys in diesem Alter Sprache noch immer eher Träger von Gefühlsinhalten als Vermittler inhaltlicher Aussagen. Sie können sich stundenlang mit Ihrem Baby über die letzten Börsenberichte oder Nachbars Kater unterhalten – solange Sie es nett und freundlich tun, wird es seinen Spaß daran haben.

Im zweiten Halbjahr kristallisieren sich dann für das Kind langsam einige Begriffe aus der allgemeinen Sprachmusik heraus, «Papa» möglicherweise eher als «Mama», weil es die Mutter öfter von ihm sprechen hört als umgekehrt. Aber es können auch merkwürdige Wortgebilde auf einmal eine Bedeutung annehmen, auf die man als Erwachsener nie gekommen wäre. So kannte ich einen kleinen Tim, der seine Teeflasche «Bu-Bu» nannte – niemand wusste warum. Aber er bestand darauf.

Gegen Ende des ersten Lebensjahres wird das Kind einfache Begriffe kennen und einfache Anweisungen verstehen. Fragen Sie «Wo ist der Papa?», wird es ihn mit den Augen suchen. Bitten Sie es «Gib mir bitte das Auto!», dann werden Sie es wahrscheinlich bekommen. Wenn Sie sich dann recht höflich bedanken, werden Sie ein paar Monate später ein ebenso höfliches Kind haben. Unsere haben alle als eines der ersten Wörter «dadde» in ihren Wortschatz aufgenommen – wenngleich sich das leider nach ein paar Jahren wieder verlor …

Die Begriffsbildung der Kinder steckt voller Überraschungen. Als Clara mit 14 Monaten begeistert aus dem Fenster schaute und «Mäh» rief, konnte ich kein Schaf entdecken. Aber eine Amsel. «Mäh» – das war «Tier», alles, was sich im Garten selbständig vom Fleck bewegte. Zu solchen inhaltlich sinnvollen, wenngleich manchmal äußerst unkonventionellen Äußerungen sind Kinder aus entwicklungsbedingten Gründen aber erst im zweiten Lebensjahr fähig.

Sie geben die Sprachmelodie vor

Dennoch ist es nicht sinnlos, schon von Anfang an viel mit dem Kind zu sprechen. Je mehr und je vielfältigere Sprachmuster es passiv im Kopf hat, umso leichter fällt ihm dann auch das aktive Sprechen.

Dabei können Sie auf ein paar Dinge achten, die dem Kind den Umgang mit Sprache versüßen – sofern Sie das nicht ganz automatisch sowieso tun. Denn Erwachsene, angeregt und verstärkt durch die Reaktionen des Babys, neigen zu einem besonderen Sprachstil, der die Kinder begeistert – und der ohne Kind auf dem Schoß am Geisteszustand des Redners zweifeln ließe. Aber Sie brauchen sich nicht albern dabei vorzukommen. Die erhöhte Stimmlage und die verstärkte Rhythmisierung der Sprache sind kulturübergreifende Erscheinungen im Umgang mit Säuglingen. Sie haben nichts mit einer kindischen Herablassung des Erwachsenen zu tun, sondern beruhen im Gegenteil auf seiner Fähigkeit, auf die neurophysiologischen Bedingungen des kindlichen Gehörs zu reagieren.

Wie stark Rhythmus und Sprache zusammenhängen, hat unsere Lena auf witzige Weise demonstriert. Als sie anfing, Sätze zu bauen, machte sie aus allen einsilbigen Wörtern zweisilbige: «Iche wille jetze biele!» («Ich will jetzt spielen!»)

Zuerst war ich nur verblüfft. Dann las ich davon, dass man Säuglinge durch das Vorspielen einer Schallplatte mit Herztönen beruhigen kann – da wunderte ich mich nicht mehr. Wer monatelang ein «Ra-

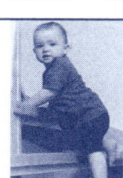

tam, ra-tam, ra-tam» als ständige Geräuschkulisse erlebt, hat doch ein gutes Recht, seine ersten Sätze diesem Rhythmus anzupassen.

Im Übrigen gilt für die Sprachentwicklung dasselbe wie für alle anderen Entwicklungsbereiche auch: Jedes Kind geht andere Wege und legt ein anderes Tempo vor. Unser Jan hat z. B. kaum vor sich hin geplaudert, viel eher «Auto» als «Mama» gesagt und nur beschränktes Interesse an Kinderversen gehabt. Er hat ganz offensichtlich über Wortbedeutungen gelernt. Lena plapperte als Säugling viel vor sich hin, baute früh lange Sätze und lernte gerne Verse und Lieder, auch solche, deren Inhalt sie überhaupt nicht verstand. Sie lernte über Klang. Bei Clara habe ich das Gefühl, dass sie sich besonders stark am Sprachrhythmus orientiert. Sie hört mit Vorliebe gereimte Geschichten und lernt sie auch rasch auswendig.

Lassen Sie sich davon überraschen, welchen Weg Ihr Kind gehen wird!

So unterstützen Sie das Sprechenlernen

■ Sprechen Sie langsam und deutlich.

■ Wiederholen Sie sich ruhig öfter. Vor allem rhythmische Wiederholungen machen dem Baby Spaß.

■ Wenn Sie Ihre Sprache mit rhythmischen Bewegungen begleiten, nimmt das Kind das Gesagte über viel mehr Kanäle auf als nur über das Ohr. Verse und Fingerspiele können dabei eine Hilfe sein. Sie finden viele Anregungen in Raimund Poussets «Fingerspiele und andere Kinkerlitzchen» und in Cornelia von Hoerner-Nitschs «Schmusebuch».

■ Wenn Sie Ihre Aussagen mit lebhafter Gestik und Mimik verbinden, unterstreichen Sie auch so die Kommunikation; Die Babys mögen das.

■ Singen Sie viel – Sie müssen keine Meisterin sein!

■ Wiederholen Sie das, was das Baby «sagt», noch einmal in ganzen Sätzen. Das wird zu Anfang eine Interpretation von Gesten und Brabbeleien sein, später wird es zur wirklichen Sprachwiederholung. Das ist erwiesenermaßen förderlich für die Sprachentwicklung. Je besser sich das Kind dann ausdrücken kann, umso mehr werden Sie zu einem normalen Dialog übergehen. Natürlich darf dieses Wiederholen nicht zum oberlehrerhaften Verbessern werden.

Eher ist es das Signal «Ich habe dich verstanden!» oder «Hast du das so gemeint?» Das Kind fühlt sich zum einen ernst genommen, und es hört seine Worte noch einmal richtig ausgesprochen.

Muss ein Baby schon erzogen werden?

«Unbedingt» – werden Sie von allen möglichen Seiten zu hören bekommen. «Sonst tanzt es dir auf der Nase herum!»

So einfach ist es leider nicht. Vor allem deshalb nicht, weil bei näherem Nachfragen meist gar nicht so klar ist, was unter «Erziehung» eigentlich verstanden wird. Ist Erziehung der Drill zu Sauberkeit, Ordnung, Pünktlichkeit und Gehorsam? Pfui Teufel, damit wollen wir nichts zu tun haben. Oder ist Erziehung das Training von Rücksichtnahme und dem Zurückstecken eigener Bedürfnisse? Vielleicht schon eher. Oder ist Erziehung die Errichtung moralischer Maßstäbe in der Kinderseele? Klingt auch nicht schlecht. Aber bei einem Säugling?

Ich denke: Man kann auf Erziehung vollständig verzichten – und dennoch wunderbar erzogene Kinder haben. Und zwar dann, wenn man selber mit sich und seinen eigenen Bedürfnissen im Reinen ist. Zumindest braucht man dann keine pädagogischen Maßnahmen mit dem alleinigen Zweck, dem Kind irgendetwas beizubringen.

Denn das ist doch der Hintergrund der bangen Frage: «Wann muss ich anfangen, mein Kind zu erziehen?» So fragt nur jemand, der eigentlich keine Lust hat zu «erziehen»!

Solange Sie mit dem Begriff «Erziehung» etwas verbinden, was Sie selber anstrengt, weil Sie sich eine Konsequenz abzwingen müssen, die Sie im Grunde Ihres Herzens gar nicht aufbringen wollen, sollten Sie ihn erst einmal beiseite legen.

Aber wenn Sie sich an das «Perspektive-Teilen» (s. S. 410 ff.) erinnern, wird Ihnen auffallen, dass auch hier der Erwachsene die Richtung bestimmt – allerdings nicht aus der Überlegung heraus, wie das Kind zu einem gewünschten Verhalten gebracht wird, sondern mit der schlichten Absicht, sich im Alltag von dem Kind nicht allzu sehr aus dem Tritt bringen zu lassen.

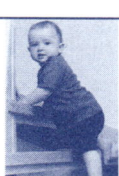

Es ist ein Unterschied, ob ich ein Kind jeden Morgen um neun Uhr füttere, *damit* es sich an einen geregelten Tagesablauf gewöhnt, oder ob ich es jeden Morgen um neun füttere, *weil* ich gerade dann meistens Zeit habe. Diese unterschiedliche Motivation ändert zwar nichts an der Handlung selber, aber an meinem Gefühl als Mutter – und das teilt sich natürlich auch dem Säugling mit. Er empfängt entweder die Botschaft «Das muss jetzt sein!» oder die Botschaft «Jetzt habe ich Zeit für dich!»

Regelmäßig kann auch das sein. Verzicht auf Erziehung ist überhaupt nicht gleichzusetzen mit einem Verzicht auf Regelmäßigkeit. Regeln, sosehr sie in dem Ruch stehen, individuelle Bedürfnisse zu unterdrücken, sind paradoxerweise sogar ein Grundbedürfnis eines Babys. In dem unstrukturierten Chaos, als das sich die Welt dem Kind in seinen ersten Monaten präsentiert, ist es für jede erkennbare Wiederkehr des Gleichen dankbar. So gesehen ist es gar keine Erziehung, sondern im Gegenteil ein Wunsch des Kindes, den Sie erfüllen, wenn Sie einen halbwegs geregelten Tagesablauf anstreben.

Ich muss Ihnen gestehen, ich habe mir während der Säuglingszeit meiner Kinder nicht besonders viel Gedanken darüber gemacht. Einen genau geregelten Tagesablauf habe ich selten zustande gebracht, aber durch unsere Lebensumstände wohl doch genug Struktur vorgegeben. Ich habe mich gar nicht so schrecklich viel um die Babys gekümmert. Die größeren Kinder, der Haushalt, meine beruflichen (Teilzeit-)Verpflichtungen und freiwilligen Aktivitäten ließen es gar nicht zu, dass ich meinen Tagesablauf vom Baby bestimmen ließ. Ich habe es nicht schreien lassen, aber ich habe auch nicht zugelassen, dass es mich im Alltag hin- und herschickte.

Hier hat sicher auch «Erziehung» stattgefunden in dem Sinne, dass das Baby sich an den Alltag einer Familie anpassen musste. Natürlich haben wir alle Rücksicht auf das Baby genommen, man kann schließlich nicht so tun, als sei es nicht da. Aber wir haben ihm einen sicheren Logenplatz in einem Theaterstück geboten, das *wir* inszeniert haben.

So gesehen: Die Erziehung, die der Angst vor zukünftigen Ansprüchen des Kindes entspringt, können Sie sich sparen. Aber Erziehung als Aufnehmen in Ihre Lebenswelt, auch wenn das Kind dabei mal zurückstecken muss – damit können Sie sofort beginnen!

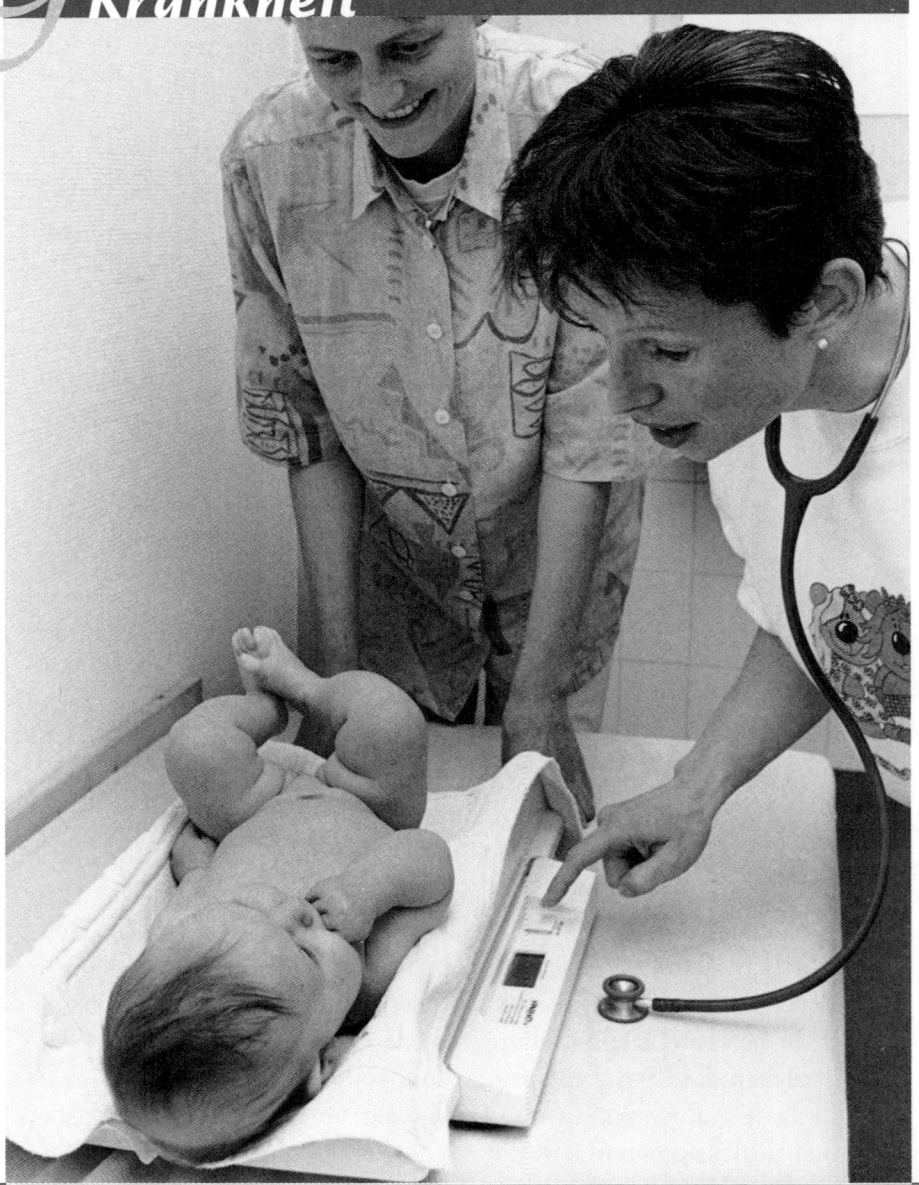

Gesundheit und Krankheit

*H*at der Alltag erst einmal in einer jungen Familie Einzug gehalten, dann schleichen sich die Unpässlichkeiten gleich mit ein. Kein Kind kommt daran vorbei, sich mit Fieber, laufender Nase und Husten gegen die Attacken der Mikrobenwelt zu wehren. Das gehört zu seinem Training fürs Leben ebenso dazu wie Laufenlernen und Spracherwerb.

Sie werden als Mutter unweigerlich eine Praxisausbildung in Krankenpflege absolvieren. Dazu gehört, gesundheitliche Störungen bei Ihrem Kind rechtzeitig zu bemerken, notfalls einen Arzt aufzusuchen und dann das Kind angemessen zu versorgen.

So erkennen Sie Gesundheitsstörungen

Weil Eltern keine Ärzte sind, gibt es die Vorsorgeuntersuchungen. Diese regelmäßig wahrzunehmen ist der erste Schritt. Der Kinderarzt überprüft an Reflexen und Reaktionen, ob sich das Kind altersgerecht entwickelt. Sie bekommen ein gelbes «Untersuchungsheft für Kinder», in das alle Untersuchungsergebnisse eingetragen werden.

Ich bin immer gewissenhaft zu diesen Untersuchungen gegangen. Zwar hatte ich oft das Gefühl, sie seien überflüssig. Aber schließlich konnte der Arzt doch besser abschätzen, dass Jans Unwille, sich vom Rücken auf den Bauch zu drehen, keine krankhafte Unfähigkeit, sondern nur ein bisschen Bequemlichkeit war. Bei Clara erkannte der Arzt, dass ein Füßchen sichelförmig verbogen war, und zeigte mir ein paar Griffe, mit denen ich jedes Mal beim Wickeln ihren Fuß zurechtbiegen konnte – eine Kleinigkeit. Außerdem wurde ihr Hüftgelenk genau beobachtet, weil sie eine leicht S-förmige Schamfalte hatte. Tatsächlich war ein Hüftgelenk hart an der Grenze des Normalen. Ich achtete also auf häufige Spreizhaltung der Beine und vermied jedes Langziehen und Strecken. Das Gelenk entwickelte sich ohne Spreizhose ganz normal.

Das sind die sozusagen konstitutionell bedingten Schwachstellen. Dazu kommen akute Infektionen, die Sie als Eltern zuerst bemerken:

Das Kind ist quengelig, apathisch, weint, weil ihm vielleicht etwas wehtut, isst nicht richtig. Je nach Erfahrung wird eine Mutter gleich zum Arzt gehen oder auch mal ein paar Tage abwarten, denn so mancher Infekt geht auch ohne ärztliche Hilfe vorbei.

Wenn Sie stillen, haben Sie ein untrügliches Fieberthermometer immer dabei: Der Mund Ihres Kindes fühlt sich an der Brustwarze warm oder heiß an, wenn es Fieber hat. Messen Sie nach – mich hat mein Gefühl nie getrogen! Natürlich sollte trotzdem ein Fieberthermometer im Haus sein.

Notieren Sie sich vor Arztbesuchen Ihre Fragen und Beobachtungen. Sie erleichtern damit der Kinderärztin die Diagnose, und Sie haben selber die Sicherheit, dass Ihnen die wichtigen Fragen nicht erst dann wieder einfallen, wenn die Ärztin schon beim nächsten Patienten ist. Und: Eltern, die klar strukturierte Fragen auf einem Zettel mitbringen, wirken auf Ärzte immer kompetenter und kooperativer als solche, die ängstlich ein Durcheinander von Befürchtungen vorbringen.

Die Vorsorgeuntersuchungen

So wie Sie selbst für die Schwangerschaft einen Mutterpass bekommen haben, in den die Ergebnisse der Vorsorgeuntersuchungen eingetragen wurden, werden Sie gleich nach der Geburt ein Heft bekommen, in dem die Vorsorgeuntersuchungen Ihres Kindes dokumentiert werden. Dieses Heft wird Sie über mehrere Jahre begleiten, und ähnlich wie im Mutterpass wird Sie so mancher Begriff darin vielleicht eher verwirren als beruhigen. Ich möchte aber hier kein weiteres Lexikon für Fachbegriffe anlegen. Fragen Sie Ihren Kinderarzt, wenn Ihnen etwas unklar ist. Begriffe, die für Sie wichtig sind, wird er Ihnen ohnehin erklären.

Die Vorsorgeuntersuchungen sind von U1 bis U9 durchnummeriert, für jede ist ein Blatt im Untersuchungsheft vorgesehen.

Die **U1** wird direkt nach der Entbindung, die **U2** während der ersten zehn Lebenstage durchgeführt, entweder in der Klinik oder, bei Hausgeburten und ambulanten Geburten, auch zu Hause. Neben der Kon-

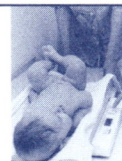

trolle aller lebenswichtigen Funktionen werden u. a. auch Bluttests durchgeführt, um angeborene Stoffwechselleiden zu erkennen.

Bei der **U3** (4. – 6. Woche) gehen Sie zum ersten Mal zu Ihrem Kinderarzt. Vergessen Sie nicht das Untersuchungsheft. Der Arzt wird Ihr Baby gründlich untersuchen, auch messen und wiegen. Vor allem befragt er Sie aber nach eigenen Beobachtungen: Wie es trinkt und schläft und verdaut, ob Sie irgendetwas Beunruhigendes festgestellt haben.

Bei der **U4** (3. – 4. Monat) achtet der Arzt besonders auf das Hüftgelenk und eventuelle Störungen der Muskeln oder Nerven. Außerdem wird die Funktion von Augen und Ohren überprüft.

Die **U5** (6. – 7. Monat) beinhaltet ebenfalls eine Prüfung des Hör- und Sehvermögens sowie der motorischen Entwicklung.

Bei der **U6** (10. – 12. Monat) interessiert vor allem die Fähigkeit zum Krabbeln und Stehen sowie die Ausbildung der Wirbelsäule und der sprachlichen Fähigkeiten des Kindes.

Die **U7** (21. – 24. Monat) findet erst nach einem längeren Abstand statt, sodass der Arzt nochmals alle früheren Untersuchungen wiederholt. Darüber hinaus achtet er besonders auf richtige Fußstellung und ausgeprägte X- oder O-Beine.

Bei der **U8** (3 ½ – 4 Jahre) werden nochmals sämtliche Funktionen und Entwicklungen überprüft, außerdem Blutdruck gemessen, der Urin untersucht und ein Tbc-Test gemacht.

Die **U9** (5 Jahre) beinhaltet neben der allgemeinen Gesundheit auch Fähigkeiten des Kindes: Sehen, Hören, Grobmotorik und Feinmotorik, Gleichgewichtssinn und Begriffsbildung.

Schließlich ist für 12 – 14-Jährige noch eine Vorsorgeuntersuchung vorgesehen – aber bis dahin haben Sie ja noch reichlich Zeit.

Rachitis- und Kariesprophylaxe

Wahrscheinlich werden Sie vom Kinderarzt empfohlen bekommen, täglich eine Vitamin-D-Tablette zur Vorbeugung *gegen Rachitis* zu geben.

Vitamin D wird normalerweise unter Sonneneinstrahlung in der Haut gebildet und vom Körper für die Einlagerung von Kalzium in die Knochen benötigt. Bei Mangel an Vitamin D verlieren die Knochen ihre Festigkeit, und es kommt zu Skelettverformungen (Rachitis).

In unseren Breiten ist die Sonneneinstrahlung ohnehin begrenzt. Kommt dann noch Smog hinzu und, vor allem bei «Winterkindern», die Unmöglichkeit, sie täglich ins Freie zu bringen, kann leicht ein Mangel an Vitamin D entstehen. Bei Überdosierung wird es allerdings nicht wie Vitamin C einfach wieder ausgeschieden, sondern führt zu Kalkeinlagerungen auch in Blutgefäßen, inneren Organen und im Gehirn.

Um dem Mangel vorzubeugen, bekommen die meisten Babys die Tabletten. Aber wie soll man dabei der Überdosierung entgehen? Ich habe unseren Töchtern, die alle auf dem Land in sehr warme Sommer hineinwuchsen und voll gestillt wurden, die Tabletten mit 1000 I. E. nur an Regentagen gegeben, manchmal auch dann nicht. Sie haben trotzdem keine rachitischen Symptome entwickelt. Jan, im Oktober geboren, hat sie im ersten Halbjahr regelmäßiger und höher dosiert bekommen, aber auch nicht täglich.

Heute gehen die Empfehlungen noch weit unter diese Dosis. Bei voll gestillten Kindern ab dem dritten Monat genügen 300–400 I. E. täglich. Da ein Teil in der Muttermilch und in adaptierten Säuglingsnahrungen vorhanden ist, genügt demnach eine halbe Tablette à 500 I.E. (also 250 I.E.), und zwar nur an bedeckten und regnerischen Tagen. Wird die Nahrung selbst hergestellt, muss spätestens ab der zweiten Woche mit der Gabe von mindestens 400 I.E. begonnen werden.

Wenn Ihnen natürliche Substanzen sympathischer sind als die synthetisch hergestellten Vitamine, können Sie auch statt der halben Tablette einen Tropfen «D-Mulsin» geben, ein Vitamin-D-Präparat, das aus Fischleber hergestellt ist.

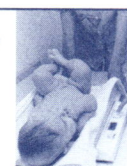

Kariesprophylaxe

Möglicherweise schlägt Ihnen der Kinderarzt ein Kombinationspräparat von Vitamin D und Fluor vor. Fluor wird vom Körper anstelle von Kalzium im Zahnschmelz eingelagert, aber nicht wie dieses bei erhöhtem Kalziumbedarf des Körpers und durch Kariesbakterien wieder herausgelöst. Beides wird durch den Genuss von Zucker und Auszugsmehlen hervorgerufen.

Durch eine erhöhte Zufuhr von Fluoriden kann tatsächlich die Anfälligkeit für Karies etwas herabgesetzt werden. Allerdings nur dann, wenn es regelmäßig zugeführt wird, hört man mit der Fluorgabe auf, ist es nach einer Woche bereits wieder aus dem Zahn verschwunden. Eine spürbare Wirkung kann es also nur haben, wenn es bis zum vollendeten Zahnwechsel täglich gegeben wird. Die durchbrechenden bleibenden Zähne sind dann bis in ein Alter geschützt, in dem mehr Einsicht in die Notwendigkeit von Zahnpflege erwartet werden kann. Dann können auch fluoridhaltige Zahnpasten verwendet werden, weil sie dann nicht mehr heruntergeschluckt werden.

Allerdings: Fluor wird nicht nur in die Zähne, sondern auch in die Knochen eingelagert, was zu einer Verhärtung und erhöhten Brüchigkeit führen kann. Ob das verhinderte Loch im Zahn einen Beinbruch wert ist? Natürlich wird sich nicht jedes Kind, das Fluor bekommt, ein Bein brechen – dennoch sollten Sie überlegen, ob es nicht sinnvoller ist, auf gesunde Ernährung und gute Zahnpflege zu achten. Unsere Kinder haben kein Fluor bekommen. Wir bemühen uns eher, ihnen vollwertige Lebensmittel und nur begrenzt Süßigkeiten anzubieten und sie außerdem zu regelmäßigem Zähneputzen anzuhalten.

Impfungen

Auf kaum einem anderen Gebiet wird so mit Glaubenssätzen argumentiert wie hier. Naturheilkundlich orientierte Mediziner stehen manchen Impfungen skeptisch gegenüber, während Schulmediziner sie vehement verteidigen.

Vor schweren, bisweilen tödlich verlaufenden Krankheiten schützen folgende Impfungen:

Unbestritten wichtig: Die **Tetanusschutzimpfung (Wundstarrkrampf)**, sie sollte durch Auffrischimpfungen lebenslang aufrechterhalten werden.

Wegen der Schwere der Krankheit wird auch heute noch gegen **Diphtherie** geimpft, auch wenn sie bei uns sehr selten geworden ist. Sie wird allerdings durch vermehrte Kontakte mit osteuropäischen Ländern derzeit wieder häufiger beobachtet.

Kinderlähmung (Polio) kommt ebenfalls kaum noch vor, es wird darum diskutiert, ob man nicht auf die generelle Schluckimpfung verzichten kann. Noch ist sie aber routinemäßig für alle Säuglinge vorgesehen.

HIB ist eine grippeähnliche Infektion, die in den ersten fünf Lebensjahren zu schweren Komplikationen wie Hirnhaut- und Kehldeckelentzündungen führen kann.

Hepatitis-B ist eine Form der Leberentzündung, die über winzige Verletzungen durch Körperflüssigkeiten übertragen werden kann. Da in unserer Gesellschaft wechselnde Sexualpartner und Drogenkonsum keine Einzelfälle sind, sind auch die Infektionsquellen häufiger geworden, auch wenn nicht jeder direkt mit Infizierten in Kontakt kommt.

Bei den klassischen Kinderkrankheiten gehen die Meinungen über den Sinn der Schutzimpfung auseinander:

Röteln sind eine im Grunde harmlose Krankheit, die allerdings für den Embryo von Schwangeren ohne Röteln-Immunität gefährlich ist. Mancher rät darum grundsätzlich zur Impfung, damit das Kind im Falle einer Ansteckung nicht selbst noch Rötelviren verbreitet, andere raten erst Mädchen ab der Geschlechtsreife zur Impfung. Da der durch Krankheit erworbene Schutz effektiver und andauernder ist, würde ich auch zu der späten Impfung raten. Falls das Kind an Röteln erkrankt, sollten Sie selbstverständlich dafür sorgen, dass es nicht in Kontakt mit Schwangeren kommt.

Masern und **Mumps** sind Krankheiten, die Kinder bis zu zehn Jahren in aller Regel gut verkraften, ab der Vorpubertät können sie

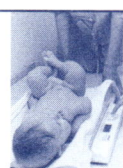

schwere Komplikationen nach sich ziehen. Eine Impfung nach dem 10. Lebensjahr ist also zu empfehlen.

Beim **Keuchhusten** ist es umgekehrt. Lästig ist er immer, gefährlich ist er nur für sehr kleine Kinder. Eine Impfung ist nur für Säuglinge mit erhöhter Ansteckungsgelegenheit sinnvoll.

Die **Tuberkuloseimpfung** ist aus verschiedenen Gründen (geringe Verbreitung, unsicherer Impfschutz, relativ häufige Impfkomplikationen) nur dann anzuraten, wenn ein Familienmitglied des Kindes eine ansteckende Tuberkulose hat.

Eine Schutzimpfung gegen die **Frühsommer-Meningo-Enzephalitis (FSME)**, die von Zecken übertragen wird, ist für den Säugling nur dann sinnvoll, wenn Sie in einem Gebiet wohnen, in dem die FSME verbreitet ist und das Kind viel im Freien unter Bäumen sein wird.

Muss man jede Krankheit vermeiden?

Die Naturheilkunde geht davon aus, dass jeder Krankheitsprozess auch gleichzeitig Reifungsprozess ist, der gerade bei Kindern der Persönlichkeitsentwicklung zugute kommt. Daran ist sicher etwas Wahres. Sicher trägt dazu auch der Umgang der Eltern mit der Krankheit bei. Es macht einen Unterschied, ob sie dem Kind signalisieren, es sei einem schrecklichen Unheil anheimgefallen, oder ob sie ihm zu verstehen geben, die Krankheit sei eine der Widrigkeiten des Lebens, an der es stärker werden kann.

So betrachtet muss man nicht gegen jede Krankheit impfen. Wer allerdings auf die wenigen Krankenpflegetage angewiesen ist, die einer erwerbstätigen Mutter zustehen, muss sich leider wirklich überlegen, ob er es auf längere Krankenpflegezeiten ankommen lassen will.

Eines sollten Sie noch mitbedenken: Die Wirksamkeit der Immunisierung durch Impfung ist der körpereigenen Immunisierung durch eine durchgemachte Krankheit immer unterlegen. Darum müssen die meisten Impfungen nach ein paar Jahren wiederholt werden.

Am besten besprechen Sie die Impfungen mit Ihrem Kinderarzt, vielleicht auch noch mit einem Naturheilkundler, falls Ihnen diese Richtung der Medizin zusagt, und entscheiden dann so, wie Sie glauben, es mit Ihren Lebensumständen und Ihren Überzeugungen am besten vereinbaren zu können.

Hilfe bei Bagatellerkrankungen

Jedes gesunde Kind wird auch mal krank. Nun sind Schnupfen und Husten im Grunde nur die Anzeichen eines inneren Prozesses: der Anpassung des Immunsystems an die vorgefundenen Lebensbedingungen. Gerade in der Kleinkindzeit arbeitet der Körper intensiv an diesem «Programm». Erstgeborene wickeln es oft erst in der Kindergartenzeit ab, weil sie zuvor mit wenig Fremdkeimen in Berührung kommen, Kinder mit älteren Geschwistern fangen damit bereits als Baby an.

Auch wenn das Kind so seine eigenen Abwehrkräfte stärkt, kann natürlich jede Infektion den Punkt erreichen, an dem der Körper nicht mehr allein damit fertig wird und ärztliche Hilfe braucht. Als Mutter müssen Sie darum einerseits dem Kind mit einfachen Mitteln seine Beschwerden lindern können – und andererseits rechtzeitig erkennen, wann die einfachen Mittel nicht mehr ausreichen.

Faustregel für den Arztbesuch

■ In den ersten drei Monaten: Bei Fieber und anderen Krankheitsanzeichen (vor allem Durchfall!) sofort zum Arzt gehen.
■ Im ersten drei viertel Jahr: Nach zwei Tagen den Arzt aufsuchen.
■ Danach können Sie drei Tage warten, ob die Symptome von selber verschwinden – vorausgesetzt, der Zustand des Kindes verschlechtert sich nicht zusehends.
Dabei sollten Sie berücksichtigen, dass sich solch eine «Abwartezeit» u. U. übers Wochenende erstreckt, in dem Fall lieber einmal zu früh zum Arzt gehen!

Fieber

Fieber ist eine Selbsthilfemaßnahme des Körpers, die seine Mechanismen gegen Krankheitserreger «anheizt». Es ist darum unsinnig, Fieber auf jeden Fall unterdrücken zu wollen. Sie sollten sich nur dann

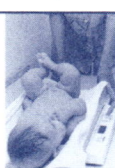

bemühen, das Fieber zu senken, wenn es über 40° steigt und wenn das Kind im Fieberanstieg zu Fieberkrämpfen neigt. Sie werden sich auch wundern, wie «fiebertolerant» Kinder sein können. Manche Kinder spielen bei 39° Temperatur völlig vergnügt vor sich hin!

Allerdings: Steigt das Fieber schnell an, bekommen etwa fünf von 100 Säuglingen und Kleinkindern Fieberkrämpfe, die sich in Zuckungen, gestreckten Gliedmaßen und Augenverdrehen äußern können. Meist dauern sie nicht länger als wenige Sekunden bis einige Minuten und haben weiter keine Folgen. Dauert ein Krampfanfall allerdings länger als 15 Minuten oder tritt nur einseitig auf, kann das auf eine generell erhöhte Krampfbereitschaft des Gehirns deuten und bedarf ärztlicher Behandlung. Hat ein Kind bereits über einige Stunden oder Tage hohes Fieber, ist ein Fieberkrampf unwahrscheinlich.

So können Sie mit Fieber umgehen:

■ Messen Sie Fieber mit einem Digitalthermometer im Po des Kindes. Legen Sie das Kind auf den Rücken, halten ihm die Füße hoch und führen das leicht eingecremte Thermometer vorsichtig in die Afteröffnung ein. Tun Sie das ganz ruhig und erzählen dem Kind irgendetwas dabei, dann wird es die zwei bis drei Minuten, die das Messen dauert, auch stillhalten. Die Alternativen zu dieser Art des Fiebermessens sind entweder teuer (Ohrthermometer), ungenau (Schnullerthermometer) oder kurzlebige Wegwerfprodukte (Stirnstreifen). Damit soll das Problem umgangen werden, dass das Kind sich wehrt, wenn es etwas in den Po gesteckt bekommt. Aber wenn Sie als Mutter ganz selbstverständlich damit umgehen, wird auch das Kind es akzeptieren.

■ Wenn Ihr Kind bei Fieber krampft, sollten Sie das erste Mal auf jeden Fall ärztlichen Rat einholen. Sie können vom Arzt dann ein Medikament bekommen, mit dem Sie einen neuerlich auftretenden Krampf selbst behandeln können.

■ Hat das Kind Schüttelfrost und friert, steigt das Fieber an. Decken Sie es gut zu.

■ Fängt es an zu schwitzen, hat der Körper ausreichend Hitze produziert und gibt sie wieder ab. Lassen Sie das Kind «abdampfen», indem Sie dicke Decke und warme Kleidung wegnehmen. Ein fieberndes Kind kann sich nicht zusätzlich erkälten!

■ Auf Wadenwickel, Abkühlungsbäder und abkühlende Einläufe sollten Sie im ersten Lebensjahr verzichten, Sie benötigen dabei eine gewisse Kooperation des Patienten.

■ Notfalls können Sie ein Paracetamol-Zäpfchen geben. Manchmal muss man abwägen, was dem Kind jetzt weiterhilft: die heilende Wirkung des Fiebers, ein paar Stunden ruhiger Schlaf oder auch eine Mutter, die nach anstrengender Krankenpflege selbst mal wieder zum Schlafen kommt!

Schnupfen

Eine verstopfte Nase ist für einen Säugling sehr lästig, denn er kann noch nicht durch den Mund atmen. Es ist darum wichtig, ihm bei Schnupfen die Nase frei zu halten. Schnäuzen kann er auch noch nicht, man ist also auf Mittel zur Schleimverflüssigung und mechanisches Entfernen des Schleims angewiesen.

So lindern Sie Beschwerden bei Schnupfen

■ Tröpfeln Sie mehrmals täglich einige Tropfen Kochsalzlösung in die Nase (½ Teelöffel auf 250 ml). Das Salz regt die Schleimhaut zur Flüssigkeitsproduktion an. Sie können auch Emser Sole in der Apotheke besorgen, diesen Packungen liegt eine Sprühflasche bei.

■ Tupfen Sie etwas Majoransalbe zum Einatmen unter die Nase.

■ Sie können ätherische Öle (Eukalyptusöl, Liniplant, Babix – kein Menthol!) auf die Kleidung oder auf ein Tüchlein im Bett tropfen.

■ Halten Sie die Luft feucht, damit die Schleimhäute nicht austrocknen, u. U. mit feuchten Tüchern im Zimmer.

■ Hin und wieder helfen auch abschwellende Nasentropfen für Säuglinge, bei zu häufigem Gebrauch leiden die Schleimhäute!

■ Besorgen Sie sich eine Nasenpumpe zum Absaugen des Schleims. Unbedingt zu empfehlen!

Ohrenschmerzen

Manche Kinder, bei denen die Verbindung von Nasen-Rachen-Raum und Mittelohr («Ohrtrompete») etwas eng ist, neigen schon bei einfachen Erkältungen zu Ohrenschmerzen. Daran sollten Sie denken, wenn Ihr Kind viel schreit und den Kopf dabei hin und her wirft.

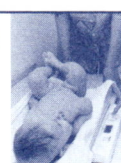

Haben sich Ohrenschmerzen zu einer Mittelohrentzündung entwickelt, werden meist Antibiotika gegeben. Das ist nicht in jedem Fall notwendig. Sind Sie skeptisch, sollten Sie einen Arzt suchen, der auch mit naturheilkundlichen Mitteln behandelt – und zwar am besten, *bevor* das Kind vor Schmerzen schreit. Ohrenschmerzen sind schrecklich, für Kind und Eltern, und sind sie erst einmal da, kann man keine Zeit mehr für grundsätzliche Überlegungen aufbringen.

So lindern Sie Ohrenschmerzen

■ Geben Sie dem Kind als erste Maßnahme abschwellende *Nasentropfen*! Und zwar in das Nasenloch auf der Seite, wo das Ohr schmerzt. Lassen Sie das Kind dann ein Weilchen auf dieser Seite liegen. Wissen Sie nicht, welche Seite befallen ist, machen Sie es nach einander mit beiden Seiten. So schwillt die Ohrtrompete ab, angesammelte Flüssigkeit aus dem Mittelohr kann ablaufen.

■ Ein Tropfen warmes Speiseöl oder «Otalgan»-Tropfen, in den äußeren Gehörgang geträufelt, lindern die Schmerzen, weil sie das Trommelfell etwas elastischer machen.

■ Sie können auch warmen Zwiebelsaft einträufeln oder ein Zwiebelsäckchen oder eine Knoblauchzehe auf das erkrankte Ohr auflegen (mit Heftpflaster fixieren), das wirkt gleichzeitig entzündungshemmend.

■ Hilft das alles nicht, geben Sie dem Kind ein Paracetamol-Zäpfchen und gehen sofort zum Arzt!

Husten

Husten ist die Begleiterscheinung einer Entzündung der Atemwege. Je nachdem, wie tief der Infekt in die Lunge vorgedrungen ist, ist auch der Husten mehr oder weniger bedenklich.

Kinder haben häufig Husten. Ist er nicht von Fieber oder starkem Unwohlsein begleitet, können Sie es zunächst mit Hausmitteln versuchen. Hält er aber über längere Zeit an und geht er mit großer körperlicher Schlappheit, Misslaunigkeit, Kurzatmigkeit und Fieber einher, sollten Sie den Arzt aufsuchen.

Achtung: Atmet Ihr Kind schnell und hat kein Fieber, kann es sich um Asthma handeln. Gehen Sie zum Arzt, auch wenn Sie meinen, ohne Fieber könne es eigentlich nicht krank sein!

So können Sie Husten lindern:

■ Inhalationen mit ätherischen Ölen, Kamille oder Salzlösung. Sie sind allerdings bei einem Säugling schwierig. Inhalationen über einem Gefäß mit heißem Sud sind nur möglich, wenn Sie sich selber mit dem Kind unter ein übergehängtes Handtuch setzen. Einfacher ist es, dem Kind die Maske eines elektrischen Inhalationsgerätes vorzuhalten. (Zeichnet es sich ab, dass das Kind zu Erkältungen neigt, ist die Anschaffung eines solchen Gerätes zu empfehlen, auch wenn die Krankenkasse nicht zahlt.)

■ Brustwickel mit Zitronensaft. Dabei wird ein Baumwolltuch mit warmem Saft getränkt und eingeschlagen, dem Kind um den Brustkorb gelegt und mit einem warmen, trockenen Wolltuch umwickelt.Diese Wickel dienen zur Durchblutungsförderung und bleiben 20–45 Minuten liegen. Danach mit feuchtem Lappen abreiben, etwas einölen und wieder warm anziehen oder zudecken.

■ Brustwickel mit Quark. Magerquark ½ cm dick auf eine Mullwindel streichen, Windel einschlagen, das Paket über einem Topf mit heißem Wasser bis auf Körpertemperatur wärmen und dem Kind um die Brust legen. Darüber kommen ein Wolltuch oder Wollhemd (keine Baumwolle! Wolle wärmt auch noch, wenn sie feucht wird!) und ein Pulli oder Schlafanzug. Gut zudecken! Der Quarkwickel kann über Nacht liegen bleiben. Sehr wirkungsvoll!

■ Selbst gemachter Hustensaft: Zwiebelsaft, mit Zucker oder Honig verrührt.

■ Hustensaft aus der Apotheke, entweder pflanzliche Präparate oder Mucosolvan.

■ Zur Dämpfung bei Reizhusten: «Prospan»-Zäpfchen.

Durchfall und Erbrechen

Magen-Darm-Infekte sind bei gestillten Babys sehr selten, bei Babys, die mit der Flasche ernährt werden, können sie häufiger vorkommen. Der Stuhl von Stillkindern ist allerdings oft so dünnflüssig, dass manche Mutter glaubt, das Kind habe Durchfall. Sind Sie im Zweifel, fragen Sie den Kinderarzt oder die Hebamme.

Meine Kinder haben im ersten Lebensjahr gar keine, später selten Durchfälle gehabt. Das beste Mittel dagegen hatte ich ja auch sofort dabei: Muttermilch. Das Stillen brauchen Sie bei Durchfall nicht zu

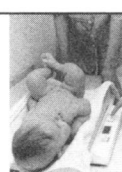

unterbrechen, die Muttermilch spendet alle Bestandteile, die die Darmflora wieder ins Lot bringen. Hat z. B. ein älterer Säugling sich mit der Zusatznahrung einen Magen-Darm-Infekt eingefangen, ist es sehr gut möglich, ein paar Tage lang ganz auf Stillen zurückzuschalten und zusätzlich etwas Tee zu geben, dann reguliert sich die Sache ganz von selbst.

Das Wichtigste bei Durchfall: Flüssigkeitsverlust vermeiden! Alarmzeichen, bei denen Sie sofort einen Arzt aufsuchen müssen, sind eine stark eingesunkene Fontanelle und bleibende Hautfalten, wenn Sie das Kind ein wenig «kneifen». In dem Fall müssen Sie sofort mit Traubenzucker gesüßten Tee geben und das Kind dem Arzt vorstellen!

Ernährung bei Durchfall und Erbrechen

■ Stillkinder weiterstillen, zusätzlich mit Traubenzucker gesüßten Tee geben. Selber viel trinken, um dem gesteigerten Bedarf schnell nachkommen zu können!

■ Flaschenkinder sollten 6–12 Stunden Milchpause machen. Stattdessen gibt es reichlich «Oralpädon» (eine Mineralstoffmischung aus der Apotheke).

■ Danach kann wieder feste Nahrung eingeführt werden, wobei zunächst Fett, Eiweiß und blähende Gemüse vermieden werden sollten: Verdünnte Frühkarotten, Reisschleim, geriebener Apfel, geschlagene Banane, gekochte Kartoffeln.

Was ich Ihnen hier geschildert habe, ist sozusagen die «Grundversorgung». Ist Ihr Kind von robuster Gesundheit, genügt Ihnen das vielleicht sogar. Wird es aber häufiger von Infekten geplagt, empfehle ich Ihnen die Bücher «Aus der Praxis einer Kinderärztin» von Gisela Brehmer und «Hausmittel für Kinder» von Petra Lange. Neigen Sie zur Homöopathie, hilft Ihnen auch das Buch «Kranke Kinder homöopathisch behandeln» von Walter Köster.

Sicherheit im Haus und erste Hilfe

Spätestens, wenn Ihr Kind beginnt, Ihre Wohnung krabbelnd zu erforschen, sollten Sie sie kindersicher machen. Sie braucht nicht zu strotzen von Gittern und Schlössern, aber auf das eine oder andere «dekorative Element» sollten Sie doch verzichten.

Hier ein Überblick, woran Sie denken sollten:

Von Anfang an:
■ Lassen Sie das Kind nie unbeaufsichtigt auf der Wickelkommode liegen. Gewöhnen Sie sich an, wenn Sie etwas unten aus der Kommode nehmen wollen, eine Hand am Kind zu halten.

Sobald das Kind sitzen kann:
■ Besorgen Sie einen kippsicheren Hochstuhl, in dem das Kind mit Ihnen am Tisch sitzen kann.
■ Lassen Sie das Kind nicht unbeaufsichtigt im Kinderwagen sitzen, es kann durch heftiges Schaukeln herausfallen.
■ Es kann sinnvoll sein, ein sehr lebhaftes Kind durch einen Gurt im Hochstühlchen oder Kinderwagen am Hinaussteigen zu hindern, wenn Sie z. B. durch Geschwister in Anspruch genommen sind und das Baby nicht ununterbrochen im Auge behalten können.

Sobald das Kind krabbeln kann:
■ Entfernen Sie wackelige Möbelstücke wie Blumenständer, Beistelltische, CD-Ständer u. Ä.
■ Lassen Sie nichts auf dem Boden herumliegen, was das Kind in den Mund stecken könnte. Auch Blumentöpfe, deren Erde zum Kosten einlädt, stellen Sie besser hoch.
■ Sichern Sie Ihre Steckdosen mit Kindersicherungen. Sie sind in jedem Baumarkt erhältlich.
■ Stellen Sie Stehlampen so auf, dass das Baby sie nicht umreißen kann.
■ Lassen Sie keine Elektrokabel erreichbar herumliegen.
■ Lassen Sie keine Tischdecken so herabhängen, dass es versucht ist, sich daran hochzuziehen.

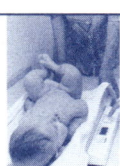

- Sichern Sie Regale vor dem Umkippen, für den Fall, dass das Baby sich daran hochzieht.
- Treppen sind ein Kapitel für sich. Entweder Sie lassen das Kind unter Aufsicht so lange üben, bis Sie sicher sind, dass es sich in der Nähe der Treppe richtig verhält, oder Sie sichern die Treppe oben und unten durch ein Gitter, das das Kind nicht selber öffnen kann.
- Einen Teich im Garten sollten Sie rundherum sichern, und wenn er noch so flach ist. Ein Kleinkind, das ins Wasser rutscht, kann so die Orientierung verlieren, dass es im nur fußhohen Wasser ertrinken kann.
- In einem turbulenten Haushalt kann ein Laufstall dem Kind einen sicheren Platz verschaffen, sofern er nicht dazu führt, dass dem Kind raumgreifendere Erfahrungen versagt werden.

In der Küche:
- Stellen Sie alle Töpfe mit heißem Inhalt grundsätzlich so weit nach hinten, dass das Kind sie nicht herunterziehen kann.
- Auf dem Herd können Sie ein Topfgitter anbringen.
- Falls Sie ohne das auskommen wollen, lassen Sie Pfannen- und Topfstiele grundsätzlich nicht über die Vorderkante überstehen.
- Lassen Sie das Kind nie allein in der Küche, wenn irgendetwas auf dem Herd brodelt. Das sollte man ohnehin nicht tun, mit Kleinkind aber noch weniger!
- Werden Sie in der Küche nervös, weil Sie sich immer wieder um das Kind kümmern müssen, binden Sie es sich lieber auf den Rücken, da ist es beschäftigt und in Sicherheit.
- Stellen Sie auch auf dem Tisch heiße Töpfe und Schüsseln nie in Reichweite des Kindes.
- Für Schranktüren und Schubladen, hinter denen sich Empfindliches oder Gefährliches befindet, gibt es Sicherungen, die ein Erwachsener durch ein Fingertippen öffnen kann, ein Kind aber nicht. Sie sind in Baumärkten und Möbelhäusern erhältlich.

Im Bad:
- Verwenden Sie grundsätzlich keinen Föhn, wenn Wasser läuft oder Wasser in Wanne oder Becken steht – vor allem, wenn ein Kleinkind im Bad herumwuselt!

■ Lassen Sie Ihr Kind nie allein in der Badewanne, auch wenn es schon sitzen, stehen und laufen kann. (Gartenteich!)

■ Bewahren Sie Reinigungsmittel und Medikamente in Schränken auf, die das Kind nicht öffnen kann. Das wird es zwar im ersten Lebensjahr noch kaum tun, aber wenn Sie rechtzeitig daran denken, brauchen Sie Ihrem Dreijährigen die schönen bunten Pillen gar nicht erst voll Schreck zu entwinden!

Erste Hilfe

Was tun, wenn doch etwas passiert? Vor allem: Ruhe bewahren! Eltern in Panik machen für das Kind alles nur schlimmer und sind selbst außer Stande, das Richtige zu tun.

Zuerst versuchen Sie klar zu erfassen, was überhaupt geschehen ist. Meist ist nämlich alles nur halb so schlimm, auch wenn das Kind schreit wie am Spieß. Kinder schreien nicht nur vor Schmerz, sondern auch vor Schreck und Zorn, das müssen Sie zuerst sortieren!

Hat es sich wirklich verletzt, hier die wichtigsten Maßnahmen:

Augen

■ Fremdkörper im Auge werden meist durch die Tränenflüssigkeit von selbst herausgespült. Hindern Sie das Kind daran, das Auge zu reiben, das verschlimmert den Reiz. Läuft reichlich Tränenflüssigkeit, können Sie das Auge leicht (!) von außen nach innen ausstreichen.

■ Lässt sich der Fremdkörper so nicht entfernen, versuchen Sie, ihn vom Augapfel zu lecken. Oder Sie versuchen, ihn mit dem Zipfel eines Papiertaschentuches zu entfernen. Kein Wattestäbchen benutzen!

■ Bleibt das Auge rot und gereizt, entwickelt es gar gelblichen Ausfluss, müssen Sie zum Arzt.

■ Seife und Shampoo brennen in den Augen, sind aber ungefährlich. Mit reichlich Wasser ausspülen.

Wunden

■ Kleine Schürfwunden bedürfen oft gar keiner Behandlung – aber das Kind braucht sie! Ein Pflaster auf dem Kratzer bedeutet, dass sein Schmerz ernst genommen wird, das ist das Wichtigste. Verwenden Sie ein Pflaster, das sich leicht entfernen lässt, oft tut das Lösen mehr weh als die Wunde!

■ Ist die Wunde etwas größer, kann Betaisodona sie desinfizieren, oder Bepanthen die Wundheilung beschleunigen.

■ Mit stark blutenden Wunden müssen Sie zum Arzt. Versuchen Sie, die Blutung mit einer sterilen Kompresse zu stillen, und lassen Sie nachschauen, ob sie genäht werden muss. Für einen Laien ist das vor lauter Blut manchmal schwer zu erkennen.

■ Bisswunden von Hunden besonders gut desinfizieren, Tetanusschutz überprüfen! Heilt die Wunde nicht innerhalb weniger Tage, gehen Sie zum Arzt.

Verschlucken

■ Hat Ihr Kind sich beim Essen verschluckt, können Sie ihm auf den Rücken klopfen und das Heraushusten etwas unterstützen.

■ Hat es sich an etwas Dickem, Hartem verschluckt (Bonbon, Perle), nehmen Sie es an den Füßen hoch, halten es Kopf unter und klopfen ihm auf den Rücken.

Mit diesen Maßnahmen werden Sie sehr wahrscheinlich auskommen!

■ Leidet es Atemnot, sofort den Notarztwagen rufen!

■ Das Kind von hinten in Taillenhöhe umfassen und mehrmals fest und ruckartig zusammendrücken. Das Zwerchfell stößt so Luft nach oben und lockert den Fremdkörper. Dann auf den Kopf stellen und auf den Rücken klopfen.

■ Hat das Kind giftige Flüssigkeiten, Medikamente oder Tabak geschluckt, versuchen Sie, es zum Erbrechen zu bringen. (Finger in den Hals oder lauwarmes Salzwasser trinken lassen).

Rufen Sie die nächste Gift-Notrufzentrale an und lassen sich Anweisungen geben. Erbrochenes aufheben, die verschluckte Substanz ebenfalls, und den Ärzten zeigen, falls Sie in eine Klinik müssen.

■ Hat Ihr Kind etwas Spitzes verschluckt, ist der Schreck meist größer als die Gefahr. Der Körper umhüllt spitze Gegenstände mit einer Schleimschicht und befördert sie meistens schonend hinaus. Schafft er das nicht, ist der Schmerz so groß, dass Sie ohnehin zum Arzt müssen.

Kleine Gegenstände in Nase oder Ohr

■ Hat Ihr Kind etwas in Nase oder Ohr gesteckt, können Sie versuchen, es mit einer umgedrehten Stecknadel zu entfernen. Gelingt Ihnen das und Sie sind sicher, dass es sich nur um dieses Teil handelt, ist es in Ordnung. Sind Sie sich dessen nicht sicher, lassen Sie den Arzt nachschauen!

Insektenstiche

■ Auf Mückenstichen sind Juckreiz stillende Salben nützlich, evtl. auch ein Pflaster, falls das Baby dazu neigt, sich den Stich aufzukratzen.

■ Wespen- und Bienenstiche sofort kräftig aussaugen, Ausgesaugtes ausspucken. Schmeckt es bitter, haben Sie den Hauptteil des Insektengiftes erwischt. Haben Sie einen Garten, lassen Sie irgendwo Spitzwegerich stehen. Ein paar zerquetschte Spitzwegerichblätter auf den Stich, und er wird kaum noch Ärger machen. Ähnlich wirken eine Zwiebel-, Kartoffel- oder Apfelscheibe.

■ Hat die Wespe in den Nasen-, Rachen- oder Mundraum gestochen, sofort zum Arzt, dabei das Kind Eis lutschen lassen, um die Schwellung zu verlangsamen.

■ Beobachten Sie trotz Aussaugens heftige Reaktionen wie Ausschlag, großräumige Schwellungen oder Atemnot, entwickelt Ihr Kind eine Insektenstich-Allergie: sofort zum Arzt!

Das Kind ist auf den Kopf gefallen

■ Blutet das Kind stark, kann es eine Platzwunde haben (s. o.), dann muss es zum Arzt.

■ Blutet es nicht, beobachten Sie sein Verhalten. Wirkt es normal, nachdem Sie es beruhigt haben, isst und spielt es wie gewohnt, können auch Sie sich beruhigen.

■ Wirkt es benommen, erbricht es und reagieren seine Pupillen nicht auf Lichtreize, kann es eine Gehirnerschütterung haben. Zur genauen Diagnose und für Behandlungshinweise müssen Sie zum Arzt.

■ Ebenso, wenn es aus Ohren, Mund oder Nase blutet, sich nicht richtig bewegen kann oder undeutlich spricht.

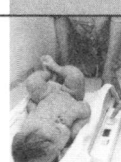

Wenn das Baby zu viel Sonne bekommt

■ Grundsätzlich: Ein Baby im ersten Lebensjahr gehört nicht in die pralle Sonne!

■ Lässt sich starker Sonnenschein nicht vermeiden, z. B. bei einem Strandurlaub der Familie, Hütchen und T-Shirt nicht vergessen und das Baby gut mit einer Sonnencreme für Kinder eincremen.

■ Hat es einen Sonnenbrand, mit feuchten Tüchern kühlen und Joghurt oder Buttermilch oder eine einfache Fettcreme auftragen, evtl. auch Bepanthen zur beschleunigten Wundheilung.

■ Bei rotem Kopf und Erbrechen (wahrscheinlich begleitet von Kopfschmerz – das kann das Kind ja noch nicht benennen) hat es einen Hitzschlag, dann sollten Sie seinen Kopf mit feuchten Tüchern kühlen und einen Arzt holen.

Sorgenkinder

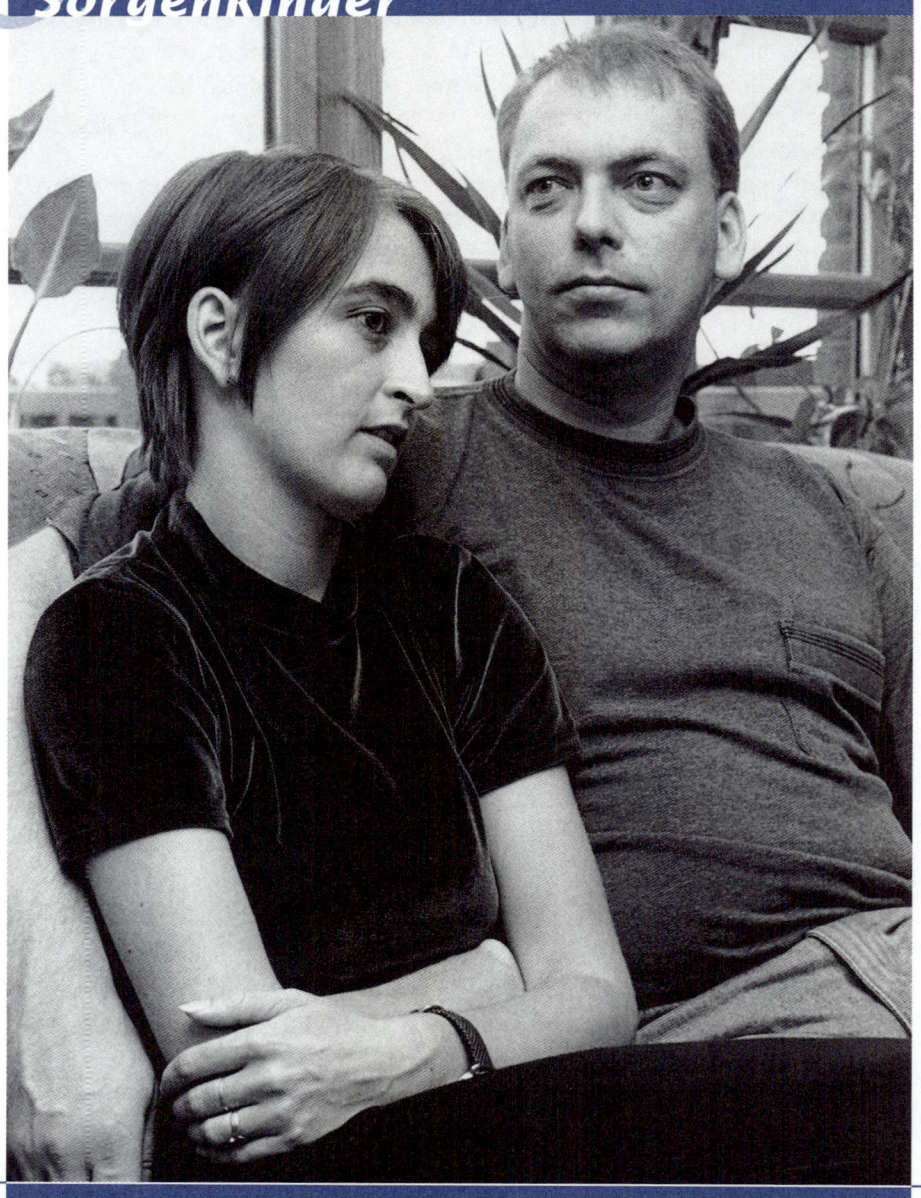

Das chronisch kranke Kind

Leidet Ihr Kind unter einer chronischen Krankheit, sind zwei Dinge wichtig. Das eine ist gründliche Information, das andere ein gezieltes Bemühen, nicht in persönlicher Panik stecken zu bleiben, sondern ein klares Verhältnis zu der Krankheit des Kindes zu finden.

Claudio, das zweite Kind der Familie P., leidet an Neurodermitis. Als wir uns kennen lernten, war die Haut des Jungen nahezu einziges Gesprächsthema, auch in Gegenwart des Kindes.

Nach dem Kontakt mit einer Selbsthilfegruppe veränderten die Eltern ihr Verhalten. Im Beisein des Kindes sprachen sie nicht mehr über die Neurodermitis. Sie versuchten nun die Verflechtung ihres eigenen Wohlbefindens mit dem des Kindes aufzulösen, zu akzeptieren, dass es seine Krankheit ist, mit der es selbst in seinem Leben fertig werden muss, dass ihre Unterstützung wichtig ist, nicht aber ihre Selbstvorwürfe, sobald es ihm schlecht ging.

Das ist im Grunde auch die richtige Haltung, wenn das Kind nur eine vorübergehende Krankheit durchmacht.

Die Segnungen der modernen Medizin, Ernährungswissenschaft und Psychologie können sämtlich eine sehr zweifelhafte Seite haben. Ist die Krankheit nicht beherrschbar, macht man sich als Eltern Vorwürfe.

Habe ich mich während der Schwangerschaft falsch ernährt?

Habe ich vielleicht den falschen Wohnort gewählt mit dem falschen Klima und vielen Umweltgiften in der Luft?

Ist der Auslöser gar psychischer Natur – war unser letzter Krach schuld am neuerlichen Anfall von Pseudo-Krupp?

Solche Gedanken mögen gar nicht einmal so falsch sein. Sie sind aber nur dann hilfreich, wenn man nicht glaubt, dem Kind seinen Teil an der Bewältigung der Krankheit auch noch abnehmen zu müssen.

Das Kind ist nicht unser Werk, es liegt nicht in unserer Macht, ihm alle Unbill zu ersparen. Es ist eher ein Nachbar in unserem Leben, mit dem wir besonders eng und unentrinnbar verbunden sind und den wir eine Zeit lang stützend in seine Wohngegend, sein Lebensumfeld einführen müssen. Bringt dieser Nachbar eine besondere Schwierigkeit mit, wird ihm unser Mitgefühl und unsere Unterstützung helfen – abnehmen können wir sie ihm nicht, und wenn es noch so schmerzt, sein Leid mit ansehen zu müssen.

Sollten Sie ein chronisch krankes Kind haben, versuchen Sie unbedingt, Kontakt zu anderen Eltern in einer ähnlichen Lage aufzunehmen. Sie können z. B. in einer Elternzeitschrift eine Anzeige aufgeben. In den meisten größeren Städten gibt es Gesundheitszentren, die Kontakte zu Selbsthilfegruppen vermitteln können. Einige Adressen finde Sie auch im Anhang dieses Buches.

Das behinderte Kind

In noch stärkerem Maße gilt das oben Gesagte für das behinderte Kind. Der Schock für Eltern, die erfahren, dass ihr Kind an einer lebenslänglichen Behinderung leiden wird, ist allerdings noch schwerer zu verkraften.

All die Hoffnung auf ein gesundes Kind, das aus einem Stadium der Abhängigkeit langsam zu einem Partner heranwachsen wird, bricht in sich zusammen. Das Kind wird vielleicht nie körperlich, vielleicht nie geistig selbständig werden.

In dem Buch «Mutter-Kind-Bindung» von Klaus/Kennell ist ein langes Interview mit einem Elternpaar abgedruckt, dessen fünftes Kind mit Down-Syndrom geboren wurde. Diese Eltern, die es schließlich schafften, ihr Kind vollständig zu akzeptieren, berichten von Phasen des Schocks, der Trauer und der Wut – und der immer wiederkehrenden Frage, warum gerade ihnen das passieren musste. Ihnen – nicht dem Kind.

Ich finde das nicht verwerflich. Eltern haben genauso ein Recht auf ein befriedigendes Miteinander mit ihren Kindern wie umgekehrt die Kinder ein Recht auf liebevolle Eltern haben.

Ich denke allerdings, dass Eltern, die ihre eigene Enttäuschung und das Wohlergehen ihres Kindes auseinander halten können, letztlich

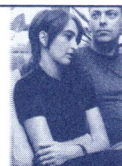

446

viel eher in der Lage sind, auch ihrem behinderten Kind das Optimum an Lebensfreude zu verschaffen, das ihm möglich ist.

Die Trauer wird sicher bleiben oder immer wieder auftauchen, auch die physische, psychische und nicht zuletzt finanzielle Belastung ist nicht wegzudiskutieren.

Aber in Familien mit einem behinderten Kind verschieben sich die Maßstäbe. Nicht Leistung, sondern Leben zählt – und das wird für viele eine Ent-Täuschung besonderer Art. Die Täuschung über die Machbarkeit des Lebens, über Leistung als Verdienst, über Misshelligkeiten des Lebens als Strafe für Schuld fällt in sich zusammen.

Dass die pure Lebenskraft letztlich ungeheure Energien mobilisieren kann, zeigen unzählige Familien, die es schaffen, ein behindertes Kind liebevoll zu integrieren. Ich möchte es trotzdem niemandem wünschen – aber das Quäntchen Zutrauen, damit leben zu können, möchte ich im Blickfeld haben.

Auch hier gilt: Geteiltes Leid ist halbes Leid. Sollten Sie wirklich damit konfrontiert werden, dass Ihr Kind nicht allen Normalvorstellungen entspricht, suchen Sie kompetente Gesprächspartner (Adressen im Anhang). Die praktische und emotionale Unterstützung, die andere Betroffene geben können, ist durch nichts anderes zu ersetzen!

Der plötzliche Kindstod

Wahrscheinlich haben Sie auch schon davon gehört: Plötzlich und unerklärlich finden Eltern ihr Baby tot im Bett vor. Das kommt sehr selten vor. Da aber fast alle anderen Todesursachen im Säuglingsalter von der modernen Medizin erfolgreich bekämpft werden können, ist der plötzliche Kindstod für den größten Teil der (seltenen) Todesfälle im Säuglingsalter verantwortlich.

In einem Buch, in dem so viel von aufkeimendem Leben die Rede ist, wirkt ein Kapitel über dieses bedrohliche Phänomen vielleicht fehl am Platze. Lassen Sie mich trotzdem ein paar Sätze dazu sagen.

Trotz aller Bemühungen steht die Wissenschaft bei der Erklärung des plötzlichen Kindstodes immer noch vor vielen Rätseln. Kinder, die zuvor keinerlei Krankheitszeichen zeigten, sterben unvermutet, meist in der Nacht. Bei einigen von ihnen lassen sich im Nachhinein Anzeichen von Infektionen oder anderen organischen Krankheiten feststellen, bei vielen bleibt die wirkliche Ursache aber im Dunkeln. Es scheint, als ob diese kleinen Menschen ganz einfach wieder gegangen sind, ohne zu sagen warum.

Aus den vielen Fällen, die weltweit untersucht worden sind, ließen sich einige Risikofaktoren herausfiltern. Aber weder führen sie in jedem Fall zum Säuglingstod, noch ist ihre Vermeidung eine wirkliche Sicherheitsgarantie. Dennoch ist es sicher sinnvoll, sie zu berücksichtigen.

■ Rauchen sowohl während der Schwangerschaft als auch in der Umgebung des Babys erhöht das Risiko.

■ Nicht gestillte Kinder sind häufiger betroffen.

■ Die Bauchlage ist risikoreicher als die Seiten- oder Rückenlage.

■ Am plötzlichen Kindstod gestorbene Kinder weisen häufig eine stark überhöhte Körpertemperatur auf, ohne dass ein bestehender Infekt Fieber vermuten ließe. Das Kind sollte also auf keinen Fall zu dick zugedeckt werden und im Bett kein Mützchen tragen, um keinen Wärmestau zu begünstigen.

Aber – es sind auch schon Kinder gestorben, bei denen all dies nicht zutraf. Und es haben Tausende überlebt, die auf dem Bauch schliefen und dick zugedeckt waren.

Es gibt wohl keine Mutter und keinen Vater, die nicht hin und wieder zum Bettchen schleichen, um nach dem Baby zu sehen. Ich habe das bei allen Kindern gemacht, so albern ich mir vorkam. Wenn Sie solche Regungen in sich spüren, glauben Sie nicht, Sie seien die einzigen überängstlichen Eltern. Aber lassen Sie sich nicht knechten von diesen Ängsten. Denn wenn es doch geschehen sollte, dann kann auch häufiges Nachsehen nichts nützen.

Ich denke manchmal auch, diese leise Angst sei die Mahnung, dass das Kind nicht mir gehört, dass ich kein Anrecht auf es habe. Dass ich das Leben mit ihm nicht als Selbstverständlichkeit, sondern als Geschenk betrachte.

Vom plötzlichen Kindstod betroffene Eltern und Menschen, die sie in ihrer Trauer begleitet haben, haben wichtige Erfahrungen gesam-

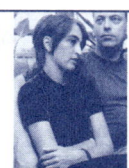

melt, die anderen Betroffenen helfen können. Ich fasse hier kurz das Wichtigste zusammen, wenn es Sie wirklich treffen sollte:

■ Möglicherweise werden polizeiliche Ermittlungen eingeleitet, deren Ergebnisse der Staatsanwaltschaft zugeleitet werden. Eltern können sich dadurch in einer ohnehin unerträglichen Situation auch noch unerträglichen Verdächtigungen ausgesetzt fühlen. Das ist nicht so zu verstehen, es handelt sich um den offiziellen Weg, eine Obduktion einzuleiten.

■ Eine Obduktion, sosehr sie Ihnen in dem Augenblick zuwider sein mag, kann Ihnen helfen, auf lange Sicht besser mit den Schuldgefühlen fertig zu werden, die Eltern von gestorbenen Säuglingen häufig quälen. Lassen Sie sich über die Ergebnisse fachgerecht informieren.

■ Nehmen Sie Abschied von Ihrem Baby. Verständlicherweise scheut man den Anblick eines Toten, aber den geliebten, gestorbenen Menschen zu sehen und seinen Tod, so schmerzlich er auch ist, als Wirklichkeit zu erleben hat trotz aller Scheu etwas Tröstliches. Auch ältere Geschwister können so Abschied von dem Baby nehmen.

■ Wenden Sie sich möglichst bald an die Gesellschaft zur Erforschung des Plötzlichen Säuglingstodes (GEPS) Deutschland e.V. (Adresse im Anhang) Dort finden Sie möglicherweise leichter Informationen und Verständnis als in Ihrer verunsicherten Bekanntschaft und Verwandtschaft.

Ihr gutes Recht als Schwangere und Mutter

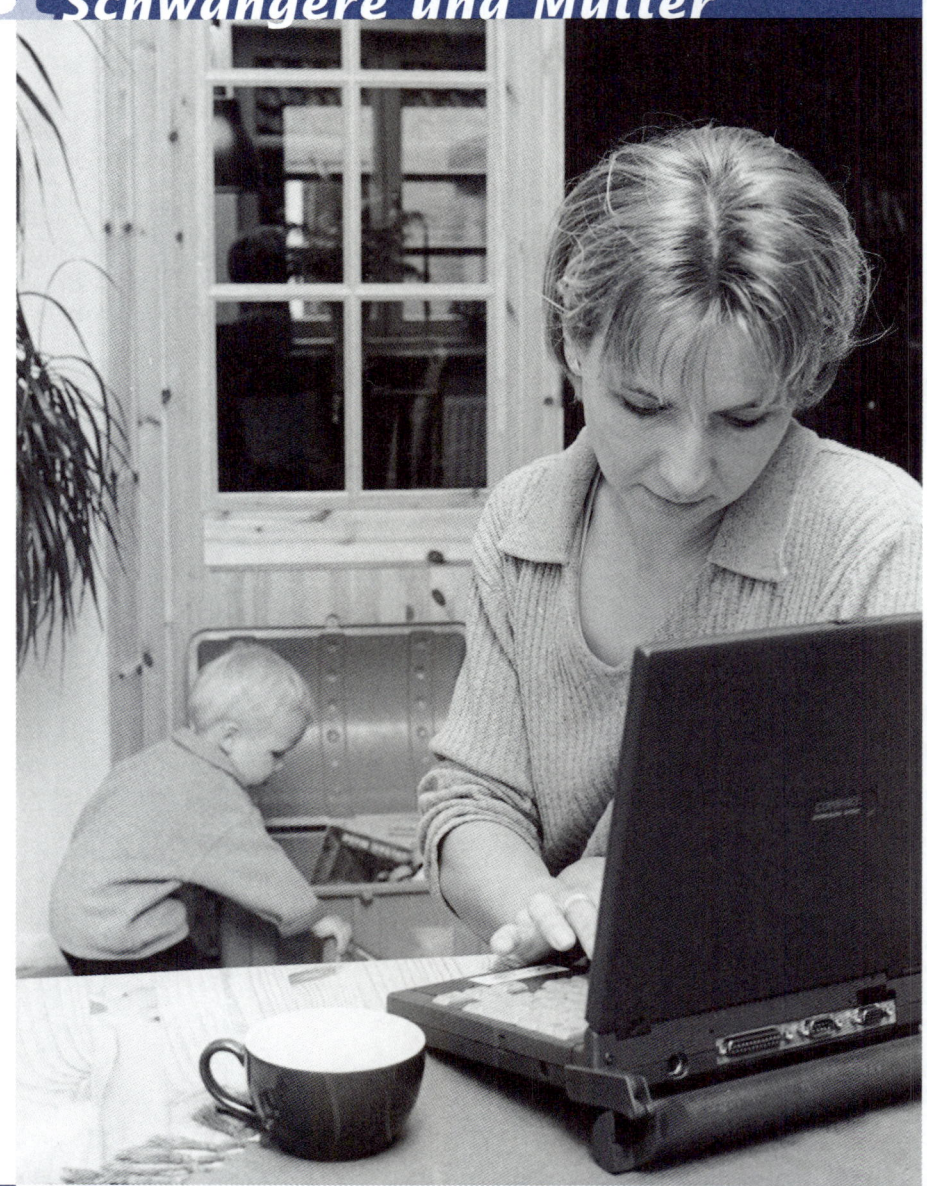

*H*eute stellt sich für jede Frau unausweichlich die Frage, wie sie Muttersein und Berufstätigkeit in ihrem Leben einbaut. Parallel, nacheinander, versetzt oder das eine oder andere ausschließlich – die Modelle sind zahlreich, und befriedigend sind sie für die meisten Frauen nicht.

Nun gibt es ein paar Rahmenbedingungen, die theoretisch jeder Frau den Weg zurück in den Beruf offen halten, die Möglichkeit zum Stillen eingeschlossen. Mutterschutz, Erziehungsgeld, Erziehungsurlaub und gesetzlich geregelte Stillzeiten sollen es Frauen ermöglichen, Kind, Kollegen, die Haushaltskasse und sich selbst gleichermaßen zufrieden zu stellen.

Die Bestimmungen, die den Schutz von Mutter und Kind gewährleisten sollen, zielen auf dreierlei ab: die Gesundheit, das Geld und die Zeit, die dem Kind gewidmet werden kann.

Mutterschutzgesetz

Zum Schutz der Gesundheit dienen die Mutterschutzgesetze.

Schon mit Beginn der Schwangerschaft darf ein Arbeitgeber die Frau nur noch an einem Arbeitsplatz beschäftigen, an dem sie weder zu viel stehen noch zu viel sitzen muss, keine schweren Lasten heben muss und an dem sie keinen gesundheitsgefährdenden Stoffen ausgesetzt ist.

Sechs Wochen vor der Geburt muss sie ganz von der Arbeit beurlaubt werden, es sei denn, sie arbeitet auf eigenen Wunsch weiter und es bestehen keine medizinischen Bedenken.

Nach der Geburt besteht ein absolutes Beschäftigungsverbot bis acht Wochen nach der Entbindung, bei Früh- und Mehrlingsgeburten zwölf Wochen danach.

Während dieser Zeit zahlen die Krankenkassen 25,– DM pro Tag, der Arbeitgeber ergänzt diesen Betrag bis zur Höhe des bisherigen Einkommens.

Für Fragen zum Mutterschutz sind die Gewerbeaufsichtsämter zuständig, für die finanzielle Abwicklung die Krankenkassen.

Erziehungsgeld

Für die finanzielle Absicherung einer Mutter, die über die Mutterschutzfrist hinaus auf Erwerbstätigkeit verzichten will, ist das Erziehungsgeld gedacht.

Erziehungsgeld erhält der Elternteil, der nicht berufstätig ist, bis zum 24. Lebensmonat des Kindes (Stand 2000). Es wird einkommensabhängig berechnet und beträgt im Höchstfall 600 DM. Als Einkommen gilt das Einkommen des erwerbstätigen Elternteils. Eine Mutter oder ein Vater, der Erziehungsgeld erhält, kann bis zu 19 Stunden wöchentlich arbeiten. Das daraus erzielte Einkommen wird allerdings ebenfalls zur Berechnung des Erziehungsgeldes herangezogen.

Das Erziehungsgeld wird zunächst für das erste Lebensjahr des Kindes beantragt, für das zweite Lebensjahr muss ein Folgeantrag gestellt werden.

Sozialleistungen und Ausbildungsförderungen für ältere Geschwister haben keinen Einfluss auf die Höhe des Erziehungsgeldes und bleiben selbst in unveränderter Höhe bestehen.

Die Zuständigkeit für das Erziehungsgeld ist leider von Bundesland zu Bundesland anders geregelt. Familienkassen, Versorgungsämter, Einwohnermeldeämter, Jugendämter, Kreisverwaltungen, Sozialämter, Landeskreditbank – sie alle sind vertreten. Erkundigen Sie sich bei Ihrem Frauenarzt, Ihrer Hebamme oder Ihrer Krankenkasse, wie der Antragsweg bei Ihnen vor Ort geregelt ist.

Die Regelungen für die Zahlung des Erziehungsgeldes werden vom Gesetzgeber relativ häufig geändert, da sie sozusagen zur finanziellen und politischen Manövriermasse des Staates gehören. Es kann also gut sein, dass sie längst überholt sind, wenn Sie dieses lesen. Bevor Sie irgendwelche Entscheidungen treffen, müssen Sie auf alle Fälle Erkundigungen bei den zuständigen Stellen einziehen.

Erziehungsurlaub

Etwas stabiler sind die Regelungen des Erziehungsurlaubs, da hier der Staat selbst nicht so viel Geld aufzubringen hat.

Der Erziehungsurlaub ist vorgesehen, damit Sie sich ohne Angst um den Arbeitsplatz Zeit für Ihr Kind nehmen können. Es handelt sich hier um eine unbezahlte Freistellung, die aber gekoppelt ist mit einem

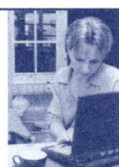

Kündigungsschutz und einer *beitragsfreien Kranken- und Arbeitslosenversicherung.* Für die Rentenversicherung wird ein Jahr pro Kind angerechnet. Der Erziehungsurlaub kann in Anspruch genommen werden, bis das Kind drei Jahre alt ist. Dabei können sowohl Mutter als auch Vater sich von der Arbeit freistellen lassen, sie können die Zeit auch unter sich aufteilen.

Der Erziehungsurlaub muss beim Arbeitgeber beantragt werden, mindestens vier Wochen vor dessen Beginn. Unter Umständen muss man eine Geburtsurkunde oder den Bewilligungsbescheid für das Erziehungsgeld dazu vorlegen.

Stillzeiten

Für Mütter, die stillen, aber den Erziehungsurlaub nicht in Anspruch nehmen wollen, gibt es eine Sonderregelung.

Sie haben Anspruch auf Stillpausen, bei einem Arbeitstag von acht Stunden mindesten zwei Mal ein halbe Stunde oder ein Mal eine ganze Stunde. Übersteigt die Arbeitszeit acht Stunden, müssen es mindestens zwei Mal 45 Minuten sein. Diese Zeiten dürfen nicht nachgearbeitet werden.

Treten Schwierigkeiten auf, sich mit dem Arbeitgeber über die Stillzeiten zu einigen, kann sich eine stillende Mutter an den Betriebsrat oder das Gewerbeaufsichtsamt wenden.

In der Praxis werden diese Rechte in den meisten Fällen nicht in Anspruch genommen. Die meisten jungen Mütter nutzen eher die Möglichkeit, wenigstens ein Jahr Erziehungsurlaub zu nehmen und Erziehungsgeld zu beziehen. Wenn sie dann wieder in den Beruf gehen, werden die meisten Kinder nicht mehr gestillt.

Es gibt aber zunehmend gut verdienende, hoch qualifizierte Frauen, die schnell wieder in den Beruf zurück wollen, weil sie beruflich zurückfallen würden, wenn sie eine längere Pause machten, weil ihr Einkommen so hoch ist, dass das Erziehungsgeld wenig attraktiv erscheint, und nicht zuletzt, weil der Beruf zu ihrer Identität gehört. Außerdem sind natürlich viele Frauen trotz ihres Anspruchs auf Erziehungsgeld wirtschaftlich darauf angewiesen, relativ bald nach der Geburt wieder zu arbeiten. Diese Frauen können veruchen, mit Hilfe der Stillzeiten das Stillen mit der Berufstätigkeit zu vereinbaren.

Das Gesetz selber ist so formuliert, dass sehr viel Spielraum gelassen wird, im Einzelfall zu einer individuell angepassten Regelung zu kommen. So heißt es z. B. «die zum Stillen erforderliche Zeit, mindestens aber ...» Das bedeutet, dass es bei Bedarf auch durchaus mehr sein kann. Wenn Sie glaubhaft machen können, dass die zweimal 30 Minuten nicht ausreichen, u. U. durch ein Attest des Kinderarztes, stehen Ihnen auch längere Stillzeiten zu. Können Sie sich darüber mit dem Arbeitgeber nicht einigen, hat das Gewerbeaufsichtsamt die Befugnis, eine Entscheidung über die zugestandenen Stillzeiten zu treffen.

Das Gesetz hat die Stillzeit auch nicht an den Mahlzeitenrhythmus eines Babys gebunden. Sie können die Zeit zusammenfassen und beispielsweise einfach eine ganze Stunde früher nach Hause gehen. Oder Sie verwenden einen Teil der gewährten Stillzeit zum Abpumpen während der Arbeitszeit, kühlen die Milch an Ort und Stelle – das dürfte in den meisten Betrieben möglich sein – und nutzen den Rest der Zeit am Ende des Arbeitstages, um das Kind zu Hause zu stillen.

Solche Regelungen müssen in jedem einzelnen Fall gesondert durchdacht werden. Wie sich das Stillen einer berufstätigen Mutter im Alltag organisieren lässt, hängt von so vielen Faktoren ab, dass sich nichts Allgemeingültiges darüber sagen lässt. Vielleicht haben Sie den Idealfall einer Kinderkrippe im Betrieb, wo Sie keine zusätzlichen Wege zurücklegen müssen und in aller Ruhe stillen können – oder Ihre Arbeitsstelle liegt 20 km entfernt, und Sie haben keine Chance, Ihr Kind während der Arbeitszeit zu sehen.

Berufstätig sein mit Baby

Wenn Sie überlegen, wie Sie Stillen und Berufstätigkeit verbinden können, sollten Sie allerdings daran denken, dass es um mehr geht als nur darum, Ihr Kind während Ihrer Abwesenheit mit einer gewissen Menge Muttermilch «abzufüllen». Letztlich müssen Sie Ihre Beziehung zu dem Kind täglich für die Arbeitszeit unterbrechen und das Leben mit dem Kind für diese Zeit anderen überlassen.

Einfach ist das nicht. Es gibt Mütter, die noch vor der Geburt ihres

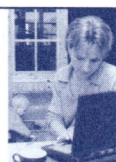

Kindes fest davon überzeugt waren, bald wieder in den Beruf zurückzugehen, und die dieses Vorhaben dann mit dem Kind im Arm ganz schnell vergessen. Andere wiederum machen solche Pläne zwar wahr, leiden aber erheblich mehr darunter, als sie es sich vorher vorgestellt hatten. Denn nicht nur das Kind braucht die Mutter, sondern auch die Mutter braucht das Kind.

Diese enge Gefühlsverbindung zwischen Mutter und Kind schafft bei den Stillregelungen ein Problem, das in dem Gesetz völlig außer Acht gelassen wird. Es mag wohl möglich sein, dass ein Baby in einer halben Stunde eine ausreichende Menge Muttermilch zu sich nimmt, um davon wachsen und gedeihen zu können. Aber wenn es sich immer wieder nach dieser zeitlich begrenzten Stillmahlzeit von der Mutter trennen muss, kann das für das Kind einen wiederkehrenden Trennungsschmerz bedeuten, der dann auch der Mutter zu schaffen macht. Unter Umständen kann es einfacher sein, die Stillzeit am Ende der Arbeitszeit zusammenzufassen und früher nach Hause zu gehen, als immer wieder nach dem Stillen zu verschwinden. In der Zwischenzeit erhält das Kind dann eben eine Breimahlzeit oder abgepumpte Muttermilch.

Trennungssituationen sind für Babys und Kleinkinder häufig schwierig. Sie führen sich auf, als stünde der Weltuntergang unmittelbar bevor, wenn die Mutter die Hand auf die Klinke legt. Doch kaum hat sich die Tür hinter ihr geschlossen, ist von Weltuntergang keine Rede mehr, vorausgesetzt, das Kind kennt die Umgebung und wird liebevoll betreut. (Vgl. Kapitel «Von Babysittern, Tagesmüttern und Mütterzentren», S. 295 ff.).

Wenn Sie Beruf und Kind miteinander vereinbaren wollen, sollten Sie das mitbedenken. Planen Sie lieber so, dass die Trennungsmomente *so selten wie möglich* auftreten. Ob die Trennung dann vier oder sechs Stunden dauert, spielt für das Kind eine untergeordnete Rolle. Es kennt dann Zeiten mit Ihnen und Zeiten mit seiner anderen Bezugsperson, die beide in ihrer Art dem Kind gut tun können. Je seltener es einen Wechsel verkraften muss, umso leichter kann es innerlich zur Ruhe kommen.

Diesem Problem entgehen Sie auch nicht durch Abstillen. Im Gegenteil – eine gemütliche Stillmahlzeit ist die beste Möglichkeit für

Mutter und Kind, sich nach der Heimkehr von der Arbeit wieder aufeinander einzustellen. In diesem Moment mit dem Kind zu spielen oder ihm eine Mahlzeit zuzubereiten und zu füttern ist in jedem Fall anstrengender, als sich zum Stillen aufs Sofa zu kuscheln, denn von der Arbeit kommt man ja in der Regel nicht ausgeruht und fit zurück, sondern eher etwas abgespannt.

Stillen Sie also, solange es geht, und nehmen Sie jede Minute dafür in Anspruch, die Ihnen zusteht. Ob auf den Tag verteilt oder gebündelt, *es ist auf jeden Fall Zeit für Sie und Ihr Kind.*

Zum Thema Berufstätigkeit habe ich Gespräche mit vielen Müttern geführt, und ich war überrascht, wie unterschiedlich die Einschätzungen und Wertungen ausfielen. Eine Tendenz war nicht festzustellen. Verteidigten die einen vehement die Entscheidung, die Kinder in den ersten Jahren selbst zu betreuen, und forderten sie, die Mutterrolle gesellschaftlich aufzuwerten, gingen andere mit völliger Selbstverständlichkeit wieder in den Beruf zurück, noch bevor das Kind krabbeln konnte.

Wir Mütter müssen uns wohl damit abfinden, dass uns keine gesellschaftlich akzeptierten Rollenvorbilder zur Verfügung stehen, geschweige denn solche, die uns wissenschaftlich abgesichert die bestmögliche Entwicklung unseres Kindes garantieren. Sagen die einen, das Kind brauche dringend zu Hause die Mutter, kommen die anderen daher und behaupten, erwiesenermaßen seien die Kinder berufstätiger Mütter selbstbewusster und selbständiger als die von den Hausmuttis.

Welcher Aussage soll man nun trauen? Es hilft nichts, wir kommen um das Selber-Denken nicht herum. Da kann bei einer Tagesmutter das glücklichste Kind heranwachsen, allen Unkenrufen derer zum Trotz, die die Mutter-Kind-Symbiose für das Fundament eines gelungenen Lebens halten. Und das Kind einer angeblich überbehütenden Hausfrau und Mutter kann eine Weltoffenheit entwickeln, die alle Bedenken über den Haufen rennt, solche Mütter würden ihre Kinder über Gebühr umklammern und am eigenen Leben hindern. Letztlich wird diejenige Entscheidung am besten sein, bei der sich alle Beteiligten am wohlsten fühlen.

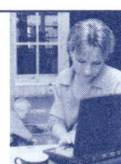

*A*usblick

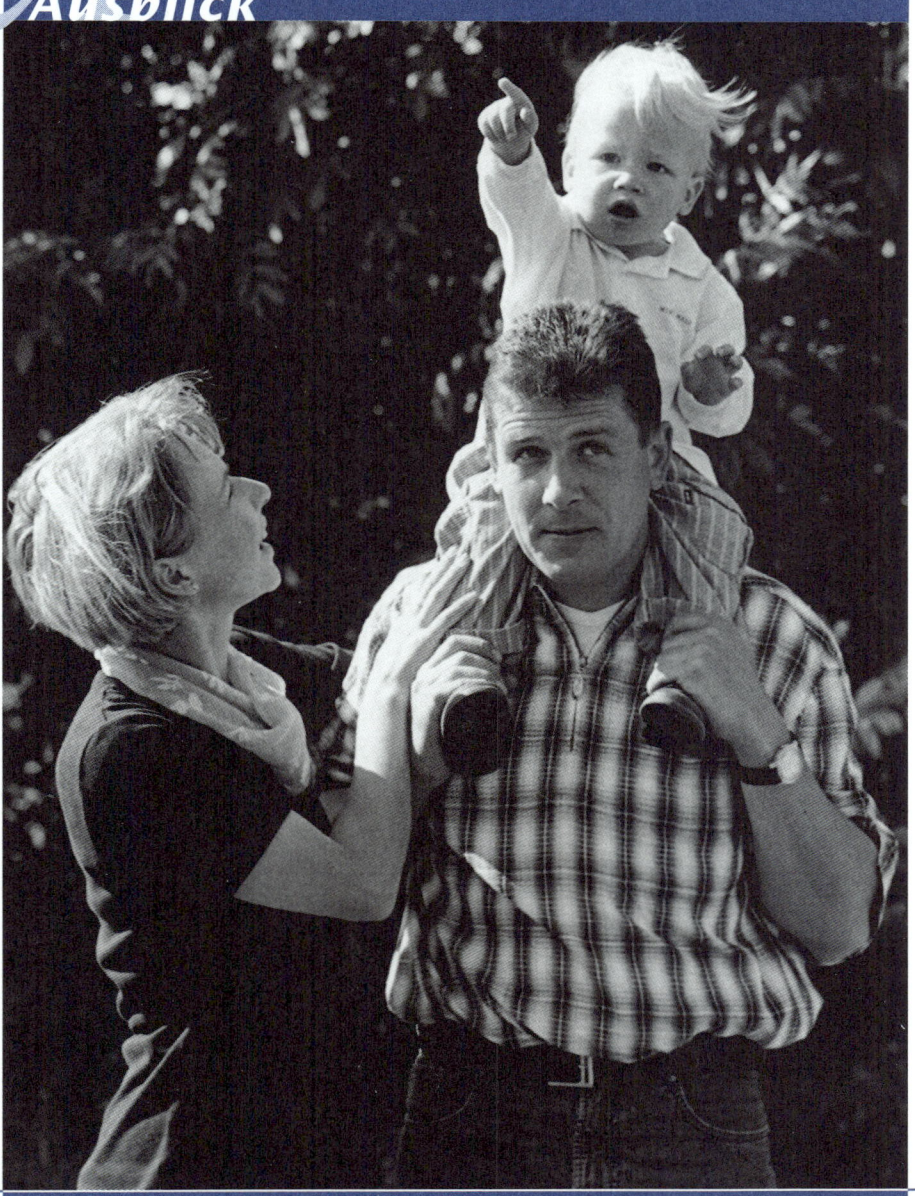

*A*ls ich vor vielen Jahren die erste Fassung dieses Buches beendete, hatte ich nur noch wenige Wochen bis zur Geburt meines vierten Kindes.

Wobei die «Schwangerschaft im Kopf» ein mehr oder weniger fertiges Produkt hervorgebracht hatte, die Schwangerschaft im Bauch aber der Anfang eines ganzen noch nicht gelebten Lebens war. Das Baby, das ich damals geboren habe, ist nun ein großes Mädchen. Spielend und lernend macht sie sich bereit für den Teil des Lebens, den sie ohne uns Eltern bewältigen muss. Wir genießen unser Zusammensein, wohl wissend, dass sie irgendwann ihre eigenen Wege gehen wird.

Auch für Sie und Ihr Kind geht es weiter. Es wird sich mehr und mehr von Ihrer körperlichen und seelischen Fürsorge freimachen. Es wird selbständig essen, es wird zur Toilette gehen, es wird sich selber an- und ausziehen, es wird alleine einschlafen. Es wird seinen Gefühlen weniger ausgeliefert sein und Ihnen mitteilen können, was es will, anstatt Sie raten zu lassen.

Rätsel wird es Ihnen aber weiterhin aufgeben, da können Sie sicher sein.

Und wenn Sie nicht den Ehrgeiz haben, diese Rätsel alle zu lösen, sondern ihm auch seine Eigenarten und Geheimnisse zugestehen, dann haben Sie den Grundstein für ein respektvolles Miteinander zwischen sich und Ihrem Kind gelegt.

Das Beste fürs Baby

Eine Ausstattungsliste notwendiger und unnötiger Dinge

Die folgende Tabelle enthält alle Gegenstände, die hierzulande zur Versorgung eines Säuglings gebraucht werden.

Das ist anfangs wenig, nach ein paar Monaten wird es mehr. Sie können die notwendigen Dinge natürlich bereits in Ruhe vor der Geburt besorgen. Ich habe allerdings bei vielen, die man nicht gleich am ersten Tag braucht, als Beschaffungszeitpunkt 1. – 4. Woche angegeben. Erfahrungsgemäß fragen häufig Freunde und Verwandte, womit sie ein nützliches Geschenk machen könnten. Haben Sie dann schon alles, bleibt nur der obligatorische Strampler als Geschenkidee.

Ist das Baby erst einmal da, können Einkaufstouren allerdings schwierig werden. Entscheiden Sie also selbst, ob Sie die Dinge, für die ich «1. – 4. Woche» angegeben habe, vielleicht doch schon früher besorgen.

Die Kategorie «nötig» und «verzichtbar» ist nicht immer eindeutig zu entscheiden, sie hängt manchmal von Grundsatzfragen ab. Wollen Sie mit Ihrem Kind «Perspektive teilen», ist das Tragetuch unverzichtbar, glauben Sie, das auch auf andere Art zu können, dann nicht. Ebenso hängt die Notwendigkeit von Wollhosen oder Höschenwindeln von der Entscheidung ab, wie Sie wickeln wollen. Dasselbe gilt für den Beruhigungssauger. Wollen Sie ihn verwenden, wird er auf Jahre hinaus notwendig. Es geht aber auch ohne. Unter der Rubrik «Wichtigkeit» bedeutet:

+ = nötig
o = verzichtbar
− = überflüssig

Gegenstand	Bezugsquelle	Anschaffung	Wichtigl
Zur Ernährung			
Still-BH oder elast. BH	Miederwarenabteilung, Sanitätshäuser	vor der Geburt	+
Stilleinlagen	Apotheken, Drogerien	vor der Geburt	+
Milchpumpe	Apotheken, Sanitätshäuser	1. – 4. Woche	o
Teeflasche mit Sauger	Babyausstatter, Drogerien	1. – 4. Woche	o
Bei Flaschenernährung:			
6 Schraubflaschen	Babyausstatter, Drogerien	je nach Stilldauer	+
Flaschenbürste	Haushaltswaren	s.o.	+
Trichter	s.o.	s.o.	+
Dampfsterilisiergerät	Elektrohandel, Babyausstatter	s.o.	o
Flaschenwärmer	s.o.	s.o.	o
Lernbesteck	Babyausstatter	3. Quartal	o
Warmhalteteller	s.o.	3. Quartal	–
Lerntasse	s.o.	4. Quartal	o
Babywaage	s.o., Ausleihen in Apotheken	1. Quartal	o
Pflege			
Babywanne	Babyausstatter, Drogerien	1. – 4. Woche	+
Wannenaufsatz	Babyausstatter	1. – 4. Woche	+ /
Wickelkommode	Babyausstatter, Möbelhandel, Eigenbau, Umfunktionieren vorhandener Möbel	vor der Geburt, evtl. 1. – 4. Woche	+
Badethermometer	Babyausstatter, Drogerien	1, – 4. Woche	+
Windeleimer	Babyausstatter, Drogerien, Haushaltswaren	vor der Geburt	+
Mullwaschlappen	Babyausstatter	1. – 4. Woche	–
Babybürste	Babyausstatter	1. – 4. Woche	+
Babynagelschere	Babyausstatter, Drogerien	1. Quartal	o
Badetücher	Babyausstatter, Wäscheabteilungen	1. – 4. Woche	+
Mullwindeln	Babyausstatter, Textilhandel	vor der Geburt	+
Frotteeschlüpfer	s.o.	1. – 4. Woche	o /
Wollhosen	Naturtextilversand und -handel	vor der Geburt / 1. – 4. Woche	+ /

Kommentar	Gegenstand
	Zur Ernährung
nicht zu klein kaufen	Still-BH oder elast. BH
	Stilleinlagen
je nach Situation verschreiben lassen, evtl. ausleihen	Milchpumpe
	Teeflasche mit Sauger
	Bei Flaschenernährung:
	6 Schraubflaschen
	Flaschenbürste
	Trichter
Tipp: Ein Dampfkochtopf ist weiter verwendbar	Dampfsterilisiergerät
	Flaschenwärmer
	Lernbesteck
beim Teller zum Lernen immer auf hohen Rand achten	Warmhalteteller
	Lerntasse
nur für Problemfälle	Babywaage
	Pflege
Alternative: Wäschewanne / Babybadeeimer	Babywanne
je nach örtlicher Gegebenheit	Wannenaufsatz
	Wickelkommode
	Badethermometer
	Windeleimer
Windelzipfel tut's auch	Mullwaschlappen
Naturhaar ist vorzuziehen, Kunstborsten laden Haare elektrostatisch auf	Babybürste
	Babynagelschere
mit Kapuze oder groß genug, das ganze Kind einzuhüllen, 2 Stück	Badetücher
Anzahl variiert je nach Wickelmethode	Mullwindel
sinnvoll beim Wickeln mit Mullwindeln, bei Strickwindeln unnötig	Frotteeschlüpfer
abhängig von Wickelmethode	Wollhosen

Gegenstand	Bezugsquelle	Anschaffung	Wichtigl
Pflege			
Wickelfolien	Babyausstatter, Drogerien	vor der Geburt	+ /
Zellstoffwindeln	Drogerien	vor der Geburt	+ /
Höschenwindeln	Drogerien	vor der Geburt / 1. Quartal	+ /
Babyöl	Drogerien, Reformhäuser	vor der Geburt	–
Babycreme	s.o.	s.o.	o
Watte	Drogerien	s.o.	+
Bekleidung			
Hemdchen	Textilhandel, Babyausstatter, Naturtext.-Versand, -handel	vor der Geburt	+
Jäckchen / Nickys	s.o.	s.o.	+
Strampler	s.o.	s.o.	+
Söckchen	s.o.	s.o.	+
Strickjäckchen	s.o. oder selber machen!	s.o.	+
Strickmütze	s.o.	s.o.	+
Strickhose	s.o.	1. Quartal	o
Baumwoll-/Seidenhäub-chen	Textilhandel, Naturtextilien	vor der Geburt	+
Sonnenhütchen	Textilhandel, Babyausstatter	1. Quartal	+
Strickschühchen	s.o. oder selber machen	1. Quartal	+
Handschuhe	s.o. oder selber machen	1. Quartal	+
Lätzchen	s.o. oder selber machen	1. Quartal	+
Schlafen			
Stubenwagen	Babyausstatter	vor der Geburt, 1. – 4. Woche	o
Gitterbett	Babyausstatter, Möbelhäuser	2. Quartal	+ /
großes Bett	Möbelhäuser	ab 2. Quartal	+
Schlafsack	Babyausstatter	2. Woche	+
Schlaffell	Babyausstatter	1. – 4. Woche	o
Transport			
Kinderwagen	Babyausstatter	1. – 4. Woche	+ /
Sportwagen	Babyausstatter	3. Quartal	+ /

Kommentar	Gegenstand
	Pflege
	Wickelfolien
	Zellstoffwindeln
	Höschenwindeln
besser: pflanzliches Speiseöl	Babyöl
	Babycreme
	Watte
	Bekleidung
bei Wollhemdchen: 2	Hemdchen
bei Baumwolle: 4 – 6	
Baumwolle: 4 – 6	Jäckchen / Nickys
Baumwolle: 3 / Gr. 60, 3 / Gr. 68	Strampler
1 Paar, Neugeborene neigen zu kalten Füßen, unter den Stramplern!	Söckchen
	Strickmütze
	Strickhose
	Baumwoll-/Seiden- häubchen
Notwendigkeit jahreszeitabhängig	Sonnenhütchen
	Strickschühchen
Notwendigkeit jahreszeitabhängig	Handschuhe
	Lätzchen
	Schlafen
sinnvoll als variabler Schlafplatz	Stubenwagen
nötig für lebhafte Kinder	Gitterbett
notwendig auf lange Sicht, im Babyalter noch nicht	großes Bett
	Schlafsack
	Schlaffell
	Transport
verzichtbar nur bei gleichzeitigem Vorhandensein anderer Möglichkeiten, das Kind draußen schlafen zu lassen	Kinderwagen
da nicht mehr zum Schlafen geeignet, durch Tragehilfe ersetz- bar, u. U. aber wichtig für Oma oder Babysitter	Sportwagen

Gegenstand	Bezugsquelle	Anschaffung	Wichtigl
Transport			
Buggy	Babyausstatter	4. Quartal	+
Tragetasche	s.o.	1. – 4. Woche	o
Tragetuch	Versand: DIDYMOS, Adresse s. Anhang	1. – 4. Woche	+ /
Tragesitz	Babyausstatter	1. – 4. Woche	+ /
Tragegestell	Babyausstatter	4. Quartal	o
Autositz	Babyausstatter, Automobilzubehör	1. – 4. Woche	+
Für das wache Kind			
Wippe	Babyausstatter	1. – 4. Woche	o
Krabbeldecke	Babyausstatter	2. Quartal	o
Ställchen	Babyausstatter	3. Quartal	o
Beruhigungssauger	Drogerien	1. – 4. Woche	o
Gehfrei	Babyausstatter	4. Quartal	–
Babyhopser	Babyausstatter	4. Quartal	o
Hochstuhl	Babyausstatter, Möbelhäuser	4. Quartal	+
Absperrgitter	Babyausstatter	3. Quartal	+ /
Babyphon	Babyausstatter, Elektrohandel, Kaufhäuser	1. – 4. Woche	+

Kommentar	Gegenstand
	Transport
Buggy mit Blickrichtung zum Erwachsenen bevorzugen	Buggy
einhängbar in aufhängbare Federwiege (Lullababy)	Tragetasche
für die Rückentrage nötige Länge nur bei Didymos	Tragetuch
	Tragesitz
	Tragegestell
	Autositz
	Für das wache Kind
auf Verstellbarkeit der Sitzposition achten	Wippe
normale Wolldecke tut's auch	Krabbeldecke
schlecht als Babyaufbewahrung für längere Zeit, brauchbar als kurzzeitiger Schutz vor Gefahren	Ställchen
hängt vom Saugbedürfnis des Kindes ab	Beruhigungssauger
gefährlich!	Gehfrei
nicht zu lange hopsen lassen	Babyhopser
auf Kippsicherheit achten! Grundsätzlich entscheiden, ob Kind selbst hineinklettern darf oder nicht – danach Modell aussuchen	Hochstuhl
Notwendigkeit situationsbedingt	Absperrgitter
s.o.	Babyphon

Literatur

Quellen

CZERMAK, HANS: Die erste Kindheit. Wien 1992

GROSS, WERNER: Was erlebt ein Kind im Mutterleib? Ergebnisse und Folgerungen der pränatalen Psychologie. Freiburg i. Breisgau 1982

KITZINGER, SHEILA: Frauen als Mütter. Mutterschaft in verschiedenen Kulturen. München 1987

KITZINGER, SHEILA: Schwangerschaft und Geburt bewusst erleben. München 1996

KATALYSE, Institut für angewandte Umweltforschung: Kinderernährung. Köln 1995

KIRKILIONIS, EVELIN: Der menschliche Säugling als Tragling – unter besonderer Berücksichtigung der Prophylaxe gegen Hüftdysplasie. Freiburg 1989

KLAUS, MARSHALL H. / KENNELL, JOHN H.: Der erste Bund fürs Leben. Reinbek bei Hamburg 1997

LEBOYER, FRÉDÉRICK: Geburt ohne Gewalt. München 1995

LEBOYER, FRÉDÉRICK: Sanfte Hände. Die traditionelle Kunst der indischen Babymassage. München 1979

SPITZ, RENÉ: Vom Säugling zum Kleinkind. Stuttgart 1967

STEHR, KLEMENS / LANG, NORBERT: Schwangerschaft, Geburt und Säuglingspflege

Buchtipps zur Vertiefung einzelner Themen

Schwangerschaft und Geburtsvorbereitung

ALBRECHT-ENGEL, INES: Geburtsvorbereitung. Reinbek 2006 (akt. Neuausgabe), rororo 61724

LAUE, BIRGIT: Ich bin schwanger: natürlich pflegen und heilen. Reinbek 2002, rororo 60997

Ernährung

DAAS, BEATE / LUDWIG, BRITTA: Was mein Baby essen soll. Reinbek 1994, rororo 19592

KOOPMANN, SABINE: 100 Fragen: Richtig stillen. Reinbek 2003, rororo 61713

SALIS, BETTINA / MUIR, CLAUDIA: Was stillende Mütter essen sollen. Reinbek 2004, rororo 60321

Eltern werden

BULLINGER, HERMANN: Wenn Paare Eltern werden. Reinbek 1986, rororo 18096

HEINEMANN, HELEN MAJA: Eltern werden – Liebespaar bleiben. Reinbek 2005, rororo 61996

Vater, Mutter, Kind

KIRKILIONIS, EVELIN: Ein Baby will getragen sein. München 1999

MÄHLER, BETTINA / OSENBRÜGGE, KARIN: Die ersten Wochen mit dem Baby. Reinbek 2002 (akt. Neuauflage), rororo 61704

Babys Gesundheit

BREHMER, GISELA: Aus der Praxis einer Kinderärztin. Reinbek 2002 (akt. Neuausgabe), rororo 60985

LANGE, PETRA: Hausmittel für Kinder. Reinbek 1987, rororo 18384

LAUE, BIRGIT / SALOMON, ANGELIKA: Kinder natürlich heilen. Reinbek 2003, rororo 61703

Zur Unterstützung seiner Entwicklung

KLEIN, MARGARITA: Schmetterling und Katzenpfoten. Sanfte Massagen für Babys und Kinder. Münster 1999

MÜNCHMEIER, ANNE-BÄRBEL: Spielen mit kleinen Kindern und Babys. Reinbek 1985, rororo 17900

POLINSKI, LIESEL: PEKiP: Spiel und Bewegung mit Babys. Reinbek 2001, rororo 60972

POLINSKI, LIESEL / KRÜGER, KATRIN: 100 Fragen: Babys erstes Jahr. Reinbek 2004, rororo 61726

POUSSET, RAIMUND: Fingerspiele und andere Kinkerlitzchen. Reinbek 1998, rororo 60641

Adressen

Versender

Babykleidung aus Naturmaterialien, Ausstattungen für natür-liches Wickeln, Stilleinlagen aus Naturmaterialien
(Kataloge anfordern, auch zum Preisvergleich mit ortsansässigen Geschäften!)

avalon Naturtextil
Raiffeisenstr. 44
58093 Hagen

Bio-wohli
Wilhelm-Moriell-Str. 9
78315 Radolfzell

Hess Natur
Postfach
35504 Butzbach

Maas Naturwaren
Postfach 5064
33278 Gütersloh

Samira Naturwaren
Ortsstr. 21
86498 Zaiertshofen

Tragetücher
DIDYMOS GmbH
Erika Hoffmann
Alleenstr. 8
Postfach 227
71638 Ludwigsburg
Tel.: 0 71 41 / 92 10 – 24 und 25
Fax: 0 71 41 / 92 10 – 26
e-mail: eh@didymos.de
www.didymos.com

Kontakte

Hebammen
Bund Deutscher Hebammen e. V.
(BDH)
Gartenstr. 24
Postfach 1724
76006 Karlsruhe
Tel.: 07 21 / 98 18 90
www.bdh.de

Bund freiberuflicher Hebammen
Deutschlands e. V.
Kasseler Str. 1 a
60486 Frankfurt / Main
Tel.: 0 69 / 79 53 49 71
www.bfhd.de

Stillberatung

Arbeitsgemeinschaft Freier
Stillgruppen e. V. (AFS)
Rüngsdorfer Str. 17
53119 Bonn-Bad Godesberg
Tel.: 02 28 / 3 50 38 71
www.afs-stillen.de

Berufsverband Deutscher
Laktationsberaterinnen
IBCLC e. V.
Sekretariat: Hildesheimer Str. 124 E
30880 Laatzen
Tel. 05 11 / 87 64 98 60
www.bdl-stillen.de

La Leche Liga e. V. (LLL)
Dannenkamp 25
32479 Hille
Tel. 05 71 / 4 89 46
www.lalecheliga.de

Geburtsvorbereitung und Geburtshäuser

Gesellschaft für Geburtsvorbereitung – Familienbildung und
Frauengesundheit
Bundesverband e.V.
Antwerpener Str. 43
13353 Berlin
Tel.: 0 30 / 45 02 69 20
e-mail: gfg@gfg-bv.de
www.gfg-bv.de

Netzwerk zur Förderung der Idee
der Geburtshäuser
Kasseler Str. 19
60486 Frankfurt
Tel. 0 69 / 71 03 44 75
www.geburtshaus.de

Mehrlinge

ABC-Club e.V.
Internationale Drillings- und
Mehrlings-Initiative
Bethlehemstr. 8
30451 Hannover
Tel.: 05 11 / 2 15 19 45
www.abc-club.de

Hilfe bei Komplikationen

Arbeitsgemeinschaft Gestose-Frauen
e.V. (AGF)
Geldener Str. 45
47661 Issum
Tel.: 0 28 35 / 26 28
www.gestose-frauen.de

Arbeitskreis Kunstfehler in der
Geburtshilfe e.V.
Müsterstr. 261
44145 Dortmund
Tel. 02 31 / 52 58 72
www.arbeitskreis-kunstfehler-
geburtshilfe.de

Arbeitskreis Down-Syndrom e.V.
Am Schäferhof 27
27308 Kirchhinteln
Tel. 04236/94101
www.down-syndrom.de

Das frühgeborene Kind e.V.
Von-der-Tann-Str. 7
69126 Heidelberg
Tel.: 06221/315065

Gemeinsame Elterninitiative Plötzlicher Säuglingstod Deutschland e.V.
Rheinstr. 26
30519 Hannover
Tel.: 0511/8386202
e-mail: geps-nord@t-online.de
www.sids.de

Initiative Regenbogen Glücklose
Schwangerschaft e.V.
Westring 100
33378 Rheda-Wiedenbrück
Tel. 05565/9119113
www.initiative-regenbogen.de

Organisation von Familienleben

Mütterzentren – Bundesverband e.V.
Müggenkampstr. 30a
20257 Hamburg
Tel.: 040/40170606
www.muetterzentren.bv.de

Bundesverband allein erziehender
Mütter und Väter e.V. (VAMV)
Hasenheide 70
10967 Berlin
Tel.: 030/6959786
www. vamv.de

PEKiP

PEKiP e.V.
(Prager Eltern-Kind-Programm)
Heltorfer Str. 71
47269 Duisburg
Tel.: 0203/712330
www.pekip.de

Register

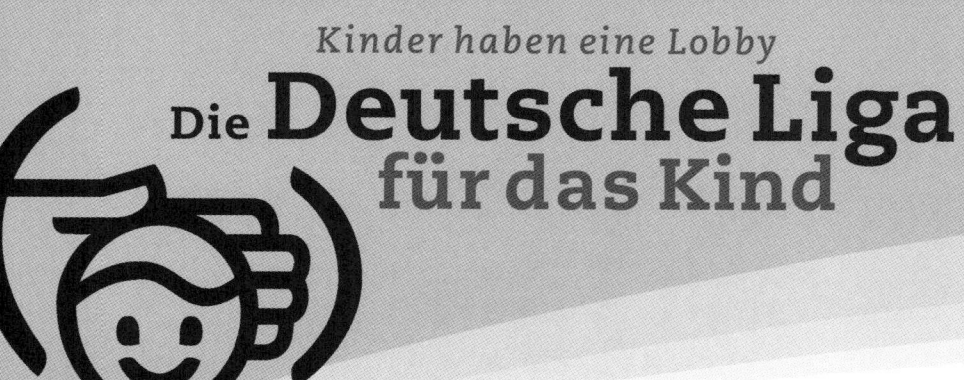

Kinder haben eine Lobby

Die Deutsche Liga für das Kind

Die **Deutsche Liga für das Kind** ist ein bundesweit tätiges Netzwerk zahlreicher Verbände und Organisationen aus dem Bereich der frühen Kindheit (0-6 Jahre).

Ziel der Liga ist es, die seelische Gesundheit von Kindern zu fördern und ihre Rechte und Entwicklungschancen in allen Lebensbereichen zu verbessern.
Die Liga trägt dazu bei, Eltern über die Bedürfnisse und Rechte ihrer Kinder zu informieren, die Verständigung und Vernetzung zwischen den Berufsgruppen zu stärken, den Dialog mit der Politik zu unterstützen und den Erfahrungsaustausch auf europäischer und internationaler Ebene zu fördern.

In der **Deutschen Liga für das Kind** arbeiten Fachleute aus den Bereichen Gesundheit,Erziehung, Sozialwissenschaften und Recht zusammen und ermöglichen einen intensiven Kontakt zu Wissenschaft, Praxis und Politik.

**Deutsche Liga für das Kind
in Familie und Gesellschaft e.V.**

Charlottenstraße 65, 10117 Berlin
Tel.: 030 - 28 59 99 70
Fax: 030 - 28 59 99 71
E-Mail: post@liga-kind.de
www.liga-kind.de

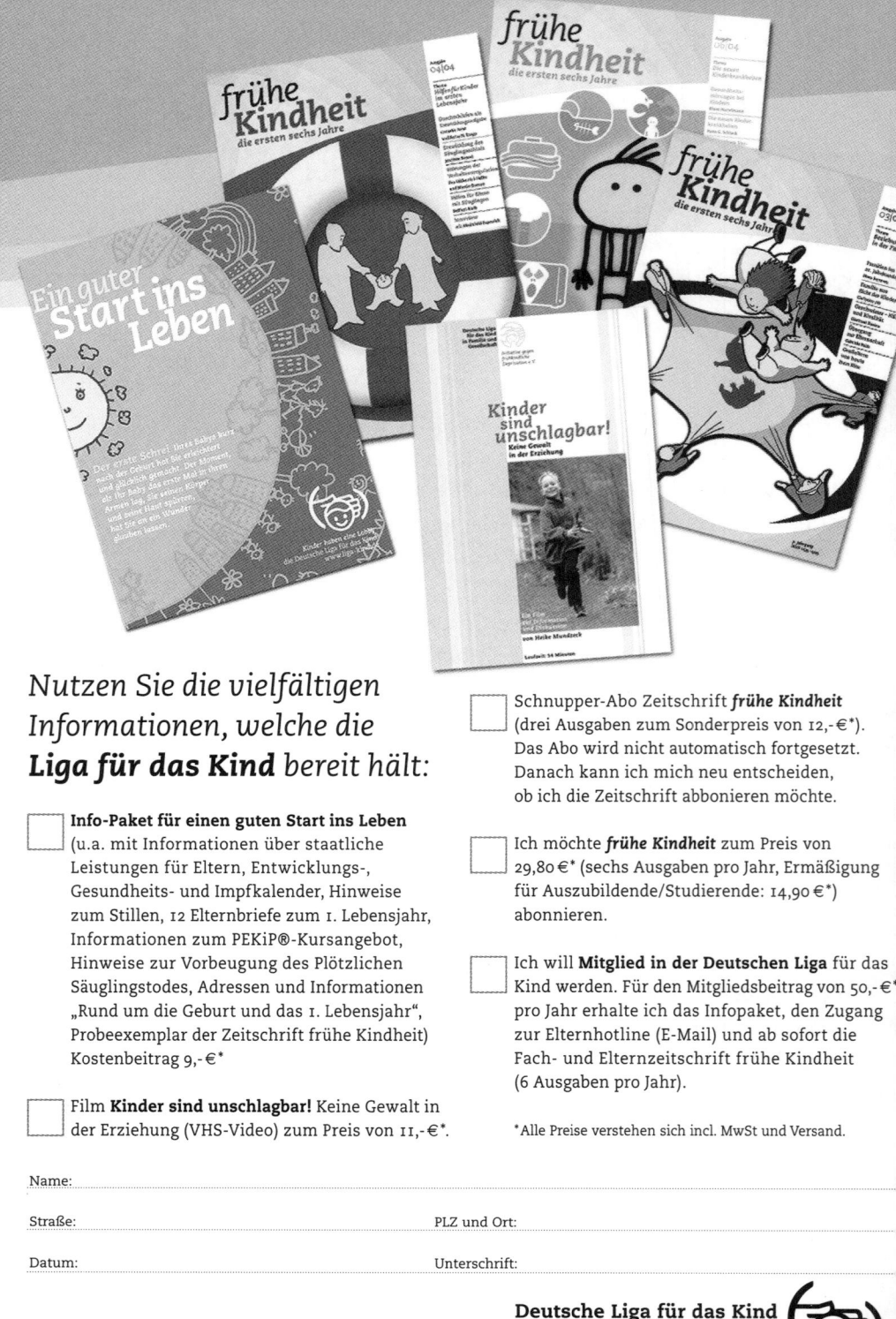

Nutzen Sie die vielfältigen Informationen, welche die **Liga für das Kind** bereit hält:

☐ **Info-Paket für einen guten Start ins Leben**
(u.a. mit Informationen über staatliche Leistungen für Eltern, Entwicklungs-, Gesundheits- und Impfkalender, Hinweise zum Stillen, 12 Elternbriefe zum 1. Lebensjahr, Informationen zum PEKiP®-Kursangebot, Hinweise zur Vorbeugung des Plötzlichen Säuglingstodes, Adressen und Informationen „Rund um die Geburt und das 1. Lebensjahr", Probeexemplar der Zeitschrift frühe Kindheit) Kostenbeitrag 9,- €*

☐ Film **Kinder sind unschlagbar!** Keine Gewalt in der Erziehung (VHS-Video) zum Preis von 11,- €*.

☐ Schnupper-Abo Zeitschrift *frühe Kindheit* (drei Ausgaben zum Sonderpreis von 12,- €*). Das Abo wird nicht automatisch fortgesetzt. Danach kann ich mich neu entscheiden, ob ich die Zeitschrift abbonieren möchte.

☐ Ich möchte *frühe Kindheit* zum Preis von 29,80 €* (sechs Ausgaben pro Jahr, Ermäßigung für Auszubildende/Studierende: 14,90 €*) abonnieren.

☐ Ich will **Mitglied in der Deutschen Liga** für das Kind werden. Für den Mitgliedsbeitrag von 50,- €* pro Jahr erhalte ich das Infopaket, den Zugang zur Elternhotline (E-Mail) und ab sofort die Fach- und Elternzeitschrift frühe Kindheit (6 Ausgaben pro Jahr).

*Alle Preise verstehen sich incl. MwSt und Versand.

Name:

Straße: PLZ und Ort:

Datum: Unterschrift:

Deutsche Liga für das Kind
in Familie und Gesellschaft e.V.